国家卫生和计划生育委员会"十三五"规划教材

全国高等中医药教育教材

供中医学、针灸推拿学、中西医临床医学等专业用

西医外科学

第 2 版

主　编　王　广

副主编　卫小春　王绍明　张　犁　陈海龙　周　军

主　审　李乃卿

编　委（按姓氏笔画为序）

卫小春（山西医科大学）　　　　张春和（云南中医学院）

王　广（北京中医药大学）　　　陈海龙（大连医科大学）

王　峻（广州中医药大学）　　　周　军（陕西中医药大学）

王绍明（成都中医药大学）　　　周忠志（湖南中医药大学）

田　明（北京中医药大学）　　　赵建更（山西中医学院）

刘　庆（四川医科大学）　　　　高文喜（湖北中医药大学）

李兴江（齐齐哈尔医学院）　　　高兆旺（山东中医药大学）

李国逊（天津中医药大学）　　　郭伟光（黑龙江中医药大学）

张　犁（南京中医药大学）　　　黄　新（广西中医药大学）

张　楠（河南中医药大学）

秘　书　田　明（兼）

U0208278

人民卫生出版社

图书在版编目（CIP）数据

西医外科学/王广主编. —2 版.—北京：人民卫生出版社,2016

ISBN 978-7-117-22538-0

Ⅰ.①西⋯ Ⅱ.①王⋯ Ⅲ.①外科学－中医学院－教材 Ⅳ.①R6

中国版本图书馆 CIP 数据核字（2016）第 168850 号

| 人卫智网 | www.ipmph.com | 医学教育、学术、考试、健康，购书智慧智能综合服务平台 |
| 人卫官网 | www.pmph.com | 人卫官方资讯发布平台 |

西医外科学
第 2 版

主　　编：王　广
出版发行：人民卫生出版社（中继线 010-59780011）
地　　址：北京市朝阳区潘家园南里 19 号
邮　　编：100021
E - mail：pmph @ pmph.com
购书热线：010-59787592　010-59787584　010-65264830
印　　刷：三河市博文印刷有限公司
经　　销：新华书店
开　　本：787×1092　1/16　　印张：22
字　　数：507 千字
版　　次：2012 年 6 月第 1 版　　2016 年 8 月第 2 版
　　　　　2020 年 8 月第 2 版第 4 次印刷（总第 6 次印刷）
标准书号：ISBN 978-7-117-22538-0/R·22539
定　　价：47.00 元

打击盗版举报电话：**010-59787491　E-mail：WQ @ pmph.com**
（凡属印装质量问题请与本社市场营销中心联系退换）

《西医外科学》网络增值服务编委会

主　编　王　广

副主编　卫小春　王绍明　张　犁　陈海龙　周　军

编　委（按姓氏笔画为序）

卫小春（山西医科大学）

王　广（北京中医药大学）

王　峻（广州中医药大学）

王绍明（成都中医药大学）

田　明（北京中医药大学）

刘　庆（四川医科大学）

李兴江（齐齐哈尔医学院）

李国逊（天津中医药大学）

张　犁（南京中医药大学）

张　楠（河南中医药大学）

张春和（云南中医学院）

陈海龙（大连医科大学）

陈振宙（北京中医药大学）

周　军（陕西中医药大学）

周忠志（湖南中医药大学）

赵建更（山西中医学院）

高文喜（湖北中医药大学）

高兆旺（山东中医药大学）

郭伟光（黑龙江中医药大学）

黄　新（广西中医药大学）

修 订 说 明

为了更好地贯彻落实《国家中长期教育改革和发展规划纲要(2010-2020)》《医药卫生中长期人才发展规划(2011-2020)》《中医药发展战略规划纲要(2016-2030年)》和《国务院办公厅关于深化高等学校创新创业教育改革的实施意见》精神,做好新一轮全国高等中医药教育教材建设工作,全国高等医药教材建设研究会、人民卫生出版社在教育部、国家卫生和计划生育委员会、国家中医药管理局的领导下,在上一轮教材建设的基础上,组织和规划了全国高等中医药教育本科国家卫生和计划生育委员会"十三五"规划教材的编写和修订工作。

本轮教材修订之时,正值我国高等中医药教育制度迎来60周年之际,为做好新一轮教材的出版工作,全国高等医药教材建设研究会、人民卫生出版社在教育部高等中医学本科教学指导委员会和第二届全国高等中医药教育教材建设指导委员会的大力支持下,先后成立了第三届全国高等中医药教育教材建设指导委员会、首届全国高等中医药教育数字教材建设指导委员会和相应的教材评审委员会,以指导和组织教材的遴选、评审和修订工作,确保教材编写质量。

根据"十三五"期间高等中医药教育教学改革和高等中医药人才培养目标,在上述工作的基础上,全国高等医药教材建设研究会和人民卫生出版社规划、确定了首批中医学(含骨伤方向)、针灸推拿学、中药学、护理学4个专业(方向)89种国家卫生和计划生育委员会"十三五"规划教材。教材主编、副主编和编委的遴选按照公开、公平、公正的原则,在全国50所高等院校2400余位专家和学者申报的基础上,2200位申报者经教材建设指导委员会、教材评审委员会审定和全国高等医药教材建设研究会批准,聘任为主审、主编、副主编、编委。

本套教材主要特色包括以下九个方面:

1. **定位准确,面向实际**　教材的深度和广度符合各专业教学大纲的要求和特定学制、特定对象、特定层次的培养目标,紧扣教学活动和知识结构,以解决目前各院校教材使用中的突出问题为出发点和落脚点,对人才培养体系、课程体系、教材体系进行充分调研和论证,使之更加符合教改实际、适应中医药人才培养要求和市场需求。

2. **夯实基础,整体优化**　以培养高素质、复合型、创新型中医药人才为宗旨,以体现中医药基本理论、基本知识、基本思维、基本技能为指导,对课程体系进行充分调研和认真分析,以科学严谨的治学态度,对教材体系进行科学设计、整体优化,教材编写综合考虑学科的分化、交叉,既要充分体现不同学科自身特点,又应当注意各学科之间有机衔接;确保理论体系完善,知识点结合完备,内容精练、完整,概念准确,切合教学实际。

3. **注重衔接,详略得当**　严格界定本科教材与职业教育教材、研究生教材、毕业后教育教材的知识范畴,认真总结、详细讨论现阶段中医药本科各课程的知识和理论框架,使其在教材中得以凸显,既要相互联系,又要在编写思路、框架设计、内容取舍等方面有一定的区分度。

4. 注重传承,突出特色 本套教材是培养复合型、创新型中医药人才的重要工具,是中医药文明传承的重要载体,传统的中医药文化是国家软实力的重要体现。因此,教材既要反映原汁原味的中医药知识,培养学生的中医思维,又要使学生中西医学融会贯通,既要传承经典,又要创新发挥,体现本版教材"重传承、厚基础、强人文、宽应用"的特点。

5. 纸质数字,融合发展 教材编写充分体现与时代融合、与现代科技融合、与现代医学融合的特色和理念,适度增加新进展、新技术、新方法,充分培养学生的探索精神、创新精神;同时,将移动互联、网络增值、慕课、翻转课堂等新的教学理念和教学技术、学习方式融入教材建设之中,开发多媒体教材、数字教材等新媒体形式教材。

6. 创新形式,提高效用 教材仍将传承上版模块化编写的设计思路,同时图文并茂、版式精美;内容方面注重提高效用,将大量应用问题导入、案例教学、探究教学等教材编写理念,以提高学生的学习兴趣和学习效果。

7. 突出实用,注重技能 增设技能教材、实验实训内容及相关栏目,适当增加实践教学学时数,增强学生综合运用所学知识的能力和动手能力,体现医学生早临床、多临床、反复临床的特点,使教师好教、学生好学、临床好用。

8. 立足精品,树立标准 始终坚持中国特色的教材建设的机制和模式;编委会精心编写,出版社精心审校,全程全员坚持质量控制体系,把打造精品教材作为崇高的历史使命,严把各个环节质量关,力保教材的精品属性,通过教材建设推动和深化高等中医药教育教学改革,力争打造国内外高等中医药教育标准化教材。

9. 三点兼顾,有机结合 以基本知识点作为主体内容,适度增加新进展、新技术、新方法,并与劳动部门颁发的职业资格证书或技能鉴定标准和国家医师资格考试有效衔接,使知识点、创新点、执业点三点结合;紧密联系临床和科研实际情况,避免理论与实践脱节、教学与临床脱节。

本轮教材的修订编写,教育部、国家卫生和计划生育委员会、国家中医药管理局有关领导和教育部全国高等学校本科中医学教学指导委员会、中药学教学指导委员会等相关专家给予了大力支持和指导,得到了全国 50 所院校和部分医院、科研机构领导、专家和教师的积极支持和参与,在此,对有关单位和个人表示衷心的感谢! 希望各院校在教学使用中以及在探索课程体系、课程标准和教材建设与改革的进程中,及时提出宝贵意见或建议,以便不断修订和完善,为下一轮教材的修订工作奠定坚实的基础。

全国高等医药教材建设研究会
人民卫生出版社有限公司
2016 年 3 月

全国高等中医药教育本科
国家卫生和计划生育委员会"十三五"规划教材
教材目录

61	实验针灸学(第2版)	主编	余曙光	徐 斌
62	推拿手法学(第3版)	主编	王之虹	
63	*刺法灸法学(第2版)	主编	方剑乔	吴焕淦
64	推拿功法学(第2版)	主编	吕 明	顾一煌
65	针灸治疗学(第2版)	主编	杜元灏	董 勤
66	*推拿治疗学(第3版)	主编	宋柏林	于天源
67	小儿推拿学(第2版)	主编	廖品东	
68	正常人体学(第2版)	主编	孙红梅	包怡敏
69	医用化学与生物化学(第2版)	主编	柯尊记	
70	疾病学基础(第2版)	主编	王 易	
71	护理学导论(第2版)	主编	杨巧菊	
72	护理学基础(第2版)	主编	马小琴	
73	健康评估(第2版)	主编	张雅丽	
74	护理人文修养与沟通技术(第2版)	主编	张翠娣	
75	护理心理学(第2版)	主编	李丽萍	
76	中医护理学基础	主编	孙秋华	陈莉军
77	中医临床护理学	主编	胡 慧	
78	内科护理学(第2版)	主编	沈翠珍	高 静
79	外科护理学(第2版)	主编	彭晓玲	
80	妇产科护理学(第2版)	主编	单伟颖	
81	儿科护理学(第2版)	主编	段红梅	
82	*急救护理学(第2版)	主编	许 虹	
83	传染病护理学(第2版)	主编	陈 璇	
84	精神科护理学(第2版)	主编	余雨枫	
85	护理管理学(第2版)	主编	胡艳宁	
86	社区护理学(第2版)	主编	张先庚	
87	康复护理学(第2版)	主编	陈锦秀	
88	老年护理学	主编	徐桂华	
89	护理综合技能	主编	陈 燕	

注:①本套教材均配网络增值服务;②教材名称左上角标有"*"者为"十二五"普通高等教育本科国家级规划教材。

第三届全国高等中医药教育教材
建设指导委员会名单

全国高等中医药教育本科
中医学专业教材评审委员会名单

前　言

国家卫生和计划生育委员会"十三五"规划教材《西医外科学》（第2版）是在中医药快速发展的时期，根据全国高等医药教材建设研究会教材改革精神，为了进一步提高中医药院校教材的质量，继承、发扬中国医学事业，让中医药院校学生在规定的课时牢固掌握本门学科的基础知识和基本技能，更好地培养学生的实践能力和创新能力，由人民卫生出版社组织多家高等医学院校资深教师编写的教材，供中医药院校中医学、针灸推拿学、中西医临床医学等专业教学使用。

本教材围绕"三基"、"五性"、"三特定"进行编写。与上版教材相比，从内容到形式都达到更新、更深、更精简，并且能够反映现代医学的发展信息，附以网络增值服务，为学生尽快接受和掌握本门学科知识打下坚实的基础。

本教材编写分工为：绪论、乳房疾病，王广；无菌术、休克，卫小春；体液代谢、外科患者的营养代谢，王绍明；输血、损伤概述，张犁；麻醉与疼痛治疗，刘庆；围术期处理、周围血管疾病，郭伟光；外科微创技术，田明；外科感染，周忠志；颅脑损伤、烧伤，黄新；胸部损伤、咬蜇伤，王峻；腹部损伤、泌尿系统损伤，高文喜；肿瘤概述、常见体表肿物、腹外疝，赵建更；食管癌、支气管肺癌、门静脉高压症、上消化道出血的鉴别诊断和处理原则，周军；胃癌、结直肠癌、原发性肝癌，李兴江；膀胱癌，王峻；甲状腺疾病，张楠；急腹症概述、急性腹膜炎、急性阑尾炎，高兆旺；胃及十二指肠溃疡穿孔、肠梗阻、肠系膜血管缺血性疾病，李国逊；胆道感染及胆石症、急性胰腺炎，陈海龙；泌尿系疾病，张春和。

本教材采取按专业分工编写，集体审定，主审、主编把关的原则，全体编委会成员为本教材的编写付出了艰辛的劳动。为保证教材质量，特别聘请李乃卿教授为本书的主审，为本书的编写给予了指导性意见。

诚恳希望各院校师生在教材应用中提出宝贵意见。

编者
2016年3月

目　　录

第一章

绪　论

学习目的

熟悉外科学的范畴；了解外科学的发展。

学习要点

外科学的范畴；外科学的发展；外科学的学习方法。

第一节　外科学的范畴

外科学是医学科学的一个重要组成部分，它的范畴是在整个医学的历史发展中形成，并且不断更新变化的。在古代，外科学的范畴仅仅限于一些体表的疾病和外伤；随着医学科学的发展，现代的外科医生不但能做手术，而且要研究与外科疾病相关的基础理论，包括病因、病理、发病机制、诊断、治疗和预防等。

现代外科的疾病基本分为七类：

1. 损伤　由暴力或其他致伤因素引起的人体组织破坏或功能障碍，如内脏破裂、骨折、烧伤等，多需要手术或其他外科处理，以修复组织和恢复功能。

2. 感染　是指致病的微生物侵袭人体，导致组织、器官的损害、破坏，发生坏死形成脓肿。这类局限的感染病灶适宜手术治疗，例如急性阑尾炎的阑尾切除、肝脓肿的切开引流、痈切开引流等。

3. 肿瘤　肿瘤是机体组织细胞在内外致瘤因素长期作用下，导致其基因水平的突变和功能调控异常，从而使细胞异常增殖而形成的新生物。有良性肿瘤和恶性肿瘤之分。

4. 畸形　先天性畸形，如先天性心脏病、胆总管囊肿、肛管直肠闭锁、先天性巨结肠等，均需施行手术治疗；后天性畸形，例如烧伤后瘢痕挛缩，多需手术整复，以恢复功能和改善外观。

5. 内分泌功能失调　如甲状腺功能亢进症、胃泌素瘤等。

6. 寄生虫病　如肝包虫病、脑包虫病、胆道蛔虫症等。

7. 其他　器官梗阻如肠梗阻、尿路梗阻等；血液循环障碍如下肢静脉曲张、门静脉高压症等；结石形成如胆石症、尿路结石等。

外科学与内科学的范畴是相对的。外科疾病是以手术为主要疗法的疾病，而内科疾病则是以药物为主要疗法的疾病。然而,外科疾病也不是都需要手术,而是到一定的发展阶段才需要手术,例如化脓性感染,在早期一般先用药物治疗,形成脓肿时才需要切开引流;而一部分内科疾病在它发展到某一阶段也需要手术治疗,例如胃十二指肠溃疡引起穿孔或大出血时,需要手术治疗。不仅如此,由于医学科学的发展,有的原来认为应当手术的疾病,现在可以改用非手术疗法治疗,例如大部分的尿路结石可以应用体外震波,使结石粉碎排出。有的原来不能施行手术的疾病,现在已创造了有效的手术疗法,例如大多数的先天性心脏病,可以用手术方法来纠正。特别在近年由于介入放射学和内镜诊疗技术的迅速进展,使外科与内科以及其他专科更趋于交叉。所以,随着医学科学的发展和诊疗方法的改进,外科学的范畴将会不断地更新变化。

第二节　外科学的发展

外科学和整个医学一样,是人们长期同疾病做斗争的经验总结,具体起源并不清楚。其进展则是由社会各个历史时期的生产和科学技术发展所决定的。

中医外科开始很早,新石器时期(约公元前 5000—公元前 3000 年),我们的祖先就有石针治疗痈肿的记载。公元前 14 世纪商代的甲骨文中就有"疛""疮"等字的记载。在周代(公元前 1046—公元前 256 年),外科已独立成为一门,外科医生称为"疡医"。秦汉时代的医学名著《黄帝内经》已有"痈疽"的外科专章。汉末,杰出的医学家华佗擅长外科技术,使用麻沸汤麻醉为患者进行死骨剔除术、剖腹术等。南北朝时的《刘涓子鬼遗方》是我国现存的第一部外科学专著,对痈疽鉴别诊断,治疗金疮、痈疽、疮疖、皮肤病的经验有了详细的总结。隋代,巢元方著《诸病源候论》,对癥瘕积聚、瘿瘤、丹毒、疔疮、痔漏、蛇兽咬伤有了系统论述,并叙及断肠吻合、手术采用丝线结扎血管等手术基本操作,并指出单纯性甲状腺肿的发生与地区的水质有关。唐代,孙思邈著《备急千金要方》中记载了应用手法整复下颌关节脱位。明代是我国中医外科学的兴旺时代,陈实功著的《外科正宗》中,对于急性乳腺炎(乳痈)和乳癌(乳岩)也有较确切的描述。孙志宏著的《简明医彀》,已载有先天性肛管闭锁的治疗方法。清代以后祁广生的《外科大成》,陈士铎的《外科秘录》等,完善了中医外科的系统理论,丰富了临床经验。高文晋的《外科图说》是一本以图释为主的中医外科学。

现代外科学奠基于 19 世纪,随着现代工业和科学技术的崛起,西方外科学开始迅速发展。英王乔治三世在 1800 年特许成立伦敦皇家外科学院,1843 年维多利亚女王特许改为英国皇家外科学院。在 19 世纪,进一步完善了对人体器官结构解剖的认识,先后解决了麻醉、手术疼痛、伤口感染和止血、输血等问题,并对外科手术基本操作技术有了进一步的改进。

近 30 年来,随着超声、核素扫描、计算机体层成像(CT)、磁共振成像(MRI)、数字减影血管造影到单光子发射计算机断层成像(SPECT)、正电子发射断层显像(PET)等检查以及影像的三维重建技术的发展,使外科疾病的诊断水平有了飞跃式的提高。外科手术技术也不断地提高与改进,微创手术、机器人手术的发展,使外科学发生了质的飞跃。尤其是腔镜手术发展迅速,适用于甲状腺全切除术、甲状腺腺瘤摘除术,乳腺腺瘤摘除术,胸腔探查术、肺大泡破裂修补术、周围型肺癌切除术,胆囊摘除术、阑尾切除术、辅助切除消化道肿瘤及肠管部分切除术,肝、肾囊肿引流术,肾脏良性肿瘤切除术、膀胱良性肿瘤切除术,子宫肌瘤切除、卵巢囊肿切除术等。

第三节　怎样学习外科学

（一）树立良好的医德医风，坚持正确的学习方向

学习外科学的根本问题,仍然是为人的健康服务的问题。要经常想到,医生治疗的对象是人,只有良好的医德、医风,才能发挥医术的作用。如果外科医生医疗思想不端正,工作粗疏,就会给患者带来痛苦,甚至严重地损害患者的健康。因此,学习外科学必须正确地处理服务与学习的关系,要善于在服务中学习,也就是要在全心全意地为患者服务的思想基础上学好本领,再转过来更好地为患者服务。

（二）必须理论与实践相结合

外科学是一门实践性很强的学科。不同的外科病可以有相同的临床表现,而同一种外科病也可以临床表现不同。这就要将学到的基础理论,在临床实践中进行检验、深化和融合,并且指导临床诊治工作。

（三）重视"三基"教育，加强基本技术操作训练

外科基本操作较多,只有在基本理论、基本知识、基本技能扎实的基础上,外科医生才能正确地进行外科手术操作,才能准确地进行手术的切开、分离、止血、缝合、各种穿刺及导管的使用,才能准确地应用内镜及显微技术。在反复实践中不断提高操作技术,对外科医生的提高有很重要的意义。

（王　广）

第二章

无 菌 术

学习目的

掌握消毒与灭菌的基本知识,树立严格的无菌观念。

学习要点

灭菌与消毒的概念;常用的灭菌与消毒的方法。

第一节 概 述

人体皮肤和周围环境普遍存在微生物,微生物可通过直接接触、飞沫和空气沾染伤口,称为外源性沾染。微生物也可通过内源性沾染而进入,最常来源于肠道。被沾染的伤口是否发生感染,一是取决于细菌的数量和毒性,二是与机体抗感染能力、免疫系统功能及原有的疾病或创伤性质等相关。

无菌术就是针对可能的感染来源(微生物)及感染途径所采取的一系列有效预防措施,由灭菌法、消毒法和一定的操作规则及管理制度所组成。

灭菌指杀灭一切活的微生物,包括芽胞。而消毒指杀灭病原微生物和其他有害微生物,使其达到无害化处理,并不要求清除或杀灭所有微生物。从临床角度,无论灭菌或消毒,都必须杀灭所有致病微生物,达到临床无菌术的要求。通常对应用于手术区域或伤口的物品按灭菌要求处理,即预先用物理方法(如高压蒸汽灭菌法等)或者化学方法(如戊二醛等)把相关物品上所有的微生物彻底消灭掉;某些特殊手术器械、手术人员手臂、患者皮肤、手术室的空气等按消毒的标准进行处理,去除有害微生物。

无菌术的操作规则和管理制度是为了防止已经灭菌或消毒的物品、已行无菌准备的人员或手术区再被污染所采取的措施。任何人都应严格遵守这些规定,否则无菌术的目的就无法达到。

外科临床实践中,培养"无菌观念",坚持"无菌操作"是十分重要的。无菌观念是要求操作者始终坚持只用已消毒灭菌的物品、器械或手去接触无菌伤口,并养成习惯性的动作和观念。无菌操作是指在无菌观念指导下的操作。

外科的无菌术是以预防手术伤口感染为主,是各种手术、穿刺、注射、插管、换药等过程中必须遵守的原则与应用方法。无菌术应贯穿术前、术中和术后的各项有关处理中,对无感染的外科患者起到预防感染作用,对已有感染者则是为了防止扩散或发生交叉感染。故无菌术的重要性是显而易见的。

随着社会经济的发展,近几年国内很多医院更新了仪器设备,使无菌术的面貌有了极大改观。环氧乙烷和等离子气体灭菌的广泛使用、层流手术室的建立,以及一次性医用材料的制备等一系列措施显著地提高了灭菌、消毒的效果,为外科各项临床工作发挥了极好的保障作用。

第二节 手术器械、物品、敷料的消毒和灭菌

一、灭菌法

1. 高压蒸气灭菌法 这种灭菌法的应用最普遍,效果亦很可靠。高压蒸气灭菌器可分为下排气式和预真空式两类。下排气式灭菌器,其式样很多,有手提式、卧式及立式等,但其基本结构和作用原理相同,由一个具有两层壁的耐高压的锅炉构成。蒸气进入消毒室内,积聚而使压力增高,室内的温度也随之升高。当蒸气压力达到104.0～137.3kPa 时,温度可达 121～126℃。在此状态下维持 30 分钟,即能杀灭包括细菌芽胞在内的一切微生物。

预真空式蒸气灭菌器的结构及使用方法有所不同。其特点是先抽吸灭菌器内的空气使其呈真空状态,然后由中心供气室经管道将蒸气直接输入灭菌室,这样可以保证消毒室内的蒸气分布均匀,整个灭菌所需的时间也可缩短,对灭菌物品的损害亦更轻微。灭菌条件为蒸气压力 205.8kPa,消毒室内温度 133℃,4～6 分钟可达灭菌效果,整个过程约需 20～30 分钟。物品经高压灭菌后,可保持包内无菌 2 周。

使用高压蒸气灭菌器的注意事项:①需灭菌的各种包裹不宜过大,体积上限为:长 40cm、宽 30cm、高 30cm,包扎亦不宜过紧;②灭菌器内的包裹不宜排得过密,以免妨碍蒸气透入,影响灭菌效果;③预置专用的包内及包外灭菌指示纸带,在压力及温度达到灭菌标准条件并维持 15 分钟时,包外指示纸带出现黑色条纹,表示已达到灭菌的要求;④易燃和易爆物品如碘仿、苯类等,禁用高压蒸气灭菌法;⑤瓶装液体灭菌时,只能用纱布包扎瓶口,如果要用橡皮塞,应插入针头以排气;⑥已灭菌的物品应注明有效日期,并需与未灭菌的物品分开放置;⑦高压灭菌器应由专人负责。

高压蒸气灭菌法用于能耐高温的物品,如金属器械、玻璃、搪瓷、敷料、橡胶制品等,各种物品的灭菌所需时间有所不同。

2. 煮沸法 此法适用于金属器械、玻璃制品及橡胶类等物品。在水中煮沸至100℃并持续 15～20 分钟,一般细菌即可被杀灭,但带芽胞的细菌至少需煮沸 1 小时才能被杀灭。高原地区气压低,水的沸点亦低,煮沸灭菌的时间需相应延长。海拔高度每增高 300m,灭菌时间应延长 2 分钟。为节省时间和保证灭菌质量,高原地区可应用压力锅做煮沸灭菌。压力锅的蒸气压力一般为 127.5kPa,锅内最高温度可达 124℃左右,10 分钟即可灭菌。

注意事项:①为达到灭菌目的,物品必须完全浸没在沸水中;②缝线和橡胶类的灭菌应于水煮沸后放入,持续煮沸 10 分钟即可取出,煮沸过久会影响物品质量;③玻璃类物品需用纱布包裹,放入冷水中逐渐煮沸,以免其遇骤热而爆裂,玻璃注射器应将内

芯拔出并分别用纱布包好;④煮沸器的锅盖应妥为盖上,以保持沸水温度;⑤灭菌时间应从水煮沸后算起,若中途放入其他物品,则灭菌时间应重新计算。

3. 化学气体灭菌法 这类方法适用于不耐高温、湿热的医疗材料的灭菌,如电子仪器、光学仪器、内镜及其专用器械、心导管、导尿管及其他橡胶制品等。目前主要采用环氧乙烷气体灭菌法、过氧化氢等离子体低温灭菌法和甲醛蒸气灭菌法等。使用方法如下:

(1) 环氧乙烷气体法:气体有效浓度为 450 ~ 1200mg/L,灭菌室内温度为 37 ~ 63℃,需持续 1 ~ 6 小时能达到灭菌要求。物品以专用纸袋密封后放入灭菌室,灭菌的有效期为半年。

(2) 过氧化氢等离子体低温法:该方法的原理是在灭菌设备内激发产生辉光放电,以过氧化氢为介质,形成低温等离子体,发挥灭菌作用。过氧化氢作用浓度为>6mg/L,温度为 45 ~ 65℃,时间为 28 ~ 75 分钟。灭菌前物品应充分干燥。

(3) 低温甲醛蒸气法:有效气体浓度为 3 ~ 11mg/L,灭菌温度为 50 ~ 80℃,灭菌时间为 30 ~ 60 分钟。

环氧乙烷和甲醛蒸气法处理后残留气体的排放,不能采用自然挥发,而应设置专用的排气系统排放。

4. 干热灭菌法 适用于耐热、不耐湿,蒸气或气体不能穿透物品的灭菌。如玻璃、粉剂、油剂等物品的灭菌。干热温度达到 160℃,最短灭菌时间为 2 小时,170℃为 1 小时,180℃为 30 分钟。

5. 电离辐射法 属于工业化灭菌法,主要应用于无菌医疗耗材(如一次性注射器、丝线)和某些药品,常用^{60}Co 释放的 γ 射线或者加速器产生的电子射线起到灭菌作用。

6. 药液浸泡法 锐利手术器械、内镜等还可采用化学药液浸泡达到消毒、灭菌的目的。临床常用 2% 戊二醛,浸泡 30 分钟达到消毒效果,浸泡 10 小时达到灭菌效果。

清洁、保管和处理:一切器械、敷料和用具在使用后,都必须经过一定的处理,才能重新进行消毒,供下次手术使用。其处理方法随物品种类、污染性质和程度而不同。凡金属器械、玻璃、搪瓷等物品,在使用后都需用清水洗净,特别需注意沟、槽、轴节等处的去污;各种导管均需注意冲洗内腔。凡属铜绿假单胞菌(绿脓杆菌)感染、破伤风、气性坏疽伤口或乙型肝炎抗原阳性患者,所用的布类、敷料、注射器及导管应尽量选用一次性物品,用后即焚烧处理,以免交叉感染。金属物品冲洗干净后,由药液浸泡消毒预处理后再行灭菌。

二、消毒法

某些特殊手术器械、手术人员手臂、患者皮肤、手术室的空气等按消毒的标准进行处理,去除有害微生物。

1. 乙醇 常用浓度为 70% ~ 75%,属中效消毒剂,具有中效、速效、无毒,对皮肤黏膜有刺激性、对金属无腐蚀性、受有机物影响大、易挥发、不稳定等特点。适用于皮肤、环境表面及医疗器械的消毒等。

2. **碘伏** 碘伏是单质碘与聚乙烯吡咯烷酮的不定型结合物。医用碘伏浓度通常在1%或以下,呈现浅棕色。属中效消毒剂,具有中效、速效、低毒,对皮肤黏膜并无刺激,对二价金属有腐蚀性,受有机物影响大,稳定性好等特点。适用于皮肤、黏膜等的消毒,不适用于相应金属物品的消毒。

3. **碘酊** 为消毒防腐剂,红棕色的澄清液体,常用浓度为2.5%,有碘和乙醇的特性。碘酊中的碘可直接卤化菌体蛋白质而产生杀菌作用,其杀菌作用强而快,1分钟可杀灭各种细菌、霉菌及细菌芽胞。作为皮肤消毒剂,碘酊主要用于手术前、注射前的皮肤消毒。但碘酊对皮肤黏膜的刺激性大,能灼伤皮肤和黏膜。碘酊消毒后应用70%乙醇脱碘。

4. **过氧乙酸消毒剂** 具有广谱、高效、低毒,对金属及织物有腐蚀性,受有机物影响大,稳定性差等特点。适用于医院环境的室内物品表面消毒,包括台面、桌面、脚踏凳及地面、墙面等。常用0.2%~0.5%过氧乙酸消毒溶液擦拭或喷洒消毒30分钟。

5. **苯扎溴铵(新洁尔灭)** 属于中低效消毒剂,可作为一般消毒剂使用。杀菌机理是改变细胞膜透性,使细胞质外漏。杀菌特点是能杀死细菌繁殖体,但对芽胞、真菌、病毒、结核菌素作用差。

第三节 手术人员和患者手术区域的准备

一、手术人员的准备

1. **一般准备** 进手术室前,在更衣室更换手术室准备的清洁鞋、衣、裤,然后戴好口罩和帽子。帽子要遮住全部头发,口罩遮盖口、鼻。剪短指甲,并去除甲缘下的积垢。脱去袜子,穿无袖内衣或衣袖卷至上臂中、上1/3交界以上。手臂皮肤有破损或化脓性感染者,不能参加手术。

2. **手臂消毒** 手臂的消毒包括清洁和消毒两个步骤:先用洗手液或皂液,按照"七步洗手法"彻底清洗手臂,去除表面各种污渍,然后用消毒剂做皮肤消毒。目前常用的手消毒剂有乙醇、碘伏、氯己定等。消毒方法有刷洗法、冲洗法和免冲洗法。外科手消毒最常用的是刷手法,按一定顺序刷洗手臂,可达到外科手消毒标准。

七步洗手法:全过程要认真揉搓双手15秒以上。①洗手掌,流水湿润双手,涂抹洗手液,掌心相对,手指并拢相互揉搓;②洗背侧指缝,手心对手背沿指缝相互揉搓,相互交换进行;③洗掌侧指缝,掌心相对,双手交叉沿指缝相互揉搓;④洗指背,弯曲各手指关节,半握拳把指背放在另一手掌心揉搓,双手交换进行;⑤洗拇指,一手握另一手大拇指旋转揉搓,双手交换进行;⑥洗指尖,弯曲各手指关节,把指尖合拢在另一手掌心旋转揉搓,双手交换进行;⑦洗手腕、手臂,揉搓手腕、手臂,双手交换进行。

在手术过程中,深藏在皮肤褶皱及毛孔等深部的常居菌自然逐渐移到皮肤表面,故在手臂消毒后,还应戴上消毒手套和穿手术衣,以防止细菌污染。

如果无菌手术完毕,手套未破,在需连续施行另一手术时,可不用重新刷手,仅需用消毒液再涂擦手和前臂,穿上无菌手术衣和戴手套即可。若前一次手术为污染手术,则接连施行手术前应重新洗手。

二、患者手术区域的准备

1. **手术前皮肤准备** 目的是尽可能消灭或减少切口处及其周围皮肤上的细菌。如择期手术于术前 1 日洗澡或床上擦澡,更换清洁的衣裤。手术区皮肤的毛发应剃除,剃毛时慎勿损伤皮肤。对小儿的乳毛及细汗毛,可不必一律剃毛。不宜在手术室内剃毛。注意清除脐、腋、会阴等处的污垢,用温肥皂水擦洗干净。皮肤上若有较多油脂或胶布粘贴的残迹,可先用汽油或乙醚拭去,如为无菌手术,须用 2.5% 碘酊和 70% 乙醇涂擦,或用 0.1% 新洁尔灭溶液消毒,再用无菌毛巾等包裹。对外伤需施行清创术者,则应在手术室内麻醉下进行。

2. **手术区皮肤消毒** 患者手术区皮肤消毒与手术人员的手臂消毒基本上相同,区别是一般用涂擦法,仅在某些植入性手术用浸泡法。一般由第一助手洗手后执行,传统的皮肤消毒法是用 2.5% 碘酊涂擦手术区,待其干燥后用 70% 乙醇涂擦两遍,脱去碘酊。因碘酊消毒效果确切,这种方法一些地区仍在使用。近年来,含活性碘或活性氯的专用皮肤消毒剂陆续问世,并广泛用于临床,新型消毒剂对皮肤刺激性小,可长时间留在皮肤表面,消毒抑菌作用持久。

皮肤消毒注意事项:①皮肤消毒时,应由术区中心部向四周涂擦。如为感染伤口,或为会阴肛门区手术,则应自手术区外周涂向感染伤口或会阴、肛门处。已经接触污染部位的药液纱布,不应再返擦清洁处。②手术区皮肤消毒范围要包括手术切口周围 15cm 的区域。如手术有延长切口的可能,则应事先相应扩大皮肤消毒范围。③对婴儿、口腔、肛门、外生殖器、面部皮肤等处,不能使用碘酊消毒,以免刺激皮肤或黏膜。

三、手术区铺无菌巾

皮肤消毒后,为隔离其他部位,仅显露手术切口必需的皮肤区,减少切口污染机会,应铺置无菌巾单。

铺巾原则是:先铺相对不洁区(如下腹部、会阴部),最后铺靠近操作者的一侧,并用布巾钳将交角夹住,以防移动。根据手术需要,铺中单、大孔单,头端应盖过麻醉架,两侧和足端部位下垂过手术床边缘 30cm 以上。无菌巾铺设完成,不可随便移动,如果位置不准确,只能由手术区向外移,不能由外向内移动。对于大部分手术,完成铺单后,可在手术切口区的皮肤上再粘贴一层无菌塑料薄膜,可进一步减少邻近皮肤内深层的常居菌在手术过程中移位,污染手术野。

第四节 手术进行中的无菌原则

手术前的各项准备工作,为手术提供了一个无菌操作环境。如果在手术进行的过程中未能继续保持这种无菌环境,则已经灭菌和消毒的物品或手术区域仍会受到污染,有引起伤口感染的可能。此种感染属医源性,有时可使手术失败,甚至危及患者生命。所以,全体参加手术的人员,包括进入手术室的工作人员及参观人员,都必须严格执行,认真遵守无菌操作规则,共同维护手术进行中的无菌环境,如发现有人违反时,

笔记

应立即纠正。

1. 手术人员洗手后,手臂部不准再接触未经消毒的物品。穿无菌手术衣和戴无菌手套后,手术人员肩以上,腰以下,背部及手术台平面以下的无菌单,均应视为是有菌地带,不可触碰。如发生意外污染,需要立即更换或重新消毒。

2. 不准在手术人员的肩以上,腰以下和背后传递手术器械、敷料和用品;坠落手术台边或无菌巾单以外的器械物品等,不准拾回。

3. 术中如发现手套破损或接触到非无菌区,应及时更换;衣袖如碰触有菌物品,应加套无菌袖套或更换手术衣。术中如无菌巾单等覆盖物已湿透或碰触有菌物品时,应加盖无菌巾单;如患者需更换体位另选切口做手术时,需重新消毒、铺单。

4. 手术开始前要清点器械、敷料。手术结束时,检查胸、腹等体腔,待核对器械、敷料数无误后,才能关闭切口,以免异物遗留腔内,产生严重后果。

5. 同侧手术人员如需调换位置时,应先退一步,侧过身,背对背地转身到另一位置,以防污染。

6. 做皮肤切口前及缝合皮肤的前后,均需用70%乙醇或0.1%新洁尔灭溶液再次消毒皮肤。

7. 皮肤切口边缘应以大纱布垫或无菌巾遮盖并固定;切开空腔脏器前,先用盐水纱布垫保护好周围组织,以防止内容物溢出污染。

8. 手术进行过程中,手术人员除有关手术配合的必须联系外,禁止谈笑;避免向手术区咳嗽或打喷嚏;应随时警惕有无灰尘、汗珠等落入手术区内。

9. 参观手术的人员不可贴近手术人员或站在高于手术台的平面,不得随意在室内来回走动;对患有上呼吸道感染或急性化脓性感染者,禁止进入手术室;进入手术室前应先更换手术室的参观衣、鞋,并戴好口罩、帽子,人员尽量少,并予限制。

10. 手术室内工作人员必须严格执行并认真监督无菌原则的实施。

11. 手术进行时不应开窗通风或用风扇,室内空调机风口不能吹向手术台。

学习小结

1. 学习内容

无菌术	概述	①无菌术:针对可能的感染来源(微生物)及感染途径所采取的一系列有效预防措施,由灭菌法、消毒法和一定的操作规则及管理制度所组成;②灭菌:指杀灭一切活的微生物,包括芽胞等;③消毒:指杀灭病原微生物和其他有害微生物,使其达到无害化处理,并不要求清除或杀灭所有微生物
	手术器械、物品、敷料的消毒和灭菌	①灭菌法:高压蒸气灭菌法,低温灭菌法,煮沸灭菌法,干热灭菌法等;②消毒法:碘酊,乙醇,碘伏,过氧乙酸消毒剂等
	手术人员和患者手术区域的准备	①手术人员的准备;②患者手术区域的准备;③手术区铺无菌巾
	手术进行中的无菌原则	共11点要求

2. **学习方法**　理论学习,手术室观摩实践。

(卫小春)

复习思考题

1. 灭菌法与消毒法有何区别?
2. 试述铺无菌单原则。
3. 试述手术中的无菌原则。

第三章

体 液 代 谢

学习目的

　　通过学习水、电解质的分布、代谢及其平衡规律,掌握水、电解质和酸碱平衡失调的临床表现、诊断和治疗原则。

学习要点

　　人体体液含量、分布、组成与调节;高渗性脱水、等渗性脱水、低渗性脱水的概念,补水量、补钠量的计算;低钾血症的病因及临床表现,补钾的注意事项;代谢性酸中毒的临床表现和处理原则;外科补液的原则。

第一节　正常的体液代谢

一、体液含量、分布和组成

　　人体内的液体称为体液,由水和溶解在水中的电解质和有机物组成。人体总体液量因年龄、性别和胖瘦而有差异。肌肉组织含水量为 75% ~80%,脂肪组织含水量为 10% ~30%。成年男性体液总量约占体重的 60%;成年女性约为 55%。年龄越小含水量越多,新生儿的体液总量占体重的 80%;婴儿约占 70%;12 岁时约占 65%;14 岁以后所占比例与成人相似。

　　细胞内液大部分存在于骨骼肌中,男性约占体重的 40%,女性占体重的 35%。细胞外液男、女性均占体重的 20%。细胞外液主要又可分为细胞间液和血浆两部分,前者约占体重的 15%,后者约占 5%。细胞间液又称组织间液,其中功能性细胞外液约占体重的 13%;透细胞液即第三间隙液,包括脑脊液,胸膜腔、腹膜腔和滑膜腔的液体,眼内液体,胃肠道的分泌液等,约占体重的 2%,称为无功能性细胞外液。细胞内液、细胞间液和血浆这三部分体液借生物膜(细胞膜、毛细血管壁)彼此隔开,但相互之间联系密切,交换迅速。细胞内液和细胞外液之间水的流动,主要取决于细胞膜两侧的渗透压;而细胞间液和血浆之间水的流动,主要取决于毛细血管内的静水压和血浆蛋白形成的胶体渗透压。细胞内液是大部分生物化学反应进行的场所,细胞外液则是细胞摄取所需物质和排除代谢产物所必经的运输通道,因而细胞外液被视为细胞赖以生存的内环境。

笔记

二、体液平衡

（一）水的平衡

水是机体中含量最多的组成成分，是维持人体正常生理活动的重要营养物质之一。体内水一部分以自由状态存在，大部分与胶体物质结合成胶体状态，称结合水。水的重要生理功能是多面的，结合水有保证各种肌肉具有独特的机械功能的作用。正常情况下，每日摄入和排出的水量是平衡的（表3-1）。

表3-1 正常成人每日水的出入量

入量（ml）		出量（ml）	
饮水	1000～1500	尿	1000～1500
食物含水	700	粪	150
代谢水	300	皮肤蒸发	500
		呼吸	350
共计	2000～2500	共计	2000～2500

水的平衡规律一般是"多进多排，少进少排，不进也排"。

水在体内的主要生理功能是：①调节体温；②溶剂作用（维持体内物理、化学环境的稳定状态）；③运输作用（运送养分到细胞中并将代谢产物带走）；④润滑作用。

（二）电解质平衡

体液中主要的阳离子有 Na^+、K^+、Ca^{2+}、Mg^{2+} 等，主要的阴离子有 Cl^-、HCO_3^-、HPO_4^{2-}、蛋白质等。它们的正负总电荷相等，从而保持电中性。电解质在细胞内液和细胞外液的分布上有很大差异，细胞外液中主要的阳离子是 Na^+，主要的阴离子是 Cl^-、HCO_3^- 和蛋白质，血浆和细胞间液的组成基本相似，仅血浆内蛋白质浓度大于细胞间液蛋白质浓度。细胞内液中主要阳离子是 K^+，主要的阴离子是 HPO_4^{2-} 和蛋白质。

体液中的电解质具有重要的生理功能：①维持体液的渗透平衡和酸碱平衡；②维持神经、肌肉、心肌细胞的静息电位，并参与其动作电位的形成，其中 K^+、Na^+、Ca^{2+} 都分别起着重要作用；③参与新陈代谢和生理功能活动，如 K^+、Mg^{2+} 参加多种新陈代谢过程，并且是一系列酶的激活剂或辅助因子；Ca^{2+} 与肌钙蛋白结合能激发心肌和骨骼肌的收缩，还参与凝血过程等；④构成组织的成分，如 Ca^{2+}、Mg^{2+} 是骨骼和牙齿的组成部分。

Cl^- 和 HCO_3^- 为细胞外液的主要阴离子，协同 Na^+ 等一起维持细胞外液的渗透压和容量，为了保持外液中阴离子总量的相对恒定，Cl^- 和 HCO_3^- 的增减常起相互代偿作用。而 HCO_3^- 为体内的"碱储备"，当其增减可影响酸碱平衡。

（三）渗透压平衡

体液渗透压是体液中电解质离解后的阴阳离子颗粒和非电解质的溶质微粒对水的吸引力，亦即张力。渗透压的高低与溶质（颗粒或微粒）的数目多少成正比，而与离子的电荷或颗粒的大小无关，即体液中溶质颗粒或微粒浓度越高，渗透压越大，聚水能力越强。正常血浆渗透压为 280～320 毫渗量（mOsm）/L，在此范围内称为等渗或等张。低于 280mOsm/L 为低渗，高于 320mOsm/L 为高渗。

（四）酸碱平衡

机体内组织细胞必须处于适宜的酸碱度的环境中，才能进行正常的生命活动。正常人动脉血的 pH 为 7.35～7.45，平均 7.4，静脉血 pH 约低 0.02～0.10。如果 pH<7.35，表示 H^+ 浓度大于正常，称为酸中毒；如果 pH>7.45，则表示 H^+ 浓度小于正常，称为碱中毒。在生命活动过程中，机体不断生成酸性或碱性的代谢产物，同时亦有相当量的酸性或碱性的物质随食物进入体内，但血液的 pH 总是相对稳定，这是依靠体内各种缓冲系统以及肺和肾脏的调节功能来实现的。机体这种处理酸碱物质含量和比例，以维持 pH 值在恒定范围内的过程称为酸碱平衡。

1. 血液缓冲系统的调节作用　所谓缓冲系统是指一种弱酸和弱酸盐所组成的具有缓冲酸碱能力的混合溶液。血浆中的 $NaHCO_3/H_2CO_3$ 这一对缓冲系统最为重要，浓度最大，缓冲能力最强。正常情况下两者浓度比值为 20∶1，该比值决定着血浆的 pH 值。当多量的酸性物质入血时，$NaHCO_3$ 迅速与之中和，使之成弱酸。反之，当体内碱增加时，则 H_2CO_3 予以中和。这种相应的代偿性调节，对防止机体疾病时酸中毒或碱中毒有重要的生理意义。

2. 肺在酸碱平衡中的调节作用　机体在代谢过程中产生的大量 CO_2，必须由肺排出以维持体内的酸碱平衡。肺是通过呼吸运动的频率和幅度来调节血浆 H_2CO_3 浓度的。呼吸运动受到中枢和外周化学感受器的调节，当碳酸浓度升高或 pH 降低时，主要是通过延髓呼吸中枢兴奋，使呼吸加深变快而致 CO_2 由肺排出增多；反之，碳酸浓度降低或 pH 升高时，呼吸就变浅变慢，从而减少 CO_2 的排出，增加血中 H_2CO_3 的含量。通过呼吸中枢对呼吸运动的控制，以调整血中 H_2CO_3 的浓度，维持血浆 $NaHCO_3/H_2CO_3$ 的比值 20∶1 使血液 pH 值相对恒定。

3. 肾脏在酸碱平衡中的调节作用　肾脏主要是通过排出过多的酸或碱来调节血浆中的 $NaHCO_3$ 含量，维持血中正常的 pH 值。肾远曲小管是肾脏调节酸碱平衡的主要部位，根据机体当时的需要对 Na^+ 与 Cl^- 和 H^+ 等做调节性重吸收。Na^+ 在此处除较大部分以 Na^+ 与 Cl^- 结合的形式直接重吸收外，还有一部分与分泌到肾远曲小管管腔内的 K^+、H^+ 等进行交换。在肾小管细胞内，H_2O 和 CO_2 在碳酸酐酶的作用下生成 H_2CO_3，并进一步解离成 H^+ 和 HCO_3^-。因此每排泌一个 H^+，同时形成新的 HCO_3^-，后者多与来自管腔的 Na^+ 结合被重吸收入血，而将 H^+ 排出体外。同时肾小管分泌 NH_3 与 H^+ 结合为铵离子 NH_4^+ 排出，使排 H^+ 作用更为加强。

4. 组织细胞对酸碱平衡的调节作用　机体大量组织细胞也是酸碱平衡的缓冲池，主要是通过离子交换进行的。酸中毒时，由于细胞外液 H^+ 浓度增加，故 H^+ 弥散入细胞内，而细胞内的 K^+ 和 Na^+ 则移出细胞外，从而维持电中性。在碱中毒时恰好相反，H^+ 移出细胞外而 K^+ 和 Na^+ 则移入细胞内。这种离子交换的结果能缓冲细胞外液 H^+ 浓度的变动，但同时也可影响血 K^+ 的浓度。在酸中毒时，血 K^+ 浓度往往升高，而碱中毒时则降低。

上述四方面的调节因素共同维持体内的酸碱平衡，但在作用时间和强度上是有差别的。血液缓冲系统反应迅速，但缓冲作用不能持久；肺的调节作用效能最大，缓冲作用于 30 分钟时达最高峰，但仅对 CO_2 有调节作用；细胞的缓冲能力虽强，约于 3～4 小时后发挥作用，但常可致血钾的异常；肾脏的调节作用比较缓慢，常在数小时之后起作用,但维持时间较长,特别是对于保留 $NaHCO_3$ 和排出非挥发性酸具有重要的作用。

（五）体液的调节机理

水、电解质的平衡是相互联系的,两者平衡的维持依赖于胃肠道、肾、肺、皮肤等器官和组织的完整及其调节功能。

1. 消化道的分泌与重吸收　正常情况下,成人每日从消化道分泌的消化液约8200ml,但绝大部分被重吸收,最后仅有约150ml左右的水随粪便排出（表3-2）。

表3-2　成人每日消化道分泌及排出量（ml）

消化液	容量	排出物	容量
唾液	1000～1500	粪便	150～200
胃液	1500～2500		
胆汁	500～700		
胰液	700		
小肠液	3000～4000		
总量	8200左右		

呕吐、胃肠减压、肠瘘、胆瘘、胰瘘、腹泻均会丧失消化液。呕吐失 Cl^- 多于失 Na^+,可产生低氯性碱中毒;而腹泻失 Na^+ 多于失 Cl^-,可产生代谢性酸中毒。大量消化液的丧失,常导致水、电解质及酸碱平衡失调,因此,消化道的正常分泌,吸收功能是维持体液平衡的重要因素。

2. 肾脏的调节　在神经系统和内分泌系统的支配下,肾脏对水、电解质平衡的调节和维持起着十分重要的作用。

肾功能正常时,水分摄入多,尿量就多;水分摄入不足,或有额外的体液丧失而液体补充不足时,尿量减少而尿比重增高。成人每日需经肾脏排泄的固体代谢物约35～50g,而每克废物至少需要12ml的水才能由肾脏排出体外,故成人每日尿量至少应有500～600ml,但这时尿比重可高达1.029～1.035,肾脏的负担很重;每日有尿液1500ml,则尿比重在1.012左右,肾脏的负担较轻,肾功能正常时,尿比重随尿量的增减而降低或升高。因此,可根据尿的比重粗略估计缺水程度,亦可借尿量与比重的关系来了解肾脏功能。

肾脏对水、电解质的调节受内分泌激素控制:

（1）抗利尿激素（antidiuretic hormone,ADH）:主要是下丘脑视上核神经细胞所分泌,并在神经垂体贮存。ADH能提高肾远曲小管和集合管对水的通透性,从而使水的重吸收增加,尿的形成和排出减少。血液中ADH的量决定于细胞外液的渗透压和血容量。当机体失去大量水分而使血浆晶体渗透压增高时,便可刺激下丘脑视上核或其周围区的渗透压感受器而使ADH释放增多,血浆渗透压可因肾重吸收水分增多而有所下降。反之,渗透压降低时,由于ADH释放减少,肾排水增多,血浆渗透压得以回升。当血容量减少时,ADH可因容量感受器所受刺激减弱而释放增加,尿量因而减少而有助于血容量的恢复。

（2）醛固酮:是肾上腺皮质球状带分泌的盐皮质激素。醛固酮的主要作用是促进肾远曲小管和集合管对 Na^+ 的主动重吸收,同时通过 Na^+-K^+ 和 Na^+-H^+ 交换而促进

K^+ 和 H^+ 的排出。随着 Na^+ 主动重吸收的增加,Cl^- 和水的重吸收也增多。醛固酮的分泌主要受血容量影响。当细胞外液减少,特别是血容量减少时,血管内压力下降,肾脏入球小动脉的血压也相应下降,位于管壁的压力感受器受到压力下降的刺激,使肾小球旁细胞增加肾素的分泌;同时,随着血容量减少和血压下降,肾小球滤过率也相应下降,以致流经肾远曲小管的 Na^+ 量明显减少,钠的减少能刺激位于肾远曲小管致密斑的钠感受器,引起肾小球旁细胞增加肾素的分泌。此外,全身血压下降也可使交感神经兴奋,刺激肾小球旁细胞分泌肾素。肾素是一种蛋白的水解酶,能催化存在于血浆中的血管紧张素原,使其转变为活性较小的血管紧张素 I。血管紧张素 I 在转换酶的作用下转变为活性较强的血管紧张素 II,引起小动脉收缩和刺激肾上腺皮质球状带,增加醛固酮的分泌,促进肾远曲小管对 Na^+ 的重吸收和促使 K^+、H^+ 的排出,导致尿钠排出减少,细胞外液因钠潴留而容量增加。反之,当血容量过多时,肾素-血管紧张素-醛固酮系统受抑制,尿钠排出增多,细胞外液容量因而减少。

（3）心房利钠多肽（atrial natriuretic polypeptide,ANP）:ANP 主要存在于哺乳动物,如人的心房肌细胞的细胞质中,具有强大的利钠和利尿作用。ANP 的释放与血容量的增加有关。当血容量增加时,右心房压力增高,牵张心房肌而使 ANP 释放入血,抑制肾髓质集合管对 Na^+ 的重吸收,或通过改变肾内血流分布,增加肾小球滤过率而发挥利钠,利尿作用,使血容量减少而恢复正常。反之,限制钠、水摄入或减少静脉回心血量则能减少 ANP 的释放。ANP 有拮抗肾素-醛固酮系统的作用,能抑制肾上腺皮质球状带细胞合成和分泌醛固酮,又能使血浆肾素活性下降及直接抑制近球细胞分泌肾素。ANP 也能显著减轻失水或失血后血浆中 ADH 水平增高的程度和具有舒张血管、降低血压的作用。

3. 皮肤的调节　皮肤在调节体温过程中,必须同时带出一定量的水分,这是无形的水分蒸发,称为"隐性排汗",每天排出量约 300～600ml,此量不受体内水分多少的限制。当气温达到38℃时,汗腺开始排汗,称为"显性出汗",其含 NaCl 为 0.25%,也含有少量的 K^+,故"显性出汗"所丧失的水分往往比失去电解质为多,因而可产生高渗性脱水。

4. 肺的调节　呼吸时丧失水的量取决于呼吸的速度和深度。正常成人每日由呼吸丧失的水约 200～400ml,此量不受体内水分多少的限制。呼吸加深加快及气管切开后的患者,排出的水较多。由呼吸排出的体液通常当作纯水看待。在临床上,极少见到因呼吸变化所致的缺水。

总之,水、电解质的平衡,受神经系统和某些激素的调节,而这种调节又主要是通过神经特别是一些激素（ADH、醛固酮、ANP）对肾处理水和电解质的影响而得以实现的。

第二节　体液平衡失调

体内水、电解质因疾病、创伤等因素的影响而发生改变,并超过机体的调节能力时,便可产生水、电解质平衡失调。体液平衡失调可以表现为容量失调、浓度失调和成分失调。容量失调是指等渗性液体的减少或增加,无渗透压的变化,只引起细胞外液量的改变。浓度失调是指细胞外液内水分的增加或减少,导致渗透微粒的浓度即渗透压发生改变。由于 Na^+ 占细胞外液渗透微粒的90%,故浓度失调就表现为低钠血症或高钠血症。细胞外液内其他离子浓度的改变因其渗透微粒的数量小,不会对细胞外液的渗透压造成明显影响,但能产生各自不同的病理生理影响,即造成成分失调。

一、水和钠的代谢紊乱

Na^+ 占细胞外液阳离子总量的90%。Na^+ 和它相对应的阴离子一起产生的渗透压,约占细胞外液总渗透压92%,是维持细胞外液容量和晶体渗透压的重要因素。此外,Na^+ 又是细胞外液中缓冲系统的重要组成成分。血清钠浓度约为142mmol/L。成人每日需要 NaCl 为 4.5~6.0g(相当 Na^+ 76.5~102mmol),从尿排出 NaCl 约 4.5~5.5g,汗和粪排出约0.5g。钠的平衡规律一般是"多进多排,少进少排,不进几乎不排"。水和钠的关系非常密切,故缺水和失钠常同时存在。根据缺水后细胞外液中水和钠比例的不同,临床上将缺水分为高渗、低渗和等渗性缺水三种类型。

(一)高渗性缺水

高渗性缺水又称原发性缺水,缺水多于缺钠,血清钠浓度>150mmol/L,细胞外液渗透压增高。

1. 病因

(1)水摄入不足:如食管癌的吞咽困难、重危患者的给水不足。

(2)水丧失过多:如高热、大量出汗,烧伤暴露疗法等。

(3)摄入大量高渗液体:如鼻饲高浓度的要素饮食或静脉高能营养。

2. 病理生理 因缺水多于缺钠,细胞外液渗透压增高,一方面刺激口渴中枢,引起口渴而饮水,以增加体内水分,降低渗透压;另一方面可引起 ADH 分泌增多,从而使肾重吸收水增多,尿量减少而比重增高;细胞外液渗透压增高可使渗透压相对较低的细胞内液中的水向细胞外转移。细胞外液以上述三个方面得到水分补充,而使渗透压降低和容量恢复。

3. 临床表现 随缺水的程度不同,一般将高渗性缺水分为轻、中、重三度。

(1)轻度缺水:缺水量为体重的2%~4%。主要表现为口渴,尿少,尿比重增高等。

(2)中度缺水:缺水量为体重的4%~6%。除上述症状明显加重外,还可出现皮肤弹性差,眼窝明显凹陷,唇舌干燥,软弱无力,常出现烦躁等。

(3)重度缺水:缺水量超过体重的6%。除上述表现外,出现躁狂、幻觉、谵妄,甚至昏迷等脑功能障碍的症状。

4. 诊断 根据病史和临床表现,一般可做出高渗性缺水的诊断。实验室检查发现:①尿液比重高;②红细胞计数、血红蛋白量、红细胞压积轻度增加;③血清钠>150mmol/L。

5. 治疗

(1)尽早去除病因,使患者不再失液,以利机体发挥自身调节功能。

(2)不能口服的患者,应静脉滴注5%葡萄糖注射液或0.45% NaCl 注射液,以补充已丧失的液体。必须注意,血清 Na^+ 测定虽有增高,但因同时有缺水,血液浓缩,体内总钠量实际上仍有减少,故在补水的同时适当补钠,以纠正缺钠。估计需要补充已丧失的液体量有两种方法:

①根据临床表现的严重程度,按体重百分比的丧失来估计。例如轻度缺水的缺水量为体重的 2%～4%;中度缺水为 4%～6%。如果患者体重为 50kg,则轻度缺水的缺水量为 1000～2000ml;中度缺水为 2000～3000ml。

②根据血 Na^+ 浓度计算:

补水量(ml)=[血钠测得值(mmol/L)－血钠正常值(mmol/L)]×体重(kg)×4(女性×3,婴儿×5)。

例如体重 50kg 的男性患者血 Na^+ 浓度为 160mmol/L,则补水量=(160－140)×50×4=4000ml。

（二）低渗性缺水

低渗性缺水又称慢性缺水或继发性缺水。缺钠多于缺水,血清钠浓度<135mmol/L,细胞外液呈低渗状态。

1. 病因

（1）消化液长期丧失,如反复呕吐、腹泻、长期胃肠减压引流或慢性肠梗阻、胃肠道瘘等,以致钠随着大量消化液而丧失。

（2）大创面慢性渗液或大面积烧伤。

（3）长期使用利尿剂,如利尿酸、氯噻酮等利尿剂,未注意补给适量的钠盐,以致体内缺钠程度多于缺水。

（4）水和钠同时缺乏而单纯补水,未补钠或补钠不足。

2. 病理生理　因缺钠多于缺水,细胞外液呈低渗状态,水分可从细胞外液移向渗透压相对较高的细胞内液,从而使细胞外液减少。细胞外液渗透压减低,抑制 ADH 分泌,肾对水的重吸收减少,故早期尿量排出增多。如病情继续发展,组织间液进入血液循环,虽能部分地补偿血容量,但使组织间液的减少比血浆的减少更为明显,最终导致循环血量的明显减少,机体将不再顾及到渗透压而尽量保持血容量。

3. 临床表现　根据缺钠程度的不同,将低渗性缺水分为轻、中、重三度。

（1）轻度缺钠:患者感疲乏无力、头晕、手足麻木、口渴不明显。尿中 Na^+ 减少,血清钠浓度为 130～135mmol/L,每公斤体重缺 NaCl 0.5g。

（2）中度缺钠:除上述症状外,尚有恶心、呕吐、脉搏细速、血压不稳或下降、脉压变小、浅静脉萎陷、视力模糊、站立性晕倒。尿量减少,尿中几乎不含钠和氯。血清钠浓度为 120～130mmol/L,每公斤体重缺 NaCl 0.5～0.75g。

（3）重度缺钠:患者神志不清、肌肉痉挛性抽痛、肌腱反射减弱或消失、出现木僵、甚至昏迷,常发生休克。血清钠浓度在 120mmol/L 以下,每公斤体重缺 NaCl 0.75～1.25g。

4. 诊断　根据病史和临床表现,可初步做出低渗性缺水的诊断。

（1）尿 Na^+、Cl^- 测定:常有明显减少。轻度缺钠时,血清钠虽可无明显变化,但尿内 NaCl 的含量常已减少。

（2）血清 Na^+ 测定:根据测定结果可判定缺钠的程度。

（3）红细胞计数、血红蛋白量、红细胞压积、血尿素氮均有增高,而尿比重常在1.010 以下。

5. 治疗

（1）积极处理致病原因:针对细胞外液低渗和血容量不足的情况,静脉输入含盐溶液或高渗盐水,以纠正体液的低渗状态和补充血容量。

（2）补钠量的估计,有两种方法:

①按临床缺钠程度来估计,轻度缺钠每公斤体重丧失 NaCl 0.5g,中度为 0.5 ~ 0.75g,重度为 0.75 ~ 1.25g。例如体重 60kg 的患者,轻度缺钠丧失 NaCl 30g,中度缺钠丧失 NaCl 30 ~ 45g,重度缺钠丧失 NaCl 45 ~ 75g。

②根据患者血 Na^+ 浓度计算,一般可按下列公式计算需要补充的钠盐量:

需补充的钠盐量（mmol）＝［血钠的正常值（mmol/L）－血钠测得值（mmol/L）］×体重（kg）×0.60（女性为 0.50）。

按 17mmol Na^+ 相当于 1g 钠盐计算补给氯化钠的量。当天补给一半和日需量 4.5g,其中 2/3 的量以 5% 葡萄糖氯化钠注射液输注,其余量以等渗盐水补给。以后可测定血清 Na^+、K^+、Cl^-,做血气分析,作为进一步治疗时的参考。

（3）对出现休克者,应先补足血容量,以改善微循环和组织器官的灌流。晶体液如乳酸复方氯化钠注射液、等渗盐水;胶体溶液如羟乙基淀粉、右旋糖酐和血浆蛋白溶液等都可应用。但晶体液的用量一般要比胶体液用量大 2 ~ 3 倍。必要时可用 5% NaCl 200 ~ 300ml 尽快纠正血钠过低,以进一步恢复细胞外液量和渗透压,使水从水肿的细胞内外移。

（三）等渗性缺水

等渗性缺水又称急性缺水或混合性缺水,外科患者最易发生这种缺水,水和钠成比例地丧失,血清钠仍在正常范围。

1. 病因

（1）消化液的急性丧失,如大量呕吐、腹泻、肠瘘等。

（2）体液丧失在感染区或软组织内,如胸腹腔内或腹膜后感染、肠梗阻、烧伤等,丧失的体液与细胞外液成分基本相同。

2. 病理生理　因水和钠成比例丧失,细胞外液的渗透压仍维持在正常范围,故细胞内、外液之间维持了水的平衡,细胞内液容量无明显变化。只是造成细胞外液容量（包括循环血量）的迅速减少。

3. 临床表现　患者既有缺水的表现,又有缺钠的表现,如口渴、尿少、厌食、恶心、软弱无力、唇舌干燥、眼窝下陷、皮肤干燥、松弛等。如短期内体液的丧失达到体重的 5%,即丧失细胞外液的 25% 时,患者出现脉搏细速、肢端湿冷、血压不稳定或下降等血容量不足的表现。体液继续丧失达体重的 6% ~7%（相当于丧失细胞外液的 30% ~35%）时,休克的表现更严重,常伴发代谢性酸中毒。如患者丧失的体液主要为胃液,因有 Cl^- 的大量丧失,则可伴发代谢性碱中毒,出现碱中毒的一些临床表现。

4. 诊断　主要依靠病史和临床表现。应详细询问有无消化液或其他体液的大量丧失,失液或不能进食持续的时间,每日的失液量及其性状等。实验室检查可发现红细胞、血红蛋白量和红细胞压积明显增高,表示有血液浓缩。血清 Na^+ 和 Cl^- 一般无明显降低,尿比重增高,必要时做血气分析或二氧化碳结合力（CO_2CP）测定,以确定有无酸碱平衡紊乱。

5. 治疗

（1）尽可能同时处理引起等渗性缺水的原因。针对细胞外液量的减少,用平衡盐液或等渗盐水尽快补充血容量。

（2）补液量：有两种计算方法。

①根据缺水程度估计：患者出现脉搏细速和血压下降等症状常表示细胞外液的丧失量已达体重的5%，实际上相当于中度缺水。例如：体重60kg的男患者，其丧失量为60（kg）×5% = 3000（ml）。

②按红细胞压积计算，公式如下：

补等渗盐水量（L）=（红细胞压积上升值/红细胞压积正常值）×体重（kg）×0.25。

必须注意，上述补液量当天先补给一半量，余量在次日酌情补给。此外，应补给日需量，一般为水2000ml和钠4.5g。在等渗盐水中Cl^-含量比血清中多1/3，故大量输给等渗盐水时，要注意血Cl^-过高的危险，临床上常用平衡液来代替等渗盐水。

二、钾的异常

K^+约98%存在于细胞内，是细胞内液中最主要的阳离子，对维持细胞内液渗透压起重要作用。K^+能激活多种酶，参与细胞内氧化、ATP生成及许多代谢过程。神经、肌肉的应激性也需K^+的参与。钾的平衡规律一般是"多进多排，少进少排，不进也排"。血清钾的正常值为3.5～5.5mmol/L。

（一）低钾血症

血清钾浓度低于3.5mmol/L，称为低钾血症。

1. 病因

（1）钾摄入不足，如术后禁食或少食。

（2）钾丧失过多，如频繁呕吐、胃肠瘘、持续胃肠减压等。

（3）钾从肾排出过多，如用呋塞米、依他尼酸等利尿剂过多，长期使用肾上腺皮质激素等。

（4）钾转入细胞内，如大量输入葡萄糖，尤其与胰岛素合用或碱中毒时。

2. 临床表现

（1）神经、肌肉系统表现：血K^+低可引起应激性减退。肌肉无力为最早表现，一般先出现四肢肌肉软弱无力，以后延及躯干和呼吸肌。血清K^+<3mmol/L时，即出现软弱无力，血清K^+<2.5mm/L时，则有软瘫、肌腱反射迟钝或消失。影响呼吸肌时可引起呼吸困难。

（2）胃肠系统：口苦、恶心、呕吐，重者可引起腹胀、肠鸣音减弱、肠麻痹等。

（3）中枢神经系统：神志淡漠、目光呆滞或烦躁不安、疲乏，当血清K^+<2mmol/L时，则有嗜睡、神志不清及定向障碍。

（4）心血管系统：由于心肌兴奋性增高，主要表现为传导和节律异常。典型的心电图改变为早期出现T波降低、变宽、双相线或倒置，随后出现ST段降低，QT间期延长和U波。

此外，严重低钾的患者有时会发生多尿，因缺K^+能阻碍ADH的作用，使肾脏失去浓缩的功能。血清K^+过低时，细胞内K^+移出，与Na^+、H^+交换增加，细胞外液的H^+浓度降低，而肾远曲小管排K^+减少，排H^+增多，结果发生碱中毒，但尿呈酸性。

3. 诊断　一般可根据病史和临床表现做出低钾血症的诊断。如血清K^+<3.5mmol/L，心电图出现U波时，可确诊。

4. 治疗

（1）积极治疗造成低钾血症的原发疾病,减少或中止钾的继续丧失。

（2）补充钾盐:能口服者尽量口服,常用 KCl 1～2g,一日 3 次。不能口服者常用 10% KCl 注射液静脉滴注,10ml 含氯化钾 1g,内含 K^+ 13.4mmol。

补钾量可按下列公式计算:

$$补 K^+ 量(mmol) = 血清 K^+ 的下降值(mmol/L) \times 体重(kg) \times 0.6(女性为 0.5)$$

静脉补 K^+ 时应注意:①尿多补 K^+,待尿量超过 40ml/h 后才能补 K^+;②忌静脉直接推注,以免血清 K^+ 突然增高,引起心搏骤停;③补 K^+ 速度一般不宜超过 20mmol/h,或每分钟不超过 80 滴;④补 K^+ 浓度不宜超过 0.3%;⑤每日补 K^+ 量不宜超过 100～200mmol(相当于钾盐 8g)。一般每天补充钾盐 5～6g。

（二）高钾血症

血清钾浓度>5.5mmol/L 时,称为高钾血症。

1. 病因

（1）K^+ 排出困难,如急性肾衰竭少尿或无尿期、肾上腺皮质功能减退等。

（2）细胞内 K^+ 大量移出,如缺氧、酸中毒、组织损伤等。

（3）输入 K^+ 过多,如静脉输入 KCl,以及大量输入库存血等。

2. 临床表现 早期无特异性症状,钾轻度增加时可有四肢软弱、感觉异常、轻度神志模糊或淡漠等。严重高钾血症有微循环障碍的表现,如皮肤苍白、发冷、青紫、低血压等,心肌应激性下降,心跳缓慢或心律不齐,甚至发生心搏停于舒张期。当血 K^+ >7mmol/L 时,几乎都有心电图的改变。典型的心电图改变为早期 T 波高而尖,QT 间期延长,随后出现 QRS 增宽,PR 间期延长。

3. 诊断 有引起高钾血症的病因及上述临床表现时即考虑有高钾血症的可能,如血清 K^+ 浓度>5.5mmol/L 及典型的心电图改变,即可确定诊断。

4. 治疗

（1）尽快处理原发疾病和改善肾脏功能。

（2）停用含钾药物及食物。

（3）降低血清钾浓度,使 K^+ 暂时转入细胞内。可用 5% $NaHCO_3$ 注射液 60～100ml 静注后,继续用 100～200ml 静脉滴注,使血容量增加,K^+ 得到稀释,又使 K^+ 移入细胞内或由尿排出,也有助于酸中毒的治疗,注入的 Na^+ 也起到对抗 K^+ 的作用。或用 25% 葡萄糖注射液 100～200ml,每 5g 糖加入 1U 胰岛素静滴,必要时每 3～4 小时重复给药一次,使 K^+ 转入细胞内。

（4）促进排钾,可应用阳离子交换树脂,每次服 15g,每日 4 次或加 10% 葡萄糖液 200ml 做保留灌肠,从消化道带走钾离子。如上述治疗不能降低血 K^+ 浓度时,应采用透析疗法。

（5）防治心律失常。应用钙剂对抗 K^+ 和缓解 K^+ 对心肌的毒性作用。常用 10% 葡萄糖酸钙 20ml 静脉注射,每 4 小时可重复使用一次,或用 30～40ml 静脉滴注。

三、镁的异常

Mg^{2+} 绝大部分在细胞内,只有 1% 左右的 Mg^{2+} 在细胞外液中。Mg^{2+} 能激活细胞内酶或作为辅酶促进代谢,维持神经肌肉的应激性,协调心肌活动。血清镁含量为0.75～1.25mmol/L。

（一）低镁血症

血清镁<0.75mmol/L 时称为低镁血症（亦称镁缺乏）,常伴有低钙血症和低钾血症。

1. 病因

（1）镁摄入不足:如营养不良、长期禁食、厌食、长期静脉补液或高营养而未注意补充镁、小肠大部分切除术后"短肠症"等,均可导致镁摄入不足。

（2）镁丧失过多:长期消化液丧失如肠瘘、胆瘘或慢性腹泻等,是造成低镁血症的主要原因。

2. 临床表现　常表现为精神紧张、易激动、记忆力减退、肌肉震颤、手足抽搐,严重的出现谵妄、神志不清、癫痫发作等症状,多有心律失常。

3. 诊断　在某些低钾、低钙患者中,已补充钾和钙剂后,症状仍无改善者,即应怀疑本病。有时镁缺乏不一定出现血清镁过低,而血清镁过低也不一定表示有镁缺乏,必要时,可做镁负荷试验,有助于镁缺乏的诊断。

4. 治疗

（1）去除引起镁缺乏的病因。

（2）补充镁盐:常用氯化镁或硫酸镁,一般可按 0.25mmol/(kg·d)的剂量补充;肾功能正常,而镁缺乏又严重时,可按 1mmol/(kg·d)补充镁盐。要完全纠正镁缺乏需时较长,在症状控制后,仍应继续每日补镁 1～3 周。静脉给镁时应避免过多过速,以免引起急性镁中毒和心搏骤停。如遇镁中毒时,应立即静脉注射葡萄糖酸钙或氯化钙溶液作对抗剂。

（二）高镁血症

血清镁>1.25mmol/L 时称为高镁血症,亦称镁过多。

1. 病因　主要发生在肾衰竭伴有少尿或无尿时,偶见于镁治疗过程中。大面积损伤或外科应激反应、严重细胞外液不足和严重酸中毒时,也可引起血清镁增高。

2. 临床表现　有疲倦、乏力、腱反射消失和血压下降等,晚期可出现呼吸抑制、嗜睡和昏迷甚至心搏骤停。心电图改变与高钾血症相似,显示 PR 间期延长,QRS 增宽和 T 波升高。

3. 治疗　应积极改善肾功能,纠正酸中毒和缺水,同时停止给镁。静脉缓注 10%葡萄糖酸钙或氯化钙注射液 10～20ml,以对抗镁对心脏和肌肉的抑制。如血清镁浓度仍无下降或症状仍不减轻时,应及早采用透析疗法。

四、钙的异常

正常血清钙的浓度为 2.25～2.75mmol/L,其中 45% 为离子化钙,起着维持神经肌肉稳定性的作用;约 50% 与血清蛋白相结合,5% 与血浆和组织间液中其他物质相结合为非离子化钙。离子化与非离子化钙的比率受到 pH 值的影响,pH 值降低可使离子化钙增加,pH 值上升可使离子化钙减少。

（一）低钙血症

血清钙<2.25mmol/L 时为低钙血症。

1. 病因 可发生在坏死性胰腺炎、肾衰竭、胰及小肠瘘、甲状旁腺受损害的患者。

2. 临床表现 主要由神经肌肉的兴奋性增高所引起,如容易激动、口周和指(趾)尖麻木及针刺感、手足抽搐、肌肉和腹部绞痛、腱反射亢进等,以及耳前叩击试验(Chvostek 征)和束臂试验(Trousseau 征)阳性。

3. 诊断 根据病史及临床表现一般可做出低钙血症的诊断。如血清钙低于2.25mmol/L 时可确诊。

4. 治疗 在治疗原发疾病的同时补充钙剂。常用 10% 葡萄糖酸钙 20ml 或 5%氯化钙 10ml 静脉注射,以缓解症状,必要时可多次给药(葡萄糖酸钙 1g 含 Ca^{2+}2.5mmol,氯化钙 1g 含 Ca^{2+} 10mmol)。如有碱中毒,需同时纠正,以提高血浆内离子化钙的浓度。对长期治疗的患者可口服乳酸钙,或同时补充维生素 D。

（二）高钙血症

血清钙>2.75mol/L 时为高钙血症。

1. 病因 主要发生于甲状旁腺功能亢进症,其次是恶性肿瘤骨转移,特别是在接受雌激素治疗的骨转移性乳癌。

2. 临床表现 主要是神经肌肉应激性减退,早期症状有疲倦乏力、食欲减退、恶心呕吐和体重下降等。血清钙浓度进一步增高时,可出现严重头痛、背部和四肢疼痛、口渴、多尿等。可发生尿路结石和高血钙性肾脏病。血清钙增高达 4~5mmol/L 时,即有生命危险。

3. 诊断 一般根据病史及临床表现即可做出高钙血症的诊断。如血清测定高于2.75mmol/L 时,即可确定诊断。

4. 治疗 主要治疗引起高钙血症的原因。对症处理可采用补液,乙二胺四乙酸(EDTA)、类固醇和硫酸钠等治疗,以暂时降低血清钙浓度。

第三节 酸碱平衡失调

体内酸性或碱性物质过多,超过机体的调节能力,或肺、肾脏的调节酸碱平衡功能发生障碍时,即可引起机体酸碱平衡失调。此外,电解质代谢紊乱也可以同时伴有酸碱平衡失调。根据酸碱平衡失调的原因来分,由 $NaHCO_3$ 含量的减少或增加而引起的酸碱平衡失调,称为代谢性酸或碱中毒;由肺部呼吸功能异常导致 H_2CO_3 含量的增加或减少而致的酸碱平衡失调,称为呼吸性酸或碱中毒。如两种或两种以上的酸碱平衡失调同时存在,称为混合型酸碱平衡失调。

临床上常用血气分析来判断机体是否存在酸碱平衡失调以及缺氧和缺氧程度等,常用指标为:

1. 酸碱度(pondus hydrogenii,pH) 参考值 7.35~7.45。小于 7.35 为失代偿性酸中毒,大于 7.45 为失代偿性碱中毒。但 pH 正常并不能完全排除酸碱失衡。代偿性酸或碱中毒时 pH 均在 7.35~7.45 的正常范围之间。

2. 二氧化碳分压(PCO_2) 参考值 35~45mmHg(1mmHg=0.133kPa)。指溶解在血液中的二氧化碳分子产生的压力。超出或低于参考值称高、低碳酸血症。大于50mmHg 有抑制呼吸中枢危险。二氧化碳分压是判断各型酸碱中毒的主要指标。

3. 二氧化碳总量(TCO_2) 参考值 24~32mmHg,代表血中 CO_2 和 HCO_3^- 之和,在

体内受呼吸和代谢两方面影响。代谢性酸中毒时明显下降,碱中毒时明显上升。

4. 氧分压(PO_2) 参考值 80 ~ 100mmHg。为溶解于血液中的氧所产生的张力。低于 60mmHg 即有呼吸衰竭,低于 30mmHg 可有生命危险。

5. 氧饱和度(SaO_2) 参考值 91.9% ~ 99%。指氧合血红蛋白对有效血红蛋白的容积比。

6. 实际碳酸氢盐(actual bicarbonate, AB)和标准碳酸氢盐(standard bicarbonate, SB) 实际碳酸氢盐(AB)参考值 21.4 ~ 27.3mmol/L,是指在隔绝空气的条件下,取血分离血浆测得的 HCO_3^- 实际含量。标准碳酸氢盐(SB)参考值 21.3 ~ 24.8mmol/L,是指动脉血液标本在 38℃ 和血红蛋白完全氧合的条件下,用 PCO_2 为 40mmHg 的气体平衡后所测得的血浆 HCO_3^-。AB 和 SB 是体内代谢性酸碱失衡重要指标,在特定条件下计算出 SB 也反映代谢因素。两者正常为酸碱平衡正常。两者皆低为代谢性酸中毒(未代偿),两者皆高为代谢性碱中毒(未代偿),AB>SB 为呼吸性酸中毒,AB<SB 为呼吸性碱中毒。

7. 剩余碱(base excess, BE) 参考值 -3 ~ +3mmol/L,是指在 38℃,二氧化碳分压在 40mmHg,氧分压在 100mmHg 的条件下,将血液标本滴定至 pH 7.40 时所消耗的酸或碱的量;正值指示增加,负值为降低。

8. 阴离子间隙(anion gap, AG) 参考值 8 ~ 16mmol/L,指血浆中未测定的阴离子(undetermined anion, UA)与未测定的阳离子(undetermined cation, UC)浓度间的差值。

9. 二氧化碳结合力(CO_2CP) 正常值为 22 ~ 31mmol/L。

判断酸碱失衡应先了解临床情况,一般根据 pH,$PaCO_2$,BE 等判断酸碱失衡,根据 PaO_2 及 $PaCO_2$ 判断缺氧及通气情况。pH 超出正常范围提示存在失衡。但 pH 正常仍可能有酸碱失衡。$PaCO_2$ 超出正常提示呼吸性酸碱失衡,BE 超出正常提示有代谢酸碱失衡。但血气和酸碱分析有时还要结合其他检查,结合临床动态观察,才能得到正确判断。

一、代谢性酸中毒

代谢性酸中毒是临床上酸碱平衡失调中最常见的一种类型,是由于体内非挥发性酸积聚或生成过多,或因失碱过多,使血浆 HCO_3^- 原发性减少所引起。根据阴离子间隙(AG)是否增大,可将代谢性酸中毒分为 AG 正常型和 AG 增大型两类。AG 是指血浆中未被检出的阴离子的量,其简单的测量方法是将血浆 Na^+ 浓度减去 HCO_3^- 与 Cl^- 之和,正常值为 8 ~ 16mmol/L。其主要组成是磷酸、乳酸及其他有机酸。如果是由于 HCO_3^- 或盐酸增加引起的酸中毒,其 AG 为正常。反之,如果是有机酸产生增加或硫酸、磷酸等的潴留而引起的酸中毒,其 AG 即增大。

(一)病因

根据阴离子间隙的改变,可将造成 $NaHCO_3$ 减少的原因分两类。

1. AG 正常型代谢性酸中毒 当血浆 HCO_3^- 浓度降低而同时伴有 Cl^- 浓度代偿性升高时,则呈现 AG 正常型高氯性酸中毒。常见原因有:

(1) 丧失 HCO_3^-:见于腹泻、肠瘘、胆瘘和胰瘘等,均可引起 HCO_3^- 大量丢失和血氯的代偿性升高。也见于输尿管乙状结肠吻合术后,偶见于回肠代膀胱术后,尿液潴留在肠内时间较长后,发生 Cl^- 和 HCO_3^- 的交换,Cl^- 被吸收而 HCO_3^- 被排出。应用碳酸酐酶抑制剂,如乙酰唑胺,可抑制肾小管上皮细胞内的碳酸酐酶的活性,使 H_2CO_3 生成减少,结果是 H^+ 排泌和 HCO_3^- 重吸收减少。

（2）肾小管泌 H^+ 功能障碍和 HCO_3^- 的再吸收障碍:见于肾小管酸中毒。肾小管酸中毒是一种肾小管排酸障碍为主的疾病,而肾小球的功能一般正常,此时产生严重酸中毒而尿液却呈碱性或中性。

（3）含氯的酸性药物摄入过多:大多是由于使用过多的含氯盐类药物引起的,如应用氯化铵、盐酸精氨酸或盐酸赖氨酸、盐酸等过多,以致血内 Cl^- 增多,HCO_3^- 减少,引起 AG 正常型高氯性酸中毒。

2. AG 增大型代谢性酸中毒　任何固定酸(如乳酸、酮体、硫酸或磷酸等)的血浆浓度增加时,AG 就增大,此时 HCO_3^- 浓度降低,Cl^- 浓度无明显变化,呈现 AG 增大型正常血氯性酸中毒,其常见的原因有:

（1）体内的有机酸形成过多:如组织缺血、缺氧、糖类氧化不全等,产生大量乳酸和丙酮酸,发生乳酸性酸中毒。在糖尿病或长期不能进食时,体内脂肪分解过多,可形成大量酮体积聚,引起酮体酸中毒。休克、抽搐、心搏骤停等也能同样引起体内有机酸的形成过多。有机酸形成过多,使 HCO_3^- 消耗过多而导致酸中毒。

（2）肾功能不全:肾功能不全时,体内的非挥发性酸性代谢产物,如硫酸、磷酸等,不能经尿排出,导致酸中毒。

（3）水杨酸中毒:因治疗或意外事故等情况下摄入大量阿司匹林可引起酸中毒。大量的水杨酸除可直接引起酸中毒外,还可引起胃炎而使进食减少,导致体内酮体产生增多。

（二）病理生理

由于上述原因导致血浆中 HCO_3^- 减少,H_2CO_3 相应增多,使 $NaHCO_3/H_2CO_3<20/1$,机体将进行代偿调节。代谢性酸中毒时,血液中 H^+ 增多可被 HCO_3^- 缓冲,使 HCO_3^- 不断被消耗,形成 CO_2 由肺排出,即 $H^+ + HCO_3^- \rightarrow H_2CO_3 \rightarrow H_2O + CO_2 \uparrow$;血液中 H^+ 浓度升高通过对颈动脉体化学感受器的刺激反射性地兴奋延髓呼吸中枢,使呼吸加深加快,结果是通气量增加,CO_2 排出增多,H_2CO_3 降低;肾小管上皮细胞中的碳酸酐酶和谷氨酰酶活性增高,促使肾小管泌 H^+ 增加和重吸收 $NaHCO_3$ 增多,从而使血中 $NaHCO_3$ 回升,尿液 pH 值降低;组织细胞的缓冲作用,使细胞外液中过多的 H^+ 进入细胞内,骨骼中的磷酸盐和碳酸盐释放入细胞外液,缓冲 H^+。机体通过一系列的代偿调节机制,使血液中 H^+ 降低,HCO_3^- 升高,以维持 $NaHCO_3/H_2CO_3 = 20:1$。如机体通过代偿性调节,特别是肺和肾的调节,能使 $NaHCO_3/H_2CO_3 = 20:1$,则血浆 pH 在正常范围内,称为代偿性代谢性酸中毒;如果 $NaHCO_3$ 丢失过多或体内固定酸量不断增加,通过机体的代偿调节仍不能维持血浆 $NaHCO_3/H_2CO_3$ 的正常比值时;则 pH 值降低,称为失代偿性代谢性酸中毒。

（三）临床表现

1. 呼吸的改变　代谢性酸中毒时最突出的表现是呼吸深而快,呼吸频率有时可达每分钟 50 次,呼出气体带有酮味。

2. 神志的变化　常表现为疲乏无力、眩晕、感觉迟钝或烦躁,重者嗜睡、神志不清或昏迷、死亡。

3. 肠胃系统症状　可以出现轻微腹痛、腹泻、恶心、呕吐、食欲下降等。

4. 循环系统的变化　出现面部潮红、口唇樱红、心率加快、血压常偏低、严重时可发生休克。另外,还可伴有心律失常,这与血钾浓度有密切关系。患者有对称性肌张力减退,腱反射减弱或消失,常伴有严重缺水、缺钠的一些症状。

（四）诊断

根据患者有导致代谢性酸中毒的病因,又有深而快的呼吸,即应考虑本病的存在。做血气分析可以明确诊断,并可了解代偿情况和酸中毒的严重程度。可根据 CO_2CP 判断代谢性酸中毒程度:15mmol/L 以上为轻度,8～15mmol/L 为中度,8mmol/L 以下为重度酸中毒。血气分析 pH、HCO_3^- 下降,SB、AB 均降低,BE 负值增大。

（五）治疗

1. 病因治疗　治疗原发疾病,消除代谢性酸中毒的原因。同时注意补充血容量,恢复肾功能,使机体能更大限度地发挥代偿功能。

2. 补充碱性溶液　常用的碱性液为 5% 碳酸氢钠（$NaHCO_3$）;5% $NaHCO_3$ 溶液 20ml 含有 Na^+ 和 HCO_3^- 各 12mmol（1.25% $NaHCO_3$ 为等渗溶液）。必须注意,补 5% $NaHCO_3$ 时,因是含钠液,其钠量应从当日补钠总量中减去。其补充量可按下列公式计算:

$$5\% NaHCO_3(ml) = [正常值-血 HCO_3^- 测定值(mmol/L)] \times 体重(kg) \times 0.4$$

纠正代谢性酸中毒时应注意人体的代偿能力,故上述公式计算量,只能作为粗略的估计,通常在补给碱性液时,先按计算量的 1/2～2/3 输入体内,以后依据临床表现和血气分析结果,再决定继续补给量。

若无条件或来不及测 CO_2CP 或 HCO_3^- 时,也可按估计方法:①急需时,可先一次静滴 5% $NaHCO_3$ 2～4ml/kg;②当天补钠液的 1/3 量用等渗碱液补充。

二、代谢性碱中毒

主要是由于体内 HCO_3^- 增多引起的。病理生理基础是血浆 HCO_3^- 浓度原发性升高,致使血浆中 SB、AB 均增高,BE 正值增大,$PaCO_2$ 可呈代偿性增加;失代偿时 pH 升高。

（一）病因

1. 酸性胃液丧失过多　是外科患者中发生代谢性碱中毒的最常见原因。如幽门梗阻,长期胃肠减压等,大量丧失酸性胃液。实际上是 H^+、Cl^- 的大量丧失,同时也丧失了 Na^+ 和细胞外液,导致低氯性碱中毒。

2. 碱性物质摄入过多　可见于长期服用碱性药物的患者,胃酸被中和而减少,进入肠内后,不能充分中和肠液中的 HCO_3^-,以致 HCO_3^- 重吸收入血。

3. 低钾血症　血 K^+ 浓度低时,每 3 个 K^+ 从细胞内释出,即有 2 个 Na^+ 和 1 个 H^+ 进入细胞内,造成细胞外液 H^+ 浓度降低,pH 值增高,引起细胞内酸中毒和细胞外碱中毒。同时肾小管上皮细胞因 K^+ 缺乏而导致 H^+ 排泌增多,H^+ 和 Na^+ 交换增加,HCO_3^- 重吸收增加,细胞外液发生碱中毒,但尿液呈酸性。

4. 某些利尿药作用　如呋塞米和利尿酸能抑制肾近曲小管对 Na^+ 和 Cl^- 再吸收,

并不影响远曲肾小管内 Na^+ 与 H^+ 的交换。因此,随尿排出的 Cl^- 比 Na^+ 多,重吸收入血 HCO_3^- 和 Na^+ 增多,可发生低氯性碱中毒。

5. 某些疾病 如甲状腺功能减退,常可使肾小管重吸收 HCO_3^- 过多,原发性醛固酮增多症、肾素瘤等亦是造成代谢性碱中毒的病因。

（二）病理生理

由于上述原因引起血浆 HCO_3^- 增高,H_2CO_3 相对地降低,使 $HCO_3^-/H_2CO_3 > 20:1$,血 pH 值升高。机体进行代偿调节,当细胞外液的 HCO_3^- 浓度和 pH 值增高,H^+ 浓度降低时,对呼吸中枢有抑制作用,呼吸运动变浅变慢,肺泡通气量减少,CO_2 排出减少,从而使 $PaCO_2$ 和血浆 H_2CO_3 浓度上升,HCO_3^-/H_2CO_3 的比值接近于 $20:1$,而保持 pH 值在正常范围内,称为代偿性代谢性碱中毒;如通过代偿调节后,HCO_3^-/H_2CO_3 的比值仍大于 $20:1$,则血浆 pH 值升高,称为失代偿性代谢性碱中毒。

（三）临床表现

轻度代谢性碱中毒的症状常被原发病的症状所掩盖,较重的患者可表现呼吸变浅变慢、烦躁不安、精神错乱和谵妄等中枢神经系统兴奋症状,严重时可因脑或其他器官的代谢障碍而发生昏迷。因 pH 值升高,血浆的游离钙浓度降低,神经肌肉的应激性升高,可表现为面部和肢体肌肉的抽动、手足搐搦和惊厥等症状。若患者伴有明显的低钾血症以致引起肌肉无力或麻痹时,可暂不出现抽搐,但一旦低钾症状纠正后,抽搐症状即可发生。

（四）诊断

根据病史及临床表现可做出初步诊断。血气分析可确定诊断及判断其严重程度。失代偿时,血液 pH 值和 HCO_3^- 明显增高,$PaCO_2$ 正常;部分代偿时,血液 pH 值、HCO_3^- 和 $PaCO_2$ 均有一定程度的增高。

（五）治疗

1. 积极治疗原发病,消除产生碱中毒的原因。

2. 因丧失胃液所致的代谢性碱中毒患者,应补充等渗盐水或葡萄糖盐水,恢复细胞外液量和补充 Cl^-,纠正低氯性碱中毒。

3. 伴发有低钾血症者,应同时补给 KCl 以纠正细胞内外离子的异常交换和终止从尿中继续排酸。

4. 严重的代谢性碱中毒（血浆 HCO_3^- 45～50mmol/L、pH>7.65）,应补充盐酸稀释溶液,迅速排除过多的 HCO_3^-。补酸量可按下列公式计算:

根据血清 HCO_3^- 来计算:

补酸量(mmol/L) = [测得 HCO_3^-(mmol/L) − HCO_3^-(mmol/L)正常值]×体重(kg)×0.4

也可根据血清 Cl^- 来计算:

补酸量(0.1mmol/L 盐酸 ml) = 血 Cl^- 下降值(mmol/L)×总体液量(体重的60%)×0.2

计算出的补酸量,一般当天只补给一半量。在补酸过程中,应控制速度,不宜过于迅速地纠正碱中毒。近年来,盐酸精氨酸用于重症碱中毒患者,有明显效果,尤其适用于肝功能不全者。

三、呼吸性酸中毒

呼吸性酸中毒系指肺泡通气功能减弱,不能充分排出体内生成的 CO_2,以致血液的 $PaCO_2$ 增高,引起的高碳酸(H_2CO_3)血症。病理生理基础是血浆 H_2CO_3 浓度原发性增高,致使 $PaCO_2$ 升高。失代偿时 pH 下降。

（一）病因

常见原因有全身麻醉过深、镇静剂过量、心搏骤停、气胸、急性肺水肿、支气管痉挛、喉痉挛和呼吸机使用不当等,显著地影响呼吸,使通气不足,引起急性、暂时性的高 H_2CO_3 血症。另外,肺组织广泛纤维化、重度肺气肿等慢性阻塞性肺部疾患,引起 $PaCO_2$ 持久性增高,CO_2 在体内潴留,导致高 H_2CO_3 血症。

（二）病理生理

呼吸性酸中毒发生后,通过血液的缓冲系统,H_2CO_3 与 Na_2HPO_4 结合,形成 $NaHCO_3$ 和 NaH_2PO_4,后者从尿排出,使 H_2CO_3 减少,HCO_3^- 增多。同时,肾小管上皮细胞中的碳酸酐酶和谷氨酰胺酶活性增高,H^+ 和 NH_3 的生成增加,H^+ 与 Na^+ 交换和 H^+ 与 NH_3 形成 NH_4^+,使 H^+ 排出增加和 HCO_3^- 的重吸收增加。此外,细胞外液 H_2CO_3 增多,可使 K^+ 由细胞内移出,Na^+ 和 H^+ 转入细胞内,使酸中毒减轻。机体通过代偿机制使 HCO_3^-/H_2CO_3 的比值维持于 20∶1,则 pH 值在正常范围内,称为代偿性呼吸性酸中毒;如经代偿后仍不能维持血浆 HCO_3^-/H_2CO_3 的正常比值时,则 pH 值降低,称为失代偿性呼吸性酸中毒。

（三）临床表现

患者可有呼吸困难,换气不足和全身乏力,有时气促、发绀、头痛、胸闷等。随着酸中毒的加重,可有血压下降、谵妄、昏迷等。

（四）诊断

患者有呼吸功能受影响的病史,又出现上述症状,即应考虑有本病的可能。

急性呼吸性酸中毒时,pH 值明显下降,$PaCO_2$ 增高,HCO_3^- 正常。慢性呼吸性酸中毒时,血液 pH 值下降不明显,$PaCO_2$ 增高,血浆 HCO_3^- 增加。实验室检查显示:血 pH 值下降,而 $PaCO_2$、CO_2CP、SB 及 BE 均升高,AB>SB。pH 值与后者各参数呈反向改变。呼吸性酸中毒时患者血清 K^+ 可升高。

（五）治疗

尽快治疗原发病和改善患者的通气功能。必要时,做气管插管或气管切开术,应用呼吸机,改善通气及换气功能。

四、呼吸性碱中毒

呼吸性碱中毒系指肺泡通气过度,体内生成的 CO_2 排出过多,以致血 $PaCO_2$ 降低,引起的低 H_2CO_3 血症。病理生理基础是血浆 H_2CO_3 浓度原发性减少,$PaCO_2$ 降低;失代偿时 pH 升高。

（一）病因

引起通气过度的原因较多,有癔症、精神过度紧张、发热、创伤、昏迷、感染、中枢神经系统疾病及使用呼吸机不当等。

（二）病理生理

肺泡通气过度，CO_2排出过多，血的$PaCO_2$降低。起初虽可抑制呼吸中枢，使呼吸减慢变浅，CO_2排出减少，血中H_2CO_3代偿性增高，但这种代偿很难持久。肾脏逐渐发挥代偿作用，肾小管上皮细胞生成H^+和NH_3减少，H^+与Na^+交换，H^+与NH_3形成NH_4，以及HCO_3^-的重吸收都减少。机体通过代偿调节，如能维持HCO_3^-/H_2CO_3的比值为20∶1，则血浆pH值在正常范围，称为代偿性呼吸性碱中毒；如HCO_3^-/H_2CO_3大于20∶1，血浆pH值上升，则为失代偿性呼吸性碱中毒。

（三）临床表现

患者感头晕、胸闷，呼吸由快深转为浅快短促，间以叹息样呼吸。继而出现手足和面部麻木，伴有针刺样异常感觉，进而出现肌肉震颤，手足搐搦，常有心跳加速。严重时出现眩晕、昏厥、意识障碍、甚至肌肉强直。危重患者发生急性碱中毒，常提示预后不良或将发生急性呼吸窘迫综合征。

（四）诊断

一般根据病史和临床表现，可做出呼吸性碱中毒的诊断。血气分析显示：血pH值上升，而血$PaCO_2$和HCO_3^-、CO_2CP、SB、BE下降，AB<SB，pH值与后者各参数呈反向性改变。

（五）治疗

应积极处理原发疾病。用纸袋罩住口鼻，增加呼吸道死腔，减少CO_2的呼出和丧失，以提高血液$PaCO_2$。也可给患者吸入含5% CO_2的氧气。有手足抽搐者，应静脉注射葡萄糖酸钙以消除症状，如系呼吸机使用不当所造成的通气过度，应调整呼吸机。

第四节 外科补液

外科补液就是防止或纠正体液代谢的失调，以维持内环境的相对稳定。外科补液的特点是：量往往较大，种类较多，牵涉面广。因此要结合患者的具体情况，从增强机体调节代偿能力入手，掌握好"缺什么，补什么，需多少，补多少"和"边治疗，边观察，边调整"的总原则。在制订一个患者的补液计划时，应考虑补什么、补多少、如何补三个基本问题。

一、补液量的计算及液体的选择

当天的补液量可用下列公式来表示：当天的补液量＝生理需要量＋1/2累积损失量＋继续丧失量。

（一）生理需要量

成人的日生理需要为2000～2500ml，其中包括NaCl 4.5g，KCl 3g。小儿是按公斤体重计算的，第一个10kg，每公斤体重100ml；第二个10kg，每公斤体重50ml；第三个10kg，每公斤体重20ml。例如体重25kg的男孩，每日需要量为$10×100+10×50+5×20=1600ml$。

（二）1/2累积损失量

是指患者入院或就诊前累积丧失的水及电解质量，又称已经丧失量。一般当日只补充一半量，剩余一半量第二日酌情补充。其量的计算方法有两种：根据临床表现来估计或根据实验室检查结果按公式来计算（参见前面相关内容）。有酸中毒存在需补充碱性溶液时，常用5% $NaHCO_3$溶液，因是含钠液，其钠量应从当日补钠总量中减去。

（三）继续丧失量

是指患者入院以后，仍有体液的丧失，又称额外丧失量。一般当天补充昨日的额外丧失量。补充量为失多少，补多少，失什么，补什么。其主要有：

1. 胃肠道的额外丧失液 如呕吐、腹泻、胃肠减压、肠瘘、胆瘘、胰瘘等所致的胃肠液丧失。这些可按前24小时丢失量用等渗盐水补充。

2. 发热、出汗失液 发热时水分丢失增加，如高热38℃以上或室温32℃以上时，每增高1℃要增加日需水量10%～12%；或按体温每升高1℃，从皮肤丧失的低渗性体液约3～5ml/kg进行补充，其中等渗盐水可占1/4。对显性出汗的患者，如中度出汗时，丧失体液约500～1000ml，其中含NaCl约1.25～2.5g；大量出汗湿透一套衬衣裤时，丧失体液约1000～1500ml，含NaCl约2.5～3.75g，即等渗盐水量可占1/3。

3. 气管切开 气管切开的患者，每日随呼吸蒸发的水分比正常多2～3倍，相当于800～1200ml，可用5%葡萄糖注射液补充。

4. 体腔引流液 可按实际丢失量计算，以等渗盐水补充。

5. 内在性失液 即第三间隙异常。丧失量较难估计，因不引起体重减轻，只能根据病情做粗略估计。但应注意，一旦原发病纠正，它们会被重吸收，引起血容量增加，如果此时心肾功能受损，尤其是输液又过多、过快时易导致体液超载。

（四）丧失的血容量

患者如有休克时，还应补充丧失的血容量。正常血容量占体重的5%。丧失的血容量根据休克的程度来计算的，轻度休克估计丧失血容量约为正常的20%；中度休克约为30%；重度休克约为40%；补充丧失的血容量常用平衡液及胶体液。

二、如何补充液量

（一）补液的程序

一般是先扩容，恢复和维持血浆的渗透压，继而适当纠酸，再酌情调整K^+、Ca^{2+}、Mg^{2+}等紊乱及热量的补充，但应根据患者的具体情况灵活掌握。

1. 首先是补充血容量 如血容量不足，不仅组织缺氧无法纠正，而且肾因缺血不能恢复功能，代谢产物无法排出，酸中毒无法纠正，体液代谢失调也无从调节。因此，补充血容量是突破这一互相影响、互为因果的关键。补充血容量应根据不同病情区别对待，常选用全血、血浆、血浆代用品或平衡液来补充。

2. 恢复和维持血浆的渗透压 主要是恢复和维持Na^+的正常，适当补充胶体液，凡有失血或渗液者，均需补充胶体溶液，通常每输入晶体液3000ml，也需同时输入胶体溶液500ml，以恢复体液渗透压的平衡，否则输入的液体将迅速流失到组织间液中去，不能很快提高有效的循环血量。

3. 纠正酸碱平衡失调 当循环改善后，如仍有酸碱平衡失调，应给予纠正。常见的是代谢性酸中毒，应适当使用碱性药物给予纠正。

4. 纠正重要离子缺失 如有K^+、Ca^{2+}、Mg^{2+}缺乏时，应适当补充。

（二）补液原则

不同类型和不同程度的水电解质失衡，补液方法虽有所差异，但均应遵循以下原则：定性选液，先快后慢，先盐后糖，盐糖交替，先晶后胶，先浓后淡，见酸补碱，休克扩容，尿多补钾，见惊钙镁，量出为入，随时调整，宁缺勿过。

（三）补液速度

贯彻"先快后慢"原则,即在头八小时内输入总补液量的1/2,余下1/2补液量在后十六小时缓慢输入,且严密观察。如存在周围循环衰竭,或进行大面积烧伤补液,则开始时速度宜快,甚至可加压输入;随后如病情改善,则可逐渐将速度减慢。输注甘露醇或山梨醇等溶液时则宜较快。而补充钾溶液时速度宜缓慢。心、肺或肾功能障碍的患者,补液宜缓慢,否则有引起肺水肿和心力衰竭的危险。

学习小结

1. 学习内容

体液代谢	正常的体液代谢	①体液含量、分布和组成;②体液平衡	①水的平衡;②电解质平衡;③渗透压平衡;④酸碱平衡
	体液平衡失调	水和钠的代谢紊乱	①高渗性脱水:缺水多于缺钠,血清钠>150mmol/L;②低渗性脱水:缺钠多于缺水,血清钠<135mmol/L;③等渗性脱水:水和钠成比例地丧失,血清钠仍在正常范围
		钾的异常	①低钾血症:血清钾浓度<3.5mmol/L;②高钾血症:血清钾浓度>5.5mmol/L
		镁的异常	①低镁血症:血清镁<0.75mmol/L;②高镁血症:血清镁>1.25mmol/L
		钙的异常	①低钙血症:血清钙<2.25mmol/L时为低钙血症;②高钙血症:血清钙>2.75mmol/L
	酸碱平衡失调	代谢性酸中毒	代谢性酸中毒是临床上酸碱平衡失调中最常见的一种类型,是由于体内非挥发性酸积聚或生成过多,或因失碱过多,使血浆HCO_3^-原发性减少所引起。pH、HCO_3^-下降,SB、AB均降低,BE负值增大
		代谢性碱中毒	主要是由于体内HCO_3^-增多引起的。病理生理基础是血浆HCO_3^-浓度原发性升高,致使血浆中SB、AB均增高,BE正值增大,$PaCO_2$可呈代偿性增加;失代偿时pH升高
		呼吸性酸中毒	呼吸性酸中毒系指肺泡通气功能减弱,不能充分排出体内生成的CO_2,以致血液的$PaCO_2$增高。引起的高碳酸(H_2CO_3)血症。病理生理基础是血浆H_2CO_3浓度原发性增高,致使$PaCO_2$升高。失代偿时pH下降
		呼吸性碱中毒	呼吸性碱中毒系指肺泡通气过度,体内生成的CO_2排出过多,以致血$PaCO_2$降低,引起的低H_2CO_3血症。病理生理基础是血浆H_2CO_3浓度原发性减少,$PaCO_2$降低;失代偿时pH升高
	外科补液	①补液量的计算及液体的选择;②如何补充液量	生理需要量、1/2累积损失量、继续丧失量、丧失的血容量 补液的程序、原则、速度

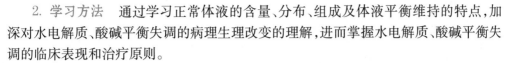

2. **学习方法**　通过学习正常体液的含量、分布、组成及体液平衡维持的特点,加深对水电解质、酸碱平衡失调的病理生理改变的理解,进而掌握水电解质、酸碱平衡失调的临床表现和治疗原则。

（王绍明）

复习思考题

1. 电解质的生理功能有哪些?
2. 试述低钾血症的常见病因及临床特点。
3. 试述代谢性酸中毒的常见病因及临床特点。

第四章

输 血

学习目的

掌握输血、成分输血的适应证、禁忌证、输血方法和输血反应的防治。

学习要点

血型的概念;外科输血的适应证、禁忌证及输血方法;输血反应及并发症;自体输血与成分输血。

输血是治疗外伤、失血、感染等多种疾病引起的血液成分丢失、破坏、血容量降低和抢救危重患者的重要措施之一。

第一节　血型的概念

血型实质上是指红细胞表面各种抗原的差异。构成血型抗原的糖蛋白不仅存在于红细胞表面,也存在于白细胞和血小板表面,而且也存在于人体大多数组织和分泌液中,如唾液、血清、汗液等,统称为血型物质。自 1901 年首次发现红细胞的 ABO 血型以来,迄今已陆续发现了 26 个血型系统和 400 多种红细胞抗原,目前临床上常用的是 ABO 血型和 Rh 血型系统。

一、ABO 血型

红细胞含有不同的凝集原(抗原),血清中有不同的凝集素(抗体)。通常按红细胞所含凝集原和血清中所含凝集素的不同确定血型,即"A"、"B"、"AB"及"O"四型(表 4-1)。

表 4-1　各类血型凝集原与凝集素的关系

血型	凝集原（红细胞）	凝集素
A	A	抗 B
B	B	抗 A
AB	A 和 B	无
O	无	抗 A 和抗 B

我国人口的 ABO 血型以 O 型血最多,AB 型血最少,其分布因地区和民族不同而有很大的差异。在 ABO 血型中 A 型血和 B 型血还可有亚型存在。

输血时应以输同型血为原则。在输全血或输红细胞之前,虽然已证明供血者与受血者的 ABO 血型相同,还必须常规做交叉配血试验。配血原则分为主侧(直接)试验和次侧(间接)试验,两者必须都没有凝集现象或溶血现象时,才能输血(表 4-2)。

表 4-2　交叉配血试验

	直接（主侧）试验	间接（副侧）试验
红细胞混悬液	供血者	受血者
血清	受血者	供血者

二、Rh 血型

此种血型抗原与恒河猴红细胞上的抗原是相同的。凡是红细胞上有这种抗原者(即含 Rh 凝集原)则称为 Rh 阳性,凡是红细胞上没有这种抗原者(即不含 Rh 凝集原)则称为 Rh 阴性。Rh 血型在临床上的重要性包括两个方面:

1. Rh 阴性患者接受 Rh 阳性的血液,第一次输血时不发生反应,但输血后 2～3 周可产生 Rh 抗体,下次再输入 Rh 阳性的血液,即可产生溶血性反应。所以 Rh 阴性的患者应输 Rh 阴性的血液。

2. 如母亲为 Rh 阴性,父亲是 Rh 阳性,则胎儿可能是 Rh 阳性。Rh 阳性胎儿的红细胞进入母体循环后,可刺激母亲产生 Rh 抗体,这种 Rh 抗体进入胎儿血循环后,将大量地破坏胎儿的红细胞,使胎儿发生先天性溶血性黄疸,造成死胎或流产。如娩出后新生儿仍存活,可用换血疗法挽救。

第二节　外科输血的适应证、禁忌证及注意事项

一、适应证

外科输血的适应证包括急、慢性血容量和血液成分丢失,重症感染及凝血机制障碍等。

1. **急性出血**　各种原因引起的急性出血,包括创伤和病理性的出血,是外科输血的主要适应证。输血可以纠正血容量不足,补充有效循环血量及心排血量,改善循环动力,并通过增加血红蛋白提高血液的携氧能力,改善心肌功能和全身的血液灌流。

2. **贫血或低蛋白血症**　手术前贫血或血浆蛋白过低,可使患者对于麻醉和手术的耐受力明显降低,术后也容易发生各种并发症,因此必须在术前给予纠正。

3. **严重创伤和大面积烧伤**　输血和血浆有防治休克的作用。在严重创伤和大面积烧伤的休克期、感染期和恢复期各阶段均可根据需要输全血或血浆。

4. **严重感染**　常用于全身性严重感染、恶性肿瘤化疗后严重骨髓抑制继发的难

笔记

治性感染者。因血浆中含有多种免疫球蛋白,故输血可提供抗体、补体等,能提高机体的抗感染能力。通常采用少量多次输新鲜血或浓缩免疫球蛋白制品的方法。

5. 凝血功能异常　如血友病、血小板减少性紫癜、白血病、纤维蛋白原缺乏症等有出血倾向的患者,手术前应适量多次输新鲜血,可以补充血小板及各种凝血因子,有助于止血。若有条件,可根据引起凝血异常的原因补充相关的血液成分,即成分输血。

二、禁忌证

输血并无绝对禁忌证,但有以下情况输血应慎重:①充血性心力衰竭;②急性肺水肿、恶性高血压、脑溢血及脑水肿等;③各种原因所致的肾衰竭,有明显的氮质血症;④肝衰竭及各种黄疸,尤其是肝细胞性黄疸和溶血性黄疸患者,忌用全血。

三、注意事项

1. 输血前详细核对受血者和供血者的姓名、血型、血瓶号、交叉配血试验的结果及受血者的住院号、床号等。

2. 应检查血袋有无破损,血液颜色有无异常。

3. 注意保存时间,从血库取出的血液,一般不得超过 4 小时。用开放法采集的血液应在 3~4 小时内输完。

4. 在输血的过程中应密切观察患者有无输血反应,尤其注意体温、脉率、血压及尿色。有严重反应时,则应立即停止输血并及时进行以下处理:①取血样重新鉴定血型和交叉配血;②取血袋内血做细菌学检查;③采患者尿液,检查有无游离血红蛋白;④保留剩余血液以备化验检查。

5. 输血后血袋应保留 2 小时,以备核查。

第三节　输血反应及并发症

有3%~10%的患者可出现不同程度的输血反应和并发症,严重者甚至危及生命。

一、非溶血性发热反应

非溶血性发热反应是最常见的一种输血反应,引起发热的多见原因是存在致热原。致热原多为细菌的代谢产物。另一个原因是多次输血或生产后在患者血清中逐渐产生白细胞抗体或血小板抗体,再输血时对输入的白细胞或血小板即可发生抗原抗体反应而引起发热。

1. 症状　多发生在输血后 1~2 小时内(快者可在 15 分钟左右)。患者先出现发冷或寒战,继而出现高热,体温可达 39~41℃,常伴有恶心、呕吐、头痛、皮肤潮红及周身不适,但血压无明显变化,症状可于 1~2 小时内完全消退,伴随大汗,体温逐渐降至正常。

2. 处理　①立即减慢输血速度,症状严重者停止输血;②血标本应立即送血库复查,并做细菌培养;③使用阿司匹林等解热镇痛药物并可用物理降温,寒战者可肌内注射异丙嗪 25mg 或哌替啶 50mg,并注意保暖。

3. 预防　对多次出现输血发热反应而原因不明者,宜输入洗涤红细胞。

二、过敏反应

过敏反应也是比较常见的输血反应。主要原因是抗原抗体反应、活化补体和血管活性物质释放所致,或者患者缺乏 IgA 亚类。前者因过去输血或妊娠发生同种免疫作用,或无明显免疫史产生了特异性抗 IgA 抗体,过敏反应较重;后者产生有限特异性 IgA 抗体,过敏反应较轻。

1. 症状　过敏反应多在输入几毫升全血或血液制品后立刻发生,症状出现越早反应越严重。主要表现为面色潮红、局部红斑、皮肤瘙痒,出现局限性或广泛性的荨麻疹,严重者可出现哮喘、喉头水肿、呼吸困难、神志不清、血压降低,甚至过敏性休克而危及生命。

2. 处理　①应用抗组胺药物,也可用糖皮质激素如地塞米松 5~10mg 肌注或静滴;②立即停止输血,吸氧,并立即皮下注射 1∶1000 的肾上腺素 0.5~1ml;③有休克者应积极采取抗休克措施;④如发生会厌水肿,应立即静脉滴注地塞米松 5~10mg,必要时行气管插管或气管切开术,以防窒息。

3. 预防　①有过敏史者不宜献血,要求供血者在采血前 4 小时起要禁食或仅用少量清淡饮食,不吃富含蛋白质的食物;②对有过敏史或以前输血有过敏反应的受血者,可在输血前 1~2 小时口服苯海拉明 25mg 或在输血前 15 分钟肌注异丙嗪 25mg;③对于 IgA 水平低下或存在 IgA 抗体的患者应输不含 IgA 的血液制品。

三、溶血反应

输血后,输入的红细胞或受血者自身的红细胞被大量破坏引起的一系列临床溶血表现,称为溶血反应(HTR),分为急性溶血反应和延迟性溶血反应。它是输血过程中最严重的并发症。绝大多数是免疫性的,即输入 ABO 血型不合的红细胞而造成的。少数是非免疫性的,如输入低渗液体,冰冻或过热破坏红细胞等。

1. 症状　典型的急性溶血反应多在输血 10~20ml 后,患者突感头痛、呼吸急促、心前区压迫感、全身麻木或剧烈腰背部疼痛(有时可反射到小腿)。严重时可出现寒战高热,呼吸困难,脉搏细弱,血压下降,休克,继而出现黄疸、血红蛋白尿,并相继出现少尿、无尿等肾衰竭的症状。麻醉中的手术患者最早的征象是心动过速、手术区内出血突然增加和低血压。延迟性溶血反应发生在输血后 7~14 天,主要是由于输入未被发现的抗体所引起。症状是不明原因的发热和贫血,也可见黄疸、血红蛋白尿等。一般并不严重,经适当处理后可治愈。

2. 处理　①凡怀疑有溶血反应者,立即停止输血;②核对受血者与供血者的姓名、血型、交叉配血试验及贮血瓶标签等,必要时重新做血型及交叉配血试验;③将剩余血液做涂片及细菌培养,以排除细菌污染反应;④溶血反应早期的治疗重点是积极抗休克、维持循环功能、保护肾功能和防治弥散性血管内凝血(DIC);⑤在未查明溶血原因之前,不能再输血。可输入新鲜血浆、6% 中分子右旋糖酐或 5% 白蛋白液以补充血容量,维持血压。若查明溶血原因,则可输入新鲜同型血以补充凝血因子,重者也可采用换血疗法,以减少游离血红蛋白对肾脏的损害;⑥升压药物可选用阿拉明或多巴胺等;⑦保护肾功能,发生少尿、无尿时按照急性肾衰竭处理;⑧防治 DIC 的治疗。

3. 预防　关键在于严格核对患者和供血者姓名、血型及配血报告,采用同型输血。此外还应避免一切可引起溶血的操作。

四、细菌污染反应

是由于血液或输血用具被细菌污染而引起的输血反应,相对较少见,可出现感染性休克。

1. 症状　轻者常被误认为发热反应。在输入少量血液后即可突然出现寒战、高热、头痛、烦躁不安、大汗、呼吸困难、发绀、恶心、呕吐、腹痛、腹泻、脉搏细数、血压下降等类似感染性休克的表现,白细胞计数明显升高。

2. 处理　①立即停止输血;②积极抗休克、抗感染;③对患者血和血袋血同时做涂片与细菌培养检查。

3. 预防　①从采血至输血的全过程中,各个环节都要严格遵守无菌操作;②输血前要认真检查血液质量,如怀疑有细菌污染可能应废弃不用,以策安全。

五、循环超负荷

对于心脏代偿功能减退的患者,输血过多、过快,可出现循环超负荷,导致充血性心力衰竭和急性肺水肿。

1. 症状　突发心率加快、咳嗽甚至呼吸困难、肺部大量湿性啰音、咳大量血性泡沫样痰、皮肤发绀。X 线摄片显示肺水肿影像。

2. 处理　如有明显心力衰竭,则应立即停止输血,吸氧,使用利尿剂、强心剂以减轻循环负荷。

3. 预防　对于老年人或心功能不全者,严格控制输血速度及输血量。严重贫血患者以输浓缩红细胞为宜。

六、出血倾向

大量快速输血可以引起出血倾向。原因主要是大量输入库存血造成患者体内血小板和各种凝血因子如凝血因子Ⅴ、Ⅷ和Ⅸ等的紊乱以及血钙降低。

1. 症状　表现为手术中术野广泛渗血,非手术部位皮肤黏膜出现出血点、紫斑或淤血斑,牙龈出血、鼻出血或血尿。

2. 治疗　①补充缺乏的凝血物质:如血小板缺乏可补充浓缩血小板,凝血因子缺乏可补充凝血因子(又称冷沉淀 AHF);②止血药物的应用:常用的有 6-氨基己酸、止血敏、立止血等,可抑制纤维蛋白的溶解;③肾上腺皮质激素:激素可以减少血小板、凝血因子的破坏和毛细血管的损害。

3. 预防　在大量输血过程中要适当补充新鲜血,凡给库存血 800ml 应补充新鲜血 200ml。

七、微血栓栓塞

较少见,因库存血保存时间较长之后,可以形成微聚物,微聚物能通过普通的输血滤过器而进入体内,首先堵塞肺部毛细血管,引起呼吸功能不全。症状表现为:输血后呼吸困难、喘憋逐渐加重,心率加快,口唇发绀,不因吸氧而改善。预防措施包括:选用微孔过滤器(网孔直径 20~40μm)输血,有条件应输新鲜血或浓缩红细胞,尽量少输库存血。

第四节 自体输血与成分输血

一、自体输血

自体输血是指收集患者自身的血液或术中失血,然后再回输给患者本人的方法。优点是不用做血型鉴定和交叉配血试验、避免了输血反应和传染性疾病发生、节约血源。缺点是操作及管理比较复杂。

1. **自体输血的适应证** ①有大出血的手术和创伤;②估计出血量在 1000ml 以上的择期手术,如主动脉瘤切除、肝叶切除等;③血型特殊者(无相应供血者,输血困难);④体外循环或低温下的心内直视手术以及其他较大的择期手术与急症手术,可考虑采用血液稀释法。

2. **自体输血的禁忌证** ①血液受胃肠道内容物或尿液等的污染;②可能有癌细胞的污染,如恶性肿瘤患者;③心、肺、肝、肾功能不全;④贫血或凝血因子缺乏者;⑤血液内可能有感染者;⑥胸腹开放性操作超过 4 小时以上者。

3. **自体输血的方式** 目前外科自体输血主要通过 3 种方式,即术中回收式自体输血、术前血液稀释、术前预存式自体输血。

二、成分输血

1. **成分输血**是把全血和血浆中的各种有效成分经过分离、提纯和浓缩,制成不同成分血液制剂,临床可根据不同患者的需要而选择输用。成分输血的原则是缺什么补什么,又称为血液成分疗法。其优点:①疗效好。成分输血有效成分浓度高,纯度高,很快就能达到患者对实际缺乏成分所需要的水平;②输血安全。成分输血与全血输血相比可以减轻患者在输血过程中循环系统的负担,减少各种输血反应和输血并发症的发生;③节约血源,一血多用;④稳定性好,便于保存。

2. **主要的血液成分制品** 目前临床上能应用的血液成分制品已有 30 多种,血液成分制品主要可以分为血细胞成分、血浆成分和血浆蛋白成分三大类。在一些国家成分输血已经逐步代替了全血输血。各种血液成分制剂主要包括:少浆全血、红细胞成分(浓缩红细胞、红细胞混悬液、少白细胞的红细胞、洗涤红细胞、冰冻红细胞)、浓缩白细胞、浓缩血小板、血浆成分(血浆、冰冻血浆、冻干血浆)、血浆蛋白成分(白蛋白制剂、免疫球蛋白)、浓缩凝血制品(抗血友病因子、凝血酶原复合物、浓缩Ⅷ、Ⅺ因子及Ⅻ因子复合物、抗凝血酶Ⅲ和纤维蛋白原制剂)等。

学习小结

1. 学习内容

	血型的概念	①ABO 血型;②Rh 血型
输血	外科输血的适应证、禁忌证及输血方法	适应证:急性出血,贫血或低蛋白血症,严重创伤和大面积烧伤,严重感染,凝血功能异常
	输血反应及并发症	①非溶血性发热反应:最常见;②过敏反应:抗原抗体反应;③溶血反应:最严重的并发症;④细菌污染反应:各个环节都要严格遵守无菌操作;⑤循环超负荷:可导致充血性心力衰竭和急性肺水肿;⑥出血倾向:大量快速输血可能引起;⑦微血栓栓塞:少见
	自体输血与成分输血	①自体输血:是指收集患者自身的血液或术中失血,然后再回输给患者本人的方法;②成分输血:优点是疗效好,输血安全,节约血源,稳定性好;③主要血液成分制品

2. 学习方法 理解记忆法。

(张   犁)

复习思考题

1. 输血的临床适应证有哪些?

2. 常见输血反应及并发症有哪些? 如何处理?

3. 成分输血有什么优点? 主要血液成分制品有哪些?

第五章

麻醉与疼痛治疗

学习目的

通过麻醉学的学习,掌握麻醉的相关知识和疼痛的概念、治疗方法。

学习要点

局部麻醉药物分类、不良反应,椎管内麻醉的适应证、禁忌证及并发症;气管插管与拔管术指征,疼痛的概念和治疗方法。

第一节 概 述

麻醉是指应用药物或其他方法来消除手术时的疼痛。在古代有以鸦片、乙醇、放血、压迫神经干或冷冻的方法,使患者的神志消失而达到手术无痛的目的,这些方法不仅效果难以保证,而且显然无安全可言。1846 年 Morton 演示了乙醚麻醉并获得成功,揭开了现代麻醉学的首页。其意义不仅是在临床实践中找到了一种安全有效的麻醉药物和方法,而且推动了对麻醉方法、麻醉药理学和麻醉生理学的研究。但是,手术对机体的影响不仅是疼痛,还能引起各种神经反射以及器官功能、内分泌及代谢等变化;麻醉虽然能解决手术疼痛的问题,但对生理功能都有不同程度的影响,甚至可危及生命,此时手术无痛是以患者的生理剧烈变化的代价而获得的。为适应手术需要和为手术治疗创造条件,常常需要采取一些特殊技术(如体外循环、控制性降压和低温等)以调节和控制患者的生理功能。因此,在手术麻醉期间如何维持和调控患者的生理功能,不仅是临床麻醉的重要内容,而且其难度和所需知识的深度及广度都比单纯消除手术疼痛更为困难和复杂。

现代麻醉学的外延及内涵远远超出麻醉本身的含义,其理论和技术是随着基础医学、临床医学和医学生物工程等现代科技综合发展而形成的。作为临床一级学科,麻醉科包括:临床麻醉科(麻醉门诊、临床麻醉、恢复病房)、危重医学科和疼痛科三个二级临床学科。单就临床麻醉来说,除了手术室内为各种手术患者提供麻醉和术中处理外,还包括术后镇痛、无痛胃肠镜、无痛介入、无痛人流及无痛分娩等手术室外的工作。进一步来说,在围术期,麻醉医师使用各种监测技术最为频繁,尤其是对呼吸、循环、神经系统及肌肉收缩功能等的监测与调控。因此,麻醉学的理论与技术,包括术前对病情的评估、人工气道的建立、器官功能的监测、心肺脑复苏和慢性疼痛治疗等。麻醉科

笔记

39

已经是医院的枢纽科室,是无痛医院建设的目标科室和舒适化医院建设的主流科室。对于临床医学生来说,学好麻醉学不仅可以拓展临床思路,而且可以在临床工作中增强发现问题、分析问题和解决问题的能力。

一、临床麻醉的任务

确保患者在无痛与安全的条件下顺利地接受手术治疗,是临床麻醉的基本任务,但这还只是现代麻醉学的部分工作内容。麻醉学还包括麻醉前后的准备和处理,危重患者的监测治疗,急救复苏及疼痛治疗等方面的工作。

二、麻醉方法的分类

(一)全身麻醉

全身麻醉(全麻)是指麻醉药物作用于中枢神经系统,使周身都不感到疼痛。包括吸入全身麻醉、静脉全身麻醉。

(二)局部麻醉

局部麻醉(局麻)是指麻醉药物作用于外周神经时使躯体某些部位产生麻醉作用。包括表面麻醉、局部浸润麻醉、区域阻滞及神经阻滞。

(三)椎管内麻醉

椎管内麻醉属于局部麻醉。但因其操作特点、药物使用方法等方面有其特殊性,临床上将其单列为一种麻醉方法。椎管内阻滞包括蛛网膜下腔阻滞、硬脊膜外腔阻滞及骶管阻滞。

(四)复合麻醉

复合麻醉又称平衡麻醉,是合并配合使用不同药物和方法施行的麻醉。

(五)基础麻醉

基础麻醉是指麻醉前使患者进入类似睡眠状态,以利于其后的麻醉处理。

第二节 麻醉前准备与用药

一、麻醉前病情评估

美国麻醉医师协会(ASA)将病情分为 6 级,对病情判断有重要参考价值。一般认为,Ⅰ~Ⅱ级患者对麻醉和手术的耐受性良好,风险性较小。Ⅲ级患者的器官功能虽在代偿范围内,但对麻醉和手术的耐受能力减弱,风险性较大,如术前准备充分,尚能耐受麻醉。Ⅳ级患者因器官功能代偿不全,麻醉和手术的风险性很大,即使术前准备充分,围术期的死亡率仍很高。Ⅴ级为濒死患者,麻醉和手术都异常危险,不宜行择期手术(表5-1)。

二、麻醉前用药

(一)麻醉前用药目的

1. 消除患者紧张情绪,提高机体对局麻药的耐受阈。
2. 提高痛阈,增强药物止痛效果。

表 5-1　美国麻醉医师协会病情分级和围术期死亡率

分级	标　准	死亡率（%）
Ⅰ级	体格健康,发育、营养良好,各器官功能正常	0.06～0.08
Ⅱ级	除外科疾病外,有轻度并存病,代偿功能健全	0.27～0.40
Ⅲ级	并存疾病较严重,体力活动受限,但尚能应付日常工作	1.82～4.30
Ⅳ级	并存疾病严重,丧失日常工作能力,经常面临生命危险	7.80～23.0
Ⅴ级	濒死患者,无论手术与否,生命难以维持24小时	9.40～50.7
Ⅵ级	确诊为脑死,其器官拟用于器官移植手术供体	—
E	急症患者注明"E",表示风险较择期手术增加	

3. 抑制自主神经应激性,使反射兴奋性减弱,减少腺体分泌,稳定循环及降低肺部并发症。

4. 降低基础代谢,减少麻醉药的需要量,减轻毒副反应。

（二）麻醉前用药的种类

1. 镇静和催眠药　巴比妥、苯二氮䓬及酚噻嗪类药物均有镇静、催眠、抗焦虑及抗惊厥作用,并能预防局麻药的毒性反应。常用的有苯巴比妥、咪达唑仑、异丙嗪等。

2. 麻醉性镇痛药　阿片类药物能减轻疼痛并改变对疼痛的情绪反应。吗啡是常用的麻醉性镇痛药,既镇静又镇痛。

3. 抗胆碱药　常用阿托品、东莨菪碱。抑制腺体分泌,便于保持呼吸道通畅,松弛胃肠平滑肌。

（三）麻醉前用药的注意事项

1. 对老年人、衰弱患者、急性中毒、上呼吸道阻塞、外伤、神经系统损害、严重肺或心瓣膜病患者,镇静药和镇痛药应减量或不给。

2. 呼吸功能不全、颅内压升高或产妇应禁用吗啡等麻醉镇痛药。

3. 体壮、剧痛、甲亢及精神紧张者,镇痛及镇静药剂量均应酌增。甲亢、高热、心动过速者应慎用抗胆碱药。

4. 对麻醉性镇痛药和巴比妥类成瘾的患者应给以充分的麻醉前用药,防止出现戒断症状。

第三节　局　部　麻　醉

局部麻醉(局麻)是指将局部麻醉药应用于身体局部,使机体某一区域的感觉神经传导功能暂时阻滞,运动神经可能被部分阻滞或保存完好。局麻简便易行,安全性大,并发症少,对患者生理功能影响最小。适用于表浅小手术、术中应用以阻断不良神经反射,也可用于全身情况差或伴有其他严重疾病而不宜采用其他麻醉方法的病例。

一、局部麻醉药

（一）局麻药分类

1. **按化学结构分为酯类和酰胺类。**

（1）酯类:普鲁卡因、丁卡因。

（2）酰胺类:利多卡因、布比卡因和罗哌卡因。

2. **根据麻醉效能分为三类:**

（1）麻醉效能弱和作用时间短,如普鲁卡因。

（2）麻醉效能和作用时间中等,如利多卡因。

（3）麻醉效能强和作用时间长,如布比卡因、丁卡因及罗哌卡因。

（二）常用局麻药（表5-2）

表 5-2 常用局麻药的药理作用及用量

	普鲁卡因	丁卡因	利多卡因	布比卡因	罗哌卡因
效能	弱	强	中等	强	强
起效时间	1~3分钟	5~10分钟	1~3分钟	5~10分钟	3~7分钟
维持时间	0.75~1小时	3~4小时	1.5~2小时	3~6小时	3~4小时
一次局部浸润麻醉限量	1000mg	80mg	400mg	150mg	150mg

二、常用局部麻醉方法

（一）表面麻醉

1. **定义** 局麻药直接与黏膜接触后,穿透黏膜作用于神经末梢而产生局麻作用。

2. **适应证** 眼、耳鼻咽喉、气管、尿道等部位的黏膜。

（二）局部浸润麻醉

1. **定义** 将局麻药注入手术区域组织内,阻滞神经末梢而达到麻醉作用。

2. **适应证** 体表手术、内镜手术和介入性检查的麻醉。

（三）区域阻滞麻醉

1. **定义** 将局麻药注入手术区域的周围或底部,以阻滞进入手术区的神经支和神经末梢而达到麻醉作用。

2. **适应证** 皮下小囊肿切除,浅表小肿块活检,乳腺、舌、阴茎、带蒂肿瘤的手术。

（四）神经阻滞麻醉

将局麻药注射于神经干、神经丛、神经节周围,阻滞其神经的传导,使受神经支配的区域产生麻醉作用,常用的有肋间、颈丛、臂丛神经阻滞等。

1. **颈神经丛阻滞**

（1）解剖:由颈1~4脊神经前支组成,分为颈浅丛和颈深丛。

（2）适应证:颈部手术麻醉,颈部肿瘤或神经性疼痛治疗。

（3）并发症:膈神经阻滞引起的呼吸功能障碍;误入蛛网膜下腔引起全脊麻,局麻药毒性反应,颈交感神经阻滞引起的霍纳综合征等。

2. 臂丛神经阻滞

（1）解剖：由颈 5~8 和胸 1 脊神经的前支组成，少数含有颈 4 和胸 2 脊神经前支，先合成上、中、下三干，然后形成外侧束、内侧束和后束，最后形成主要终末神经，即桡神经、正中神经、尺神经和肌皮神经，主要支配上肢的感觉和运动。

（2）阻滞方法（图 5-1）：①肌间沟阻滞法；②锁骨上阻滞法；③腋路阻滞法。

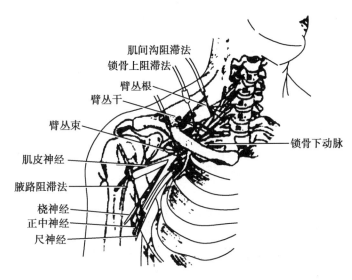

图 5-1　臂丛神经走向及阻滞方法

（3）适应证：肌间沟阻滞法适应于肩部及上臂的手术，对前臂及尺侧效果差；锁骨上阻滞法适用于上臂前臂及手掌的手术；腋路阻滞法适用于前臂及手掌部手术。

（4）并发症：三种方法的常见并发症是局麻药毒性反应。肌间沟和锁骨上易发生膈神经及喉返神经麻痹和霍纳综合征，肌间沟如穿刺不当，可引起高位硬膜外阻滞，甚至全脊麻；锁骨上可发生气胸。

三、局麻药的不良反应与防治

（一）毒性反应

局麻药吸收入血后，当血药浓度超过一定阈值后会发生药物中毒反应，严重者可致死。引起局麻药毒性反应的常见原因：①一次用量超过患者的耐量；②误注入血管内；③作用部位血供丰富，吸收过快；④患者因体质虚弱等原因而耐受力降低。

1. 临床表现　全身效应以中枢神经和心血管系统最为重要。临床上常先出现兴奋现象，当剂量继续加大时则发生全面抑制。出现轻度毒性反应时，临床表现为惊恐不安、视物模糊、眩晕、多语、寒战、狂躁和定向障碍等症状。严重时可神智消失，并出现面部和四肢肢端肌肉震颤。一旦发生抽搐或惊厥，则患者血压升高、心率增快，同时可因呼吸困难缺氧导致呼吸和循环衰竭而致死。

2. 预防措施

（1）一次用药不要超过极量。

（2）注药前反复回抽无血液，严防注入血管。

（3）无禁忌，局麻药内加入 1:200 000 肾上腺素。

（4）麻醉前给予巴比妥类药物,有减轻局麻药中毒的功效。

（5）对血运丰富区域和全身情况不良者应酌情减量。

3. 治疗　发生毒性反应,立即停止用药,吸入氧气。对轻度患者可用地西泮0.1mg/kg静脉注射。如已发生惊厥,一般主张硫喷妥钠1~2mg/kg静脉注射,或琥珀胆碱1mg/kg静脉注射,行气管插管或人工呼吸。如出现低血压,可用麻黄碱升压,心率缓慢可用阿托品静脉注射,一旦发生呼吸心跳停止,应立即行心肺复苏。

（二）过敏反应

酯类发生过敏反应的机会较酰胺类多,酰胺类极罕见。

1. 临床表现　使用很少量局麻药后出现荨麻疹、咽喉水肿、支气管痉挛、低血压,严重者可出现过敏性休克。

2. 治疗　对严重过敏反应的抢救应立即静脉注射肾上腺素0.2~0.3mg,然后给予糖皮质激素和抗组织胺药。

第四节　椎管内麻醉

蛛网膜下腔、硬脊膜外间隙和骶管阻滞统称为椎管内麻醉。这些阻滞既可单次注药实施,也可经导管间断注药或持续输注,椎管内麻醉技术在管理得当的情况下比较安全,但仍然存在着发生并发症的危险。

一、解剖学基础

1. 脊柱　由椎骨组成。椎骨由椎体和椎弓构成。椎弓所包围的空腔称为椎孔,所有椎孔上下相连成为椎管。脊柱共有颈、胸、腰、骶4个生理弯曲。

2. 韧带　由棘上韧带、棘间韧带及黄韧带构成;黄韧带是致密坚实有弹性的纤维层。穿刺时有突然阻力减小的感觉,即针穿过黄韧带进入了硬膜外腔。

3. 脊髓　位于脊髓腔内,浸泡于脑脊液中。腰1以下的脊神经分开成为马尾,在此部位进行穿刺时不易损伤脊髓。脊髓腔中有三层脊膜,依次为硬脊膜、蛛网膜及软脊膜。蛛网膜与覆盖于脊髓上的软脊膜之间为蛛网膜下腔。

4. 脑脊液　成人100~150ml,脊髓腔内的脑脊液为25~35ml,pH为7.4,是无色透明的液体,比重为1.003~1.009,压力为7~17cmH$_2$O(1cmH$_2$O=98Pa)。

5. 硬膜外腔及脊神经　位于椎骨内面骨膜与硬脊膜之间的间隙称为硬脊膜外腔。容积约100ml,骶腔约占25~30ml。腔中有脊神经通过,包围脊髓的软膜、蛛网膜和硬脊膜沿脊神经根向两侧延伸到椎间孔,分别形成根软膜、根蛛网膜和根硬膜。硬膜外腔的血管丰富,并形成血管丛。

6. 骶管　位于骶骨内,是硬膜外腔的一部分,与腰部硬膜外腔相通（图5-2）。

二、药物作用部位

蛛网膜下腔阻滞时,局麻药直接作用于脊神经根和脊髓表面,但主要作用部位是脊神经根。硬膜外阻滞的作用比较复杂,局麻药在硬膜外腔扩散的可能途径有:①蛛网膜绒毛构成根硬膜与根蛛网膜之间的微小通道,药物可沿此道进入根蛛网膜下腔,阻滞脊神经根;②药物在椎旁,或渗出椎间孔或透过神经鞘膜,作用于脊神经根;③药

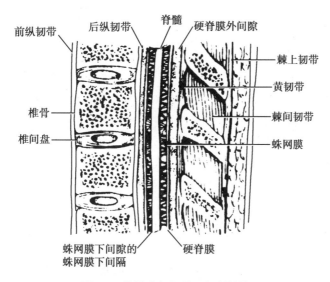

图 5-2 椎管内组织分层解剖结构

物可沿垂直穿过硬脊膜的微动脉鞘而进入蛛网膜下腔,作用于脊神经根或脊髓表面。

三、阻滞作用和麻醉平面

脊神经被阻滞后,相应区域出现麻醉。感觉神经被阻滞后,即能阻断皮肤和肌肉的疼痛传导。交感神经被阻滞后,能减轻内脏牵拉反应。运动神经被阻滞后,引起肌肉松弛。由于神经纤维的粗细不同,交感神经最先被阻滞,且阻滞平面一般比感觉神经高 2~4 个节段;运动神经最晚被阻滞,其阻滞平面比感觉神经低 1~4 个节段。

根据脊神经的体表分布,可判断阻滞平面的高低。骶部、股内侧及会阴部为骶神经分布。耻骨联合处为胸 12、腰 1 神经;脐部相当于胸 10 神经;季肋部相当于胸 8 神经;剑突为胸 6 神经;乳头连线为第 4 胸神经;锁骨下部位为第 2 胸神经分布(图 5-3)。

四、椎管内麻醉对生理的影响

1. 对呼吸的影响 取决于阻滞平面的高度。平面上升到胸部则肋间肌逐渐麻痹,对一般患者因有膈肌代偿不会影响呼吸,但对呼吸储备差者会有严重的影响。

2. 对循环的影响 由于交感神经阻滞,引起血管扩张、外周阻力下降、减少血液回流而致低血压。

3. 对其他器官系统的影响 交感神经阻滞

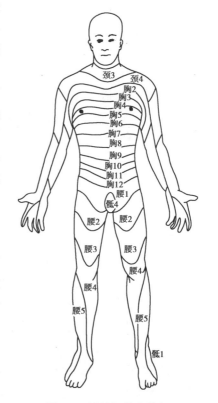

图 5-3 脊神经体表分布

笔记

45

后,迷走神经功能亢进,胃肠蠕动增加。

五、椎管内麻醉的方法和临床应用

（一）蛛网膜下腔阻滞

蛛网膜下腔阻滞是将局麻药注入蛛网膜下腔,作用于脊神经根而使相应部位产生麻醉作用的方法,简称腰麻。

1. 影响蛛网膜下腔阻滞平面的因素

（1）脊柱长度:脊柱越长,阻滞平面越低。

（2）麻醉药溶液的比重和患者的体位:在头低位时,重比重溶液阻滞平面较高;而轻比重溶液的阻滞平面较低。

（3）麻醉药的剂量、容积:在相同容积时,剂量越大,阻滞范围越广;相同剂量时,容量大者,阻滞范围较广。

（4）穿刺部位:穿刺部位高者,药物易向头方向扩散,阻滞平面较高。

（5）注药时针头斜面方向及注药速度:斜面向头时,注药速度越快,麻醉平面越高。

2. 常用药物　丁卡因、布比卡因和罗哌卡因等。

3. 适应证　下腹部、盆腔、下肢、肛门会阴部的手术。

4. 禁忌证　①中枢神经系统疾病,如马尾综合征、脑脊膜膨出等;②感染:全身感染、穿刺部位感染等;③脊柱疾病,如脊椎外伤、畸形等;④急性失血性休克、低血容量等;⑤心血管疾病患者,心血管功能低下;⑥严重腰背疼痛患者;⑦不合作的小儿及精神病患者。

5. 并发症

（1）术中并发症:①低血压;②恶心、呕吐。

（2）术后并发症:①头痛;②尿潴留;③腰、背痛。

（二）硬膜外腔阻滞

将局麻药注射到硬膜外腔,使部分脊神经的传导功能受到阻滞的麻醉方法,又称硬膜外麻醉。有单次和连续法两种。

1. 影响硬膜外阻滞范围、起效和时效的因素

（1）穿刺部位:颈胸部的阻滞范围较腰骶部宽。

（2）局麻药的容积:在有效浓度范围内,容积越大,阻滞平面越广。

（3）年龄:在阻滞平面相同时,老年人所需药量可减少50%。

（4）妊娠:在阻滞平面相同时,妊娠者所需药量可减少30%。

（5）体位:对阻滞范围有轻度影响。在侧卧位注药时,下侧阻滞平面相对较高。

2. 适应证　常用于腹、腰部、盆腔及下肢的手术;也常用于术后镇痛。

3. 禁忌证　①不能合作者;②穿刺部位感染者;③有凝血障碍者;④有中枢神经系统疾病和颅内压升高者;⑤严重低血容量者。

4. 并发症　①全脊髓麻醉:大量局麻药进入蛛网膜下腔,全部脊神经甚至颅神经都被阻滞,称为全脊麻;②局麻药毒性反应;③直接脊髓损伤;④导管折断;⑤硬膜外血肿。

第五节　全身麻醉

麻醉药经吸入、静脉、肌肉等途径进入体内,使患者意识消失,周身不感到疼痛,神经反射及肌肉活动都有不同程度的抑制,这种麻醉方法称为全身麻醉(简称全麻)。

一、全身麻醉诱导

患者接受全麻药后,意识自清醒进入全麻状态直至手术开始,这一阶段称为麻醉诱导期。

（一）诱导方法

1. 吸入诱导　面罩吸入诱导法:将面罩扣于患者口鼻部,开启麻醉药挥发器,逐渐增加吸入浓度,待患者意识消失并进入麻醉第三期(外科麻醉期),即可静注肌松药行气管插管。常用药物有氧化亚氮、异氟烷、七氟烷等。

2. 静脉诱导　比面罩吸入法迅速,对循环干扰较大,同时需先开放静脉,实行时:①预先氧合,面罩吸氧3分钟;②排出体内氮气;③静注异丙酚等,待患者神志消失后静注肌松药,待患者下颌松弛,即可进行气管插管;④为减轻气管插管反应,可静注芬太尼 $2 \sim 5\mu g/kg$;⑤年老、体弱者可用咪达唑仑或依托咪酯诱导。

3. 静吸复合诱导　于静注肌松药后,可同时吸入异氟烷或七氟烷等吸入麻醉药,约 $2 \sim 3$ 分钟后即可行气管插管。

（二）注意事项

1. 诱导前应准备好麻醉机、气管插管用具及吸引器等。

2. 核对手术患者及术前准备情况,如麻醉前用药等。

3. 患者仰卧、开放静脉。

4. 检测心电图、血氧、血压、呼吸等麻醉前基础值。

5. 避免诱导期发生呕吐。

6. 当患者意识消失后,应托起下颌以保持呼吸道通畅及行人工呼吸。

7. 多数静脉麻醉药对循环的抑制作用与用量及注射速度有关。

8. 合并呼吸道不完全梗阻、饱胃或插管困难者可行清醒气管插管。

二、全身麻醉的维持

（一）维持期的主要任务

1. 维持适当深度的麻醉和循环、呼吸功能的稳定。

2. 满足不同时期麻醉的要求。

（二）全麻维持方法

1. 吸入麻醉维持　吸入麻醉药+肌松药维持。常用吸入麻醉药有:氧化亚氮(笑气)、异氟烷、七氟烷、地氟醚等;常用肌松药有维库溴铵、阿曲库铵、哌库溴铵、罗库溴铵等。

2. 静脉麻醉维持　静脉麻醉药+肌松药维持。常用静脉麻醉药有:硫喷妥钠、丙泊酚、咪达唑仑、氯胺酮等。

（三）全麻期间的呼吸管理

1. 保持呼吸道通畅

（1）患者意识消失后防止舌后坠而堵塞。

（2）防止气管内导管发生扭折。

（3）及时清除呼吸道分泌物。

（4）严防气管导管脱出。

2. 维持有效的通气量

（1）辅助呼吸：患者有自主呼吸，但交换量不足可行辅助呼吸。

（2）控制呼吸：当自主呼吸完全消失，可采用控制呼吸。

三、全身麻醉的并发症

（一）呼吸系统

1. 呼吸道梗阻　①上呼吸道梗阻：常见原因有舌根后坠、口腔内分泌物阻塞、喉头水肿、喉痉挛等；②下呼吸道梗阻：常见原因有气管导管扭折、导管斜面紧贴气管壁上、黏痰或呕吐物误吸堵塞气管及支气管、支气管痉挛等。

2. 通气量不足　常见原因：①麻醉药对呼吸中枢的抑制，肌松药对呼吸肌的麻痹而辅助及控制呼吸又不充分者；②吸入麻醉药及麻醉恢复期肌松药的残存作用；③麻醉性镇痛药对术后呼吸抑制。

3. 误吸　呕吐物或分泌物误吸而致吸入性肺炎。

（二）循环系统

1. 低血压　收缩压下降超过基础值的 30% 或绝对值低于 80mmHg 者称为低血压。常见原因：①术前禁食或术中失血引起血容量不足；②麻醉药对循环的抑制；③手术操作压迫上、下腔静脉使回心血量减少；④正压通气引起胸内压增高，静脉回心血量减少；⑤并存疾病：如肾上腺皮质功能不全、心功能不全、休克等；⑥继发于其他严重心肺并发症。

2. 高血压　舒张压高于 100mmHg 或收缩压高于基础值的 30% 称为高血压。常见原因：①与并存疾病有关：如原发性高血压、嗜铬细胞瘤等；②与手术、麻醉操作有关：如探查、压迫腹主动脉、气管插管等；③通气不足，CO_2 蓄积；④全麻恢复期高血压：多见于原有高血压病者；⑤药物所致高血压：如氯胺酮等。

3. 心律失常　常见原因：①心动过速与高血压同时出现常为浅麻醉的表现；②低血容量、贫血、缺氧以及代谢率增高时，心率可增快；③手术牵拉内脏或心眼反射时，可因迷走神经反射致心动过缓。

（三）消化系统

术后恶心呕吐，发生率与患者体质及术中用药有关。

（四）其他并发症

1. 恶性高热　为隐匿性药物引起的肌肉代谢异常病变，当易感者接受琥珀胆碱或氟烷等吸入麻醉药后易诱发此病。

2. 全麻后谵妄　与手术类别、年龄等因素有关，老年人发病率更高。

第六节　气管插管与拔管术

一、目的和适应证

1. 目的　进行有效的人工或机械通气;便于吸入全麻药;保持呼吸道通畅,及时吸出气管内痰液或血液,防止患者缺氧和 CO_2 积蓄。

2. 适应证　①全身麻醉;②危重患者的抢救:呼吸衰竭、心肺复苏、误吸、药物中毒患者和新生儿严重窒息等。

二、插管前的准备

1. 估计插管的难易程度,决定插管的途径和方法。

2. 检查麻醉机和供氧条件　①供氧设备是否无碍,能否充分供氧;②钠石灰有无失效;③麻醉机及呼吸回路有无漏气;④麻醉面罩是否良好、合适。

3. 插管用具的准备　①喉镜:注意镜片大小、电源接触及亮度;②气管导管及管芯:选择管径合适的导管;③喷雾器:应注明麻醉药的名称和浓度;④检查吸引器、吸引导管,注意吸力是否够大。

三、基本操作原则

1. 正确选择插管途径、方法及合适口径、长度的气管导管,估计插管困难程度,困难者可考虑清醒插管。

2. 操作时动作轻柔,避免组织损伤,按操作程序进行。

3. 注意用具消毒,并要求麻醉完善,避免不利的应激反应。

4. 插管完成后要确认导管已在气管内并要牢固固定,确认前不应盲目进行机械通气。确认方法:①压胸部可有较大气流自导管喷出;②用肌松药插管后行人工通气,同时在双腋中线处听诊,有强呼吸音;③监测呼出气二氧化碳(ETCO₂)更易判断;④经气管导管患者呼气时可见明显的"白雾"样变化;⑤患者如有自主呼吸,接麻醉机后呼吸囊应随呼吸而张缩。

四、常用气管内插管方法

1. 经口腔明视插管术　借助喉镜在直视下暴露声门后,将导管经口腔插入气管内。

2. 盲探插管术

(1) 经口腔盲探插管术。

(2) 经鼻腔盲探插管术。

3. 根据患者在插管时意识是否存在将插管术分为诱导后插管和清醒插管(用于能合作的成年人)。

五、拔管术

1. 拔管指征　①患者清醒,呼叫患者可睁眼;②潮气量正常;③肌张力完全恢复;

④吞咽及咳嗽反射恢复;⑤循环稳定,血氧饱和度正常。

2. 注意事项　拔管前将口腔、鼻腔、气管内的分泌物吸净,气管内吸引时间每次不超过 10 秒;拔管后鼓励患者咳嗽,将口腔内分泌物咳出,防止呕吐或误吸;拔管后注意呼吸是否通畅,血氧饱和度是否正常,同时给予面罩吸氧;实施口腔、鼻腔手术患者待完全清醒后再拔管。

第七节　疼痛治疗学

疼痛学是近 20 年来发展起来的一门新型交叉学科,是研究和阐述疼痛原因、机制及疼痛性疾病的诊断和治疗的临床科学,是麻醉医学的四大组成部分之一。2007 年我国正式设立疼痛科为一级诊疗科目,其主要诊疗范围是慢性疼痛性疾病,主要治疗手段为以微创介入为主的综合性治疗。疼痛科的核心疾病包括脊柱源性疼痛、慢性骨关节疼痛、神经病理性疼痛和癌性疼痛。疼痛科核心技术包括神经介入技术、神经调控技术、脊柱介入技术和微创内镜技术。随着现代疼痛诊疗技术的迅速发展,疼痛治疗已实现以对因治疗为主的实质性跨越。

一、疼痛定义和分类

(一)什么是疼痛

国际疼痛研究会将疼痛定义为"由于明确或潜在的组织损伤而带来的令人不愉快的感觉和情感体验。"该定义承认疼痛的客观性即生理感觉方面和主观性即情绪和心理成分之间的相互作用。

(二)疼痛的分类

1. 按疼痛发生和持续的时间

(1)急性疼痛:急性疼痛是指疼痛数天或数周(常常不超过 1 个月)。常伴随一系列神经内分泌应激反应且与疼痛的强度密切相关。短小或表浅手术通常没有或只有轻微的应激反应,而上腹部和胸部的大手术可引起强烈的应激反应。

手术或创伤后疼痛对人体的影响:①心血管系统影响:心血管反应通常比较显著,如:高血压、心动过速、心肌的应激性增高和全身血管阻力增加;②呼吸系统影响:全身氧耗量和二氧化碳产生的增加,必然导致分钟通气量增加,呼吸做功增加;③胃肠和泌尿系统影响:交感张力的升高增加了括约肌的张力并减弱肠道和泌尿道的蠕动,增加肠梗阻和尿潴留的发生;④对一般状况的影响:急性疼痛最常见的反应是焦虑,睡眠障碍也很常见。

(2)慢性疼痛:慢性疼痛是指疼痛超过 1 个月,不仅是症状,而且是一种疾病。多数慢性疼痛患者没有或仅有轻微的神经内分泌应激反应。睡眠和情感障碍,尤其抑郁通常较为突出。许多患者有食欲的明显改变(增加或减少)以及社会关系紧张。

2. 按发生的原因　疼痛分为炎性疼痛、神经病理性疼痛、癌性疼痛、交感维持性疼痛和心因性疼痛等。

3. 按疼痛性质　疼痛分为胀痛、酸痛、绞痛、烧灼样疼痛、针刺样疼痛等。

二、患者疼痛评估

初次评估十分重要。书面问卷调查能够得到有关疼痛性质、疼痛的发作和持续时间、以前用药和治疗情况等有价值的信息。

（一）疼痛测量

疼痛测量以视觉模拟评分较常用，即采用10cm长的水平直线，一端标明"无痛"，另一端是"想象中最剧烈疼痛"。被测者在直线上相应部位做标记来表示疼痛强度。从"无痛"端至标记间的距离就代表疼痛的数值（数字5代表疼痛评分5分）。

（二）心理评估

最常用的测试有明尼苏达多项人格调查表。该表是566个题目的对错选择型问卷，试图通过10个临床量表来定义被测者的人格。三个效度量表用于鉴别测试者是否故意隐瞒病情或改变结果。该表主要用于确认临床印象的心理因素。

三、术后疼痛

术后疼痛的发生有多种原因，在一定程度上是多种因素的综合，传统观念认为，术后疼痛是一种正常现象；但随着医学的进步，人们对疼痛有了新的认识，疼痛不仅给患者造成精神上的痛苦，而且不同程度的影响循环、呼吸、内分泌、免疫等各系统功能，并与术后并发症密切相关。

（一）术后镇痛常用方法

1. 口服阿片类药物　中度术后疼痛应该口服阿片类药物治疗，可以按需或按时用药。这些药物口服容易吸收，但由于经过肝脏首过效应需限制其全身用药。

2. 皮下与肌内注射　由于这两种给药途径可造成患者痛苦，加上吸收后的血药浓度难以预测，因此临床上倾向尽量少用。

3. 静脉注射给药　虽然静脉用药可避免药物吸收的不可预测性，然而不意味着注射的剂量是准确恰当的。在充分镇痛、镇静及呼吸抑制之间达到最佳的方法是反复、间断、小剂量（如吗啡1~2mg）给予阿片类药物。

4. 椎管内注射镇痛　硬膜外注射阿片类药物可有效缓解术后患者的内脏疼痛及躯体疼痛，有利于患者术后生理功能的恢复。

5. 神经阻滞镇痛　常用的有肋间神经、臂丛神经及坐骨神经阻滞等。

（二）患者自控镇痛

随着计算机技术的发展使得患者自控镇痛技术得到不断完善。当患者需要镇痛时，通过按压按钮能够由静脉或椎管内自行给予精确的阿片类药物剂量。医生通过对泵进行编程实现个性化给药，设定参数包括单次剂量、锁定时间、背景输注、单位时间最大剂量等。

四、慢性疼痛

最常见的慢性疼痛包括肌肉骨骼疾患、慢性内脏疾病、周围神经、神经根或背根神经节的损伤（包括糖尿病性神经病变、幻肢痛等）、中枢神经系统损伤（脑卒中、脊髓损伤及多发性硬化症）以及癌症相关的疼痛。

（一）脊柱源性疼痛、慢性骨关节及肌肉筋膜痛

1. 脊柱源性疼痛包括由于退行性变和积累性损伤引起的颈椎病、腰椎间盘突出

笔记

症、盘源性腰痛等疾病,治疗方法包括神经介入技术、神经调控技术、脊柱介入技术和微创内镜技术等微创介入方法,同时配合理疗和中医中药技术。

2. 慢性骨关节及肌肉筋膜痛包括颈背部肌筋膜痛、肩周炎、网球肘、梨状肌综合征、膝关节退化性关节炎等。主要治疗方法包括 B 超引导下的神经阻滞、臭氧治疗等,同时配合功能训练、理疗和中医中药治疗等。

（二）癌性疼痛

癌性疼痛是在绝大多数晚期癌症患者中存在剧烈疼痛,必须积极对待癌性疼痛。世界卫生组织（WHO）推荐三阶梯治疗方案,其原则为:①口服给药;②按时给药;③按阶梯给药;④药物剂量个体化。

1. 非阿片类止痛药　如阿司匹林、对乙酰氨基酚及其他非甾体抗炎药,用于轻度疼痛。

2. "弱"的口服阿片类　如可待因、布桂嗪等,用于中度疼痛。

3. 强阿片类药物　如吗啡、哌替啶、芬太尼等,用于重度疼痛。对于顽固性疼痛和当患者无法经口服药或者肠内吸收不良时可选用非肠道给药。

（三）神经病理性疼痛

神经病理性疼痛是与神经系统多部位发生病理改变和功能障碍有关的一类疾病。临床表现为多种性质的疼痛,其特点是自发性疼痛、疼痛过敏、异常疼痛和感觉异常等。包括与糖尿病、甲状腺功能低下、尿毒症、营养缺乏和化疗药物（长春新碱、顺铂等）相关的神经障碍;也包括:格-巴二氏综合征、带状疱疹后神经痛、进行性神经病性肌萎缩病、复合性局部疼痛综合征Ⅰ型等。国际疼痛研究会将这种由于外周或中枢神经系统的直接损伤功能紊乱引起的疼痛称为神经病理性疼痛。

神经病理性疼痛往往是阵发性、带有烧灼感的剧痛,常与痛觉过敏有关。常采用多种方法联合治疗。包括神经介入治疗、神经调控治疗和药物治疗:如抗惊厥药（如加巴喷丁）、抗抑郁药、抗心律失常药、可乐定、局部用药（辣椒碱等）以及止痛药（非甾体抗炎药和阿片类）。

学习小结

1. 学习内容

麻醉与疼痛治疗	概述	麻醉方法的分类:全身麻醉,局部麻醉,椎管内麻醉,复合麻醉,基础麻醉
	麻醉前准备与用药	
	局部麻醉	局麻药分类:普鲁卡因,丁卡因,利多卡因,布比卡因,罗哌卡因
	椎管内麻醉	蛛网膜下腔阻滞,硬膜外阻滞
	全身麻醉	
	气管插管与拔管术	
	疼痛治疗学	癌痛三阶梯治疗方案:①非阿片类止痛药:用于轻度疼痛;②"弱"的口服阿片类药物:用于中度疼痛;③强阿片类药物:用于重度疼痛

2. 学习方法　掌握麻醉理论知识,结合临床见习、实习加深理解和记忆。

(刘　庆)

复习思考题

1. 局麻药如何分类?如何预防和治疗局麻药毒性反应?
2. WHO 推荐癌性疼痛三阶梯治疗方案是什么?
3. 何为神经病理性疼痛,如何进行治疗?

第六章

休 克

学习目的

掌握休克的定义、分类、发病机制、临床表现和治疗;了解低血容量性休克和感染性休克的发病机制。

学习要点

休克的概念,分类和发病机制;休克的临床表现和治疗原则;低血容量性休克和感染性休克的发病机制。

第一节 概 述

休克是以机体有效循环血量减少、组织灌注不足、细胞代谢紊乱和功能受损为病理过程的一种多病因引起的综合征。氧供给不足和需求增加是休克的本质,产生炎症介质是休克的特征。休克的病理生理学特点是一个序贯性事件,包括:有效循环血量不足;微循环障碍(尤其是维持生命的重要器官),组织血液灌注不足;细胞无法有效利用氧和营养物,代谢产物积聚;水、电解质和酸碱失衡;多器官功能损害或衰竭;弥散性血管内凝血。

一、休克的分类

对于休克的分类,临床上大多按病因分为低血容量性、感染性、心源性、神经源性和过敏性休克五类。外科休克主要是指低血容量性休克与感染性休克,而失血性休克与创伤性休克是低血容量性休克的主要类型。

二、休克的发病机制

从循环系统角度,目前一般都以有效循环血量减少造成微循环障碍来解释休克的病理生理学变化。

1. 有效循环血量不足 有效循环血量的急剧减少是各种不同原因休克发生的共同点。所谓有效循环血量,是指单位时间内通过心血管系统进行循环的血量。心脏排血功能、血容量和血管床容积三个因素间的协调发生障碍,都可导致有效循环血量的不足而引起休克。

54

2. 微循环变化　在有效循环量不足引起休克的过程中,占总循环量20%的微循环也相应地发生不同阶段的变化。

(1) 微循环收缩期:由于有效循环血容量显著减少,引起循环容量降低、动脉血压下降。机体的代偿和矫正机制包括:通过主动脉弓和颈动脉窦压力感受器引起血管舒缩中枢加压反射,交感-肾上腺轴兴奋导致大量儿茶酚胺释放以及肾素-血管紧张素分泌增加,引起心跳加快、心排出量增加以维持循环相对稳定;通过选择性收缩外周和内脏的小血管使循环血量重新分布,保证心、脑等重要器官的有效灌注。由于内脏小动、静脉血管平滑肌及毛细血管前括约肌受儿茶酚胺等激素的影响发生强烈收缩,动静脉间短路开放,致外周血管阻力和回心血量均有所增加;毛细血管前括约肌收缩和后括约肌相对开放有助于组织液回吸收和血容量得到部分补偿。但微循环内因前括约肌收缩而致"只出不进",血量减少,组织仍处于低灌注、缺氧状态。若能在此时去除病因积极复苏,休克常较容易得到纠正。

(2) 微循环扩张期:休克进展,微循环将进一步因动静脉短路和直捷通道大量开放,使原有的组织灌注不足更为加重,细胞因严重缺氧处于无氧代谢状况,并出现能量不足、乳酸类产物蓄积和舒血管的介质如组胺、缓激肽等释放。这些物质可直接引起毛细血管前括约肌舒张,而后括约肌则因对其敏感性低仍处于收缩状态。结果微循环内血液滞留、毛细血管网内静水压升高、通透性增强致血浆外渗、血液浓缩和血液黏稠度增加,于是又进一步降低回心血量,致心排出量继续下降,心、脑器官灌注不足,休克加重。此时微循环的特点是广泛扩张,临床上患者表现为血压进行性下降、意识模糊和酸中毒。

(3) 微循环衰竭期:若病情继续发展,便进入不可逆性休克。淤滞在微循环内的黏稠血液在酸性环境中处于高凝状态,红细胞和血小板容易发生聚集并在血管内形成微血栓,甚至引起弥散性血管内凝血(DIC)。此时,由于组织缺少血液灌注,细胞处于严重缺氧和缺乏能量的状态,细胞内的溶酶体膜破裂,溶酶体内多种酸性水解酶溢出,引起细胞自溶并损害周围其他的细胞。

3. 代谢变化　无氧代谢引起代谢性酸中毒:休克时由于组织细胞灌流不足,组织缺血缺氧,糖代谢的主要途径只能是无氧酵解。缺氧时丙酮酸在胞浆内转变成乳酸,因此,随着细胞氧供减少,乳酸生成增多,丙酮酸浓度降低,即血乳酸浓度升高和乳酸/丙酮酸(L/P)比率增高。在没有其他原因造成高乳酸血症的情况下,乳酸盐的含量和L/P比值,可以反映患者细胞缺氧的情况。当发展至重度酸中毒 pH<7.2 时,心血管对儿茶酚胺的反应性降低,表现为心跳缓慢、血管扩张和心排出量下降,还可使氧合血红蛋白离解曲线右移。

能量代谢障碍:创伤和感染使机体处于应激状态,交感神经-肾上腺髓质系统和下丘脑-垂体-肾上腺皮质轴兴奋,使机体儿茶酚胺和肾上腺皮质激素明显升高,从而抑制蛋白合成、促进蛋白分解,以便为机体提供能量和合成急性期蛋白的原料。上述激素水平的变化还可促进糖异生、抑制糖降解,导致血糖水平升高。

在应激状态下,蛋白质作为底物被消耗,当具有特殊功能的酶类蛋白质被消耗后,则不能完成复杂的生理过程,进而导致多器官功能障碍综合征。应激时脂肪分解代谢明显增强,成为危重病人机体获取能量的主要来源。

4. 细胞损害　对休克的实验研究证实,随着细胞产能的减少,细胞自身的结构和功能也受到损害:①能量产生减少使细胞不能维持正常的功能和膜内外的压力差,使钠-钾泵失效,钠离子进入细胞内,而钾离子从细胞内移出进入细胞外间隙,氢离子在细胞内增多,导致弥漫性细胞水肿,使细胞产能进一步降低,最终导致细胞死亡;②休克状态下,细胞器膜也发生与细胞膜相似的过程。细胞内的溶酶体含有强力的水解酶,当溶酶体膜功能障碍时,溶酶体肿胀、破裂,释出内容物,导致细胞自溶,可使邻近细胞受损,并可进入血液损害其他成分而影响凝血机制。当线粒体膜发生肿胀和变形时,其能量产生的效率也下降,使细胞内代谢的变化进一步复杂。高尔基体和内质网膜结构也同样受损害,影响蛋白质的生物合成及核糖核酸的产生传递,使核膜受损。

5. 炎性介质释放　休克时体内多种炎性介质之间互相关联,促使组织器官功能紊乱并造成多种损害。这些炎性介质或由休克病因刺激释出或系休克过程中的病理产物。

感染的毒素和抗原抗体复合物,可促使补体裂解、激肽激活酶活化、组胺等释放。补体裂解后产生一系列因子,其中 C3a、C5a 为过敏毒素,损害细胞,并促使组胺释放;C3b、C6 等为黏附因子,促使血细胞黏附于血管内皮,使血细胞容易受损而释放酶和促凝血因子等。

创伤、感染等致休克的病因,在导致休克的同时可刺激体内多种细胞释放细胞因子(如 TNF-α、IL-1、IL-2、IL-6、IL-8、IL-10、干扰素、心肌抑制因子、肠因子等),活化的细胞因子在创伤和感染引起的心血管及代谢反应中起重要的作用。某些细胞因子的急剧过度释放能产生类似感染性休克的表现。其中 TNF-α 的急速分泌是导致休克、衰竭及死亡的重要因素。

休克时组织缺氧可产生较多的氧自由基,其主要来源于缺血再灌注损伤区、多形核细胞和各种细胞的线粒体呼吸链。氧自由基的作用为:①损伤细胞膜,增加毛细血管通透性而加重休克。尤其是与不饱和脂肪酸起反应,产生脂质过氧化物,与休克后脏器损害有关;②促使蛋白质变性;③使胶原纤维变性;④促使血细胞和血小板的凝集;⑤激活磷脂酶 A2,产生二十烷类物质。

全身炎症反应综合征(systemic inflammatory response syndrome,SIRS),是因感染或非感染病因作用于机体而引起的机体失控的,自我持续放大和自我破坏的全身炎症反应。其基本病理变化是机体内促炎-抗炎自稳失衡所致的、伴有免疫功能下降的、持续不受控制的炎症反应。确诊须具备以下四点中的至少两点:①体温>38℃ 或<36℃;②心率>90 次/分;③呼吸>20 次/分或过度通气,PaCO$_2$<32mmHg;④血白细胞计数>12×10^9/L 或<4×10^9/L。SIRS 不一定均由致病菌引起,许多非感染因素也可以引起SIRS。其中伴有微生物存在或侵入正常活体组织而引起炎症者称为感染,SIRS 伴有严重感染时称之为脓毒症。

6. 重要器官的功能变化　在休克的演变过程中,因组织血液灌注锐减,机体内主要脏器均可呈现不同程度的病理变化。代偿效应在致病因素的持续损害下,可转为失代偿而形成衰竭。机体各脏器互相关联,当一个重要脏器发生衰竭,可影响到其他脏器。因此,休克后期常可出现多器官功能衰竭。

(1) 休克对肺的影响:缺氧可使肺毛细血管内皮细胞和肺泡上皮受损,表面活性物质减少,由于肺内种种病理生理改变,造成肺容量尤其是功能残气量减少。肺泡毛细血管流量减少,肺动静脉短路分流,肺间质水肿,小气道闭陷,肺不张和肺局灶性出血,肺泡透明膜形成,顺应性下降,肺通气/灌流比例失调,弥散距离增大,气体交换时间延长,造成严重缺氧和二氧化碳蓄积。

休克复苏过程中,如大量使用库存血,则因其所含较多的微聚物可造成肺微循环栓塞,使部分肺泡萎陷和不张、水肿,部分肺血管嵌闭或灌注不足,引起肺分流和死腔通气增加,严重时导致急性呼吸窘迫综合征(acute respiratory distress syndrome, ARDS)。ARDS 是指肺内、外严重疾病导致以毛细血管弥漫性损伤、通透性增强为基础,以肺水肿、透明膜形成和肺不张为主要病理变化,以进行性呼吸窘迫和难治性低氧血症为临床特征的急性呼吸衰竭综合征。高龄患者发生 ARDS 的危险性更大,超过65 岁的老年患者病死率相应增加。具有全身性感染的 ARDS 患者病死率也明显增加。ARDS 常发生于休克期内或稳定后 48～72 小时内。

(2) 休克对肾的影响:血压过低,促使肾素-血管紧张素大量产生,入球动脉收缩,肾皮质缺血,交感神经兴奋,儿茶酚胺增多,抗利尿激素分泌增多,导致少尿。在休克晚期肾内合成的前列腺素 E2 下降,使肾血管持久痉挛。肾小球毛细血管通透性降低,尿滤液减少。肾小管发生坏死,管腔填塞,肾小管内压升高,尿液漏至间质。肾小球毛细血管内纤维素沉着,发生弥散性血管内凝血,出现急性肾衰竭。

(3) 休克对心脏的影响:心冠状动脉血流减少,导致缺血和酸中毒,从而损伤心肌,当心肌微循环内血栓形成,可引起心肌的局灶性坏死。心肌含有丰富的黄嘌呤氧化酶,易遭受缺血-再灌注损伤,电解质异常将影响心肌的收缩功能。倘若患者原有冠心病或其他心脏疾病,容易发生心力衰竭。

(4) 休克对脑的影响:脑因脑灌注压和血流量下降将导致脑缺氧、缺血、CO_2 潴留和酸中毒,会引起脑细胞肿胀、血管通透性增高而导致脑水肿和颅内压增高。患者可出现意识障碍,严重者可发生脑病,昏迷。

(5) 休克对肝脏的影响:休克可引起肝缺血、缺氧性损伤,可破坏肝的合成与代谢功能。另外,来自胃肠道的有害物质可激活肝 Kupffer 细胞,从而释放炎症介质。组织学方面可见肝小叶中央出血、肝细胞坏死等。生化检测有谷丙转氨酶、血氨升高等代谢异常。受损肝的解毒和代谢能力均下降,可引起内毒素血症,并加重已有的代谢紊乱和酸中毒。

(6) 休克对胃肠道系统的影响:休克时胃肠道功能受到抑制。胃和十二指肠可因缺血等出现黏膜上皮受损,进而发生应激性溃疡。血压下降引起内脏血管收缩,其中尤以小肠血流减少为甚,其黏膜细胞内 ATP 的生物合成和氧化磷酸化发生障碍,影响了依赖能量的保护机制,导致肠黏膜的绒毛减少乃至消失;黏液细胞中的蛋白合成停止,使黏膜上皮细胞易被肠腔中的蛋白酶溶解或受肠腔内细菌、毒素损害而引起肠黏膜出血性坏死,当病变由节段发展到全胃肠道时,称出血性胃肠病。正常黏膜上皮细胞屏障功能受损,导致肠道内的细菌或其毒素经淋巴或门静脉途径侵害机体,称为细菌移位和内毒素移位,形成肠源性感染,这是导致休克继续发展和形成多器官功能障碍综合征的重要原因。当弥散性血管内凝血发生后,可产生栓塞性溃疡与大量出血。休克还可抑制胰腺的分泌。

第二节　休克的临床表现及监测

休克的早期诊断极为重要,诊断休克的主要依据是临床表现及病史,但需结合血流动力学和实验室检查等结果进行综合分析,才能做出较为正确的诊断,并可对休克的严重程度做出估计和判断。

一、休克的临床表现

临床表现按照休克的发病过程可分为休克代偿期和休克抑制期,或称休克早期或休克期。

1. **休克代偿期**　由于机体对有效循环血容量减少的早期有相应的代偿能力,患者的中枢神经系统兴奋性提高,交感-肾上腺轴兴奋,表现为精神紧张、兴奋或烦躁不安、皮肤苍白、四肢发凉、心率加快、脉压小、呼吸加快、尿量减少等。此时,如处理及时、得当,休克可较快得到纠正。否则,病情继续发展,进入休克抑制期。

2. **休克抑制期**　表现为患者神情淡漠、反应迟钝,甚至可出现意识模糊或昏迷;出冷汗、口唇肢端发绀;脉搏细速、血压进行性下降。严重时,全身皮肤、黏膜明显发绀,四肢厥冷,脉搏不清、血压测不出,尿少甚至无尿。若皮肤、黏膜出现瘀斑或消化道出血,提示病情已发展至弥散性血管内凝血阶段。若出现进行性呼吸困难、脉速、烦躁、发绀,一般吸氧而不能改善呼吸状态,应考虑并发急性呼吸窘迫综合征。

二、休克的诊断

临床表现是诊断休克的主要依据。临床休克诊断关键是应早期及时发现休克。凡有严重创伤、大量出血、失液、重度感染以及过敏患者和有心脏病史者,都应想到有发生休克的可能。临床观察中,对于有出汗、兴奋、心率加快、脉压小或尿少等症状者,应疑有休克。若患者出现神志淡漠、反应迟钝、皮肤苍白、呼吸浅快、收缩压降至90mmHg以下及尿少者,则标志患者已进入休克抑制期。

三、休克的监测

通过监测不但可了解患者病情变化和治疗反应,并为调整治疗方案提供客观依据。

（一）一般监测

1. **精神状态**　精神状态是脑组织血液灌流和全身循环状况的反映。例如患者神志清楚,对外界的刺激能正常反应,说明患者循环血量已基本足够;相反若患者表情淡漠、不安、谵妄或嗜睡、昏迷,反映脑因血液循环不良而发生障碍。

2. **皮肤温度、色泽**　是体表灌流情况的标志。如患者的四肢温暖,皮肤干燥,轻压指甲或口唇时,局部暂时缺血呈苍白,松压后色泽迅速转为正常,表明末梢循环已恢复、休克好转;反之则说明休克情况仍存在。

3. **脉搏和血压**　脉率快、收缩压<90mmHg、脉压<20mmHg,结合尿量减少、出现意识障碍,即可诊断为休克。休克早期脉搏即增快,休克期脉搏细速甚至触不清。血压下降为休克的重要指标,但不是诊断和判断休克程度的唯一指标。血压在休克早期

可略高于正常或接近正常。

4. 尿量　尿量是反映肾血液灌注情况的有用指标。尿少通常是早期休克和休克复苏不完全的表现。留置导尿连续观察排尿情况,要求每小时尿量>20ml,如不足此数值,则提示肾灌注不足,肾功能趋于衰竭。此外,创伤危重患者复苏时使用高渗溶液者可能产生明显的利尿作用;涉及垂体后叶的颅脑损伤可出现尿崩现象;尿路损伤可导致少尿与无尿,判断病情时应予注意鉴别。

（二）特殊监测

1. 中心静脉压　中心静脉压(central venous pressure,CVP)代表了右心房或者胸腔段腔静脉内压力的变化,可反映全身血容量与右心功能之间的关系,正常值为5 ~ 10cmH$_2$O。在低血压情况下,CVP 低于5cmH$_2$O 表示血容量不足;高于15cmH$_2$O 时提示心功能不全、静脉床过度收缩或肺循环阻力增加,高达20cmH$_2$O 以上时,则有充血性心力衰竭。

2. 肺动脉压和肺毛细血管楔压　应用 Swan-Ganz 漂浮导管可测得肺动脉压和肺毛细血管楔压(pulmonary capillary wedge pressure,PCWP),可反映肺静脉、左心房和左心室的功能状态。肺动脉压的正常值为 10 ~ 22mmHg;PCWP 的正常值为 6 ~ 15mmHg,与左心房内压接近。PCWP 低于正常值反映血容量不足(较 CVP 敏感);PCWP 增高可反映左心房压力增高(例如急性肺水肿),因此,临床上当发现 PCWP 增高时,即使 CVP 尚属正常,也应限制输液量以免发生或加重肺水肿。此外,还可在做 PCWP 时获得血标本进行混合静脉血气分析,了解肺内动静脉分流或肺内通气/灌流比的变化情况。

3. 心排出量和心脏指数　心排出量是心率和每搏排出量的乘积,可经 Swan-Ganz 导管应用热稀释法测出,成人心排出量的正常值为 4 ~ 6L/min;单位体表面积上的心排出量便称作心脏指数,正常值为 2.5 ~ 3.5L/(min · m^2)。

4. 血气分析和呼吸监测　PaO$_2$ 的正常值为 80 ~ 100mmHg。休克时如合并有呼吸功能障碍,PaO$_2$ 可降低。PaCO$_2$ 正常值为 35 ~ 45mmHg。当 PaCO$_2$>50mmHg,提示换气有障碍,CO$_2$ 潴留而引起酸中毒,可能与代谢性碱中毒并存;当 PaCO$_2$<30mmHg时,则提示换气过度。

5. 弥散性血管内凝血的化验指标　包括血小板计数、凝血酶原时间、血浆纤维蛋白原测定、3P(血浆鱼精蛋白副凝)试验和涂片中破碎红细胞计数等。

当下列五项检查中出现三项以上异常,结合临床上有休克及微血管栓塞症状和出血倾向时,便可诊断 DIC。包括:①血小板计数低于 $80×10^9$/L;②凝血酶原时间比对照组延长 3 秒以上;③血浆纤维蛋白原低于 1.5g/L 或呈进行性降低;④血浆鱼精蛋白副凝(3P)试验阳性和⑤血涂片中破碎红细胞超过 2% 等。

第三节　休 克 治 疗

休克治疗的目的是恢复氧的供应和代谢所需的物质,着重补充血容量、增加微循环灌流、改善心功能、处理代谢障碍,同时尽早消除病因,针对各类休克特点采取相应措施,防治多器官功能衰竭综合征发生。

1. 一般紧急处理　采取"头高脚高"卧位,以增加回心血量;鼻管或面罩法吸入氧气,尽早开放血管通路,并用药物维持血压,注意保温。

2. **血容量的扩充** 是纠正休克引起的组织低灌注和缺氧的关键。应在连续监测动脉血压、尿量和 CVP 的基础上,结合患者皮肤温度、末梢循环、脉搏幅度及毛细血管充盈时间等微循环情况,判断补充血容量的效果。目前,晶体液仍然是容量复苏时的第一线选择,大量液体复苏时可联合应用人工胶体液,必要时进行成分输血。对休克患者,争取在诊断的最初 6 小时这一黄金时段内,通过食管超声或者其他方法检测心搏量,进行积极的输液复苏,以尽快恢复最佳心搏量、稳定循环功能和组织氧供为目标。

3. **消除病因** 外科疾病引起的休克多需进行手术处理,如内脏大出血的控制、坏死肠袢切除、消化道穿孔修补和脓液引流等。应在尽快恢复有效循环血量后及时施行手术,才能有效地治疗休克。紧急情况下,应在积极抗休克的同时进行手术,以免延误抢救时机。

4. **纠正酸碱平衡失调** 代谢性酸中毒的基本原因是组织低灌流和缺氧,扩容治疗和供氧可减轻代谢性酸中毒。然而,较重的代谢性酸中毒本身可影响心血管功能,使补充血容量与应用血管活性药物的效应降低。因此,对于休克合并严重酸中毒者,需要输液开始时,给予一定量的 5% 碳酸氢钠注射液,然后,再根据血 pH 值、二氧化碳结合力或血气分析适当继续补充,但应注意调节酸碱平衡的原则是"宁酸毋碱"。呼吸因素引起的酸中毒或碱中毒,需采用调整氧浓度、改善换气功能等方法纠正。

5. **血管活性药物的应用** 临床常用的血管活性药物有血管收缩剂与血管扩张剂。

(1) 血管收缩剂:常用的药物有:①间羟胺(阿拉明):间接兴奋 α、β-受体,对心脏和血管的作用同去甲肾上腺素;②去甲肾上腺素:以兴奋 α-受体受体为主、轻度兴奋 β-受体;③多巴胺:临床常用,兼具兴奋 α、β-受体和多巴胺受体作用,其效应与血中浓度有密切关系,小剂量能使心肌收缩增加,稍增加则可使血管轻度扩张,而大剂量时主要起血管收缩作用(使肾、肠等器官灌流减少);④多巴酚丁胺:为多巴胺的衍生物,对心脏的正性肌力作用较多巴胺强,能增加心排出量和收缩压,但对外周血管仅有轻度收缩血管效应,较大剂量时可引起心律失常。

(2) 血管扩张剂:常用的药物有:①酚苄明:α-受体阻滞剂,兼有间接反射性兴奋 α-受体的作用。能轻度增加心脏收缩力、心排出量和心率,同时能增加冠状动脉血流量,降低周围循环阻力和血压。作用可维持 3 ~ 4 天;②酚妥拉明:能扩张血管,改善微循环,解除因去甲肾上腺素及可拉明所致的肺水肿和肾血管痉挛,但作用短暂;③山莨菪碱(654-2):作用与阿托品相似,毒性比阿托品低。

6. **肾上腺糖皮质激素及其他药物的应用**

(1) 肾上腺糖皮质激素:这类药物能辅助儿茶酚胺等的作用,其本身能抵制组织蛋白酶等的释出,抵制炎症介质产生,故可减轻组织细胞受损程度,对感染性休克或其他类型休克,经上述方法治疗效果不佳时,可使用糖皮质激素。一般主张大剂量单次静注。须注意皮质激素同时会降低抗感染能力,影响切口愈合或加重应激性溃疡。

(2) 前列腺素:外源性 PGI_2 和 PGE_1 能扩张微血管和抑制血小板聚集,减轻休克时微循环内血栓素 A_2(TXA_2)增多的不良影响,可减轻与血小板损害相关的并发症。

7. 弥散性血管内凝血的治疗　在补充血容量时,使用血管扩张剂,解除微血管痉挛,改善微循环血流。积极纠正酸中毒和低氧血症。肝素可抑制血浆中凝血活酶的活性,阻止凝血酶原变成凝血酶,降低凝血酶活性,抑制纤维蛋白原变为纤维蛋白,并可抑制血小板的聚集与解体,从而可用以阻止弥散性血管内凝血的继续发展,但在继发性纤溶期应避免使用。其他抗血小板黏附与聚集药物如阿司匹林、潘生丁,抗纤溶药物氨甲苯酸等亦可应用。

8. 营养支持与防治感染　休克状态下机体营养代谢紊乱,应根据监测的代谢指标,做积极的支持治疗,包括合理应用白蛋白、高渗葡萄糖、支链氨基酸溶液、ATP、能量合剂、维生素 C 等以及做静脉高营养治疗。同时对各类休克患者,最好使用广谱抗生素以防潜在的感染。

第四节　低血容量性休克

一、发生机制

低血容量性休克包括失血、失液性休克和创伤性休克。在外科引起这类休克的常见原因有大血管破裂或脏器出血引起的失血、各种损伤或大手术后的失血及血浆丢失。

创伤性休克的形成除了血浆或全血丧失之外,还有损伤部位的出血、水肿和渗出致液体积存于第三间隙,导致有效循环量降低引起。此外剧烈的疼痛以及组织破坏和分解产物(如组胺、蛋白酶等)的释放等,也可通过扩张微血管、增加血管壁通透性等,使有效循环血量进一步降低而导致休克。

低血容量性休克的主要表现为中心静脉压(CVP)降低、回心血量减少、心排出量下降所造成的低血压;经神经内分泌机制引起的外周血管收缩、血管阻力增加和心率加快;以及由微循环障碍造成的各种组织器官功能不全和病变。及时补充血容量、治疗其病因和制止其继续失血、失液是治疗此型休克的关键。

二、治疗

在判断休克程度和补充血容量时,应考虑病因、患者的年龄与身体情况(包括心、肺、肝、肾等重要器官的功能)。例如:头颈损伤可伴有呼吸道阻塞,胸腹部损伤可伴有肺不张或顺应性明显降低,都可引起缺氧。严重损伤或烧伤常使机体抗感染能力降低,细菌容易生长繁殖,毒素进入血液则加重休克过程。患者年幼或年老体衰,其抗休克的代偿能力较低,如原有心脏病者,休克时循环功能易发生衰竭。

1. 补充血容量　扩容应选择晶体或胶体液,两者应用的比例以及血液成分的使用,应根据失血量或丢失水分和电解质的具体情况酌情考虑。轻度休克时,一般均可用生理盐水或平衡电解质液补充血容量。中、重度休克时,缺少的体液成分就需要相应的液体补充,如输入红细胞提高血细胞比容、输入白蛋白以保持血液胶体渗透压等。一般认为,维持血红蛋白浓度在 100g/L,红细胞压积(HCT)在 30% 为好。

急性失血量超过总量的 30% 可输全血。输入液体量应根据病因、尿量和血流动力学进行评估,临床上常以血压结合中心静脉压来指导补液(表6-1)。

表6-1 中心静脉压（CVP）与补液的关系

CVP	血压	原因	处理原则
低	低	血容量严重不足	充分补液
低	正常	血容量不足	适当补液
高	低	心功能不全或血容量相对过多	给强心药物，纠正酸中毒，舒张血管
高	正常	容量血管过度收缩	舒张血管
正常	低	心功能不全或血容量不足	补液试验*后给药

* 补液试验：用生理盐水250ml，于5~10分钟内静脉注入，如血压升高而CVP不变，提示血容量不足；如血压不变而CVP升高3~5cmH$_2$O，则提示心功能不全。

随着血容量补充和静脉回流的恢复，组织内蓄积的乳酸进入循环，应给予碳酸氢钠纠正酸中毒。还可用高渗盐水输注，以扩张小血管、改善微循环、增加心肌收缩力和提高心排出量。其机制与钠离子增加、细胞外液容量恢复有关。但高血钠也有引起血压下降、继发低钾、静脉炎及血小板聚集的危险，应予注意。

2. 病因治疗 对失血失液的病因，应尽可能及早处理。如食管胃底静脉曲张出血，可用三腔二囊导管压迫止血，可加用垂体后叶素静脉滴注。不能制止出血时，应施行门静脉断流术或门静脉分流术。近年来还可行选择性血管栓塞术止血。

第五节 感染性休克

一、发生机制

导致外科感染性休克的病原菌2/3为革兰阴性菌，1/3左右为革兰阳性菌。革兰阴性菌释放的内毒素在发病机制中占重要地位。除了毒素本身外，全身性炎症反应，加剧微循环障碍、代谢紊乱及器官功能不全。在确诊为感染性休克的患者中，可能未见明显的感染病灶，但具有全身炎症反应综合征：①体温>38℃或体温<36℃；②心率>90次/分；③呼吸急促>20次/分或过度通气，PaCO$_2$<32.3mmHg；④白细胞计数>12×10^9/L或<4×10^9/L，或未成熟白细胞>10%。

感染性休克的血流动力学有高动力型和低动力型两种。前者外周血管扩张、阻力降低，心排出量正常或增高（又称高排低阻型），血流分布异常和动静脉短路开放增加，患者皮肤比较温暖干燥，又称暖休克。低动力型（又称低排高阻型）外周血管收缩，微循环淤滞，大量毛细血管渗出致血容量和心排出量减少。患者皮肤湿冷，又称冷休克（表6-2）。

表6-2 暖休克与冷休克的比较

	暖休克（高动力型）	冷休克（低动力型）
意识	清醒	躁动、淡漠、嗜睡
皮肤	潮红、粉红、较暖、干燥	苍白、发绀、花斑、湿凉
脉搏	可触知、过速	过速、细弱或触不清
脉压	>30mmHg	<30mmHg
毛细血管充盈试验	<2秒	延长
每小时尿量	>30ml	<30ml

临床中,高动力型较少见,仅是一部分革兰阳性菌感染引起的早期休克。低动力型较多见,多由革兰阴性菌感染引起。而且革兰阳性菌感染的休克严重时出现循环障碍也成为低动力型休克。感染性休克发展至晚期,患者的心功能衰竭、外周血管瘫痪,称为低排低阻型休克。

二、治疗

感染性休克的病理生理变化比较复杂,治疗原则是在治疗休克同时治疗感染。

1. 补充血容量和纠正酸碱失衡　做中心静脉压(CVP)监测以维持正常 CVP 值,首先以输注平衡盐溶液为主,配合适当的胶体液、血浆或全血,恢复足够的循环血量。要求血红蛋白100g/L,红细胞比容30% ,以保证正常的心脏充盈压、动脉血氧含量和较理想的血黏度。此类患者常有心肌和肾受损,故也应根据 CVP,调节输液量和输液速度,防止过多的输液导致不良后果。

感染性休克患者常伴有较重的酸中毒,需及时纠正。休克早期,可因过度换气出现呼吸性碱中毒。有的可有低血氯、低血钾和代谢性碱中毒。

2. 血管活性药物　经补充血容量、纠正酸中毒后循环改善不明显的,应采用血管活性药物,临床常用药物如山莨菪碱、多巴胺等或者合用间羟胺、去甲肾上腺素,或去甲肾上腺素和酚妥拉明的联合应用。感染性休克时,心功能常受损害,改善心功能可给予强心苷、β-受体激动剂。

3. 抗感染药物及感染灶处理　对于已有细菌培养和药物敏感试验结果的,应选用敏感抗菌药。对病原菌尚未确定的患者,可根据临床判断应用抗菌药,或选用广谱抗菌药。如腹腔感染一般以肠道菌属为主,医院内感染的病原菌带有耐药性。抗生素应采取联合应用的原则。

原发感染病灶(如脓胸、腹膜炎、重症胆管炎、坏死肠管等)的存在是发生休克的主要原因。对于感染性休克,必须在抗休克综合治疗的同时,积极处理原发病灶,才能纠正休克和巩固疗效。

4. 皮质类固醇应用　糖皮质激素能抑制多种炎症介质的释放和稳定溶酶体膜,减轻酸中毒。但应限于早期、大量,维持不宜超过 48 小时,否则有发生急性胃黏膜损害和免疫抑制等严重并发症的危险。

5. 其他　包括营养支持、细胞功能保护、DIC 治疗等。

学习小结

1. 学习内容

休克	概述	休克定义:是以机体有效循环血容量减少、组织灌注不足、细胞代谢紊乱和功能受损为病理过程的一种多病因引起的综合征
	休克的临床表现及监测	监测脉搏、血压、尿量、中心静脉压等
	休克治疗	目的:恢复氧的供应和代谢所需要的物质
	低血容量性休克	补充血容量
	感染性休克	治疗休克同时治疗感染

2. **学习方法** 通过深入理解休克的发病机制,掌握休克的临床表现和治疗。

(卫小春)

复习思考题

1. 试述休克发展过程中微循环发生的变化。
2. 试述休克检测的主要指标与意义。
3. 试述休克治疗的主要原则。

第七章

围术期处理

学习目的

通过围术期的学习,熟悉术前准备、术后常见症状及并发症的处理。

学习要点

围术期的概念;手术时机;术前准备;术后处理;术后并发症处理。

第一节 概　　述

一、围术期的概念

围术期是指从确定手术治疗时起,至与本次手术有关的治疗基本结束为止的一段时间。包括手术前、手术中、手术后三个阶段。

围术期可从以下几个方面理解:

1. 诊断明确,尚需先期药物治疗,则围术期自此开始。比如甲状腺功能亢进患者,需先服用碘剂治疗。

2. 诊断明确,已经进行了手术,伤口已拆线,但仍有问题需继续治疗,如肿瘤术后需要他科治疗者,围术期从切口愈合、患者离床时结束。

3. 诊断明确,但须先行非手术治疗者,如慢性胃溃疡患者内科治疗不佳,决定手术治疗,围术期从患者入住外科开始。

4. 诊断不明确的外科患者,围术期应从明确诊断并决定手术开始。如诊断不确切,需手术探查者,围术期也从决定手术开始。

围术期处理是以手术为中心,围绕着患者所采取的综合诊疗措施。包括手术前准备、手术中保障和手术后处理。本章主要讲授手术前准备和手术后处理。

二、围术期处理的重要性

手术是外科的重要手段,保证手术成功的因素除了术中麻醉、手术技巧和术式本身外,术前、术后的处理是至关重要的。术前需要的是患者具备充分的思想准备和良好的机体条件,术后防治可能发生的并发症,尽快使其痊愈。如果术前准备不当,可能导致手术困难乃至失败,术后措施不当也会导致手术效果不佳乃至严重的并发症或死亡。因此,完善的围术期处理体现的是术前、术中和术后三个阶段统一的接续的全面正确的措施,才能保证手术成功。

第二节　手术前准备

手术前准备是指针对患者的术前全面检查结果及预期施行的手术方式,采取相应的措施,尽可能使患者具有良好的心理准备和机体条件,以便更安全地耐受手术。

一、明确诊断

患者入院后,应进行全面的细致的望、触、叩、听以及必要的实验室、影像学检查。对于危重患者为了节省时间,应进行必要的具有诊断意义的检查。对于平素健康的患者,手术对其生理影响较小者,只需常规实验室检查即可。如果术式较大者,应进行各脏器的功能测定,可进行以下检查,如超声、CT、MRI、腔镜等检查以明确诊断。并对患者进行鉴别诊断,以排除非手术因素。重要的是要有诊断依据、要有手术指征。

二、掌握手术时机

按照手术的期限性,手术可以大致分为三种情况:

1. 急症手术　为抢救患者生命,必须尽快进行手术。如:外伤致血管破裂大出血、急性消化道穿孔等,危及生命必须及时抢救。

2. 限期手术　手术可以选择时间,但是必须在一定期限内,不宜过久,应在短时间内做好术前准备。如:胃癌、甲状腺癌。

3. 择期手术　大多数手术属于择期,因为手术时机不影响手术的效果。如:脂肪瘤、腹外疝(未嵌顿)等,均可以在充分准备后再行手术。

三、手术耐受力的判断

术前应对患者的身体情况进行评估,详细询问病史、全面体格检查、必要的常规检查和特殊检查,以便发现问题,估计患者的手术耐受力,在术前予以纠正,术中和术后加以防治。

患者的手术耐受力,可以归纳为二类:

1. 耐受力良好　指外科疾病对全身的影响较小,或有一定影响,但易纠正;患者的全身情况良好,重要器官无器质性病变,或其功能处于代偿状态。这类患者,术前只要进行一般性准备。

2. 耐受力不良　患者的全身情况欠佳,或重要器官有器质性病变,功能濒于或已有失代偿的表现。这类患者需做积极和细致的特殊准备,待全身情况改善后,方可施行手术。

四、术前一般准备

1. 心理准备　分析患者的一般资料,如年龄、性别、受教育程度、职业背景等,有针对性地进行术前准备。对疾病性质、发展、治疗方式选择、治疗效果、并发症,预后等向患者及家属做必要的说明,对患者应以恰当的言语和安慰的口气,本着人文关怀的内心去做心理工作,使患者由不了解和恐惧到了解和配合治疗。并就手术的必要性,手术治疗可能达到的效果,手术的危险性、可能发生的并发症,术后恢复过程和预后,对患者做适度的解释,取得患者的配合和信任。对患者家属应做详细的介绍包括手术的必要性及手术方式,术中术后可能出现的不良反应、并发症及意外情况,术后治疗及预后估计等方面。同时,应履行书面知情同意手续,包括手术、麻醉、输血等知情同意书等,由患者本人或法律上有责任的亲属(监护人)签署。如情况紧急,家属未在,须在病历上记录清楚。

2. 生理准备　主要指针对患者生理状态的准备,使患者能够在较好的状态下,安全度过手术和术后的治疗过程。

(1)适应性功能锻炼:学习适应手术后的体位,如甲状腺手术的头部后仰的适应体位锻炼、手术后床上大小便的适应、学会正确的咳嗽、咳痰。术前2周应停止吸烟。

(2)改善机体状况:对于水、电解质和酸碱平衡失调的患者,应补充液体、调整电解质和酸碱紊乱,低蛋白者应补充能量和白蛋白;贫血者术前予以纠正;维生素缺乏者,积极纠正。

(3)胃肠道准备:术前12小时禁食,术前4小时禁饮,防止呕吐窒息,必要时胃肠减压。涉及胃肠道手术,术前1~2天进流质饮食,如果施行的是结肠或直肠手术,应在术前一日晚及清晨行清洁灌肠或结肠灌洗,并于术前2~3天开始口服肠道制菌药物。

(4)预防感染:涉及感染病灶或切口接近感染区域的手术;肠道手术;操作时间长、创伤大的手术;开放性创伤,创面已污染或有广泛软组织损伤、创伤至实施清创的间隔时间较长,或清创所需时间较长以及难以彻底清创者;癌肿手术;涉及大的血管的手术;需要植入人工制品的手术;脏器移植手术等需要在术前应用抗生素。

(5)手术区域的准备:对于手术的部位,要在术前进行备皮,先行洗浴,对于手术区域内有感染的开放创面者,事先予以敷料封闭。有些手术需要提前做好标记,如大隐静脉的手术,否则,患者平卧后静脉看不到而不能正确完成手术。

(6)其他:手术前夜要认真确定各项准备工作,躁动或情绪不稳定者可给予镇静剂;发热者、月经期等应延迟手术。术前义齿、饰物不可带入手术;手术时间长者,应带尿管进入手术室。

五、术前特殊准备

对于手术耐受不良者除了要做好一般的术前准备外,还要根据具体情况,做好特殊准备。

1. 营养不良　营养不良患者蛋白质缺乏,耐受失血和休克等的能力降低,易引起组织水肿、影响愈合,且易并发严重感染,应在手术前予以纠正,达到氮正平衡状态。如果血浆白蛋白在30g/L以下或转铁蛋白低于0.15g/L,则考虑肠内或肠外营养支持。

2. 高血压　患者血压在160/100mmHg以下时,可不做特殊准备。血压过高者,可能在诱导麻醉或手术时出现脑血管意外或急性心力衰竭危险,故应在手术前应用降压药,但并不要求血压将至正常水平才手术。对于有高血压病史,进入手术室血压骤升的患者,应与麻醉师共同抉择,必要时延期手术。

3. 心脏疾病　虽然有心脏疾病的患者手术死亡率是无心脏疾病患者的 2.8 倍，但实际上大多数心脏疾病患者手术耐受力仍然良好，只有在其进展、不稳定或失代偿时，危险才明显增加。不同的心脏疾病类型，患者的手术耐受力不同。①耐受力好的心脏疾病有：非发绀型先天性心脏病、风湿性和高血压心脏病；②耐受力较差的心脏疾病有：冠状动脉硬化性心脏病、房室传导阻滞；③耐受力很差的心脏疾病有：急性心肌炎、急性心肌梗死和心力衰竭，除急症抢救性手术外，均应推迟手术。

临床常用 Goldman 指数（表 7-1）来评估心脏病患者的手术风险。该指数提供阳性发现与额外风险相关的评分标准。心源性死亡、致死性心脏病的发生随着评分的增加而升高。评分 0~5 分，危险性小于 1%；6~12 分，危险性为 7%；13~25 分，危险性为 13%（2% 死亡率）；26 分以上危险性为 78%（56% 死亡率）。

表 7-1　Goldman 指数评分要点

发现	得分
第二心音奔马律或高静脉压	11
近 6 个月内的心肌梗死	10
任意心电图>5 次/分室性期前收缩	7
非窦性节律或最后一次心电图上出现房性期前收缩	7
年龄>70 岁	5
急症手术	4
胸腔、腹腔或主动脉手术	3
显著的主动脉瓣狭窄	3
健康状况差	3

心脏病患者手术前准备的注意事项：①长期低盐饮食和使用利尿药物、水和电解质失调的患者，术前需纠正。②贫血患者携氧能力差，术前应少量多次输血。③心律失常者，根据不同原因区别对待。对偶发室性早搏，一般无需特别处理，如有房颤伴心室率增快达 100 次/分以上者，可给以西地兰静注或口服心得安。老年人有冠心病者，如出现心动过缓、心室率在 50 次/分以下者，手术前可安装临时起搏器。④急性心梗患者，6 个月内不施行择期手术。心力衰竭患者，最好在心力衰竭控制 3~4 周后再施行手术。

4. 脑血管疾病　围术期出现脑血管疾病者，都不应该进行紧急手术以外的手术，当脑血管意外危机解决以后才可实行其他手术。

5. 呼吸系统疾病　呼吸功能不全主要指稍微活动就发生呼吸困难者。哮喘和肺气肿最常见。换气功能不足者，应做血气分析和肺功能检查，对严重肺功能不全者，尤其伴有感染者，必须得到控制方可手术。PaO_2<60mmHg 和 $PaCO_2$>45mmHg 者，围术期出现肺部并发症的可能性增加。对高危患者，术前肺功能检查意义重大，第 1 秒最大呼气量（FEV_1）<2L 时，可能发生呼吸困难，FEV_1<50% 时，提示肺重度功能不全，需特殊监护。

6. 肝脏疾病　肝炎和肝硬化是最常见的肝脏疾病。肝功能轻度损害者，不影响手术耐受力;肝功能损害较严重或濒于失代偿者,必须经过较长时间严格准备,方可施行择期手术;肝功能有严重损害表现有重度营养不良、腹水、黄疸者,或急性肝炎患者,多不宜施行手术。

7. 肾功能不全   对轻中度肾功能损害的患者,经过内科治疗,都能较好地耐受手术;重度损害者经透析处理后,可施行手术。特别注意低血容量、低血压、脓毒症等,可并发肾损伤。

8. 糖尿病   糖尿病患者在整个围术期都处于应激状态,其并发症发生率和死亡率较无糖尿病者上升 50%。其影响伤口愈合,感染、并发症增多。常伴发无症状的冠状动脉疾患。施行大手术前,糖尿病患者血糖以控制在轻度升高状态(5.6 ~ 11.2mmol/L)较为适宜。禁食患者应用静脉输注葡萄糖加胰岛素。糖尿病酮症患者术前纠正酮症、补充血容量、调整电解质(注意低血钾)。手术尽量在当日尽早进行,以避免由于禁食引起酮症酸中毒。

9. 肾上腺皮质功能不全   除慢性肾上腺皮质功能不足患者外,凡是正在应用或在 6 ~ 12 个月内曾应用激素治疗超过 1 ~ 2 周者,肾上腺皮质功能可能会受到抑制,因此,可在手术前 2 日开始给予适量的糖皮质激素。直至手术应激过去后,便可停用。

10. 凝血机制障碍   严重的肝硬化、脾功能亢进、血友病、凝血因子缺乏、原发性血小板减少症、骨髓造血机制异常等,由于凝血机制改变,可导致术中术后的出血,应特别注意。

第三节   手术后处理

手术后处理是针对麻醉的残余作用及手术创伤造成的影响,采取综合治疗措施,防治可能出现的并发症,尽快地恢复生理功能,促使患者早日康复。

一、常规处理

1. 术后医嘱   根据医疗文件书写规则与术中诊断,给予术后监测方法和治疗措施。如:输液、抗生素应用、止痛、吸氧、引流处理等。

2. 术后监测   重症者可以进入 ICU。一般监测包括使用监护仪观察生命体征、尿量、出入量。必要时监测中心静脉压和肺动脉楔压。

3. 静脉输液   长时间手术过程中,因缺失液体、患者术前禁食、术后需要禁食水等原因,导致体液不足。术后就要根据情况补充体液;包括晶体、胶体、血液成分等。

4. 术后留置物处理   手术中留下的各种引流要科学护理。如胃肠减压管、切口引流、导尿管等的处理要规范,注意观察。并注意引流物的通畅、引流量。

5. 术后饮食   如果是非腹部手术:小手术术后即可进食;大手术需待 1 ~ 4 天方可进食;局麻手术者,随患者要求给予饮食;蛛网膜下腔麻醉和硬膜外麻醉者,术后3 ~ 6 小时可以进食;全身麻醉者,待麻醉清醒、恶心反应消失后即可进食。如果是腹部手术:尤其胃肠道手术,术后 1 ~ 2 天禁食;第 3 ~ 4 天肠道功能恢复、肛门排气后,开始进少量流质饮食并逐渐增加到全量流质饮食;第 5 ~ 6 天开始进半流饮食;一般在第7 ~ 9天可以恢复普通饮食。

6. 术后卧位   全麻未清醒者,平卧、头偏向一侧;蛛网膜下腔麻醉后,平卧或头低位 12 小时;硬膜外麻醉及局麻患者,可根据需要安置卧位。头颅手术后,如无昏迷,可取 15°～30°头高脚低斜坡位,防止脑水肿;颈胸手术后多采取高坡卧位,膈肌下移使呼吸通畅;腹部手术后多取低半坐位,降低刀口处张力;脊柱或臀部手术后,可采取俯卧或仰卧位;休克患者,应取平卧位或下肢(床脚)抬高 15°～20°,头部和躯干抬高 20°～25°左右的体位。

另外,原则上术后应早期活动(休克、心力衰竭、严重感染、出血、极度衰弱者和特殊固定、制动要求的患者除外)。早期活动可以增加肺活量、减少肺部并发症;改善全身血循环、促进切口愈合;减少因下肢静脉淤血而发生血栓形成;有利于肠道和膀胱功能的恢复、减少腹胀及尿潴留的发生;有利于调整患者的心理状态。

二、常见症状的处理

1. 疼痛 麻醉作用消失后,切口即开始疼痛,24 小时内达到高峰。疼痛的程度与手术的大小、部位和患者的耐受性有关。疼痛不仅能影响患者的休息,不利于疾病的恢复,而且可能诱发一些心脑血管等并发症的发生。为了减少切口的疼痛,腹部手术后的患者常不敢深呼吸及咳嗽,使肺的膨胀受到影响,增加了肺部并发症的机会;会阴和肛门部的手术后疼痛较为剧烈,可导致排尿困难。应当有效地解除切口疼痛。处理原则:应用止痛剂。常用的止痛剂有:吗啡、哌替啶、盐酸布桂嗪和芬太尼。一般手术口服止痛药即可,如需要可以接连镇痛泵。

2. 呃逆 手术后发生呃逆者并不少见,多为暂时性,但有时可为顽固性。呃逆的原因可能是神经中枢或膈肌直接受到刺激引起。施行上腹部手术后,如果出现顽固性呃逆,要特别警惕吻合口或十二指肠残端漏,导致膈下感染之可能。

处理原则:手术后早期发生者,可采用针刺,抽吸胃内积气、积液,给予镇静或解痉药物等措施。

3. 恶心呕吐 术后恶心、呕吐的常见原因是麻醉反应,待麻醉作用消失后,即可停止。肠道蠕动恢复,肛门排气后,即可自行缓解。如手术后已数日而仍未排气,兼有腹胀,没有肠鸣音,可能是腹膜炎或其他原因所致的肠麻痹。还有低钾血症等。如腹胀伴有阵发性绞痛,肠鸣音亢进,甚至出现气过水声或金属音者,是早期肠粘连或其他原因所引起的机械性肠梗阻,应做进一步检查和处理。处理原则:可予持续胃肠减压,放置肛管等。

4. 腹胀 多数为胃肠道功能受抑制、肠腔内积气过多所致。胃肠道功能恢复后可自行缓解。术后数日仍有腹胀不排气、无肠鸣音或减弱,考虑是否低钾肠麻痹所致;如腹胀伴有阵发性绞痛、肠鸣音亢进,甚或闻及气过水声,考虑肠粘连或其他原因所致的机械性肠梗阻。处理原则:持续性胃肠减压、肛管排气、针刺足三里穴等。如为非胃肠道手术者,可以给新斯的明肌内注射。

5. 尿潴留 多发生于肛门直肠和盆腔手术后的患者,全身麻醉或脊髓内麻醉后也可引起,前者系由于切口疼痛反射性引起膀胱括约肌痉挛,后者是由于排尿反射受到抑制。少数患者由于不习惯于卧床排尿,下腹膨胀有排尿感,但无法排出。处理原则:试验改变姿势(或侧卧或立位)后排尿,也可于膀胱区进行理疗、热敷和按摩,以促进排尿。还可使用阿托品肌注。无效时导尿,并留置尿管 1～3 天。

三、切口的处理及拆线

1. 切口的分类　一般可分为三类:第一类,清洁切口(Ⅰ类切口):指缝合的无菌切口,如甲状腺大部分切除术、大隐静脉剥脱术等。第二类,可能污染切口(Ⅱ类切口):指手术时可能带有污染的缝合切口,胃大部分切除术、肠道手术等。第三类,污染切口(Ⅲ类切口):指邻近感染区或组织直接暴露于感染处的切口,如阑尾穿孔切除术、开放骨折手术、肠梗阻坏死的手术等。

2. 切口的愈合等级　一般分为三级:第一级,甲级愈合,用"甲"字代表,指愈合优良,无不良反应。第二级,乙级愈合,用"乙"字代表,指愈合处有炎症反应,如红肿、硬结、血肿、积液等,但未化脓。第三级,丙级愈合,用"丙"字代表,指切口化脓,需要做切开引流等处理。

3. 缝线的拆除时间　可根据切口部位、局部血液供应情况、患者年龄来决定。一般头、面、颈部在 4～5 日拆线,下腹部、会阴部 6～7 日,胸部、上腹部、背部、臀部 7～9 日,四肢 10～12 日,减张缝线 14 日,青少年患者可缩短拆线时间,年老、营养不良患者可延迟拆线时间,有时可采用间隔拆线。

拆线时应记录切口愈合情况,例如患者切口愈合良好,并且是清洁切口,记录的格式为"Ⅰ/甲",如果二类切口,切口化脓,记录为"Ⅱ/丙"。

第四节　术后并发症处理

手术后并发症的处理是保证术后康复的重要部分,出现术后并发症时必须及时妥善的处理。

1. 出血　术中止血不完善、凝血功能异常、结扎线脱落、创面渗血等是术后出血的主要原因。手术后早期,若患者出现低血容量性休克的各种临床表现;或有大量呕血或便血;或从原来放置的引流管中不断有大量血性液体流出,如胸腔手术以后,从胸腔引流管内,每小时引流出血液量持续超过 100ml,就提示有内出血;中心静脉压低于 $5cmH_2O$,每小时尿量少于 25ml,在输给足够的血液和液体后,休克征象和监测指标均无好转,或继续加重,或一度好转后又恶化者,往往表示有手术后大出血的可能。因此,可以通过最直接的方法迅速确定术后出血,如彩超、局部穿刺、X 线片等检查,可以帮助尽快确定诊断,以争取时间处理。

处理原则:如出血量不大,可先采用输血、全身或局部应用止血剂;出血量大者,应做好再次手术止血的准备,从原有的切口进入,寻找出血部位,给予相应的止血。手术时严格止血是预防术后出血的关键。

2. 切口感染　术后切口的感染除和细菌直接侵入有关外,还和血肿、异物、局部供血不良、糖尿病、体质弱、无菌操作不规范等有关。术后 3～4 天切口疼痛仍明显,局部发红、肿胀、热感、疼痛的炎性表现明显,或有局部波动感,并有发热、心率加快、白细胞计数增高等现象,可以判断有切口感染的可能性。

处理原则:局部理疗、全身抗生素应用,不能忽略抗厌氧菌的药物应用。必要时,可以切开引流,如果创面大者,当创面清洁时,可以二期缝合。

3. 发热 术后大约超过2/3的患者都有不同程度的发热,但是只有低热37℃左右。有约2/5的患者超过38℃。术后发热的原因有:细菌感染、真菌感染、术中输血、广泛组织损伤、麻醉剂引起的肝中毒、患者免疫力低下、糖尿病、原感染灶、尿路感染、肺感染、静脉炎、吸收热、药物热等。

处理原则:对于感染者,对症用药。非感染者,可以物理降热,多饮水,必要时可补充液体及营养。

4. 低体温 术后低体温,往往不被人们重视,但术后却常见。主要的原因是:麻醉剂对机体体温调节的影响、大手术如开胸及剖腹术热量散失、输液温度过低等。低体温会对循环系统有影响,循环减慢,机体微循环淤滞等,减慢机体代谢。

处理原则:液体或血液尽量接近常温,可用温盐水灌洗体腔,注意保暖。

5. 切口裂开 切口裂开可以发生在全身各个部位,但多见于腹部及肢体邻近关节部位的手术后,其主要原因有:营养不良,组织愈合能力差;切口缝合有缺陷,如缝线打结不紧,组织对合不全等;腹腔内压力突然增高的动作,如剧烈咳嗽,或严重腹胀。切口裂开常发生于术后1周左右。往往在患者一次腹部突然用力时,自觉切口疼痛和突然松开,小肠或网膜脱出,大量淡红色液体自切口流出。或由于某个体位失控,力量分布不均,导致关节肢体或某受力点异常,导致切口破裂。切口裂开分为完全和部分裂开。

处理原则:正确的缝合方法是保证切口裂开的最主要环节。切口完全裂开时,要立刻用无菌敷料覆盖切口,在良好的麻醉条件下予以清创、重新缝合,同时加用减张缝线。

6. 呼吸系统并发症 呼吸系统的并发症主要表现为肺不张和肺部感染。常见的原因是:吸入性麻醉使呼吸道分泌物增多、疼痛影响肺活量导致肺气管分泌物聚集阻塞支气管等。可以出现发热、呼吸急促、心率加快、咳嗽、呼吸音减弱、局限性肺湿啰音等。放射线检查有助于诊断。

处理原则:鼓励协助患者咳嗽排痰、气管吸痰、雾化吸入、抗生素应用(注意分辨真菌、衣原体、球菌、杆菌等),必要时气管切开。

7. 泌尿系统并发症 患者在术后出现尿急、尿频、尿道灼热感、发热、寒战、排尿困难等症状,尿检可以出现白细胞和细菌,应考虑泌尿系感染。尿潴留是术后泌尿系感染的主要原因。

处理原则:处理尿潴留;应用抗生素。

8. 下肢深静脉血栓形成 下肢深静脉血栓形成是术后的常见并发症。常见于:大手术后需要卧床时间长者、高血压、既往血栓史、吸烟、肥胖、静脉功能不全者、癌症患者、抗凝因子缺乏者、纤维蛋白原异常、C蛋白缺乏、血小板增多症者等。形成静脉血栓的三大要素是血液高凝、血流缓慢、血管损伤。前两个因素是外科术后常见的。术后下肢肿胀或伴有发热、疼痛者,考虑下肢深静脉血栓的形成。

处理原则:抗凝、祛聚治疗,早期给予溶栓剂,但注意出血的危险性。

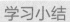 学习小结

1. 学习内容

围术期处理	概述	围术期是指从确定手术治疗时起,至与本次手术有关的治疗基本结束为止的一段时间。包括手术前、手术中、手术后三个阶段
	手术前准备	手术分三种情况:急症手术、限期手术、择期手术
	手术后处理	①切口的分类:第一类,清洁切口(Ⅰ类切口);第二类,可能污染切口(Ⅱ类切口)第三类,污染切口(Ⅲ类切口);②切口的愈合等级:第一级,甲级愈合,第二级,乙级愈合,第三级,丙级愈合;③缝线的拆除时间:一般头、面、颈部在4~5日拆线,下腹部、会阴部6~7日,胸部、上腹部、背部、臀部7~9日,四肢10~12日,减张缝线14日
	术后并发症处理	

2. **学习方法**　理论学习结合临床实践训练,加深围术期相关知识的理解。

（郭伟光）

复习思考题

1. 什么是围术期?
2. 手术按时限如何分级?
3. 试述术后常见并发症的处理原则。

第八章

外科患者的营养代谢

 学习目的

掌握营养状态的评定方法及检测；熟悉肠内营养及肠外营养、熟悉外科营养支持的并发症及防治；了解临床营养支持的现状。

学习要点

正常的营养需求；营养状态评定与监测；肠外营养及肠内营养；外科营养支持的并发症及处理。

第一节 概 述

一、临床营养进展

近代概念的临床营养包括肠外营养和肠内营养，是指患者所需要的合理配比的营养素由肠外或肠内供给。

营养的重要性在以往的医学中已被认识，但是缺少有效的方法使营养支持应用到临床。1967 年 Dudrick 等开创使用全肠外营养，经腔静脉置管输入水解蛋白液、高渗葡萄糖、维生素等高渗溶液，解决了经周围静脉不能耐受高渗、低 pH 值液的问题，从而达到肠外可供给患者所需的营养物质。同期 Randell 引进宇航员用的太空饮食，即化学组成饮食，现称之为要素膳（ED），应用于临床的 ED 在体外处理后使其易于消化吸收。某些患者胃肠功能虽有部分障碍，但仍能从胃肠道获得所需要的营养，形成了现代营养支持的肠外与肠内两大途径。从此，不论患者的胃肠道有无障碍，消化、吸收功能是否存在，营养支持都可实施。40 多年来的临床实践使营养支持的理论与方法更趋完善。营养支持的概念也不再停留在"维持机体的氮平衡，保持患者的瘦体物质"，而是要维持细胞的代谢，保持组织器官的结构与功能，进而调控免疫、内分泌等功能与修复组织，促使患者康复。

20 世纪 80 年代以后，多学科的研究证实肠内营养可改善肠黏膜屏障功能，提供谷氨酰胺等肠黏膜细胞所需的组织特需营养。除此，肠内营养尚有促进肠蠕动功能的恢复，加速门静脉系统的血液循环，促进胃肠道激素的分泌，营养物质中的营养因子直接进入肝脏等特点，较肠外营养更具优势。于是，肠外营养与肠内营养的应用比例从20世纪70年代肠外营养多于肠内营养逐渐转向肠内营养多于肠外营养,成为临床首选的营养途径。

二、正常营养需要

食物中能产生能量的营养素有蛋白质、脂肪、碳水化合物,经过氧化转变为能量。有了能量和各种营养素的补充,才能保证人体正常的生长发育和新陈代谢,以适应各类生理状况及各种环境条件下的机能需要。

（一）基础代谢和基础代谢率

在空腹、清醒、安静的非应激状态下,适宜的气温（18~25℃）环境中人体维持基本的生命活动,进行新陈代谢消耗的热能称为基础能量消耗（basal energy expenditure, BEE）。单位时间内人体每$1m^2$体表面积所消耗的维持基础代谢的热能称为基础代谢率。通常成年男性每千克体重每小时约消耗4.2kJ（1kcal）,即日需能量1500~1800kcal;成年女性的基础代谢率比男性约低2%~12%;老人比中年人约低10%~15%;儿童比成人约高10%~12%。

基础能量消耗（BEE）值的测定可采用Harris-Benedict公式计算,此公式较临床上间接热仪所测值高出约10%:

男性BEE（kcal/d）=66.5+13.7×体重（kg）+5.0×身高（cm）-6.8×年龄（岁）

女性BEE（kcal/d）=655.1+9.6×体重（kg）+1.8×身高（cm）-4.7×年龄（岁）

（二）机体活动消耗的热能（AEE）

不同的劳动强度、不同年龄、不同的环境气候条件、不同的生理状态如妊娠、哺乳,人体能量的消耗均不相同。影响人体能量消耗的因素主要有:

1. 年龄　年龄反映了生理活动状态。如以20~39岁为基数,40~49岁能量消耗减少5%,50~59岁减少10%,60~69岁减少20%。

2. 气温　以10℃作为基数,每升高10℃,能量消耗就减少5%;相反,每下降10℃则增加约3%。

3. 劳动（或活动）强度　除上述生理或环境情况外,劳动（或活动）强度是影响热能需要量的最主要因素。强度和持续时间作为计算的指标,劳动（或活动）强度不同,其消耗能量的数值显著不同。重体力劳动每小时消耗的能量可达0.628~1.255kJ（150~300kcal）,而轻体力劳动每小时则为0.313kJ（75kcal）。年龄、性别相当的成年人,重体力劳动者在单位时间内热能消耗为轻体力劳动者的2~5倍。

（三）应激时能量需要

应激时能量需要为基础能量消耗（BEE）×校正系数。

校正系数:择期大、中手术约为1.2;多发性骨折为1.3;严重感染为1.5;大面积烧伤为2.0。严重感染时体温每升高1℃,对热量需要相对增加5%~8%。一般每千克体重不超过146.3kJ（35kcal）。

三、创伤、感染后的代谢改变

（一）创伤、感染后的代谢改变

创伤和感染后表现为高代谢和高分解,且与创伤的严重程度相关。

1. 能量代谢增高及蛋白质分解代谢加强　创伤或感染时机体的代谢特点是蛋白质持续分解、丢失增加,出现负氮平衡。患者均有肌肉组织分解并有糖原异生,部分氨基酸分解后转变为糖,尿中氮排出增加,血糖升高,血浆组氨酸、精氨酸减少,支链氨基酸(BCAA)增高。蛋白质的丧失可能是蛋白质的合成受到抑制或分解增加或两者共同的结果,即使摄入蛋白质较多,仍可出现负氮平衡。此种反应的程度及时间随创伤的类型和程度而异,一般持续2~3天,复杂的大手术后可持续数周。

2. 糖代谢紊乱　主要是垂体-肾上腺轴对创伤的应激反应,表现为肾上腺皮质分泌增多和胰岛素功能受到抑制,处理葡萄糖能力下降而出现高血糖。采用肠外营养支持时,要充分考虑这样的患者对糖的利用能力比非创伤、感染患者差得多。

3. 体重下降　是由于肌肉组织和脂肪的消耗增加(脂肪消耗每天可达200g以上)所致,如中等创伤的胃大部切除术,术后1周体重下降3kg左右。如果创伤、感染后病情趋于平稳,营养基质得到适当补充,体重下降可以逆转,表现为尿排氮量减少,血糖趋向正常,蛋白质合成大于分解,体重增加,氮代谢趋向平衡或正平衡。为储存脂肪的需要,必须供给足够的热量。此期可持续数周、数月。

(二)饥饿时的代谢变化

单纯饥饿时机体的代谢率降低,机体对整个代谢活动进行调整,一些不太重要的代谢逐步减缓或停止,仅维持与生命有密切关联的代谢,降低基础代谢率,这是机体自我保护的适应性反应。身体将消耗其本身的组成部分,以提供生命过程所必需的能量。禁食之初,作为能源储备的糖原在24小时内即被耗尽,脂肪组织的甘油三酯提供了机体所需的绝大部分热量;蛋白质虽也是可动用能源,但其是维持身体组织结构与功能的重要成分,蛋白质过分消耗常是长时期饥饿致死的原因。

在饥饿期间,糖原代谢主要为循环中激素水平所控制。胰岛素分泌减少以解除对糖原分解的抑制,胰高血糖素、生长激素、儿茶酚胺分泌增加,以使血糖下降,维持糖代谢恒定。此期间出现如下代谢反应:①加速糖原分解,使葡萄糖生成增加;②蛋白质分解,糖原异生随饥饿的时间延长而增加;③脂肪逐步成为主要能源,以尽量减少蛋白质的分解。表现为尿氮排出量开始时增高(约8.5g/d),以后逐渐降低(2~4g/d);血浆中脂肪酸、酮酸、酮体逐渐升高,导致代谢性酸中毒及酮尿症;血糖水平轻度下降;尿钠及钾排出增加。

饥饿状态下由于水分丢失,大量脂肪及部分蛋白质分解,导致体重减轻,器官功能下降。这些变化可涉及所有器官,例如肾浓缩能力消失,肝蛋白丢失,胃肠排空延迟,消化酶分泌减少,肠上皮细胞萎缩,肺通气及换气功能降低,心脏萎缩、功能减退等多器官功能障碍,最终可导致多器官功能衰竭而死亡。

第二节　营养状态的评定与监测

临床上对外科患者的营养状态评定,既可判断其营养不良的程度,又是营养支持治疗的客观指标。所谓营养不良主要是指能量、蛋白质缺乏所致的营养状态不佳。在外科住院患者中营养不良的发生率较高,统计表明在普通外科其发生率可高达25%~65%。营养不良常致患者感染发病率高,切口愈合延迟,甚至出现吻合口瘘等严重并发症,大大影响患者的康复过程和临床治疗效果。

一、营养状态的评定指标

评定患者的营养状态是营养支持的第一步,它有助于了解患者应激时的代谢变化,掌握营养不良的程度和类型,为制订营养支持方案及监测营养治疗效果提供依据。营养状态的评定应包括:

（一）临床评价

1. 既往情况 病史中尤其要注意 5 个方面的因素:食物摄入不足、营养吸收不足、营养利用减少、营养丢失增加、营养需要增加。

2. 现在状况 如体重丢失,肌肉消耗,功能性水肿,皮疹和神经系统疾患等。

（二）身体测量指数

1. 体重 直接反映营养状态,但要排除脱水或水肿等影响因素。

2. 上臂肌周（AMC） 取尺骨鹰嘴至肩峰连线中点处测定其周径。反映全身肌肉及脂肪储备状况。

3. 肱三头肌皮皱厚度（TSF） 测试点同上臂肌周（AMC）,取上臂中点,以两手指紧捏该点后侧的皮肤与皮下脂肪往外拉,使脂肪与肌肉分开,用一种特制的夹子测定其厚度。代表机体脂肪储备情况。

（三）内脏蛋白测定

1. 白蛋白 半衰期较长,约为 20 天,可代表体内较恒定的蛋白质情况。饥饿可使肝脏白蛋白合成速度迅速降低,在严重创伤、感染等应激情况下,分解代谢增强,白蛋白合成缓慢或继续丢失而减少。

2. 转铁蛋白 半衰期较短,约为 8 天,能较迅速地反映营养状况,是一个比较敏感的指标。但是影响转铁蛋白代谢的因素较多,缺铁、肝功能受损也会影响其测定结果。

（四）免疫功能测定

1. 总淋巴细胞计数 正常值为 $2 \times 10^9/L$（$2000/mm^3$）

2. 延迟型超敏皮肤试验 将结核菌素（PPD）、白色念珠菌、双球菌、腮腺炎病毒、植物血凝素等各 0.1ml 分别行皮内注射,24 ~ 48 小时后观察,局部红肿区大于 5mm 为阳性。有两项阳性反应者表示细胞免疫有反应性。

（五）氮平衡测定

氮平衡测定是蛋白质代谢变化的动态观察指标,反映了机体分解代谢情况。正平衡表示蛋白质合成占优势,负平衡表示蛋白质消耗多于摄入,也可用于估算营养支持的效果。

$$氮平衡 = 24 小时摄入氮量（g） - 24 小时总氮丧失量$$

$$24 小时摄入氮量（g） = 蛋白质摄入量（g） \div 6.25$$

$$24 小时总氮丧失量（g） = 24 小时内尿素氮量（g） + 3g$$

食物中的蛋白质每 6.25g 含氮 1g,常数 3g 表示非尿素氮形式排出的含氮物质和经粪便、皮肤等排出的氮。在大面积烧伤或消化道瘘等有额外的蛋白质丢失的情况下,氮平衡测定将不够准确,在分析测定结果时要考虑到这一点。

笔记

二、营养支持的适应证

许多外科患者存在不同程度的营养问题,但是并不意味这些患者都需要进行营养支持。一般来说,对非消化道手术而营养情况较好的患者,往往通过病因治疗和补充液体与电解质等,以及在较短时间内恢复进食,即可使患者顺利恢复,营养状况也能逐渐改善,并不需要特殊的营养支持。只有严重营养不良的患者和一些严重创伤、感染或术后发生严重并发症,估计在较长一段时间内不能很好进食的患者才需要采取营养支持治疗。

1. 肠道疾病　胃肠道梗阻、胃肠道外瘘、短肠综合征及消化道广泛炎症性疾病(炎性粘连性肠梗阻、Crohn 病、溃疡性结肠炎等在急性发作或术前准备时)。

2. 急性胰腺炎(尤其是重症胰腺炎)。

3. 高代谢状态。

4. 肿瘤患者接受化疗和大面积放疗。

5. 肝、肾衰竭。

6. 大手术围术期营养。

第三节　肠外营养和肠内营养

外科营养支持的基本原则是:只要肠道有功能,尽量采用肠内营养。应根据患者的具体情况而定,要求是:①肠内营养与肠外营养两者之间首先选用肠内营养;②需较长时间营养支持应设法应用肠内营养;③肠内营养不能满足患者营养需要时可用肠外营养补充;④经中心静脉肠外营养支持与经外周静脉营养支持之间应优先选用经外周静脉营养支持;⑤营养需要的要求较高或希望短期内改善营养状况时可选用经中心静脉肠外营养支持。

一、肠外营养

肠外营养指通过静脉途径提供患者所需的全部营养要素的营养支持方式,使患者在不进食的情况下维持良好营养状态的一种治疗方法。它可提供足够的各种必需的营养物质和维护正氮平衡,防止或减少体内蛋白质的消耗,重建和恢复机体的无脂细胞群,促进康复,还可使机体得到正常的生长发育,伤口愈合和体重增加。与一般静脉输液的根本区别在于后者仅能供给患者所需的部分热量及电解质。

(一)肠外营养方法

肠外营养支持方法有两种:对于一般用量不大、肠外营养支持不超过 2 周的患者,可采用周围静脉输注;对于需长期支持的,则采用经中心静脉导管输入为宜。常采用经锁骨下静脉或颈内静脉途径置入导管至上腔静脉,尤以右颈内静脉穿刺插管并发症少、成功率高。全营养混合液常在 12~16 小时内输完,也可以 24 小时连续滴注。

(二)肠外营养的要求和制剂

1. 营养液的基本要求　其中含有七大营养物质:碳水化合物、脂肪、氨基酸、电解质、维生素、微量元素和水。提供足够的能量、保持机体正氮平衡是肠外营养支持的关键。一般要求:①每日应能供给氮 0.2~0.24g/kg,热量 167~188kJ/kg(40~45kcal/

kg)，氮和热量之比为1g∶（628～837）kJ［1g∶（150～200kcal）］；②含有适量的电解质、维生素和微量元素；③钾与氮的比例为5mmol∶1g，镁与氮的比例为1mmol∶1g，磷量为每4184kJ（1000kcal）供磷5～8mmol；④氨基酸和葡萄糖应同时滴注，以保证氨基酸能为机体所充分利用，不致作为热量被浪费掉；⑤在较长时间的不用脂肪乳剂的肠外营养治疗的过程中，应定期补充脂肪乳剂，以防发生必需脂肪酸的缺乏；⑥补充胰岛素以防应用高浓度的葡萄糖后发生高血糖。

2. 肠外营养制剂

（1）葡萄糖：葡萄糖是肠外营养的主要能源物质，来源丰富，价格低廉，机体所有的组织、器官都能利用葡萄糖能量。但机体利用葡萄糖的能力有限，为4mg/min·kg。如单纯用其作为热量来源，主要的代谢产物是丙酮酸和乳酸，而且血清中胰岛素水平可以是正常人饭后的4倍，游离脂肪酸和酮体减少。所以如过量或过快输入可能导致高血糖、糖尿，甚至出现高渗性非酮性昏迷；葡萄糖如与脂肪乳剂共同作为热量来源，则上述情况可避免。此外，应激状态下机体利用葡萄糖的能力下降，多余的糖将转化为脂肪沉积在器官内，形成脂肪肝。高浓度（25%或50%）的葡萄糖液输注时对静脉壁的刺激很大，不宜经周围静脉补给，故目前肠外营养不用单一的葡萄糖能源。

（2）脂肪乳剂：是肠外营养的一种重要能源。脂肪乳剂按其脂肪酸碳链长度分为长链甘油三酯（long chain triglycerides，LCT）及中链甘油三酯（medium chain triglycerides，MCT）两种，LCT内含有人体必需脂肪酸；MCT内不含必需脂肪酸，其在体内代谢较LCT快，极少沉积在组织、器官内，但大量输入后可发生毒性反应。临床应用时，常由其提供30%～50%的热量，10%脂肪乳剂含热量4.18kJ（1kcal）/ml，且为等渗，可经由周围静脉输入。脂肪乳剂安全无毒，在应激状态时其氧化率不变，甚至加快。单独输注时须注意速度要慢，开始时每分钟1ml，500ml需5～6小时输完。输注速度太快可致胸闷、心悸或发热反应。通常比较普遍使用的是LCT。对于特殊患者（如肝功能异常）临床上常将MCT与LCT合用，重量比为1∶1。

（3）复方氨基酸溶液：是肠外营养的唯一氮源，分平衡型和非平衡型两类。平衡型氨基酸溶液含必需氨基酸8种、非必需氨基酸8～12种，其组成符合人体合成代谢的需要，适用于大多数患者。特殊氨基酸溶液配方成分不同，专用于不同的疾病。例如适用于肝病的制剂含BCAA较多，含芳香氨基酸较少；用于肾病的制剂主要是8种必需氨基酸，非必需氨基酸仅含精氨酸、组氨酸；用于严重创伤或危重患者的制剂含更多的BCAA或含谷氨酰胺二肽等。

（4）维生素：常用的复合维生素制剂含有9～13种维生素，每支注射液的含量即是正常人每日的基本需要量。

（5）微量元素：也是复方注射液，每支含锌、铜、铁、锰、铬、碘等多种微量元素，每日1支即可。如果缺铬可引起糖尿病、神经病变及抗感染能力下降；锌缺乏可发生皮炎。

（6）水和电解质：每天水的入量以2000ml、尿量以1000ml为基础计算。成人主要需要的电解质有钠、钾、氯、钙、镁、磷。镁的补充用25%硫酸镁。磷在合成代谢及能量代谢中发挥重要作用，磷的补充常用有机磷制剂甘油磷酸钠，含磷10mmol；其他电解质按常规补给。

（三）全营养混合液

将肠外营养所需的营养素按照一定的比例在无菌条件下混合、配制,盛放于 3L 的塑料袋内,供静脉输注,即为全营养混合液(totalnutrientadmixture,TNA)。其优点是:①混合后高浓度葡萄糖被稀释,使经周围静脉输注成为可能;②由于脂肪乳剂被稀释,避免了其单独输注容易造成输入过快的不良反应;③全封闭的输注系统大大减少了污染的机会,使用更安全。

1. TNA 的配制原则　①氨基酸、葡萄糖、脂肪乳剂的容量之比为 2∶1∶1,或 1∶1∶1,或 2∶1∶0.5;②总容量应大于 1.5L;③混合液中葡萄糖的最终浓度为 10% ~ 20% ,以利于混合液的稳定。

2. TNA 的配制程序　①将所有一价、二价、三价电解质及微量元素、水溶性维生素、胰岛素加入氨基酸或葡萄糖液中;②磷酸盐加入另一瓶氨基酸液中;③脂溶性维生素加入脂肪乳剂中;④将含有添加物的氨基酸、葡萄糖、脂肪乳剂分别经 3L 袋的 3 个输入口同时注入;⑤配制应不间断地一次完成,并不断加以摇动使之均匀混合。也可采用先加入葡萄糖液,继而加入电解质、微量元素、维生素,最后加入脂肪乳剂混合的方法。

在临床实际应用中,应根据病情及血、尿生化检查,在基本溶液中酌情添加各种电解质溶液。由于人体无水溶性维生素的储备,故每日均需补给复方水溶性维生素。短期禁食不会产生脂溶性维生素或微量元素缺乏,只有禁食超过 2 ~ 3 周才予补充。溶液中可加胰岛素,以胰岛素∶葡萄糖=1U∶(8 ~ 10)g 比例补给,以避免发生高血糖。

3. TNA 配制的注意事项　①糖尿病患者应限制葡萄糖用量,充分补给外源性胰岛素,以控制血糖;增加脂肪乳剂用量,以弥补供能不足。②代偿期肝硬化肝功能基本正常者,可以使用表中所列的基本营养液;而肝功能异常的肝硬化患者,由于肝合成及代谢各种营养物质的能力锐减,所以肠外营养液的用量应减少 1/2 左右。在营养制剂中宜用 BCAA 含量高的氨基酸溶液,并改用兼含 MCT 和 LCT 的脂肪乳剂;肝硬化伴有明显低蛋白血症的患者由于肝脏合成白蛋白的能力下降,需适量补充人血白蛋白。③肾衰竭患者应严格限制水的入量,氨基酸选用以必需氨基酸为主的肾病氨基酸溶液,葡萄糖和脂肪乳剂用量一般不受限制。④对脂肪代谢紊乱的患者不宜使用脂肪乳剂,必要时需做"廓清"检查,以了解机体脂肪的利用情况。

（四）肠外营养的输注技术

1. 肠外营养的输注途径

（1）经中心静脉:因其管径粗,血流速度快,血流量大,输入的液体很快被血液稀释而对血管壁的刺激小。此法不受液体浓度与 pH 值的限制,也不受输液速度与输液量的限制,可连续 24 小时输注,能最大限度地根据机体需要输入营养液量。留置的管道在良好的管理下,尤其适应于需长时期接受肠外营养支持的患者(如短肠综合征者)。但其技术难度较大,要求高,并发症也多。

（2）经外周静脉:技术要求较低,适应证与中心静脉路径者相同,但因输入溶液的低 pH 值、高渗透压,以及导管刺激和损伤性穿刺等,常诱发静脉炎而限制了外周静脉的使用,适应于接受肠外营养支持需时不长的患者。技术的熟练、器材的改进已扩大了使用面。

2. 肠外营养的输注两种方式

（1）持续输注法：将一天的营养液在24小时内均匀输入。优点是体内胰岛素的分泌及血糖值比较稳定，波动小。缺点是由于血清胰岛素持续处于高水平状态，阻止了脂肪分解，促进了脂肪合成，并使葡萄糖以糖原形式储存于肝脏，因此常出现脂肪肝和肝大，有时还会有转氨酶及胆红素的异常升高。

（2）循环输注法：使用较广泛，是将营养液放在夜间12～16小时内输注。此法尤其适用于需长期接受肠外营养支持的患者，白天可以恢复正常活动，有利于改善患者的生活质量。为避免血糖有较大的波动，输液速度应采取递增或递减的方式，并密切监测血糖。必要时增加脂肪供能的百分比，或适量使用胰岛素，以控制血糖。

对免疫功能低下及全身衰竭的患者，为了预防菌血症的发生，宜应用"终端过滤器"（1.2μm微孔过滤器）。为了既方便患者下床活动，又能防止输入空气，最好再加用带报警装置的输液泵。

肠外营养治疗所需费用较大，技术要求高，有并发全身感染的危险，而其适应证又和肠内营养基本相同。因此，凡尚有部分消化道可被利用时，应试用肠内营养来代替肠外营养。

二、肠内营养

肠内营养是将营养物质经胃肠道途径供给患者的营养支持方式。当肠功能存在（完好或部分功能）且能安全使用时，就应尽量选用经胃肠营养支持。肠内营养具有节省费用、使用方便、容易监护、并发症少等优点。膳食的直接刺激有助于促进胃肠运动及消化道激素和酶的分泌，维护肠黏膜屏障功能；肠内营养能使营养物质经肠道吸收入肝，在肝内合成机体所需的各种成分，且可发挥肝脏的解毒作用，符合生理状态。长期肠外营养的患者可给予逐渐增量的肠内营养作为过渡，有助于早日恢复正常膳食。

（一）肠内营养的种类

包括经口的饮食、可以经管饲的一般流质饮食、部分水解的流质饮食和要素饮食四种。重点介绍要素饮食。

要素饮食是指包括自然食物的各种营养素，含有氨基酸、葡萄糖、脂肪、多种维生素和矿物质（含微量元素）的治疗饮食。要素饮食的配方均为化学组成明确的膳食，是根据病理生理和生物化学知识，采用现代食品技术和制药技术人工配成，含有人体必需的各种营养素，加水后形成溶液或较稳定的混悬液。

1. 常用制剂　有粉剂和溶剂两种制剂，粉剂需加水后使用，它们的浓度均为24%，可供能4.18kJ（1kcal）/ml。肠内营养制剂大致分为两类：

（1）以蛋白水解产物或氨基酸为主的制剂：其蛋白质源为乳清蛋白水解产物、肽类或氨基酸，碳水化合物源为低聚糖、糊精，脂肪源为大豆油及中链甘油三酯。不含乳糖。溶液渗透压较高，适用于胃肠道消化吸收不良者。

（2）以整蛋白为主的制剂：其蛋白质源为酪蛋白或大豆蛋白，碳水化合物源为麦芽糖、糊精，脂肪源为玉米油或大豆油。不含乳糖。溶液渗透压较低，适用于胃肠道功能正常者。

有的制剂中还含有谷氨酰胺、膳食纤维（可溶性果胶）。前者可直接被肠黏膜利用；后者有调整肠动力的作用，而且在结肠内可被细菌分解为短链脂肪酸（SCFA），被吸收而供能。

以上两种制剂内均含有生理需要的电解质、维生素及微量元素。

2. 特殊制剂

（1）创伤后用制剂：外科常用。其热量分配、热量密度和支链氨基酸的含量均高，维生素 C、E、B 复合物及钙、磷、铜与锌含量较多。适用于大手术后、烧伤、多发性创伤和脓毒血症等高分解代谢患者。

（2）肝衰竭要素膳：其氮源为 14 种纯氨基酸，支链氨基酸含量较高，占 35.6%，而芳香氨基酸较少，仅 3.3%，可减轻肝性脑病的症状。

（3）肾衰竭要素膳：其氮源为 8 种必需氨基酸，目的在于重新利用体内分解的尿素氮以合成非必需氨基酸，既减轻了氮质血症又合成了蛋白质。

（二）肠内营养的输入途径与输注方法

1. 输入途径　可以用口服的方式，但由于营养制剂有特殊气味，患者常不愿接受，故多需经导管输入。常用的方式有经鼻胃管、鼻十二指肠管和鼻空肠管，也常采用经胃、空肠造瘘管途径。

2. 输注方法　目前一般采用连续输注的方式，营养液缓慢、均匀输入，常需输液泵控制输注速度。通常为使肠道适应，初用时可稀释成 12% 浓度，速度控制为 50ml/h，每 8 ~ 12 小时后逐次增加浓度和速度，经 3 ~ 4 天后达到全量，即浓度 24%，速度为 100ml/h，总量 2000ml/d。

（三）肠内营养的注意事项

1. 年龄小于 3 个月的婴儿不能耐受高张力膳的喂养，宜采用等张的婴儿膳，使用时要注意可能产生的电解质紊乱，并补充足够的水分。

2. 小肠广泛切除后宜采用肠外营养 4 ~ 6 周，以后才能采取逐步增量的肠内营养。

3. 胃部分切除后不能耐受高渗糖的膳食，易产生倾倒综合征，有些患者仅能耐受缓慢的滴注。

4. 空肠瘘的患者不论在瘘的上端或下端喂养均有困难，因为缺少足够的小肠吸收面积，不能贸然进行管饲，以免加重病情。

5. 处于严重应激状态，如麻痹性肠梗阻、上消化道出血、顽固性呕吐、腹膜炎或腹泻的急性期，均不宜予肠内营养。

6. 严重吸收不良综合征和衰弱的患者在肠内营养以前应予一段时间肠外营养，以改善小肠酶的活力及黏膜细胞的状态。

7. 症状明显的糖尿病、接受大剂量类固醇药物治疗及糖代谢异常的患者都不耐受膳食的高糖负荷。

8. 先天性氨基酸代谢缺陷病的儿童不能采用一般的肠内营养膳。

第四节　外科营养支持的并发症及防治

肠外营养与肠内营养支持虽然是救治营养不足的强有力措施，但也有可能发生并发症，如处理不当，后果十分严重。尤以肠外营养的并发症为多。

笔记

一、营养支持并发症

（一）技术性并发症

1. 插管的并发症

（1）肺与胸膜的损伤：在采用深静脉插管的过程中，气胸是常见的并发症之一，偶可发生张力性气胸或血胸。插管后常规胸部 X 线检查，可及时发现处理。

（2）动脉与静脉损伤：锁骨下动脉损伤及锁骨下静脉撕裂伤可致穿刺局部出血，应立即拔出导针或导管，局部加压 5～15 分钟。如导管质地较硬可穿破静脉及胸膜导致血胸或水胸，如发现导管头端进入胸腔并输进了液体，应立即终止，拔出导管，并视胸腔积液量采取必要的胸腔引流术。

（3）神经损伤、胸导管损伤、纵隔损伤：均应立即退出导针或导管。

（4）栓塞：导管栓子一般需在透视定位下由带金属圈的专用器械取出。

（5）导管位置异常：应在透视下重新调整，如不能纠正，应予拔出。

（6）心脏并发症：应避免导管插入过深。

2. 导管留置期并发症

静脉血栓形成和空气栓塞一旦出现，应立即拔出导管并行溶栓治疗。

（二）感染性并发症

在长时期的肠外营养中可产生感染（细菌或真菌性败血症），应特别注意防止和及时处理。感染的原因主要是插管时无菌操作不严，插管后局部伤口处理欠妥和高价营养液在配制过程中受到污染。导管性败血症的发病率一般为 4%～7%。如不及时处理，可导致患者死亡。因此，遇到患者突然发热而又无明确原因者，应首先考虑到插管感染的可能。应立即更换输液器和营养液，并分别抽血或取营养液做细菌培养。数小时后仍有发热，则应拔去导管，改用经周围静脉输注营养液或经胃肠道补给营养。剪下原来在静脉内的导管一小段做细菌和真菌培养，以便在选用抗菌药物时作参考。如仍保留导管而依靠抗菌药物的应用，则很难控制此种感染。体弱患者过多地应用抗生素或激素治疗，肠外营养时易招致霉菌感染，应予警惕。

（三）与代谢有关的并发症

1. 糖代谢紊乱

（1）高血糖与低血糖：葡萄糖注射液输注过快，机体尚不适应；严重创伤、感染者或糖尿病患者机体胰岛素分泌不足，糖利用率下降，均可致体内血糖过高而出现高渗性利尿、脱水乃至程度严重。预防在于调节好输注速度，进行临床及实验室检查，如血糖、尿糖的监测等。对原有胰岛功能低下或处于应激状态下者，输注液应加入胰岛素。若要停止肠外营养，要逐渐撤除或从外周静脉输入等渗葡萄糖液，以防止低血糖发生。

（2）高渗性非酮性昏迷：当血糖浓度超过 40mmol/L 时，可产生高渗性非酮性昏迷。是由于输入大量高浓度的葡萄糖，而内生胰岛素一时不能相应增加，不能调节血糖水平所致，高渗导致细胞内脱水，进行性细胞内脱水可使细胞严重受损，首当其冲的是中枢神经系统受累而功能失常，患者出现昏迷甚至死亡，但尿内无酮体，与糖尿病酮症昏迷不同，一旦发生应立即停用葡萄糖液，用 0.45% 低渗盐水以 250ml/h 的速度输入,降低血渗透压,并输入胰岛素10～12U/h以降低血糖水平。伴有低钾血症者应同时纠正。为了预防高渗性非酮性昏迷的发生,一般可先应用浓度较低的葡萄糖注射液(15%～20%),在数天内逐渐增加浓度,使人体有一个适应的过程,以分泌足够的胰岛素。也可按每8～10g葡萄糖加胰岛素1U,以后改为12～15g葡萄糖加胰岛素1U,来防止血糖过度升高和促进机体对葡萄糖的利用。在5～7日内可逐渐减量,直至完全不用胰岛素。

(3)肝脂肪变性:易发生于长期输入葡萄糖而又缺乏脂肪酸时。要减少这种并发症,宜用双能源,以脂肪乳剂替代部分能源,减少葡萄糖的用量。

2. 氨基酸性并发症

(1)高血氨、高氯性代谢性酸中毒:是蛋白质(氨基酸)代谢异常所致,目前采用氨基酸的醋酸盐和含游离氨低的氨基酸溶液后,这种并发症已较少发生。精氨酸在氨转换为尿素的过程中起到重要作用,能预防及纠正高血氨症。

(2)肝酶谱升高:有的患者在肠外营养治疗后不久(2周左右)出现转氨酶、碱性磷酸酶和血清胆红素升高。引起这些改变有多方面原因;如长期应用高糖营养,患者对氨基酸的耐受性不良;体内大量谷氨酰胺被消耗;色氨酸的分解产物、溶液中的抗氧化剂重硫酸钠对肝都有毒性作用等。也因肠外营养时肠屏障功能减退,肠内细菌和内毒素移位会使肝功能受损。这些异常改变通常是可逆的,肠外营养减量或停用可使肝功能恢复。

(3)肝功能异常的患者若输入色氨酸含量高的溶液,会改变血浆氨基酸谱而引起肝性脑病,对这种患者应输支链氨基酸含量高的溶液。

3. 营养物质缺乏

(1)电解质紊乱:在肠外营养时,低钾血症和低磷血症比较常见,治疗中未规范补给是其主要原因。严重低磷血症表现为昏睡、肌肉软弱、口周或四肢刺痛感、呼吸困难,甚至发生昏迷、抽搐。每日补足需要量是可以预防的。

(2)微量元素缺乏:锌缺乏较多见,常发生于高分解状态并伴有明显腹泻者。锌是许多重要酶的必需元素,锌缺乏可产生口周或肛周红疹、出血性皮疹、皮肤色素沉着、神经炎、脱发、腹泻、腹痛或伤口愈合不良等,测得血清值下降可确诊。铬缺乏可致难以控制的高血糖;铜缺乏可产生小细胞性贫血。在肠外营养液中常规加入微量元素可预防由于肠外营养为时较长所产生的这些缺乏症。

(3)必需脂肪酸缺乏:长期肠外营养时如未补充脂肪乳剂,可发生必需脂肪酸缺乏症。表现为皮肤干燥、鳞状脱屑、脱发或伤口愈合延迟等。要预防其发生,每周须补充脂肪乳剂1次。

4. 其他并发症

(1)胆汁淤积:由于长期不经口进食,十二指肠黏膜缺乏刺激而处于休眠状态,缩胆囊素(CCK)分泌减少,导致胆囊弛张胀大,胆汁淤积,胆泥生成,乃至形成胆石。胆汁滞留也损害肝功能。

(2)肠屏障功能受损:肠外营养长期禁食,肠道缺少食物刺激和体内谷氨酰胺缺乏,使肠道屏障结构受损,引发的严重后果是肠内细菌、内毒素移位,损害肝和其他脏器功能,引起肠源性感染,甚至导致多器官功能衰竭。应力争尽可能早地改用肠内营养,在肠外营养期间补充肠黏膜细胞的主要能量物质谷氨酰胺,均为保护肠屏障功能的有效措施。

（3）肠内营养的并发症:肠内营养很少产生严重的并发症,如应用得当,它远比肠外营养安全。可能产生的反应为胃肠道症状,如恶心、呕吐、腹痛、腹胀、腹泻,大多因滴注过速或短期内浓度增加过速所致,故强调缓慢输入。为了排除腹腔压力的影响,可使用输液泵以保持恒速输入。从冰箱内取出的营养液使用时应适当加温。昏迷、年老体弱或有胃潴留的患者,经鼻胃管输入营养液时会因呃逆而误吸,导致吸入性肺炎。预防方法是患者取 30° 半卧位,避免夜间灌注,输入营养液后 30 分钟若回抽液量大于 150ml,则提示存在胃潴留,应暂停鼻胃管输入,改用鼻空肠管灌注。

二、外科营养支持的监测

多学科的密切配合,良好的组织管理和认真细致的临床监测,是确保外科营养支持取得良好疗效、避免诸多并发症发生的重要条件。

（一）肠外营养的管理

营养支持应由营养主治医师全面负责,决定患者使用营养支持的时机和方式,负责中心静脉导管和肠内营养管的放置,每天查房、开医嘱、监督指导各项工作的完成。护士则承担从观察患者生命体征到输液运转系统等多方面工作,定时进行各项营养状态评定指标的测定和记录,了解并消除患者及亲属对营养支持的心理疑虑等。药剂师要为各位医师提供有关药物配伍禁忌、溶解度及各种营养物质之间相容性的知识等,以确保肠外营养支持安全有效。

要有负责配制营养液的专门人员。营养液应在洁净的环境里和严格的无菌操作下配制,如有层流罩装置则更为理想。取样做热原和细菌学检查后,储存于 4℃冰箱内(防止细菌滋生)备用。

（二）肠外营养支持的监测

1. 中心静脉插管监测　中心静脉插管可通过上、下腔静脉分支的多种径路插入,要求导管尖端应达到上、下腔静脉的根部。

2. 对导管有关感染的监测　穿刺插管的进皮处每天须用碘伏灭菌 2 次,严格避免微生物进入导管。应用 1.2μm 的过滤器,定期对滤膜进行微生物培养检查。营养液在应用前、后也需定期做微生物培养检查。

3. 输液系统的监护　包括进空气的除尘滤器、泵的选择、滤器使用及各联系点的可靠性检查,以免发生各种事故。深静脉插管只用来输给营养液,专管专用。给药、输血、输血浆或抽血化验应另选周围静脉进行。

4. 代谢平衡监测　严密对临床水、电解质和氮平衡监测,最初数日每 6 小时检查血糖和尿糖。糖和胰岛素供量趋于稳定后突然出现对糖的不耐受,常表示有新的应激情况出现,如败血症等,要及时处理。每日须记录出入量,测定尿比重、尿糖、尿丙酮、尿电解质、血清电解质、血糖和体重。

笔记

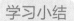

学习小结

1. **学习内容**

<table>
<tr><td rowspan="4">营养代谢</td><td>概述</td><td>①分类:肠外营养和肠内营养;②基础能量消耗:成年男性 1kcal/kgh</td></tr>
<tr><td>营养状态的评定与检测</td><td>营养状态评定包括:体重,上臂肌周,肱三头肌皮皱厚度,白蛋白</td></tr>
<tr><td>肠外营养和肠内营养</td><td>①七大营养素:糖类,脂肪,氨基酸,电解质,维生素,微量元素,水;②肠内营养优点:节省费用、使用方便、容易监护、并发症少</td></tr>
<tr><td>外科营养支持的并发症及防治</td><td>技术性并发症,感染性并发症,与代谢相关的并发症</td></tr>
</table>

2. **学习方法** 理解记忆法。

（王绍明）

复习思考题

1. 简述营养支持的适应证。
2. 简述外科营养支持与代谢有关的并发症。

第九章

外 科 感 染

学习目的

明确外科感染的概念;熟悉外科感染的特殊性及其对机体局部和整体的影响;熟悉非特异性感染及特异性感染的异同点。

学习要点

外科感染的分类、病因和病理、抗生素的外科应用原则;不同局部感染的常见致病菌、临床表现和防治原则;脓毒症和菌血症的定义及防治原则;破伤风和气性坏疽的病因、临床表现和防治原则。

第一节 概 述

外科感染是指需要外科治疗的感染性疾病,包括创伤、烧伤、空腔器官梗阻和手术治疗后等并发的感染。

一、分类

1. **按致病菌的种类** 分为非特异性感染和特异性感染两大类。

（1）非特异性感染:又称为一般性感染或化脓性感染。常见有疖、痈、丹毒、急性淋巴结炎、急性乳腺炎、急性阑尾炎等。致病菌多为化脓性细菌,如金黄色葡萄球菌、链球菌、大肠杆菌等。可由单一病菌导致感染,也可由几种病菌共同致病形成混合感染;同一种致病菌可引起各种化脓性感染,而不同的致病菌也可引起同一种感染;有红、肿、热、痛和功能障碍等化脓性感染的共同特征,病程演变、治疗原则都相同。

（2）特异性感染:由特异性病菌感染引起,临床表现、病程进展和治疗方案与一般性感染不同。这些特异性病菌有:结核杆菌、破伤风杆菌、产气荚膜梭菌、炭疽杆菌、念珠菌等。因致病菌不同,可有独特的表现。

2. **按感染范围** 分为局限性感染和全身性感染。前者局限于某个部位或组织,而后者范围广泛,侵袭入淋巴、血液循环系统而引起全身性症状。

3. **按病程** 可分为急性、亚急性和慢性感染 3 种。一般病程在 3 周以内者为急性;2 个月以上者为慢性;介于两者之间为亚急性。

4. **其他** 还可分为原发性感染和继发性感染、外源性感染和内源性感染、条件性（机会性）感染、二重感染（是指长期使用广谱抗生素,可使敏感菌群受到抑制或杀灭,而一些不敏感细菌和真菌等乘机生长繁殖,产生新的感染的现象)、医院内感染等。

二、病因和病理

外科感染是否发生,取决于致病菌侵入人体和机体的抵抗力相抗衡的结果。

1. 病菌的致病因素　外科感染的发生与致病菌的数量与毒力有关。所谓毒力是指病原菌形成毒素或胞外酶的能力以及入侵、穿透和繁殖的能力。

（1）病原菌的黏附因子:可以附着于人体细胞,抗拒吞噬细胞的吞噬和杀菌成分而在组织内生成繁殖。

（2）侵入组织病菌的数量、种类和增殖速率:健康个体中,伤口污染的细菌数超过 10^5 常引起感染。

（3）致病菌的作用与其胞外酶、外毒素、内毒素有关:致病菌可释放出多种酶类,侵蚀组织细胞、分解组织,产生脓液并使感染扩散;释放出的内、外毒素可作用于多系统,引起发热、代谢改变、休克、白细胞增多或减少等全身反应。

2. 宿主的抗感染免疫能力

（1）天然免疫:①体表屏障:指完整的皮肤和黏膜结构;②吞噬细胞与自然杀伤细胞:称为固有免疫,能够识别多种病原体的共同成分;③补体和细胞因子:趋化吞噬细胞和免疫细胞,招引抗体、补体集中于炎症部位。

（2）获得性免疫:感染早期如病原体未被消灭,炎症促使淋巴细胞聚集,启动特异性免疫应答反应。包括:B 细胞免疫应答和 T 细胞免疫应答产生的体液和细胞免疫功能及免疫记忆作用。

3. 人体易感染的因素

（1）局部因素

①皮肤黏膜病变或缺损:病原体易入侵。

②局部血运障碍、组织坏死、死腔、血肿形成和异物存留,使得吞噬细胞和抗体等不能到达病原体入侵部位而有效发挥功能,利于病原体繁殖而发生感染。

③受累组织的特点:如蜂窝组织、肺、胸腹腔、关节等部位的感染易扩散。

（2）全身因素

①年龄:小儿防御机能尚未发育完善;老人全身各系统器官功能衰老减退,防御功能随之下降易致感染。

②接受放化疗、长期应用皮质激素的患者:免疫细胞受抑制,易于发生感染且扩散。

③营养不良、贫血、糖尿病、尿毒症、肝硬化患者:抗体生成减少,吞噬细胞数量和吞噬活性下降,抗感染能力降低。

④先天性或获得性免疫缺陷（艾滋病）:因免疫功能障碍更易发生各种感染。

4. 外科感染的特点

（1）多为混合感染:大部分外科感染由多种致病菌引起。

（2）局部症状明显:多数外科感染有明显而突出的局部症状。

（3）多为器质性病变:受感染的组织常发生化脓、坏死,愈合后多留有瘢痕。

5. 病程演变　外科感染因机体抵抗力、细菌毒力和治疗的恰当与否而有所不同,一般可出现三种不同的结局:

（1）局限吸收或形成脓肿：经过有效的治疗或当机体抵抗力占优势时，机体通过免疫反应，消灭入侵的致病菌，将炎症渗出物和组织分解产物液化，并通过血管、淋巴管将其吸收或排出体外，最后恢复其原有的结构和功能。如液化不能完全被吸收，则形成局限性脓肿，周围为纤维组织包裹。小的脓肿仍有自行吸收的可能，大的脓肿可经手术切开排脓或自行破溃后转为修复过程，病灶区逐渐形成肉芽组织，产生瘢痕而愈。

（2）转为慢性：机体抵抗力与致病菌处于相持状态时，炎症可转为慢性。致病菌大部分被消灭，但尚有少量残存，炎症反应持续，成纤维细胞和纤维增生，病灶可局限并形成溃疡、瘘管或窦道，经久不愈。当机体抵抗力降低时，感染可重新发作。

（3）感染扩散：当致病菌的毒力大于机体抵抗力时，感染不仅不能局限，且迅速向周围组织扩散，可经淋巴管扩散，引起淋巴系统感染，亦可经血液循环引起严重的全身性感染，如菌血症、脓毒症。

三、临床表现

1. 局部症状　红、肿、热、痛及功能障碍是化脓性感染共同的典型症状，但不一定全部出现，随病程演变、病变范围和位置深浅各异。

2. 全身症状　感染轻者无全身症状；较重者常伴有发热、呼吸心跳加速、头疼、乏力、全身不适、食欲减退等表现；严重者可出现神志不清、高热不退、尿少等，甚至出现感染性休克和多器官功能衰竭；病程长者可表现出营养不良、贫血、水肿等。

四、诊断

一般根据典型的症状和体征即可做出正确诊断。

局部触及波动感是浅表脓肿的主要诊断依据，但深部脓肿波动感不明显，其表面组织常有水肿，局部有压痛，全身症状较明显，白细胞计数增加，穿刺和超声检查可以帮助诊断。

对疑有全身感染者，应做血液培养加药敏试验，但一次阴性结果不能排除全身感染的可能，在必要时应反复多次检查，以明确诊断。

X 线、CT、MRI 检查非常规检查，应根据病情需要而选择。

五、治疗

（一）治疗原则

1. 处理局部病灶、通畅引流是治疗外科感染基本原则，也是关键所在。

2. 合理使用抗生素　正确合理地使用有效抗生素可以缩短疗程，改变预后。

3. 全身支持疗法　提高机体的抵抗力，有利于消灭病原体，缩短疗程。

4. 对症处理　如物理降温、给予止痛药物等，减轻痛苦。

（二）治疗方法

1. 局部治疗

（1）保护感染部位：患部抬高、制动、休息，可减轻疼痛，有利于炎症局限化和水肿消退。

（2）理疗：局部湿热敷、红外线辐射或超声短波等，可改善局部血液循环，增强局部抵抗力,促进感染吸收或局限化。

(3) 药物局部外敷:浅表感染的早、中期可用鱼石脂软膏,金黄散(膏)等具有抗感染或消肿的药物外敷;脓肿溃破可外敷抗感染和促进创面愈合的药物。

(4) 外科手术:包括脓肿的切开引流和器质性病变的清除;对于脓肿已穿破但引流不充分者,可行扩大引流术;对于局部炎症较重,扩张迅速,全身中毒症状明显者或特殊部位的感染,亦可行切开减压,引流渗出物,以减轻局部症状,阻止感染继续扩散,如手指的化脓性腱鞘炎等。

2. 全身治疗

(1) 合理使用抗生素:正确合理地使用抗生素是治疗外科感染的重要一环。

较轻或局限的感染可不用或仅口服抗菌药物,范围较大或有扩展趋势的感染,需全身用药。一般应根据病灶细菌培养和药敏结果选用敏感抗生素,在药敏未出结果之前,应予经验用药。

(2) 全身支持治疗:目的是改善患者全身状况和提高自身抵抗力。

①保证充分休息和睡眠,必要时使用镇静剂、止痛剂。

②予高热量和易消化的饮食,补充多种维生素,尤其是维生素 B、C;无法进食或口服摄入不足患者可以静脉输液补充所需的体液和热量。

③注意纠正水、电解质、酸碱平衡失调。

④纠正贫血、低蛋白血症。

⑤可考虑短期应用皮质激素或炎症介质抑制剂控制感染引起的过度炎症反应,可根据情况给予胸腺素、丙种球蛋白、干扰素等增强免疫能力,促进康复。

(3) 对症处理

①疼痛剧烈者予以止痛剂。

②高热,尤其是小儿,应予以降温,以减少身体的消耗。物理降温如冷敷、冰袋、酒精浴、温水浴等降温或化学药物降温如人工冬眠合剂,解热镇痛类药物等降温。

③积极抢救休克。

④伴有其他疾病如糖尿病,慢性肝、肾疾病等,应针对这些疾病予以相应治疗,并在治疗外科感染时,考虑到对这些疾病的影响。

六、预防

总的原则是增加人体的全身和局部抵抗力,减少致病菌入侵人体的机会。

1. 注意个人卫生和公共卫生。

2. 加强劳动保护,预防创伤发生。

3. 合理使用预防性抗菌药物。

4. 提高机体免疫,及时使用有效的特异性免疫如破伤风类毒素和抗毒素、狂犬疫苗等。

5. 强化医院感染的管理和预防。

6. 注意全身其他疾病的诊治,如糖尿病、白血病、尿毒症以及肿瘤,有效地防治感染的发生。

笔记

七、抗菌药物的应用

外科感染与内科感染不同,常需要外科干预,一味依赖抗菌药物,不仅感染无法控制,还会导致耐药菌群的产生、微生物生态失衡以及其他的毒副作用,因此抗菌药物不能取代外科处理,必须在全面了解患者病情、致病菌与抗菌药物性能三者的基本情况与相互关系的基础上,安全有效地应用抗菌药物。

1. 抗菌药物适应证

(1) 全身性化脓性感染。

(2) 严重局部感染。

(3) 特异性感染。

2. 预防性应用抗菌药物的适应证

(1) 严重创伤,尤其是严重污染的损伤,如战伤、腹腔内空腔脏器破裂等。

(2) 大面积烧伤。

(3) 急诊手术并发休克。

(4) 人造物留置手术,如人造血管搭桥等。

(5) 心脏外科手术。

(6) 结肠手术前的肠道准备。

(7) 营养不良、全身情况差或接受激素、抗癌药物等治疗的患者需行手术治疗时。

3. 选择及应用抗生素的基本原则

(1) 根据临床诊断、致病菌种类和药物抗菌谱选择有针对性的抗菌药物。

(2) 选用药源充足、价格低廉和不良反应较小的。

(3) 对全身情况不良的患者,要尽量使用杀菌性抗菌药物,以达到较快控制感染的目的。

(4) 能用一种抗生素控制感染的就不联合应用抗生素;能用窄谱抗生素治疗的就不用广谱抗生素。

(5) 对于危重、暴发性的全身性感染,可根据菌种及药敏联合用药。

4. 抗生素的分类　按药物的作用,可分为四类:

(1) 第一类:繁殖期杀菌剂,如青霉素类和头孢菌素类、万古霉素等。

(2) 第二类:静止期杀菌剂,如氨基糖苷类、多黏菌素类、喹诺酮类等。

(3) 第三类:快速抑菌剂,如大环内酯类、四环素类、氯霉素类。

(4) 第四类:慢速抑菌剂,如磺胺类。

5. 抗菌药物的联合应用

(1) 抗菌药物联合应用的效果:第一类+第二类—协同;第一类+第三类—拮抗;第一类+第四类—无关或累加;第三类+第四类—累加。联合用药通常二联即可,三联、四联既无必要,又可增加毒副作用。联合用药中至少应有一种对病原菌具有良好的抗菌活性,另一种也不是细菌对之高度耐药;作用机制相同的抗菌药不宜合用,合用效果不一定比单——种强,可能增加药物毒性反应,甚至出现拮抗现象。

(2) 联合应用的协同机制

①作用相同机制的不同环节。

②改变细菌细胞壁或细胞膜的通透性。

③抑制抗菌药的灭活酶。

④抑制不同的耐药菌群。

（3）适应证

①致病菌未明的严重感染。

②单一抗菌药物难以控制的混合感染。

③单一抗菌药物不能有效控制严重感染。

④长期治疗,病原菌易对某些抗菌药产生耐药性的感染。

⑤为减少药物不良反应,联合用药时可将各药剂量适当减少。

（4）注意事项

①多采用两种药联合应用,过多药物联用可能会增加不良反应。

②注意药物的相互作用,合理配伍,选用有协同或累加作用的药物组合。

③避免药物相互作用引起的不良反应。

④特殊病理生理情况下,如肝肾功能不良、孕妇等,要特别注意药物毒性和不良反应。

6. 给药途径　有口服、肌内注射、静脉给药和局部用药。较轻且局限的感染,仅用口服或肌内注射即可;严重感染应从静脉途径给药。

7. 疗程　多数外科感染经有效抗菌药治疗5～7天。一般认为在体温恢复正常,全身情况好转,局部感染病灶完全控制后,白细胞计数和分类正常后及时停药;但严重感染如菌血症等不宜过早停药,可延长至1～2周,以免感染复发;骨髓炎常需在感染控制2～3周后停药。

第二节　浅表软组织感染

一、疖

疖又称疔,是单个毛囊及其周围组织的急性细菌性化脓性感染。

（一）病因病理

常发生于毛囊和皮脂腺丰富的部位,如颈、头、面部、背、腹、腹股沟、会阴部及小腿。致病菌大多数为金黄色葡萄球菌,偶可因表皮葡萄球菌或其他病菌致病。与局部皮肤擦伤、不清洁、皮脂过多、机体抵抗力降低有关。因金黄色葡萄球菌的毒素含有凝固酶,使感染局限不扩散,脓栓形成是其感染的一个特征。疖病多发生于免疫力较低的小儿、营养不良或糖尿病的患者。

（二）临床表现

初起时,局部出现红、肿、热、痛的圆形小结节,以后逐渐肿大,数日后,结节中央因组织坏死而变软,出现黄白色小脓栓,继而表皮溃破,脓栓脱落,脓液排出而愈。不同部位同时发生几处疖或在一段时间反复发生疖,称为疖病。

面疖特别是上唇、鼻及鼻唇沟周围（危险三角区）的疖,病情加剧或被挤碰时,病菌可沿内眦静脉和眼静脉扩散,进入颅内海绵状静脉窦,引起化脓性海绵窦炎,出现颜面部进行性红肿、硬结和疼痛,可同时伴寒战、高热、头痛、昏迷等,甚至死亡。

（三）治疗

1. 一般治疗 以局部治疗为主。早期炎症结节，可用热敷或理疗（透热、红外线或超短波），亦可外敷鱼石脂软膏或金黄散等；已有脓头时，可在其顶部涂石炭酸；有波动时应及早切开引流。

2. 面疖 因易向颅内扩散，切忌挤压。应注意休息。

3. 疖病 除治疗疖外，尚应注意全身营养，增加机体抵抗力，有糖尿病者应予胰岛素或降血糖类药物。

4. 抗菌药使用 对全身症状明显、面部疖或并发急性淋巴管炎和淋巴结炎者，可用静脉给予抗菌药治疗。

（四）预防

疖是可以预防的，注意保持皮肤清洁，防损伤。

二、痈

痈是指邻近的多个毛囊及其周围组织同时发生的急性细菌性化脓性感染或多个疖融合而成。

（一）病因病理

好发于韧厚的颈项、背部，俗称"对口疔"和"搭背"，偶见于上唇或其他部位。致病菌以金黄色葡萄球菌为主。感染常先从毛囊底部开始，沿阻力较小的皮下组织蔓延，直达深筋膜，再向四周扩散，侵入附近的许多脂肪柱，再向上穿毛囊群而形成具有多个脓头、形似蜂窝的痈。一般以中、老年发病居多，与局部皮肤擦伤、不清洁、皮脂过多、机体抵抗力降低有关；糖尿病患者抗感染能力低下，较易患痈。

（二）临床表现

早期呈现大片稍微隆起的紫红色炎症浸润区，且坚韧、有水肿、边界不清；随后中央区有多个脓头，可见粟粒状脓栓，破溃口呈蜂窝状，其内含有脓液和大量坏死组织，中央部继续坏死、溶解、塌陷，呈"火山口"样。周围组织呈浸润性水肿，局部淋巴结肿大和疼痛。

除感染局部有持续性疼痛外，常有明显全身症状，如畏寒、发热、食欲减退，血白细胞计数增高等。若处理不当，可引起菌血症、脓毒血症。

发生于唇部的痈称为唇痈，表现为极度肿胀，张口困难，易引起颅内海绵窦炎，应高度重视。

（三）治疗

1. 局部处理 早期红肿阶段可用热敷，或外敷鱼石脂软膏，也可用50%硫酸镁湿敷。

多数痈都因病变范围较大，即使破溃，也因引流不畅而需及时切开引流：①静脉麻醉下做"+"字形或"++"字形切口切开引流，有时亦可做"‖"或其他切口（图9-1）；②切口线应超出病变边缘皮肤，达到健康组织，深达深筋膜（图9-2）；③清除已化脓和尚未化成脓、但已失活的组织，然后填塞凡士林纱布（图9-3），外加干纱布绷带包扎。

2. 全身治疗 早期静脉给予有效抗生素，有糖尿病者给予相应治疗。适当休息，加强营养，补充维生素，必要时给予镇痛药。

3. 预防 注意保持皮肤清洁，防损伤，及时治疗疖以防止感染扩散。

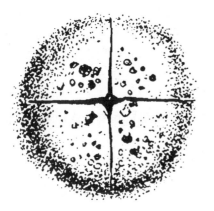

图9-1 痈十字方式切口

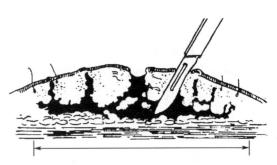

图9-2 切口长度要超过感染范围少许，深达筋膜

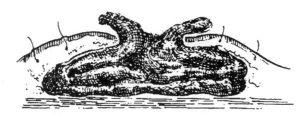

图9-3 痈切开后伤口内填塞纱布条止血

三、急性蜂窝织炎

急性蜂窝织炎是皮下、筋膜下、肌间隙或深部疏松结缔组织的一种急性弥漫性细菌性化脓性感染。

（一）病因病理

致病菌主要是溶血性链球菌，其次是金黄色葡萄球菌以及大肠杆菌或其他型链球菌、厌氧菌等。炎症可由皮肤或软组织损伤后感染引起，亦可由局部化脓感染灶直接扩散或经淋巴、血液传播而发生。其病理特点是病变不易局限，扩散迅速，与正常组织无明显界线。溶血性链球菌引起的急性蜂窝织炎由于链激酶和透明质酸酶的作用，病变扩张迅速，脓液稀薄、血性，有时能引起菌血症；而金黄色葡萄球菌引起者，则比较容易局限为脓肿，脓液乳黄色、稠厚。病变附近淋巴结常受累肿大。

（二）临床表现

1. 较浅部位或组织疏松者，局部红、肿、热、痛及压痛明显，红色较暗，与正常皮肤分界不清，中央颜色比周围深。

2. 病变部位较深或组织致密者则红肿不明显，常只有局部水肿，疼痛剧烈，有深压痛。

3. 口底、颌面和颈部的急性蜂窝织炎可发生喉头水肿和气管压迫，引起呼吸困难，甚至窒息；由产气细菌如大肠杆菌、厌氧菌等引起的感染，局部除有红、肿、热、痛外，可有捻发音，称为捻发音性蜂窝织炎，病变中心区出现进行性软组织坏死，脓液恶臭，全身症状明显。

4. 全身可有不同程度的寒战、发热、全身不适、头痛乏力、白细胞计数增加等。

（三）治疗

1. 局部处理

（1）早期处理与痈相同。

（2）脓肿形成即应切开引流。

（3）口底或颌下急性蜂窝织炎应早期切开减压,以防喉头水肿,引起窒息。

（4）捻发音性蜂窝织炎亦应早期广泛切开引流,切除坏死组织并用3%过氧化氢溶液冲洗和湿敷。

2. 全身治疗 静脉应用抗生素,并做细菌培养加药敏,选用敏感有效的抗生素。

3. 预防 注意保持皮肤清洁,防损伤,增强体质。

四、丹毒

丹毒是指皮肤或黏膜的淋巴管网的急性感染,又称网状淋巴管炎。

（一）病因病理

致病菌为乙型溶血性链球菌,毒力很强,患者常先有皮肤或黏膜的某种病损,如皮肤损伤、足癣、口腔溃疡等,致病菌入侵皮内的网状淋巴管,并累及皮下组织,感染蔓延迅速,如无其他感染并存,一般不化脓,也很少有组织坏死。

（二）临床表现

一般发病较急,多有畏寒、发热、头痛不适、白细胞计数增高等。多见于下肢与面部。局部特点是:

1. 片状红斑,鲜红,似玫瑰色。

2. 边界清楚。

3. 手指轻压可使红色消退,放手红色即恢复。

4. 在红肿向周围蔓延时,中央红色逐渐消退,脱屑变为棕黄色。

5. 红肿边缘隆起,高出于正常皮肤,有时可发现水疱。

6. 疼痛呈烧灼样。

7. 很少有组织坏死和化脓。

8. 下肢丹毒可反复发作,有时可导致淋巴水肿,甚至发展为"象皮肿"。

（三）治疗

1. 局部处理 同痈的早期处理。下肢丹毒若同时有足癣,应予彻底治疗,且应防止接触性传染。

2. 全身疗法 卧床休息,抬高患肢,及时使用有效抗生素。且在局部症状消失后,仍需继续用药3~5日以免复发。

五、急性淋巴管炎和淋巴结炎

急性淋巴管炎(又称管状淋巴管炎)是指致病菌从破损的皮肤、黏膜侵入,或从其他感染病灶经组织淋巴间隙进淋巴管内,引起淋巴管及其周围的炎症。急性淋巴结炎是急性淋巴管炎继续扩散到局部淋巴结或化脓性病灶经淋巴管蔓延到所属区域淋巴结的急性化脓性感染。

（一）病因病理

常见致病菌是金黄色葡萄球菌和溶血性链球菌。致病菌侵入淋巴管后,引起淋巴管壁周围组织充血、水肿,管腔内充满细菌、凝固的淋巴液和脱落的内皮细胞。炎症可沿淋巴管扩散至引流的淋巴结,引起局部淋巴结肿大、发炎。上肢、胸壁、乳腺、背部和脐以上的腹壁感染可引起腋部淋巴结炎;下肢、脐以下腹壁、会阴和臀部的感染可引起腹股沟部淋巴结炎等。

（二）临床表现

1. 局部表现

（1）管状淋巴管炎常见于四肢,以下肢为多,常继发于足癣感染。

（2）管状淋巴管炎可分为深浅两种,浅层淋巴管炎在伤口近侧出现一条或多条"红线",硬而有压痛;深层淋巴管炎不出现红线,但受感染淋巴管沿线出现肿胀、压痛。

（3）深、浅淋巴管炎均可引起所属淋巴结肿大、压痛。

（4）病情较轻者局部淋巴结肿大常随原发灶愈合而自愈,较重者局部淋巴结有红、肿、痛,并伴有全身症状,若能及时处理,尚可完全消退。

（5）若炎症扩散到周围组织,使几个淋巴结粘连成团而发展为脓肿。此时疼痛加剧,局部皮肤暗红、水肿、压痛明显,有波动感,伴有明显的全身症状。

2. 全身症状　多有程度不等的全身不适、畏寒、发热、头痛、乏力和食欲缺乏、白细胞计数增高等。

（三）治疗

1. 局部治疗

（1）首先处理好原发病灶。

（2）淋巴结炎的局部早期处理与痈相同。

（3）若形成脓肿,应切开引流。

2. 全身疗法　早期应用抗生素。

3. 及时处理损伤,治疗原发病灶如扁桃体炎,手指足趾感染等。

六、脓肿

脓肿是急性感染后,组织或器官内病变组织坏死、液化、形成的局限性脓液积聚,并有完整脓壁。

（一）病因病理

急性感染的致病菌多为金黄色葡萄球菌。常继发于各种化脓性感染,如急性蜂窝织炎、急性淋巴结炎、疖等,也可发生在局部损伤的血肿或异物存留处,还可从远处感染病灶经血液转移而形成。

（二）临床表现

1. 局部表现

（1）浅表脓肿:局部隆起,有红、肿、热、痛的典型症状,与正常组织分界清楚,压之剧痛,有波动感。

（2）深部脓肿:局部红肿多不明显,一般无波动感,但局部有疼痛和压痛,并在疼痛区某一部位可出现凹陷性水肿,患处常有功能障碍。在压痛或水肿最明显处用粗针头试行穿刺,可抽出脓液即可确诊。

结核杆菌引起的脓肿病程长,发展慢,局部无红、痛、热等急性炎症表现,故称寒性脓肿。常继发于骨关节结核、脊柱结核。

2. 全身表现

（1）小而表浅的脓肿多无明显的全身症状。

（2）大的或深部的脓肿,常有较明显的全身症状,如发热、头痛、食欲减退、白细胞计数增加等。

（3）体腔内脓肿:如膈下脓肿、盆腔脓肿、肠间脓肿等大都有明显的毒血症症状。

3. 辅助检查　需做超声、X线甚至CT、MRI检查以确诊,测知脓腔大小。

（三）治疗

1. 局部处理　脓肿形成后应及时切开引流,其切开引流的原则及注意事项:

（1）波动最明显处切开。

（2）切口要有足够长度,以利引流,但不可超过脓腔壁而达正常组织,以免感染扩散。

（3）切口应尽量在脓肿最低处,以利体位引流。

（4）切口一般要与皮纹、血管、神经和导管平行,以免损伤。

（5）切开深部脓肿前,最好先做穿刺抽脓,确定脓腔部位。

（6）脓液排尽后,应用手指探查脓腔,并将脓腔内所有纤维间隔分开,不宜用剪刀或血管钳在深部盲目撑剪。

（7）根据脓腔大小、深浅选择合适的引流物如凡士林纱条、橡皮管、双腔管等。

（8）脓液送细菌培养加药敏,选用最敏感抗生素。

2. 全身疗法

（1）使用敏感抗生素。

（2）症状较重的深部脓肿、大脓肿应予支持疗法。

（3）严重中毒症状如寒战、高热,甚至中毒性休克者,应予相应处理,必要时在大剂量抗生素的配合下使用激素,以减轻中毒反应。

七、甲沟炎和脓性指头炎

甲沟炎是指发生在甲沟及其周围组织的急性化脓性感染。脓性指头炎是指手指末节掌面皮下组织的急性化脓性感染。致病菌主要是金黄色葡萄球菌,多因微小刺伤、挫伤、逆拔倒刺或修剪指甲过深或嵌甲等损伤引起感染。

（一）临床表现

甲沟炎初起时,指甲一侧的软组织红、肿、疼痛,有的可自行消退,有的迅速化脓。甲沟炎化脓进一步沿甲根向对侧蔓延,形成半环形脓肿;炎症向甲下蔓延,在甲下形成脓肿,在指甲下可见黄白色脓液,指甲与甲床分离,压之则下陷,称为甲下脓肿。甲沟炎一般疼痛不剧烈,多无全身症状。

甲沟炎加重或是指尖、手指末节皮肤受伤后均可引起末节手指的皮下化脓性感染,发展成为脓性指头炎,初起,指尖有针刺样疼痛,随着炎症的发展,组织肿胀,小腔内压力增高,疼痛逐渐加剧,呈搏动性跳痛,手下垂时加重,多伴发热、全身不适、白细胞计数增加等全身表现,患者烦躁不安,彻夜不眠。有时指头红肿不明显,皮肤由红转白黄色,反映局部组织趋于坏死,轻触指尖即产生剧痛;甚至末节指骨并发骨髓炎,指骨坏死,化脓性指头破溃溢脓,创口经久不愈。

（二）治疗

1. 初起时，局部保持清洁，可用热敷，红外线、超短波等理疗及鱼石脂软膏、金黄散外敷等，酌情应用抗菌药。指头炎应悬吊前臂平置患手以减轻疼痛。

2. 化脓后，甲沟炎在一侧甲沟处做纵形切开引流（图9-4）；感染已累及指甲基部周围皮下，可在指甲两侧做纵形切口，将甲根部皮片翻起，切除根部，用小片凡士林纱条或橡皮片引流；必要时拔去指甲。拔甲时应注意避免甲床受损。

3. 对于指头炎，当疼痛加剧、未出现搏动性疼痛时，应早期切开减压引流，以解除指头密闭腔内的压力，减轻疼痛和避免感染深化。手术切口应在患指末节侧面行纵切口，切口远侧不超过甲沟的1/2，近侧不超过指节横纹，切断皮下纤维索，使引流通畅；切口不应做成鱼口形，以免术后瘢痕影响手指感觉（图9-5）。

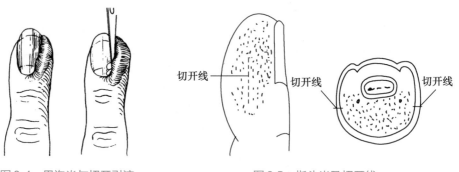

图9-4　甲沟炎与切开引流　　　　图9-5　指头炎及切开线

4. 术后全身治疗按一般化脓性感染处理。
5. 经久不愈者，应拍X线片，检查是否并发骨髓炎及有无死骨，并做相应处理。

第三节　全身性感染

全身性感染是指病原菌侵入人体血液循环，并在其内生长繁殖和产生毒素，引起严重的全身感染症状和中毒症状。随着对感染病理生理学的进一步认识，感染的用词已有变化，当前国际上通用的是脓毒症和菌血症，不再使用"败血症"一词。

全身炎症反应综合征（SIRS）：指任何致病因素作用于机体所引起的全身炎症反应，并且具备以下2项或2项以上体征：①体温>38℃或<36℃；②心率>90次/分；③呼吸频率>20次/分或动脉血二氧化碳分压（$PaCO_2$）<32mmHg；④外周血白细胞计数>$12×10^9/L$或<$4×10^9/L$，或未成熟粒细胞>10%。

脓毒症：是指因病原菌及毒素引起的全身炎症反应，体温、循环、呼吸等有明显改变的感染的统称。其病原菌包括细菌、真菌、寄生虫及病毒等。

菌血症：是脓毒症中的一种，即血培养检出病原菌者。但其不限于以往多偏向于一过性菌血症的概念，如拔牙、内镜检查时血液在短时间出现细菌，目前多指临床有明显感染症状者。

一、病因

通常发生在严重损伤后的感染以及各种化脓性感染，如大面积烧伤、开放性骨折、痛、弥漫性腹膜炎、胆道或尿路感染等。感染病灶未能局限化,使大量毒力强的病原菌持续或间断侵入血液循环,或是局部感染产生的炎症介质大量入血,包括肿瘤坏死因子、白细胞介素-1、白细胞介素-6、白细胞介素-8等,以及氧自由基、一氧化氮等,这些炎症介质适量时可起防御作用,过量时就可造成组织损害。感染如得不到控制,可因炎症介质失控,并可互相介导,出现网络反应,导致因感染所致的全身性炎症反应综合征(SIRS),脏器受损和功能障碍,严重者可致感染性休克、多器官功能障碍综合征(MODS)。

导致全身性感染的常见致病菌种类繁多,革兰阳性菌有金黄色葡萄球菌、溶血性链球菌、肠球菌等;革兰阴性菌有大肠埃希菌、铜绿假单胞菌、拟杆菌、克雷伯杆菌等;厌氧菌有脆弱杆菌、厌氧链球菌等;真菌有念珠菌等。各种致病菌均可产生内毒素或外毒素和它们介导的多种炎症介质毒性物质,从而激发全身炎症反应。

二、临床表现

1. 全身性化脓性感染的共同表现
（1）起病急、病情重、发展迅速。
（2）骤起寒战,继以高热,可达40℃或低温。
（3）头痛、头晕、食欲缺乏、恶心、呕吐、腹胀、腹泻、大汗、面色苍白或潮红、神志淡漠或烦躁不安,甚至神昏谵语,恶化迅速。
（4）脉搏细数,呼吸急促或困难,肝脾肿大,重者出现黄疸,皮下出血。
（5）病情进一步恶化可出现感染性休克,甚至急剧发展为多器官功能衰竭。
2. 不同病原菌引起的全身性感染的特点
（1）革兰阳性细菌性全身感染:主要致病菌是金黄色葡萄球菌。多见于严重的痈、急性蜂窝织炎、化脓性关节炎和大面积烧伤感染时。临床特点:一般无寒战,热型呈稽留热型或弛张热型。患者面色潮红、四肢温暖,常有皮疹,呕吐、腹泻。可出现转移性脓肿,易并发心肌炎或心内膜炎。发生休克的时间较晚,但患者多有神昏谵语。白细胞计数升高。
（2）革兰阴性杆菌性全身感染:常为大肠埃希菌、铜绿假单胞菌、变形杆菌等引起。多见于胆道、肠道、泌尿道和大面积烧伤感染。其特点是:一般以突发寒战开始,发热呈间歇热。严重时体温不升或低于正常。有时白细胞计数增高不明显或反见减少。休克发生早,持续时间长。患者四肢厥冷,出现发绀,少尿或无尿,多无转移性脓肿。
（3）真菌性全身感染:常见致病菌是白色念珠菌,多为二重感染。二重感染是指长期使用广谱抗生素,可使敏感菌群受到抑制,而一些不敏感菌(如真菌等)乘机生长繁殖,产生新的感染的现象。真菌性感染发生时间较晚,其临床表现类似革兰阴性杆菌感染,突发寒战高热,病情严重时出现神志淡漠、嗜睡、血压下降和休克。少数患者尚有消化道出血。多数患者血象呈白血病样反应,白细胞计数在$25×10^9/L$以上,出现晚幼粒细胞和中幼粒细胞。体内组织、脏器可发生多发性小脓肿。
（4）无芽胞厌氧菌全身感染:以脆弱杆菌为主,厌氧菌感染常伴有需氧菌感染;普通细菌培养基上无法检出,易被忽略;多见于腹腔脓肿、盆腔脓肿、脓胸、脑脓肿、吸入性肺炎、会阴部感染和口腔颌面部坏死性炎症等;有寒战、高热、大汗,休克发生率较

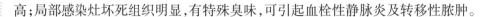

高;局部感染灶坏死组织明显,有特殊臭味,可引起血栓性静脉炎及转移性脓肿。

三、实验室检查

1. 可有不同程度的酸中毒、氮质血症、溶血,尿中出现蛋白、血细胞、酮体等。

2. 白细胞总数明显增高,可达$(20\sim30)\times10^9$/L,或降低、核左移、幼稚型增多,出现中毒颗粒。

3. 寒战发热时抽血进行细菌培养,较易发现细菌。如仍为阴性,应考虑厌氧菌脓毒血症或真菌脓毒血症的可能。

四、诊断

主要根据病史、临床表现和血培养的结果来确诊。

全身性化脓性感染多为继发性,在原发感染的病程发展过程中,如出现寒战高热、大汗、恶心、呕吐、腹胀、少尿、脉细数、呼吸急促、神志改变、皮肤有瘀斑、血压下降、全身状况迅速恶化等征象时,即应疑有全身化脓性感染存在。立即做原发感染灶的脓液和血液培养,如两者所得细菌相同,菌血症或脓毒血症的诊断即可确立。由于抗菌药物的广泛应用,可影响血培养结果的可靠性,因此,往往需多次做血培养。在寒战高热前采血培养阳性率较高,如仍为阴性,应考虑厌氧菌脓毒血症或真菌脓毒血症的可能。

五、治疗

全身性化脓性感染常继发于各种感染,应用综合性治疗,关键是处理原发感染灶。

1. 原发病灶的处理 明确感染的原发灶,给以及时、彻底的处理,包括清除坏死组织和异物、消灭死腔、脓肿引流等,还要解除相关的病因,如血流障碍、梗阻等因素。如原发灶不明确,应进行全面的检查,特别应注意一些潜在的感染源和感染途径,并予以解决,如拔除可能发生感染的导管。对疑为肠源性感染的患者应及时纠正休克,尽快恢复肠黏膜的血流灌注,并通过早期肠道营养促使肠黏膜的尽快修复,口服肠道生态制剂以维护肠道正常菌群等。

2. 抗菌药物的应用 不要等待培养的结果,可先根据原发感染灶的性质及早联合应用估计有效的两种抗生素,并应用足够剂量。随后根据细菌培养和药敏情况加以调整。对真菌性脓毒症应尽量停用广谱抗生素,改用对原来感染有效的窄谱抗生素,并全身应用抗真菌药物。

3. 全身支持治疗 补充血容量、输注新鲜血、纠正低蛋白血症等。

4. 对症治疗 如控制高热,四肢厥冷者应注意保暖等。

第四节 特异性感染

一、破伤风

破伤风是由破伤风杆菌侵入人体伤口,在缺氧环境下生长繁殖,产生毒素所引起的以局部或全身肌肉阵发性痉挛为特征的一种特异性感染。

（一）病因病理

常和创伤相连的一种特异性感染。还能发生于不洁条件下分娩的产妇和新生儿。致病菌是破伤风杆菌，其特点是：

1. 分布广泛 以芽胞状态广泛存在于泥土、灰尘、人畜粪便、锈铁等处。

2. 为革兰染色阳性的厌氧性梭形芽胞杆菌，该菌只有在缺氧的情况下才能生长繁殖，如伤口污染重，坏死组织多，伤口深且窄，引流不畅或有死腔等。

3. 芽胞抵抗力极强，煮沸要 60 分钟、高压灭菌要 20 分钟才能杀灭。浸于 5% 石炭酸溶液中，需 10 ~ 12 小时才能杀灭。

4. 通过皮肤或黏膜的伤口入侵人体。

5. 致病的原因是细菌繁殖所产生的外毒素，有痉挛毒素和溶血毒素，前者对神经有特殊的亲和力，引起肌肉阵发性痉挛，后者可引起局部组织坏死和心肌损害。所以破伤风是一种毒血症。

6. 潜伏期一般为 6 ~ 12 天，亦有短至 24 小时、长至数月者甚至数年，一般潜伏期愈短，预后越差。

（二）临床表现

1. 前驱症状 全身乏力、头晕、头痛、烦躁不安，伤口有疼痛和肌肉牵拉感，咀嚼无力、反射亢进等。这些前驱症状持续约 1 ~ 2 天。

2. 典型表现 肌肉持续性收缩，导致阵发性强直性痉挛，最初是咀嚼肌，以后顺序为面部表情肌、颈、背、腹、四肢肌群，最后是膈肌和肋间肌。其典型表现：

（1）咀嚼不便、张口困难，牙关紧闭。

（2）面部表情肌痉挛而成独特的"苦笑"面容。

（3）由于颈项肌的持续收缩，出现颈项强直，头向后仰。

（4）背腹肌同时收缩，背肌力强，致使患者腰前凸而头足后屈，形如弓背，称为"角弓反张"。

（5）四肢肌肉收缩时，屈肌比伸肌有力，可出现屈膝、弯肘、半握拳等姿态。

（6）膀胱括约肌痉挛，可引起尿潴留。

（7）持续性呼吸肌群和膈肌痉挛，可造成窒息和呼吸停止。

上述发作可因轻微的刺激，如光、声、接触、饮水等而诱发。间隙期长短不一，发作频繁者，提示病情严重。

（三）诊断和鉴别诊断

主要根据受伤史和临床表现，一般可及时做出诊断。但对仅有某些前驱症状的患者，诊断就比较困难，需提高警惕，严密观察病情变化，以免延误诊断。破伤风与下列病相鉴别：

1. 化脓性脑膜炎 虽有"角弓反张"和"颈项强直"等症状，但无阵发性痉挛，无外伤史。患者有剧烈头痛、高喷射性呕吐、神志改变等。脑脊液检查压力增高，血白细胞计数增多。

2. 狂犬病 有被猫、狗咬伤史，以吞咽肌抽搐为主。患者听见水声或看见水，咽肌立即发生痉挛、剧痛，喝水不能下咽，并流大量口涎。

101

3. 其他 如下颌关节炎、子痫、癔症等，一般容易鉴别。

（四）治疗

破伤风是一种极为严重的疾病，死亡率高，尤其是新生儿和吸毒者，要积极采取综合治疗措施，包括消除毒素来源、中和游离毒素、控制和解除痉挛、保持呼吸道通畅、防止并发症等。

1. 清除毒素来源（伤口处理） 如伤口尚未愈合，均需在控制痉挛下进行彻底的清创术。清除坏死组织和异物后，敞开伤口，以利引流，并用3%过氧化氢溶液冲洗。有的伤口看似愈合，但要检查伤口有无窦道或无效腔。

2. 中和游离毒素 只在早期有效，如毒素已与神经组织结合，则难以收效。一般用量是1万~6万U，分别由肌内注射与静脉滴入，用药前应做皮内过敏试验。连续应用或加大剂量并无意义，且易致过敏反应。破伤风人体免疫球蛋白在早期应用有效，总量3000~6000U，一般只用一次。

3. 控制和解除痉挛 患者应住单人病房，环境安静，避免声光刺激，减少外界不良诱因。

（1）病情轻者使用镇静剂和安眠药，以减少患者对外来刺激的敏感性，但忌用量过大。可用地西泮5mg口服或10~20mg静滴，也可用苯巴比妥钠0.1~0.2g肌注，一般每日一次。或10%水合氯醛15ml口服或20~40ml灌肠，每日3次。

（2）病情较重者可加用人工冬眠药物。常用冬眠合剂Ⅰ号（氯丙嗪50mg，异丙嗪50mg，哌替啶100mg）或冬眠合剂Ⅵ号（乙酰丙嗪20mg，异丙嗪50mg，哌替啶100mg），8~12小时1次，每次肌注1/3~1/2量或加入5%葡萄糖注射液250ml中，静脉缓慢滴注。亦可仅用氯丙嗪50~100mg加入5%葡萄糖注射液250ml中缓慢滴注，每日4次。

（3）抽搐严重甚至不能进行治疗及护理的患者，可用2.5%硫喷妥钠0.25~0.5g肌注或静脉缓慢注射（要警惕发生喉痉挛，用于已进行气管切开的患者比较安全）。副醛2~4ml肌注（副醛有刺激呼吸道的不良反应，有肺部感染者不宜使用）或用肌松剂，如氯化琥珀胆碱、氯化筒箭毒碱、三碘季铵酚、汉肌松等（在气管切开及控制呼吸的条件下使用）。若并发高热、昏迷，可用肾上腺皮质激素（泼尼松30mg口服或氢化可的松200~400mg静滴，每日1次）。给予各种药物时，应尽量减少肌内注射的次数，可混合一次注射或由静脉滴入。可口服的患者尽量口服，可减少对患者的刺激。

4. 应用抗生素 用青霉素80万~100万U，肌内注射，每4~6小时一次，或大剂量静脉滴注，可抑制破伤风杆菌。也可给甲硝唑，每天2.5g，分次口服或静脉滴注。

5. 全身支持治疗

（1）补充水和电解质，以纠正因强烈的肌痉挛、出汗、不能进食等所导致的水和电解质代谢失调。

（2）病情严重，不能进食或拒食者，应在控制痉挛或做气管切开术后，放置胃管进行鼻饲。

（3）必要时补充白蛋白、氨基酸等。

6. 保持呼吸道通畅 病情较重者应及早行气管切开术，以便改善通气，清除呼吸道分泌物,预防肺部并发症,防止窒息发生。

7. 加强护理 是减少并发症、降低死亡率的重要措施之一。

（五）预防

破伤风是完全可以预防的疾病。

1. 针对破伤风杆菌的特点,做好卫生宣传教育。小儿应施行"白百破"三联免疫注射。

2. 正确处理伤口。及时彻底清创,清除坏死组织、异物、血肿,使有可能侵入的破伤风杆菌清除,并消除其生长的条件,就可达到预防的目的。尤其是污染重的伤口和战伤,彻底清创后伤口予以敞开,不予缝合,并用3%过氧化氢溶液湿敷伤口。

3. 增加抗毒免疫力。

（1）自动免疫:注射破伤风类毒素。

（2）被动免疫:有下列情况者,应尽早注射破伤风抗毒素或破伤风免疫球蛋白。

①伤口曾被泥土接触和污染。

②伤口深,坏死组织多。

③烧伤。

④开放性骨折或广泛性软组织损伤。

二、气性坏疽

气性坏疽是由厌氧性梭状芽胞杆菌侵入伤口后引起的以组织坏死、产气、毒血症为特征的严重的特异性感染,又称梭状芽胞杆菌性肌坏死。

（一）病因病理

致病菌为梭状芽胞杆菌,其特点是:

1. 为专性厌氧杆菌,革兰染色阳性。

2. 种类繁多,主要有产气荚膜杆菌(魏氏杆菌)、水肿杆菌和腐败杆菌等。临床上最常见的气性坏疽常是两种以上的致病菌的混合感染。

3. 广泛存在于泥土和人粪便中,易进入伤口。

4. 芽胞的抵抗力强,只能通过高压蒸气灭菌才能消灭。

5. 细菌在肌肉内繁殖,能使肌糖原、肌蛋白分解,产生二氧化硫和硫化氢气体而有恶臭气味。

6. 致病菌产生多种有害于人体的外毒素与酶,进入血液循环而引起严重毒血症,并可直接损害心、肝、肾等脏器。

7. 多种酶使组织坏死、产气,形成水肿,同时分解蛋白质和液化明胶产生二氧化硫和硫化氢而使伤口恶臭,气体积聚使组织间隙扩大,血液和淋巴循环障碍,组织发生大片坏死。

（二）临床表现

创伤后并发此症的时间最早为伤后8～10小时,最迟为5～6日,通常在伤后1～4日。

1. 局部表现 患者开始仅有伤处沉重或包扎过紧感,随即出现下列特征:

（1）伤口"胀裂样"剧痛,常为最早出现的症状。

（2）伤口周围皮肤水肿、紧张、苍白、发亮,很快变为紫红、紫黑,并出现大小不等的水疱。

（3）按压伤口周围肿胀处可有捻发音。

（4）伤口内肌肉很快坏死,呈暗红或土灰色,失去弹性,刀割时不收缩,也不出血。轻压患部,从中可流出带有恶臭、浆液性或血性液体。

2. 全身症状　头晕、头痛、恶心、呕吐、出冷汗、烦躁不安、高热、脉快、呼吸急促,并有进行性贫血。晚期出现严重中毒症状,血压下降、休克、黄疸、谵妄、昏迷、甚至死亡。

（三）诊断

根据病史、临床表现,一般可做出诊断:

1. 分泌物涂片有大量革兰阳性粗大短棒菌。

2. 局部 X 线片,肌纤维间有大量气体。

3. 伤口周围皮肤有捻发音。这是诊断气性坏疽的三个重要依据。

（四）治疗

要求早期诊断,早期治疗,越早越好,可以挽救患者生命,减少组织的坏死或截肢率。

1. 急诊清创　早期积极手术是处理气性坏疽的关键。术前积极备血,静滴大剂量青霉素。不用止血带,术中给氧、输血、输液和应用抗生素。在病变区做广泛、多处切开(包括伤口及其周围水肿或皮下气肿区),切除已无活力的肌肉组织,直到见到具有正常颜色、弹性和能流出新鲜血液的肌肉为止。因细菌扩散的范围常超过肉眼病变的范围,所以应整块切除肌肉,包括肌肉的起止点。如感染限于某一筋膜腔,应切除该筋膜腔的肌群。如整个肢体已广泛感染,应果断进行截肢以挽救生命。如感染部分已超过关节截肢平面,其上的筋膜腔应充分敞开,用过氧化氢溶液冲洗、湿敷,经常更换敷料或氧疗和负压封闭引流,必要时还要再次清创。

2. 应用抗生素　每日用青霉素 1000 万 U 以上,静脉滴注。大环内酯类抗生素(如琥乙红霉素、麦迪霉素等)和硝唑类(如甲硝唑、替硝唑)也有一定疗效。

3. 高压氧疗法　在短时间内可提高血和组织内的氧含量。感染部位的含氧量增高,可抑制气性坏疽杆菌的生长、繁殖,因而可控制感染的扩散。

4. 全身支持疗法　少量多次输血、氨基酸、白蛋白等,纠正水、电解质和酸碱平衡失调,给高热量、高蛋白、高维生素的饮食。

5. 对症处理　降体温、给予止痛剂,极度恐惧者给予镇静剂。

（五）预防

1. 尽早彻底清创是预防气性坏疽最可靠的方法。

2. 深而不规则的伤口应充分敞开引流,避免死腔存在,筋膜下张力高者,应早期行筋膜切开减张。

3. 对疑有气性坏疽的伤口,可用3%过氧化氢溶液或 1∶1000 的高锰酸钾溶液冲洗、湿敷;对缝合的伤口,应予拆除缝线,敞开伤口。

4. 青霉素对预防气性坏疽有较好的作用。

5. 由于气性坏疽的传染性,为防传染,应将患者隔离。

学习小结

1. 学习内容

外科感染	概述	①类:非特异性感染和特异性感染,局限性感染和全身感染,急性感染、亚急性感染和慢性感染等。②转归:局限化或吸收,转为慢性,炎症扩散。③抗生素应用:不能取代外科干预
	局部感染	常见致病菌:①疖:金黄色葡萄球菌;②痈:金黄色葡萄球菌;③急性蜂窝织炎:溶血性链球菌;④丹毒:乙型溶血性链球菌
	全身性感染	①毒症:感染合并全身炎症反应综合征(SIRS)时,称为脓毒症;②菌血症:是脓毒症中的一种,即血培养检出病原菌者
	特异性感染	①病菌:破伤风杆菌或厌氧性梭状芽胞杆菌;②潜伏期:破伤风一般为6~12天,气性坏疽一般为1~4天,亦可8~10小时;③主动免疫:注射破伤风类毒素;被动免疫:注射破伤风抗毒素;④气性坏疽防治最可靠方法:彻底清创

2. **学习方法** 将不同外科感染的致病菌、临床表现、治疗等进行对比,加深对常见外科感染疾病的理解。

(周忠志)

复习思考题

1. 外科感染的分类?

2. 二重感染的概念?

3. 特异性感染的常见疾病种类?

4. 抗生素选择及应用的基本原则是什么?

5. 面部"危险三角区"是指什么?

6. 破伤风和气性坏疽如何预防?

第十章

外科微创技术

学习目的
了解外科微创技术的发展。
学习要点
腹腔镜和胸腔镜的基本技术和临床应用。

第一节 概 述

"微创"一直是外科学追求的最高境界之一。现代外科"微创"的目的是努力维持患者内环境的稳定,以最小的组织器官创伤、最轻的全身应激反应、最完美的伤口愈合,最终达到最理想的医疗效果。外科微创技术包括导管介入、伽马刀、冷冻、射频、内镜、腔镜、机器人手术等,用其替代传统的手术方式治疗各种外科疾病。

外科微创技术已广泛应用于临床各个专科,取得了很大进步。外科微创技术具有很多优点:手术损伤小,住院时间更短,手术后疼痛更少,疤痕更小,能更早返回工作岗位。但外科微创技术也带来一些新的问题,如治疗费用增加、操作者须经专门培训、对高新设备依赖等。现阶段,外科微创技术和传统外科手术各有优缺点,必须根据医生的经验和医院的设备条件,严格把握适应证,合理地选择应用。

内镜外科技术和腔镜外科技术是外科微创技术的重要组成部分。内镜包括支气管镜、胃镜、十二指肠镜、结肠镜、胆道镜、膀胱镜、输尿管镜、宫腔镜、血管镜、脑室镜等。内镜外科的技术要点是,将内镜通过人体的自然通道或人工建立的通道送到体内病灶处,在内镜直视下或联合 X 线透视或联合内镜超声介导辅助,进行止血、引流、切除等技术操作。腔镜包括腹腔镜、胸腔镜、关节镜等。腔镜外科的技术要点是,将细小的光源、摄像机和外科器械通过体表锁眼大小切口伸入体腔(如腹腔、胸腔、关节腔等),外科医师通过传输到监视器中的图像,引导操作外科手术器械实施手术。由于腔镜手术多为二维视野,没有前后的立体感,可导致一些与视野相关的并发症,术者学习周期较长。目前,已有三维立体腹腔镜在临床得到应用。

机器人手术是腔镜手术发展的高级阶段。目前在临床得到较广泛应用的机器人系统有 DaVinci 系统和 Zeus 系统。主要由外科医生控制台、视野合成车和机械手臂构成。外科医生坐在离患者几米远甚至远程,通过视像显示系统获得手术野高清的二维或三维图像,外科医生通过操纵控制台上的操作手柄,机械手臂控制窥镜和手术器械,来完成手术操作。机器人手术具有精确的几何定位、多自由度移动、无视野盲点、不会因疲劳而产生震颤动作、方便进行远程手术和远程教学等优点,也有价格昂贵、受过专项培训的外科医生少、积累的临床病例少、效果和安全性有待进一步证实等不足。

随着科学技术的不断进步,手术器械改进创新,外科微创技术的施展空间将会越来越大。

第二节 内镜外科技术

一、内镜的配置

内镜的配置包括三个主要部分:内镜系统、手术设备和手术器械。

1. 内镜系统 内镜系统包括内镜、主机、光源和监视器。根据用途可分为支气管镜、胃镜、十二指肠镜、结肠镜、胆道镜、膀胱镜、输尿管镜、宫腔镜、血管镜、脑室镜等。根据光传导性质不同分为纤维光学内镜和电子内镜。在功能上,内镜包括光学和机械两部分,前者用作照明和观察,后者用作操纵。内镜具有工作通道,用于诊断和手术的各种器械经过内镜工作通道进入人体内完成操作。超声内镜是在内镜镜端安装一个微型超声探头,既具有内镜的基本结构和功能,同时又能进行局部超声检查。

2. 手术设备 包括高频电刀、电外科工作站、激光器、气压弹道碎石器、热凝器等。

3. 手术器械 包括活检钳、穿刺针、圈套器、抓钳、狭窄扩张器、造影管、十二指肠乳头切开刀、取石网篮、各种支架和引流管等。

二、内镜外科基本技术

1. 注射术 使用内镜注射针,在内镜直视下对准目标,如出血点、肿瘤瘤体等,注射相应的药物达到止血、使肿瘤坏死等目的。

2. 钳夹术 使用内镜止血夹,对准出血点、创面基底部等,可起到止血、闭合创面等作用。

3. 切除术 使用内镜切除器械,可切除病灶。

4. 导管植入术 在内镜直视下或 X 线透视引导下将导管前端对准腔道口,可行扩张术、支架或引流管置放术或引流术。

5. 碎石术 使用专用机械碎石器或液电碎石器、激光碎石器等特殊设备,在内镜直视下或 X 线透视引导下破碎各种结石、粪石等。

6. 十二指肠乳头切开术 在内镜下选择性大乳头插管成功后,可切开 Oddi 括约肌,从而治疗胆系疾病。

三、内镜的临床应用

1. 胃肠道疾病

(1) 消化道出血:通过使用胃镜或结肠镜,既可明确诊断,又可采用注射、电凝、

笔记

激光、氩气刀、止血夹等方法进行有效止血。急症内镜下止血成功率可在95%以上。是临床上首选方法。诊断明确而经内镜止血失败者需要急症手术。消化内镜技术的并发症主要包括再出血、狭窄和穿孔。

（2）消化道肿瘤：消化内镜可以观察病灶并活检。使用超声内镜，可帮助确定病变的浸润深度、范围大小以及有无淋巴结侵犯。对于直径小于2cm的消化道原位癌，无肌层浸润，无淋巴结转移者，可采用内镜下电切、圈套或黏膜切除术切除病灶。对于不能手术的晚期肿瘤，内镜治疗的主要目的是止血、再通腔道、缓解症状。

（3）消化道良性狭窄：包括食管、胃、结肠或直肠的局限性炎性狭窄或术后吻合口狭窄，使用内镜治疗可以缓解症状，部分患者可获得治愈。治疗方法包括狭窄球囊扩张术、支撑管置放术等。但禁用不可取出的自膨胀性金属支架。经内镜治疗效果不佳者，应改做传统手术。内镜治疗的主要并发症是出血和穿孔。

（4）胃石症：在内镜直视下使用高频电刀或碎石器，可将胃石击碎后经胃肠道自行排出。

（5）经皮内镜下胃/空肠造口术：内镜造口术可在局麻下施行，具有操作简便、快速、安全、术后易护理等特点。胃/空肠造口管可长期留置，老化导管可在原位更换。并发症主要包括局部感染、造口管脱落和肿瘤在腹壁造口局部种植转移。

2. 肝胆胰疾病 经十二指肠镜逆行胰胆管造影（endoscopic retrograde cholangio-pancreatography，ERCP）已经成为胆胰疾病的重要诊断和治疗手段。基本技术包括选择性胆管或胰管插管造影和十二指肠乳头切开术，可以治疗肝外胆管结石、胆道梗阻与炎症、胰腺炎等。肝胆管内镜，特别是经皮经肝胆管镜技术可以对肝内疾病进行有效的诊断、治疗，适应证为肝内胆管结石、胆肠吻合口狭窄、肝内胆管局限性良性狭窄、肝脏或胆道手术后胆瘘等。

3. 呼吸系统疾病 使用支气管镜，可对气道梗阻、出血、异物、肉芽肿以及手术后吻合口狭窄等进行诊断和治疗。麻醉多选用单纯会厌部丁卡因黏膜表面麻醉，手术时候较长、联合内镜手术操作时可选用静脉复合麻醉。入路包括经鼻和经口两种途径，但以经口入路患者痛苦少。主要并发症是出血和低氧血症。持续较高流量的呼吸道内充氧和术中间断退出内镜使患者休息，可以有效缓解低氧血症。

第三节 腹腔镜外科技术

一、腹腔镜外科手术设备、器械

1. 腹腔镜图像显示与存储系统

（1）腹腔镜：光线通过组合的石英玻璃柱束传导而产生明亮清晰的图像。临床常用直径10mm，微创性为5mm。根据视角不同，可分为0°、15°、30°、45°窥镜等。

（2）摄像头：腹腔镜接上摄像头，其图像通过光电耦合器将光信号转换为数字信号输送到显示器上将图像显示出来。

（3）显示器：显示器接受摄像头和信号转换器输入的信号，将术野图像显示在显示器上。

（4）冷光源：冷光源通过光导纤维与腹腔镜相连以照亮手术野。常用的光源灯泡有卤素灯、氙灯、氩灯等。

（5）录像机与图像存储系统：为了保存手术资料，便于教学及术后核查手术过程有无失误情况，可将手术录像实时捕捉并存储在电脑硬盘上，可进行录像或图像的编辑与处理。

2. 气腹系统　临床常用 CO_2 建立气腹。CO_2 是惰性气体，不能燃烧。建立 CO_2 气腹可以制造良好的手术空间，避免意外损伤其他脏器。CO_2 钢瓶与气腹机相连，CO_2 经气腹机处理后，通过消毒的 CO_2 导管，经气腹针或套管注入腹腔。

3. 手术设备与器械　设备主要有高频电凝装置、超声刀、冲洗吸引器等。器械主要有电钩、分离钳、抓钳、肠钳、吸引器、穿刺针、扇形牵拉钳、持针器、打结器、施夹器、各种腔内切割缝合与吻合器等。

二、基本技术

1. 建立气腹　一般在脐下缘做弧形或纵形切口，长约 10mm。在切口两侧用巾钳或手提起腹壁，将气腹针垂直刺入腹腔。通过气腹针向腹腔内注入 CO_2 气体，建立气腹。预设压力一般为 12～15mmHg。

2. 腹腔镜下止血　电凝止血是腹腔镜手术中主要的止血方式。其他有钛夹、超声刀、切割闭合器、内套圈结扎及缝合等。

3. 腹腔镜下组织分离与切开　腹腔镜手术分离组织结构时，不像开腹手术那样，可以用手触摸感觉组织，一旦操作不当，容易造成组织损伤。组织分离与切开的方法主要有剪刀锐性剪开、分离钳钝性分离、电凝切割、超声刀凝固切割等。

4. 腹腔镜下缝合　腹腔镜下缝合是腹腔镜手术中难度较高的操作技术，是手术者必须掌握的手术技巧。缝针通过穿刺套管鞘进入腹腔后，用持针器夹住缝针进行缝合。缝合打结方法有腔内打结与腔外打结两种。

5. 标本取出　小于或略大于套管鞘的标本可以直接从套管鞘内取出。如标本较大，可将操作孔扩大后取出标本。切除组织过大时，可借助器械或组织粉碎机将组织缩小、粉碎后，从套管鞘内取出，亦可做一小切口取出组织。恶性肿瘤标本取出时必须使用标本袋，以免造成肿瘤的播散。

三、在腹部外科疾病诊断与治疗中的应用

1. 诊断性腹腔镜技术　可以弥补一些实验室检查与影像学检查的不足，有利于早期诊断、及时治疗，并可免除不必要的剖腹探查。此外，如果腹腔镜检查有阳性发现，可同时进行相应的手术治疗。

腹腔镜诊断术也存在局限性与不足。首先，腹腔镜检查术是有创检查，需要麻醉，可能出现麻醉方面的一些并发症。其次，腹腔镜诊断术对腹腔深部的病变发现率低，需结合 B 超、CT、MRI 等检查方可提高诊断的准确性。

2. 治疗性手术

（1）腹腔镜下胆囊切除术：是目前腹腔镜技术在外科手术中应用最广泛、效果最显著的手术。其手术指征与开腹手术相同，绝对禁忌证较少。相对禁忌证包括肝硬化、凝血障碍、胰腺炎、妊娠、病理性肥胖、严重的心肺功能不全等。

（2）腹腔镜下阑尾切除术：腹腔镜下阑尾切除术，具有创伤小、恢复快、并发症少，且住院时间短等优点。但费用昂贵，限制其推广。

（3）腹腔镜结直肠癌手术：腹腔镜结直肠癌手术是腹腔镜外科中最成熟的手术方式之一。其术后总体生存率、无瘤生存率以及局部复发率与开腹手术无显著差异。与开腹手术相比，腹腔镜手术对盆底的判断和入路选择更为准确。

（4）腹腔镜胃手术：包括穿孔修补术、胃大部切除术、胃癌根治术以及胃减容术。胃减容术治疗单纯性肥胖，疗效确切。有关腹腔镜下胃癌根治术的疗效尚需大宗病例加以验证。

（5）腹腔镜下肝胆胰手术：如腹腔镜下肝囊肿开窗引流、肝腺瘤切除等。腹腔镜下脾切除已成为特发性血小板减少性紫癜患者脾切除的首选方法。胰十二指肠切除术、肝叶切除术等技术尚不够成熟，仍需进一步改进和完善。

（6）腹腔镜下腹外疝修补术：和开放式疝修补术相比，腹腔镜下腹外疝修补术有更快的术后恢复，更低的复发率，更低的疼痛不适率，同时兼有切口小、美观和探查对侧疝、隐匿疝和股疝，可同时修补双侧疝等优点。但费用昂贵，对手术者技术要求高，限制其临床应用。

（7）腹腔镜下甲状腺手术：多数人认为腹腔镜甲状腺手术是美容手术而非微创手术。其手术入路由传统手术的颈部入路改为比较隐蔽的部位，如乳晕、腋窝、胸骨前等。颈部不留瘢痕，美容效果好。有颈部手术史、甲状腺结节过大、甲状腺癌等为其相对禁忌证。

四、并发症

腹腔镜手术的创伤微小，但不等于它的手术危险也微小。腹腔镜手术除了可能发生与传统开腹手术同样的并发症外，还可发生腹腔镜技术所导致的特有的并发症。

1. 与 CO_2 气腹相关的并发症　包括皮下气肿、气胸、心包积气、气体栓塞、高碳酸血症与酸中毒、心律失常、下肢静脉淤血和血栓形成、腹腔内缺血、体温下降等。

2. 与腹腔镜手术相关的并发症　包括血管损伤、内脏损伤和戳口感染、戳口出血和戳口疝等。

第四节　胸腔镜外科技术

一、胸腔镜手术基本技术

胸腔镜手术是将腔镜器械经胸壁的 2～4 个戳口进入胸腔内，在屏视下完成胸腔内的手术操作。其优点是胸壁切口小，不撑开肋骨，不影响胸壁完整性，术后疼痛轻，呼吸影响小,术后恢复快等。胸腔镜手术使一些肺功能较差的患者获得了手术治疗的机会,扩大了胸部手术的适用范围。其主要禁忌证是:不能耐受单肺通气麻醉,曾有胸腔疾病使胸膜腔闭塞,严重心肺功能不全。

1. 麻醉 胸腔镜手术的麻醉需双腔气管插管,手术中健侧单肺通气,患侧肺萎缩,从而为患侧的手术操作提供空间。

2. 体位 根据不同的手术采用不同的体位。常用侧卧位。

3. 胸壁戳孔 一般 1 个腔镜孔,两个操作孔。避免其间相距太近,以免器械互相碰撞。

4. 基本操作技术 包括戳孔制作、解剖结构的游离、组织切开缝合、结扎、标本取出等。

二、适应证

1. 诊断性手术 对于临床诊断不明确的胸部疾病,胸腔镜探查活检有助于获得病理诊断,包括不明原因的胸腔积液、胸膜结节、弥漫性肺病变或结节、心包疾病、胸外伤探查等。胸腔镜还可用于部分胸部恶性肿瘤的临床分期,判断手术完全切除的可能性。

2. 治疗性手术

(1) 胸腔镜肺癌切除术:目前胸腔镜肺癌切除的指征为肿瘤小于 5cm、无纵隔淋巴结转移,手术效果不低于传统开胸手术。熟练操作者已能完成非融合 N2 淋巴结清扫、支气管袖状切除等更复杂的手术。

(2) 胸腔镜食管癌切除术:胸腔镜下食管癌切除一般经右侧胸腔。采用开腹或腹腔镜技术游离胃。食管和胃游离完后,一般将胃拉至颈部行胃食管吻合。随着技术和器械的改进,已能在胸腔内行胃食管吻合。

(3) 心脏疾病的胸腔镜手术:动脉导管未闭患者可在胸腔镜下动脉导管结扎术。部分房间隔缺损、室间隔缺损修补及二尖瓣置换术可在建立体外循环后在腔镜下完成。

学习小结

1. 学习内容

	概述	
外科微创技术	内镜外科技术	
	腹腔镜外科技术	腹腔镜下胆囊切除术:是目前腹腔镜技术在外科手术中应用最广泛、效果最显著的手术。其手术指征与开腹手术相同,绝对禁忌证较少。相对禁忌证包括肝硬化、凝血障碍、胰腺炎、妊娠、病理性肥胖、严重的心肺功能不全等
	胸腔镜外科技术	胸腔镜手术是将腔镜器械经胸壁的 2～4 个戳口进入胸腔内,在屏视下完成胸腔内的手术操作。其优点是胸壁切口小,不撑开肋骨,不影响胸壁完整性,术后疼痛轻,呼吸影响小,术后恢复快等

笔记

2. 学习方法　模拟操作和临床观察。

（田　明）

复习思考题

腹腔镜下胆囊切除术的禁忌证是什么？

第十一章

损 伤

学习目的

通过学习损伤的分类、病理生理改变及临床表现,掌握常见损伤的诊断及处理原则。

学习要点

损伤的定义、损伤分类;颅脑损伤、胸部损伤、腹部损伤、泌尿系统损伤的病因、病理、临床表现、诊断和治疗原则;蛇毒的分类;烧伤伤情判断;烧伤的救治。

第一节 概 述

损伤是指致伤因素作用于机体所造成的组织结构完整性破坏或功能障碍。随着社会进步和科学技术的不断发展,损伤不仅未减少反而日益增多。损伤不仅发生率高,而且程度差别很大,伤情可以严重而复杂,甚至危及伤员的生命。损伤已成为继心脏疾病、恶性肿瘤和脑血管疾病之后的第四位死亡原因。所以,损伤越来越受到社会的广泛关注,医务人员更应重视。

一、分类

损伤的分类方法很多,常见的有以下几种:

1. 按致伤因素分类 可分为烧伤、冻伤、挤压伤、刀器伤、火器伤、冲击伤、毒剂伤、核放射伤及多种因素所致的复合伤等。

2. 按受伤部位分类 一般分为颅脑伤、颌面部伤、颈部伤、胸(背)部伤、腹(腰)部伤、骨盆伤、脊柱脊髓伤、四肢伤和多发伤等。

3. 按皮肤完整性分类 皮肤保持完整性者称闭合伤,如挫伤、挤压伤、扭伤、震荡伤、关节脱位、闭合性骨折和闭合性内脏伤等。有皮肤破损者称开放伤,如擦伤、撕裂伤、切割伤、砍伤和刺伤等。开放性损伤的创口或创面易受到污染而发生感染,但某些闭合性伤如肠破裂等也可造成严重的感染。

4. 按伤情轻重分类 一般分为轻、中、重伤。轻伤是指一般轻微的损伤,局部软组织伤,无生命危险,无需住院治疗者。中等伤主要是指广泛的软组织伤、四肢骨折、肢体挤压及一般的腹腔脏器伤等,但一般无生命危险,常需住院和手术治疗。重伤多为重要脏器和部位的严重损伤,呼吸、循环、意识等重要生理功能发生障碍,危及生命者。

笔记

二、损伤病理

在致伤因素作用下,机体迅速产生各种局部和全身性防御性反应,其目的是维持机体自身内环境的稳定。

(一)损伤的局部反应

是由于组织结构破坏或细胞变性坏死,微循环障碍,或病原微生物入侵及异物存留等所致。

局部反应表现为炎症反应和细胞增殖,其基本病理过程与一般炎症相同。局部反应的轻重与致伤因素的种类、作用时间、组织损害程度和性质,以及污染轻重和是否有异物存留等有关。较重的损伤,由于局部组织细胞损伤较重,多存在组织结构破坏和邻近组织细胞严重变性坏死,加之创口常有污染、异物存留、局部微循环障碍,缺血缺氧及各种化学物质生成而造成的继发性损害,使局部炎症反应更为严重,炎症持续时间更长,对全身影响更大。损伤性炎症反应是非特异性防御反应,有利于消除坏死组织,杀灭细菌及组织修复。

(二)全身反应

全身反应是指致伤因素作用于人体后引起的一系列神经内分泌活动增强并由此而引发的各种功能和代谢改变的过程,是一种非特异性应激反应,不仅包括神经内分泌系统和物质能量代谢,还涉及凝血系统,免疫系统和炎症介质及细胞因子的变化。

1. 神经内分泌反应　损伤后机体的应激反应首先表现为神经内分泌系统的改变。

(1)通过下丘脑-垂体-肾上腺皮质系统的活动,分泌促肾上腺皮质激素、抗利尿激素及生长激素。促肾上腺皮质激素使肾上腺皮质分泌皮质醇,皮质醇参与机体能源的动用,促进葡萄糖异生,使血糖升高,促进脂肪分解,产生能量。皮质醇参与儿茶酚胺对血管功能的调节,帮助维持血压。皮质醇还能抑制炎症反应,减少血管渗出,减轻炎症的损害作用。损伤后,增加皮质醇的分泌是身体必需的防御反应。若无足够量的皮质醇可发生循环衰竭而死亡。抗利尿激素可减少水分排泄,加强肾远曲小管和集合小管对水分的重吸收,从而有利于维持体液容量及循环血量。

(2)损伤引起交感神经-肾上腺髓质变化,分泌大量的去甲肾上腺素及肾上腺素(儿茶酚胺)。损伤后的儿茶酚胺分泌可以调节心血管功能,保证心脑等重要脏器的血液供应,可促进肝脏和肌肉的糖原分解,抑制胰岛素分泌,同时增加高糖素,使血糖升高,可以激活脂肪酶,从而促进贮存脂肪水解为脂肪酸,而成为主要的能量来源,同时还使肌肉释放氨基酸。

(3)损伤的失血及体液减少可刺激肾上腺皮质分泌醛固酮。醛固酮作用于肾脏,减少钠的排泄,增强肾小管对钠离子的重吸收,从而保存钠离子,有利于维持血浆容量及间质体液容量。

2. 炎症介质、细胞因子的变化　损伤组织、侵入细菌毒素、异物等可刺激机体组织细胞和免疫细胞释放大量炎症介质和细胞因子,不仅可以引起局部的炎症反应,同时可进入血液循环引起全身反应。严重损伤者全身炎症反应剧烈,炎症介质和细胞因子的大量释放对机体组织细胞产生直接损伤,机体抗感染能力减弱,乃出现全身炎症反应综合征,并可发生多器官功能障碍等严重后果。

3. 代谢变化　由于神经内分泌系统的作用,伤后机体总体上处于一种分解代谢的状态,表现为基础代谢率增高,能量消耗增加,糖、蛋白质、脂肪分解加速,糖异生增加,因此伤后常出现高血糖、高乳酸血症,血中游离脂肪酸和酮体增加,尿素氮排出增加出现负氮平衡状态,水、电解质代谢紊乱可导致水、钠潴留,钾排出增多及钙、磷代谢异常等。

三、损伤修复

损伤愈合可分为两种基本形式,一种是由结构与功能相同的组织再生来完成,修复后的组织与原来的组织完全相同或基本相同,称为完全修复,如肝脏、骨骼;另一种是由成纤维细胞、毛细血管构成的肉芽组织填充伤口,继而转变为瘢痕组织,称为不完全修复,这是损伤愈合常见的形式。

（一）损伤愈合的类型

可分为如下两种:

1. 一期愈合（原发愈合） 多见于损伤程度轻、范围小、无感染的伤口或创面。组织修复以原来的细胞为主,仅含少量纤维组织,局部无感染、血肿或坏死组织,再生修复过程迅速,结构和功能修复良好。

2. 二期愈合（瘢痕愈合） 多发于组织创面范围较大、坏死组织多、伤口感染明显、初期外科处理不及时或不正确的伤口,需由肉芽组织填充组织缺损,疤痕明显是该期愈合的重要特征。

（二）损伤愈合的基本过程

大致可分为三个既相互区分又相互联系的阶段:

1. 局部炎症反应阶段 在损伤后立即发生,常可持续 3～5 天。主要是损伤组织的止血和炎症反应,由于血管和细胞反应、免疫应答、血液凝固和纤维蛋白的溶解,清除了损伤或坏死组织,启动了修复细胞的迁移和增殖。

2. 增殖阶段 即细胞增殖分化和肉芽组织生成阶段,局部炎症开始不久,就可有新生细胞出现,成纤维细胞、内皮细胞等增殖、分化、迁移,分别合成、分泌组织基质（主要为胶原）和形成新生血管,共同构成肉芽组织充填创口。

3. 组织塑形阶段 最初形成的疤痕组织由于胶原过多,排列紊乱,因而硬度和张力都不适应生理需要,需要经过较长时间改建、重塑。主要包括胶原纤维交联增加,强度增加,多余的胶原纤维被胶原蛋白酶降解,过度丰富的毛细血管网消退和创口的黏蛋白和水分减少等,这一过程要维持 12～18 个月,但疤痕组织难以恢复到未损伤组织的强度和弹性。

（三）影响损伤愈合的因素

主要有局部和全身两个方面:

1. 局部因素中创口感染是最常见的原因 细菌感染可损害细胞和基质,导致局部炎症持久不易消退,甚至形成化脓性病灶等,均不利于组织修复及损伤愈合。损伤范围大、坏死组织多或有异物存留的伤口,伤缘往往不能直接对合,且被新生细胞和基质连接阻隔,必然影响修复。局部血液循环障碍使组织缺血缺氧,或由于采取的措施不当（局部包扎或缝合过紧等）造成组织继发性损伤也不利于愈合。

2. 全身因素主要有营养不良（低蛋白血症,维生素 C 以及铁、锌、铜等微量元素缺乏）,大量使用细胞增生抑制剂（如皮质醇等）,免疫功能低下及全身性严重并发症（如多器官功能障碍综合征）等。因此在处理损伤时,应重视影响损伤愈合的因素,并积

笔记

极采取相应措施予以纠正。

四、临床表现

损伤后的临床症状,取决于致伤因素的特点,机体在受伤时的生理及病理状态,以及外伤发生时的环境。通常在严重的局部损伤时,常伴有严重的全身症状。

（一）局部症状

1. 疼痛 损伤后一般都有疼痛,是局部神经末梢受到损伤物刺激和炎症反应引起,其程度与受伤部位、性质及个体差异等有关。

2. 肿胀及瘀斑 局部出血或炎症渗出可引起肿胀,皮下组织也可因出血出现瘀斑青紫。组织松弛和血管丰富的部位,如头面、颈、踝部的损伤,其瘀斑及肿胀较为明显。

3. 功能障碍 主要是局部或器官的破坏以及疼痛引起的保护性反应所致。若为骨折、脱位或神经损伤,则肢体活动功能障碍更为显著。

4. 伤口及出血 为开放性损伤所共有。不同类型的损伤其伤口大小、形状、深度和损伤程度各异。伤口内可有出血和血块,或泥沙、木刺等异物存留。刺伤的伤口较小,但有时可能达深部组织血管或内脏,因此不能单凭伤口的大小来判断伤情。闭合性损伤时,血液流至体腔或组织间隙,称为内出血。

（二）全身症状

1. 体温升高 由于局部出血或组织坏死分解的产物被吸收所致,故称为吸收热。体温一般在 38℃ 左右,若有继发感染,则体温更高。脑损伤可引起持续性中枢性高热。

2. 休克 损伤性休克是严重损伤常见的并发症。主要由于组织严重损伤、大量失血、失液所致。表现为面色苍白、四肢湿冷、脉搏细弱、血压下降、脉压缩小等,为损伤急性期死亡的主要原因之一。

3. 尿量减少 多见于严重的挤压伤、大面积烧伤和创伤性休克。其发生原因往往是兼有肾缺血和肾中毒,抗利尿激素、醛固酮分泌增多,肾血流量减少所致。尿量少于 400ml/日或无尿,表示有肾衰竭。临床上可表现为急性呼吸窘迫综合征,应激性消化性溃疡,甚至多脏器功能障碍。

五、损伤的诊断

诊断损伤主要是明确损伤的部位、性质、程度,全身病理生理变化以及并发症,应迅速完成对危重伤员的病史询问和初步检查。

（一）病史询问

1. 致伤的原因、机制、作用部位、受伤时的体位。

2. 伤后表现及其演变过程 不同部位的损伤,伤后表现不尽相同,如头部受伤应了解有无意识障碍,持续时间及肢体瘫痪等,胸部损伤是否有呼吸困难、咳嗽及咯血等,对开放性损伤如出血量较多者,应询问大致的失血量,失血速度及口渴情况。

3. 了解处理的经过及既往史、药物过敏史。

（二）体格检查

1. 初步检查 对危及生命的损伤患者的初步检查,按照检查气道（airway）、呼吸

（breathing）、循环（circulation）、神经功能障碍（disability）和暴露（exposure）的流程（ABCDE）完成伤员体检，以便及时开展复苏。

2. 进一步检查 在危及生命的情况得到初步处理后，应认真进行全面系统体检和其他辅助检查，以确定损伤的部位、性质。

3. 辅助检查 对损伤诊断有一定意义，对某些部位损伤有重要的诊断价值，但应根据伤员的全身情况选择必需的项目。实验室检查有血常规、尿常规、凝血功能、动脉血气分析、电解质、肝肾功能检查，了解损伤对血液系统和脏器功能的变化，评价复苏效果。X线平片检查可明确骨折、血胸、气胸、膈下游离气体等。CT检查可诊断颅脑损伤和某些腹部实质器官及腹膜后的损伤。超声检查可发现胸、腹腔积血和肝、脾包膜破裂等。诊断性穿刺是一种简单、安全的辅助方法，一般胸腔穿刺可明确血胸、气胸，腹腔穿刺可证实腹腔内出血或内脏破裂。虽然各种辅助检查技术水平不断提高，但手术探查仍是诊断闭合性损伤的重要方法之一，不仅可以明确诊断，更重要的是为了抢救和进一步治疗，但必须严格掌握手术探查指征。

六、损伤的治疗

治疗损伤的总目标是抢救生命，恢复功能，保持机体结构的完整性。

（一）急救

急救的目的是挽救生命，在处理复杂伤情时，应优先解除危及伤员生命的情况，使伤情得到初步控制，然后再进行后续的处理。必须优先挽救的急症主要包括心跳、呼吸骤停、窒息、大出血、张力性气胸和休克等。常用的急救技术包括心肺复苏，保持呼吸通畅，包扎创口，完成如气管切开、胸腔闭式引流等紧急救治处理。对低血容量休克患者，应在迅速控制出血的同时，必须建立两条大口径的静脉通路，快速输液或输血。张力性气胸或急性心包填塞时，立即实施胸腔穿刺排气或心包穿刺抽液。对骨、关节损伤时必须固定制动，以减轻疼痛，避免骨断端损伤血管和神经。搬运脊柱、脊髓损伤伤员应采用硬板担架，避免脊柱活动或扭转加重损伤，颈椎损伤时，需用颈圈固定。对颅脑损伤急救的重点在保持适宜的脑灌注压，可适当静脉补液，吸氧抬高患者头部，应用药物降低颅内压等综合急救措施。

（二）进一步救治

1. 判断伤情 伤员经现场急救后，应对其伤情进行判断、分类，然后采取针对性的措施进行救治。对致命性损伤，如危及生命的大出血、窒息、开放性或张力性气胸等伤员，做短时紧急复苏后就应急诊手术。对生命体征尚属平稳的伤员，可观察或复苏，争取时间做必要的检查，并同时做好手术准备。对潜在性损伤，性质尚未明确，应继续密切观察，并做进一步检查，对损伤患者，特别是对严重损伤怀疑有潜在性损伤的患者，必须进行生命体征的监测和进一步的检查，发现病情变化，应及时处理。

2. 呼吸支持 保持呼吸通畅，必要时行气管插管或气管切开。

3. 循环支持 主要是积极抗休克，尽快恢复有效循环血容量，维持循环的稳定。在扩充血容量的基础上，可酌情使用血管活性药物。

4. 镇静止痛和心理治疗 剧烈疼痛可诱发和加重休克，故在不影响病情观察的情况下选用药物镇静止痛。由于伤员可有恐惧、焦虑等，故心理治疗很重要，使伤员配合治疗利于康复。

5. **防治感染** 遵循无菌术操作原则,使用抗生素预防感染。开放性损伤需加用破伤风抗毒素。

6. **密切观察** 严密注视伤情变化,特别是对严重损伤怀疑有潜在性损伤的患者,必须进行生命体征的监测和进一步检查,发现病情变化,及时处理。

7. **支持治疗** 主要是维持水、电解质和酸碱平衡,保护重要脏器功能,并给予营养支持。

（三）急救程序

在损伤的急救过程中,其基本原则是先救命、后治伤,可分为五个步骤进行:①把握呼吸、血压、心率、意识和瞳孔等生命体征,视察伤部,迅速评估伤情;②对生命体征的重要改变迅速做出反应,如心肺复苏,抗休克及外科的紧急止血等;③重点询问受伤史,分析受伤情况,仔细检查;④实施各种诊断性穿刺或安排必要的辅助检查;⑤进行确定性治疗,如各种手术等。

（四）闭合性损伤的治疗

临床上多见的如浅部软组织挫伤等,临床表现为局部疼痛、肿胀、触痛,或有皮肤发红,继而转为皮下青紫瘀斑。治疗:常用物理疗法,伤后初期可用冷敷,48 小时后改用热敷或红外线照射治疗,或包扎制动。少数挫伤后有血肿形成时,可加压包扎。如浅部挫伤系强大暴力所致,须检查深部组织器官有无损伤,以免因漏诊和延误治疗而造成严重后果。闭合性骨折和脱位应先以复位,然后根据情况选用各种外固定或内固定的方法制动。头颈部、胸部、腹部等的闭合性损伤,可能造成深部组织器官的损伤,甚至危及生命,必须仔细检查诊断和采取相应的治疗措施。

（五）开放性损伤的处理

擦伤、表浅的小刺伤和小切割伤,可用非手术疗法。其他的开放性损伤均需手术处理,根据具体的伤情选择手术方式。伤口可分为清洁伤口、污染伤口和感染伤口。清洁、整齐的伤口,要求 12 小时内清创后直接缝合伤口,以达到一期愈合。污染、不整齐的伤口,若伤后时间不长,也要求在清创以后缝合,争取一期愈合。若清创离受伤时间较长,则在清创后观察伤口 2~3 天,若无感染做二期缝合。污染严重,组织破坏广泛的伤口,在清创以后,敞开伤口引流,使达到二期愈合。

清创术的要求:

1. 反复清洗伤口周围皮肤及伤口内的组织,去除污物及异物,并彻底止血。检查伤口内的损伤范围及程度,若伤口过小,则应扩大伤口,使伤口内部的伤情充分显露。

2. 切除失活的组织和伤口边缘组织。

3. 分清组织层次,使相同的组织层对合缝合,组织缝合部分不应有过大的牵张力,缝合后的伤口不宜残留无效腔。

4. 清创术后应注射破伤风抗毒素和预防性应用抗生素。

第二节 颅 脑 损 伤

一、概述

颅脑损伤发生率仅次于四肢损伤而居第二位,其死亡率却居首位。随着交通和机械化生产的发展,颅脑损伤亦有增多趋势。

（一）分类

1. 按损伤组织层次 ①头皮损伤;②颅骨损伤;③脑损伤。伤者可出现一种,也可出现两种或全部。

2. 按颅腔与外界是否沟通 ①开放性颅脑损伤:头皮、颅骨及硬脑膜均已破损,颅腔与外界沟通;②闭合性颅脑损伤:硬脑膜完整,颅腔未与外界沟通。

3. 按脑组织损伤类型 ①原发性颅脑损伤,是指伤后立即发生的病理性损害,包括脑震荡、脑挫裂伤和脑干损伤等;②继发性脑损伤是指在原发性脑损伤基础上逐渐发展的病理改变,包括颅内血肿、脑肿胀和脑水肿等。

（二）损伤机理

根据作用力大小、速度、方式和受伤部位,颅脑损伤类型和程度有所不同:

1. 直接损伤 指暴力直接作用于头部引起的损伤。

①加速损伤:即运动着的物体撞击于静止状态的头部所发生的脑损伤,如棍棒打击伤等。

②减速损伤:即运动着的头部撞碰到静止的物体而致伤,常在着力部位的对侧形成损伤,又称对冲伤。如坠落和跌伤等。

③挤压伤:即两个不同方向的外力同时作用于头部,使颅骨变形致伤。

2. 间接损伤 指外力作用于头部以外部位,暴力传递至颅脑造成的脑损伤。

①传递性损伤:如坠落时以臀部或双足着地,外力沿脊柱传递到颅底致伤。

②挥鞭式损伤:当躯干受到加速运动而头部处于相对静止状态时,头部与颈椎间出现剪切力伤,造成颈髓或脑组织损伤。

③胸部挤压伤:指胸部受到猛烈挤压时,内压骤升致使上腔静脉的血逆行灌入颅内引起脑部出血。

（三）损伤程度分级

1. 按意识障碍程度分级 头部外伤后意识障碍可以嗜睡、朦胧、浅昏迷、昏迷、深昏迷五个等级判别轻重。

2. 按格拉斯哥昏迷评分(GCS)分级 GCS 系对伤者的睁眼、言语和运动三方面的反应进行记分,最高分为 15 分,最低分为 3 分。分数越低表明意识障碍程度越重。13~15 分为轻度脑损伤;9~12 分为中度脑损伤;3~8 为重度脑损伤(表 11-1)。

表 11-1 格拉斯哥昏迷评分

睁眼反应	语言反应	运动反应
4 自动睁眼	5 回答正确	6 遵嘱动作
3 呼唤睁眼	4 回答错误	5 刺痛定位
2 刺痛睁眼	3 只能说话	4 刺痛躲避
1 不能睁眼	2 只能发音	3 刺痛屈曲
	1 不能言语	2 刺痛强直
		1 没有运动

3. 按伤情轻重分级

①轻型:脑震荡昏迷时间在30分钟内,仅有轻度头晕头痛,神经系统和脑脊液检查无异常;

②中型:轻度脑挫裂伤或颅内大小血肿,有或无颅骨骨折及蛛网膜下腔出血,无脑受压征,昏迷时间在6小时内,有轻度神经系统阳性体征和生命体征改变;

③重型:有广泛颅骨骨折、脑挫裂伤、脑干损伤及较大的颅内血肿,昏迷时间在6小时以上,意识障碍逐渐加重或出现再昏迷,有明显神经系统阳性体征和生命体征改变。

二、头皮损伤

（一）头皮血肿

1. 皮下血肿　因皮肤层和帽状腱膜层紧密连接,血肿不易扩散,周围较硬,中央有凹陷感。

2. 帽状腱膜下血肿　因帽状腱膜下组织疏松,血肿易于扩展,积血可多达数百毫升。

3. 骨膜下血肿　因钝器损伤后颅骨发生变形或骨折所致。

4. 治疗　较小血肿无需处理,多可自行吸收。较大血肿可穿刺抽出并局部压迫包扎,如无效且血肿继续增大时,可切开清除血肿并止血。对合并颅骨骨折的骨膜下血肿,要注意并发颅内血肿的可能。凡已经感染的血肿均需切开引流。

（二）头皮裂伤

多由锐器或钝器致伤。裂口大小、深度及创缘整齐不一,因头皮血管丰富,出血较多,重者可发生休克。

急救时可加压包扎止血。尽早清创、止血及缝合伤口,注意有无颅骨骨折及脑膜损伤。头皮组织缺损者可行皮下松解或转移皮瓣修复。伤后24小时以上无感染伤口仍可清创缝合。

（三）头皮撕脱伤

多因长发卷入转动的机器中,使部分或整块头皮自帽状腱膜下层或骨膜下撕脱,创面大,出血多,易发生休克。

急救时用无菌敷料加压包扎止血,并将撕脱头皮包好备用,争取在12小时内清创缝合。小块撕脱者可转移头皮;整块撕脱者可行小血管吻合予头皮再植,或将撕脱的头皮做成全厚或中厚皮片再植。

三、颅骨损伤

指颅骨受暴力作用后出现结构改变,多并发有脑膜、血管、脑和颅神经的损伤。颅骨骨折按部位分为颅盖骨折、颅底骨折;按形态分为线形骨折、凹陷性骨折;按与外界是否相通分为开放性骨折、闭合性骨折。

（一）颅顶骨线形骨折

单纯线形骨折不需特别处理,应警惕合并脑损伤。当骨折线通过硬脑膜血管沟或静脉窦时,应注意颅内血肿,及时做CT检查。

（二）颅顶骨凹陷骨折

可根据颅顶骨凹陷部位、深度和范围来决定是否手术。手术指征包括:①颅骨凹陷深度在 1cm 以上;②大块颅骨凹陷引起颅内压增高者;③因骨折片压迫脑组织,引起神经系统体征或癫痫者;④开放性骨折;⑤位于大静脉窦部的凹陷骨折引起颅内压增高者。

（三）颅底骨折

颅底分前、中、后三个颅窝,根据局部迟发性淤血和脑脊液漏存在的情况,并结合CT 检查,可判别骨折的部位(表 11-2)。

表 11-2　颅底各部位骨折特点

骨折的部位	迟发性淤血部位	脑脊液漏	颅神经损害
颅前窝	眼睑、球结膜(熊猫眼征)	鼻漏	Ⅰ、Ⅱ对脑神经
颅中窝	颞部耳后皮下	耳漏	Ⅶ、Ⅷ对脑神经
颅后窝	乳突部枕后皮下	少见	Ⅸ～Ⅻ对脑神经

处理:一般无需治疗,应注意处理合并的脑损伤。耳鼻出血和脑脊液漏,不可堵塞或冲洗,以免引起颅内感染。如持续一月以上者,应手术修补硬脑膜。如骨碎片压迫视神经时应尽早手术去除骨片。伴脑脊液漏的颅底骨折均需给予抗生素治疗。

四、脑损伤

（一）脑震荡

临床表现

①意识障碍:伤后可立即出现昏迷,一般不超过 30 分钟。

②逆行性遗忘:清醒后不能回忆受伤当时乃至伤前一段时间内的情况。

③自主神经功能紊乱:表现为面色苍白、出冷汗、血压下降等。但随意识好转而迅速恢复。

④神经系统检查无阳性体征。

⑤脑脊液、脑电图及 CT 检查均正常。

2. 治疗　单纯脑震荡无需治疗。有头晕头痛者可给予镇静、镇痛治疗。

（二）弥漫性轴索损伤

指头部遭受加速性旋转暴力时,因剪应力而造成的神经轴索损伤。病变位于脑的中轴部分,如胼胝体、大脑脚及脑干等处,多属挫伤、出血及水肿。

1. 临床表现　伤后可立即昏迷,且时间较长,如累及脑干,可有一侧或双侧瞳孔散大,光反应消失或同向凝视等,治疗好转后仍可因继发脑水肿而再次昏迷。

2. 实验室及其他检查　CT 检查可见大脑皮质与髓质交界处等有多个点状出血点。

3. 治疗　主要给予激素、脱水、降温、供氧,纠正呼吸和循环紊乱等对症处理,维持机体水电解质平衡。

（三）脑挫裂伤

发生在脑皮质表面呈点片状出血,但脑皮质和软脑膜保持完整者即为脑挫伤;如脑实质及软脑膜均破损撕裂即为脑裂伤。严重时均可合并脑深部结构损伤,还可继发脑水肿、血肿形成而危及生命。

121

1. 临床表现

（1）意识障碍:伤后立即昏迷,时间较长,短者数小时、数周或数月,有的持续昏迷至死;

（2）颅内压增高症:表现为头痛、呕吐、视乳头水肿,重者出现脑疝;

（3）神经系统体征,除某些"哑区"伤后不显示体征或意识障碍,不能判断失语,偏盲等外,常立即出现相应体征;如一侧运动区损伤则出现对侧锥体束征或偏瘫。

2. 实验室及其他检查

（1）腰椎穿刺:可了解脑脊液压力和成分改变,但有脑疝表现者应慎用;

（2）CT 和磁共振（MRI）检查,可做出明确诊断。

3. 治疗

（1）非手术治疗:轻中型脑挫裂伤患者主要是对症治疗,严密观察病情,注意生命体征,意识和瞳孔改变,颅内压增高者给予脱水治疗,防治脑水肿,合并脑脊液漏时应用抗生素。重型患者应保持呼吸道通畅,对预计昏迷时间较长或合并严重颌面伤以及胸部伤者应及时行气管切开。如发现新症状和体征应及时复查 CT,排除颅内血肿。

（2）手术治疗:目的在于清除颅内血肿,解除颅内压增高,防止或解除脑疝形成。手术包括:颅骨钻孔探查、血肿清除术和脑组织清创减压术。

（四）原发性脑干损伤

1. 临床表现　脑干包括中脑、脑桥和延髓。伤后立即陷入持续昏迷状态,轻者刺痛有反应,严重者呈深度昏迷,一切反射消失,四肢软瘫。生命体征表现为呼吸节律紊乱,心跳及血压明显波动,双侧瞳孔时大时小,眼球位置歪斜,有单侧或双侧锥体束征。多伴高热、消化道出血、顽固性呃逆等症。

2. 实验室及其他检查　CT 或 MRI 可确诊。MRI 在显示脑实质内小出血灶或挫裂伤方面优于 CT。

3. 治疗　主要以非手术治疗为主,可参照脑挫裂伤的处理。

（五）丘脑下部损伤

1. 临床表现　下丘脑损伤,主要表现为昏迷、高热或低温,尚可出现消化道出血或穿孔、糖尿、尿崩症及电解质代谢紊乱等症状。

2. 治疗　可按脑挫裂伤处理,急性期主要是给予激素、脱水、冬眠降温、供氧,纠正呼吸和循环紊乱,维持机体水电解质平衡等治疗。恢复期应着重于脑干功能的改善,可用苏醒药物,高压氧舱治疗,增强机体抵抗力和防治并发症。

五、颅内血肿

颅内血肿是颅脑损伤中最常见、最严重的继发病变,可引起脑受压和颅内压增高症状,甚至发生脑疝,危及患者生命。

颅内血肿按症状出现时间分为急性血肿（3 日内）、亚急性血肿（4~21 日）和慢性血肿（22 日以上）。

（一）硬脑膜外血肿

多因颅骨骨折或颅骨局部暂时变形致血管破裂,血液积于硬膜外间隙所致,以颞部多见,多数单发,也有多发。出血来源为硬脑膜中动脉和静脉,板障血管、静脉窦等损伤。随着血肿扩大,可致硬脑膜自颅骨内板剥离,撕破小血管形成更大血肿。

临床表现

（1）意识障碍：受伤时曾有短暂意识障碍，意识好转后，因颅内出血可出现急性颅内压增高症状，头痛进行性加重，烦躁不安，频繁呕吐等。生命体征表现为血压升高、脉搏和呼吸减慢，即"两慢一高"的库欣反应综合征。且受伤对侧还出现锥体束征，轻偏瘫等局灶症状。随之再次转入昏迷。两次昏迷之间的时间称为"中间清醒期"。

（2）颅内压增高及脑疝形成：表现为意识障碍加重，血肿侧瞳孔先缩小后散大，光反应随之消失，继之对侧瞳孔散大，甚则呼吸停止而死亡。

（二）硬脑膜下血肿

多伴发有脑挫裂伤，一般由脑表面的皮层静脉、桥静脉或静脉窦破裂出血所致。

1. 急性硬脑膜下血肿 ①脑挫裂伤较严重，进而出现急性颅内压增高及脑疝征象；②伤后意识障碍严重，常无典型的中间清醒期；③病情迅速恶化，很快出现单侧或双侧瞳孔散大，肌张力增高，呈去大脑强直状态；④腰穿可见有血性脑脊液。

2. 慢性硬脑膜下血肿 多见于有或无头部外伤史的老年人，常在伤后数周或数月出现颅内压增高症状、局灶性症状及精神症状，如头痛、记忆力减退、偏瘫、失语及偏侧感觉障碍等症，甚至出现脑疝。

（三）脑内血肿

出血部位多与脑挫裂伤好发部位一致，少数发生在凹陷骨折处。浅部血肿较深部血肿多见，多由脑挫裂伤区皮层血管破裂所致，常与急性硬脑膜下血肿并存。故除原有神经症状加重外，还可出现颅内压增高及脑疝症状。

（四）诊断

颅内血肿病情危重，死亡率高，应早期诊断及早期治疗。对于头部外伤后出现明显的中间清醒期（昏迷-清醒-昏迷），或昏迷进行性加重，均应考虑颅内血肿。影像学检查：①头颅X线平片有骨折线；CT扫描在病变区有双透镜形应为硬脑膜外血肿；②CT扫描在病变区有高密度半月形影应为硬脑膜下血肿。如有低密度半月形影应为慢性硬脑膜下血肿；而磁共振成像（MRI）对显示损伤程度、血肿大小等的诊断优于CT；③CT扫描显示圆形或不规则高密度影，周围有低密度水肿带应为脑内血肿。

（五）治疗

颅内血肿确诊后应早期施行手术，清除血肿以缓解颅内高压，术后根据病情对症治疗。如原发性脑损伤较轻，病情发展缓慢者，可在严密监护或CT扫描动态观察下，采用非手术治疗，但治疗过程中如有病情恶化，仍需行手术治疗。

1. 手术治疗 钻孔冲洗引流术、骨窗或骨瓣开颅术及颞肌下减压或去骨瓣减压术；

2. 非手术治疗 适用于神志清楚、病情稳定、生命征基本正常，症状逐渐减轻；无局限性脑压迫致神经机能受损表现；CT扫描脑室、脑池无显著受压，血肿在40ml以下，中线移位不超过10mm者。非颅中窝或颅后窝血肿者。主要措施是严密观察患者，应用脱水、激素、止血药物治疗，并利用CT做动态监护。

六、开放性颅脑损伤

开放性脑损伤分火器伤与非火器伤两类。后者比前者多见，且伤情更严重。

（一）临床表现

1. 意识障碍　初期多有昏迷,有的有中间清醒期,或初期无昏迷,以后逐渐转入昏迷者。

2. 生命体征　重者伤后立即出现呼吸、脉搏、血压变化。伤及脑干者,可早期发生呼吸紧迫,缓慢或间歇性呼吸。伤后呼吸慢而深,脉搏慢而有力,血压升高等改变是颅内压增高和脑疝的危象。常示有颅内血肿。同时应注意有无胸、腹伤、骨折等严重合并伤。

3. 眼部征象　一侧幕上血肿,常出现病侧瞳孔进行性散大。脑干损伤时,瞳孔可缩小、扩大或时大时小。颅后凹血肿早期很少瞳孔变化而生命体征变化较明显。

4. 运动、感觉与反射障碍　取决于具体伤情。

5. 颅内压增高　早期由于颅内血肿、急性脑水肿和颅内感染。晚期主要由于脑脓肿所致。

6. 脑膜刺激征　常因颅内出血、感染、颅内压增高引起,也应注意颅颈部伤的可能。

（二）实验室及其他检查

1. 头颅 X 线、CT 和 MR 检查　可了解损伤情况,确定颅内异物性质、数目和位置等。

2. 对疑有颅内感染者,可进行腰穿和脑脊液检查。

（三）治疗

1. 急救　防治休克,保持呼吸道通畅,防止窒息。迅速包扎头部伤口,减少出血,保护脑组织以免污染和增加损伤。及时应用抗生素及破伤风抗毒素。

2. 外科处理　应争取早期行清创术处理颅内血肿,将污染的开放伤口变成清洁的闭合伤,其中特别要注意静脉窦损伤、颅面伤和脑室伤的处理,减少脑脊液漏、脑膨出、颅内感染及术后因疤痕发生癫痫的机会。

第三节　胸部损伤

一、概述

（一）解剖生理

胸壁由骨骼及肌肉等组织构成。骨骼包括 12 个胸椎、12 对肋骨及 1 块胸骨形成的胸廓。胸廓呈上窄下宽,前后略扁的圆锥形。上口通向颈部,下口为膈肌封闭。胸廓保护胸内及部分腹内器官,并依靠肋骨上下升降及内外旋转动作配合膈肌的升降产生胸内的负压,进行呼吸运动和帮助静脉血向心回流。

肋骨为 12 对,肋骨的前端为肋软骨,第 1~7 对肋骨由软骨与胸骨形成关节相连,称为真肋。第 8~10 肋软骨不连接于胸骨,而连接于上一肋软骨,称为假肋。第 11 和第 12 肋骨前端游离称浮肋。胸骨由柄、体及剑突三部分形成。柄、体间形成角度名为胸骨角,第 2 肋软骨附于此,是体表解剖的重要标志。

胸膜分为脏层和壁层,两层胸膜之间的密闭间隙叫胸膜腔。正常情况下,胸膜腔内有少量浆液起润滑作用。病变时可积液或粘连。胸膜腔和空气及胸内的脏器不通,而且形成负压,随呼吸相应变化。吸气时胸廓向上向外伸展,膈肌收缩下降而使胸廓扩大,因肺的弹性回缩力的作用,使胸膜腔的负压增高约 $-8 \sim -10cmH_2O$。呼气时胸廓向下向内回缩,膈肌松弛上升使胸廓缩小,胸膜腔内负压降低,约为 $-3 \sim -5cmH_2O$。肺随负压变化而膨胀或萎缩,进行通气及换气。胸膜腔内负压对维持肺的扩张和通气功能十分重要,对促进静脉回流和淋巴液回流也有很重要的作用。

（二）分类

胸部损伤可分为闭合伤和开放伤两类。闭合伤的致伤原因,在平时常见的包括挤压、冲撞、高处坠落、钝性打击等。伤轻者只限于胸壁软组织或单纯肋骨骨折,伤重者则有内脏伤、发生气胸、血胸、皮下或纵隔气肿等。少数重伤可有膈肌破裂或其他胸内腹内脏器破裂。

开放伤在战时多见,多为火器伤。平时开放伤以刀剑刺伤较为常见。致伤物(子弹弹片或刃器)穿入胸膜腔或纵隔者称穿透伤。致伤物经胸膜腔或纵隔又穿出体外,有入口亦有出口的伤道,称贯穿伤。贯穿伤常有较严重的内脏损伤,如胸膜、肺或胸腔内其他脏器。

胸部损伤按受伤的器官和组织可分为:①胸壁、肋骨和胸骨损伤;②心脏和大血管损伤;③肺和支气管损伤;④食管损伤;⑤胸导管损伤;⑥胸腹联合伤。

（三）病理生理改变

胸部损伤引起的病理生理改变,包括以下五个方面。

1. 胸廓完整性及胸廓运动协调性的破坏　正常呼吸运动有赖于完整的胸廓解剖结构及其运动的协调和对称。在胸部损伤特别是在发生多根多处肋骨骨折或合并胸骨骨折的肋骨骨折时,受伤的胸壁部分脱离胸廓整体,失去支持形成浮(动)胸壁,也称连枷胸。该部分胸壁在吸气时反而向内塌陷,使伤侧肺受压不能膨胀,并使伤侧胸膜腔内压增高,纵隔向对侧移位,使对侧肺叶受压缩,在呼气时该部分胸壁反而向外膨出,伤侧胸膜腔内压力变小,肺膨胀致使肺内二氧化碳不能排出,于是产生矛盾(反常)呼吸。其结果是肺通气量减少,残气量增加,二氧化碳蓄积,缺氧,纵隔摆动或扑动,回心血量减少,心搏出量减少,导致呼吸循环功能的严重紊乱甚至衰竭。

2. 正常的胸膜腔负压减小或消失　正常胸膜腔负压对维持正常的呼吸运动,保持肺组织膨胀和表面张力都是很重要的。发生气胸(尤其是张力性气胸或开放性气胸)、血胸、血气胸时,胸膜腔正常负压减小、消失甚至变成正压,伤侧肺受压而萎缩,纵隔向对侧移位,使对侧肺组织受压,纵隔左右摆动,其结果是肺组织面积及通气量减少而致缺氧,静脉回心血量的受阻使心排血量减少,均可造成呼吸循环功能不全。

3. 胸膜-肺休克　在胸部开放性损伤时,大量空气进入胸膜腔,对满布神经末梢的壁层胸膜和肺产生强烈的刺激,以及由于纵隔摆动对迷走神经的牵扯刺激,均可引起反射性呼吸循环功能失调而导致休克,称为胸膜-肺休克。

4. 循环功能不全或衰竭　在胸壁软化反常呼吸运动、胸膜腔负压减小或消失的胸部损伤中,胸膜腔内压力增高,纵隔移位、摆动或扑动,使腔静脉扭曲移位,静脉血向心回流受阻,回心血量减少,心排出量减少,冠状动脉灌注及周围循环灌注不良,导致循环功能不全或衰竭。在有大量血胸或心脏大血管直接损伤时,就更容易出现循环功能不全。循环功能不全又可引起肺血流灌注减少,从而加重了通气/血流比例失调,进一步影响呼吸功能。

5. 呼吸道梗阻 严重胸部损伤,由于肺组织内出血,支气管的痉挛及分泌物增多,或因疼痛使伤员不能做有效的咳嗽排痰动作,使呼吸道内分泌物、血痰或呕吐物积存而产生呼吸道的梗阻,引起缺氧甚至窒息。

（四）胸部损伤的临床表现

胸部损伤的临床表现,视损伤严重程度而异。

1. 疼痛 受伤部位剧烈疼痛,呼吸或咳嗽时加剧。

2. 出血 可以是胸壁伤口的出血,也可表现为血胸。

3. 咯血 较大的支气管损伤和深部肺组织损伤后常有咯血,但肺损伤不一定都有咯血。肺表面挫伤可无咯血或伤后数日才于痰内出现陈旧性血块。

4. 呼吸困难 气胸、血胸、连枷胸、反常呼吸、肺损伤、纵隔气肿、呼吸道梗阻均可引起不同程度呼吸困难。

5. 休克 见于严重胸廓损伤,心脏和大血管损伤引起的大量失血、心包填塞以及心脏功能衰竭均可导致休克,开放性气胸可引起胸膜-肺休克。因治疗原则不同,应鉴别各种不同原因引起的休克。

6. 皮下气肿及纵隔气肿 常见于张力性气胸。

7. 胸壁伤口、伤道 在开放性胸部损伤时,在胸壁可见伤口,根据伤口、伤道在胸壁的位置可判断可能被伤及的胸内脏器,以及是否同时有腹腔内脏器的损伤。

（五）胸部损伤的紧急处理

1. 院前急救处理 包括基本生命支持和严重胸部损伤的紧急处理。其原则是保持呼吸道通畅,给氧,控制外出血,补充血容量,镇痛,固定长骨骨折,保护脊柱（尤其是颈椎）,并迅速转运。对危及生命的严重胸部外伤需现场施行特殊急救处理。张力性气胸需放置具有单向活瓣作用的胸腔穿刺针或闭式引流,开放性气胸需迅速包扎封闭胸部创口,安放胸腔闭式引流管。对大面积胸壁软化的连枷胸有呼吸困难者,给予胸壁包扎并予以人工辅助呼吸。

2. 院内急诊处理 正确及时地认识最直接威胁患者生命的紧急情况与损伤部位,采取相应的急诊处理措施。在抢救胸部损伤患者的同时,应特别注意以下几种有双向改变可能的情况,处理得当伤情可能迅速好转,否则有可能死亡。

（1）呼吸道梗阻:呼吸道梗阻如不迅速予以解除,任何抢救措施均无济于事。

（2）出血性休克:严重的胸部损伤后,除失血外,尚有微循环淤血和血液中液体成分向血管外转移,使有效循环量的减少大大超过实际出血量,从而需要补充足够的血容量,纠正休克。

（3）恢复胸廓的完整和稳定胸内压力:胸壁上的伤口迅速封闭可阻断空气直接进出胸腔,并尽早清创和胸腔闭式引流,大量血气胸使肺萎陷,应早期行胸腔闭式引流恢复胸内正常压力,促进肺的复张和静脉回流。

有下列情况时应急诊开胸探查手术:①胸膜腔内进行性出血;②心脏大血管损伤;③严重的肺裂伤或气管、支气管损伤;④食管破裂;⑤胸腹联合伤;⑥胸壁大块缺损;⑦胸内存留较大的异物。

二、肋骨骨折

肋骨在外力作用下发生断裂、裂纹,使其连续性破坏,在胸部损伤中最为常见。肋骨骨折可为单根骨折,也可为多根多处骨折。第 1～3 肋骨粗短,且有锁骨、肩胛骨保护,不易发生骨折。第 4～7 肋骨长而薄,最易折断。第 8～10 肋前端肋软骨形成肋弓与胸骨相连,第 11～12 肋骨前端游离,弹性都较大,均不易骨折。多根多处肋骨骨折使局部胸壁失去完整肋骨支撑而软化,出现反常呼吸运动。骨折端刺破肺脏可产生气胸、血胸,刺破肋间血管,造成大出血。

（一）临床表现与诊断

单根单处肋骨骨折的主要症状为局部疼痛,在深呼吸、咳嗽或转动体位时加剧。胸痛使呼吸变浅、咳嗽无力,呼吸道分泌物增多、潴留,乃至肺不张和肺部感染。胸壁可有畸形,局部明显压痛,挤压胸部疼痛加重,甚至产生骨摩擦音。骨折断端向内移位可刺破胸膜、肋间血管和肺组织,产生气胸、血胸、胸壁皮下气肿或咯血。多根多处肋骨骨折,不但累及多根肋骨,且常在同一肋骨有前后段折断,形成胸壁的部分软化而出现反常呼吸(图 11-1),即当吸气时,软化部分胸壁不随全胸廓向外扩展,反而向内塌陷,使伤侧肺受压不能膨胀,伤侧胸膜腔内压增高,纵隔向对侧移位,使对侧肺也受压,在呼气时,该部分胸壁反而向外膨出,伤侧肺膨胀致使二氧化碳不能排出,结果肺通气量减少,残气量增加,二氧化碳蓄积,缺氧,同时纵隔左右摆动,静脉向心回流量减少,心搏出血量减少。如受累胸廓范围较大,则可严重影响呼吸循环功能。胸部 X 线摄片可显示肋骨骨折断裂线和断端错位。

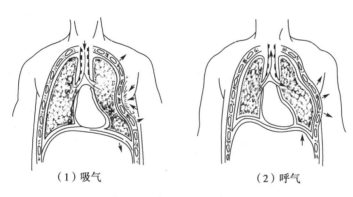

（1）吸气　　　　　　　（2）呼气

图 11-1　胸壁软化区的反常呼吸运动

（二）治疗

处理的原则是镇痛、清理呼吸道分泌物、固定胸廓和防治并发症。

1. 闭合性单根单处肋骨骨折　骨折两断端因有上下完整的肋间肌支撑,较少有错位、活动和重叠,多能自行愈合。可采用宽胶布、多带条胸带或弹性胸带固定胸廓,其目的主要为减少肋骨断端活动,减轻疼痛。

2. 闭合性多根多处肋骨骨折　胸壁软化范围小者可用厚敷料铺在软化区加压、包扎固定。胸壁软化范围大,反常呼吸运动明显的连枷胸患者可用牵引固定或内固定,消除胸壁反常呼吸。对咳嗽无力,不能有效排痰或呼吸衰竭者,需做气管插管或气管切开,以利吸痰、给氧和施行辅助呼吸。

3. 开放性肋骨骨折　胸壁创口彻底清创,用不锈钢钢丝固定肋骨断端。如胸膜已穿破,尚需行胸腔闭式引流术,手术后应用抗生素预防感染。

三、气胸

胸部损伤约有 60%~70% 发生气胸,而且常伴有血胸。闭合伤气胸的来源为肺、支气管裂伤,亦见于食管破裂,开放性胸部损伤则外界空气随呼吸自伤口进入胸膜腔。依损伤的性质和所产生气胸内压不同,其临床表现亦异,临床上一般将损伤性气胸分为闭合性气胸,开放性气胸和张力性气胸三类。

(一)闭合性气胸

多见于一般闭合性胸部损伤。空气主要来自肺组织裂口,气胸造成部分肺萎陷,胸内压仍低于大气压。胸膜腔积气量决定伤侧肺萎缩的程度。肺萎缩在 30% 以下的小量气胸,可无明显症状。大量气胸时有胸痛、胸闷、呼吸短促、气管向健侧移位,伤侧胸部叩诊呈鼓音,呼吸音降低。胸部 X 线和 CT 检查可显示肺萎陷和胸腔积气,有时可伴有少量积液。小量气胸,肺萎陷在 30% 以下无需特殊处理,胸腔内的积气一般可在 1~2 周内自行吸收。大量气胸应在伤侧锁骨中线第二肋间行胸腔穿刺抽气或行胸腔闭式引流术,促进肺尽早膨胀,并应用抗生素预防感染。

(二)开放性气胸

胸壁穿透性损伤导致胸膜腔与外界大气交通称为开放性气胸。空气随呼吸运动而经伤口自由出入胸膜腔,破坏了胸膜腔与外界大气间的正常压力差。胸膜腔内压与大气压力相等,使伤侧胸膜腔负压消失,伤侧肺完全萎陷,丧失呼吸功能。纵隔向健侧移位,使健侧肺也扩张不全。呼、吸气时,两侧胸膜腔压力不均衡,使纵隔在吸气时移向健侧,呼气时移向伤侧,称为纵隔扑动(图 11-2)。纵隔扑动和移位影响静脉回心血流,引起循环障碍。伤员出现明显的呼吸困难,鼻翼扇动,口唇发绀,颈静脉怒张,伤侧胸壁创口可伴有气体进出胸腔发出的吸吮样声音。气管向健侧移位,伤侧胸部叩诊鼓音,呼吸音消失,严重者伴有休克。胸部 X 线和 CT 检查可见伤侧胸腔大量积气,肺萎陷,纵隔移向健侧。开放性气胸急救处理要点是迅速封闭伤口,使之变为闭合性气胸。可用大块多层的凡士林纱布外加棉垫暂时封闭伤口,并加压包扎。进一步处理为:给氧,补充血容量,纠正休克,清创缝合胸壁伤口,并行胸腔闭式引流,鼓励患者咳嗽排痰,并给予抗生素预防感染。如疑有胸腔内脏损伤或进行性出血,则需行开胸或胸腔镜探查术。

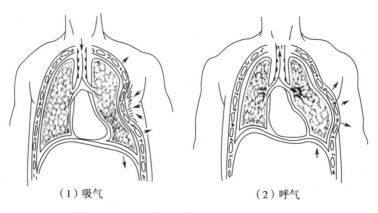

(1)吸气　　　　　　　　　　　　(2)呼气

图 11-2　开放性气胸的纵隔扑动

（三）张力性气胸

支气管、肺组织裂伤，常见于较严重的闭合性胸部损伤。气胸来源于较大的肺裂伤或支气管裂伤，破口与胸膜腔相通，且呈活瓣状，吸气时裂口张开，空气进入胸膜腔，呼气时裂口闭合，气体不能排出，使胸膜腔内气体愈积愈多，压力不断增高并超出大气压，又称高压性气胸。伤侧肺完全萎陷，纵隔明显向健侧移位，健侧肺也明显受压，造成严重的呼吸循环障碍。张力性气胸患者表现为严重或极度呼吸困难，烦躁，意识障碍，大汗淋漓，发绀。气管明显移位，颈静脉怒张，多有皮下气肿。伤侧胸部饱满，叩诊鼓音，呼吸音消失，胸部 X 线和 CT 检查显示胸腔严重积气，肺完全萎陷，纵隔移位，并可能有纵隔和皮下气肿。胸腔穿刺有高压的气体向外冲出。患者可有脉细快，血压降低等循环障碍表现。

张力性气胸是可迅速致死的危急重症。入院前或院内急救需迅速使用粗针头穿刺胸膜腔排气减压。进一步处理应安置胸腔闭式引流，使用抗生素预防感染。在漏气停止，肺充分膨胀后 24 ～ 48 小时，即可拔除引流管。如经闭式引流后持续漏气而肺难以膨胀时需考虑开胸或胸腔镜探查。

四、血胸

胸部损伤后引起胸膜腔积血者，称为损伤性血胸。胸腔积血主要来源于：

1. 肺组织破裂出血　最为常见。因肺循环压力低，一般出血量少，出血速度慢，常可自行停止。

2. 胸壁血管如肋间动脉或胸廓内动脉破裂出血　因来源于体循环，压力高，出血量多，且不容易自行停止，常需剖胸止血。

3. 心脏、胸内大血管破裂出血　多为急性大出血，往往在短时间内引起死亡。胸膜腔内积血，除导致血容量减少外，还因胸膜腔内大量积血压迫肺，并将纵隔推向健侧，使健侧肺也受压，因而严重地影响呼吸循环功能。

由于肺、心、膈肌的不断活动，对胸膜腔内积血有去纤维蛋白作用，血液多不凝固。当胸腔内迅速积聚大量血液，以致去纤维蛋白作用不全时，积血在胸膜腔内凝固，形成凝固性血胸。凝血块机化后形成纤维板，限制肺与胸廓活动，损害呼吸功能。如积血不及时排出，还易并发感染形成脓胸。

血胸的临床表现与出血量、出血速度和个人体质有关。一般而言，成人<0.5L，为小量血胸，0.5 ～ 1.0L 为中等量血胸，>1.0L 为大量血胸。少量血胸可无明显症状。中等量以上血胸可出现面色苍白，脉搏细速，血压下降等低血容量性休克表现和胸腔积液的表现，如呼吸急促，伤侧肋间隙饱满，气管向健侧移位，伤侧叩诊浊音，呼吸音减弱。X 线和 CT 检查可见伤侧肺野被液体阴影所遮盖，纵隔向健侧移位，血胸同时伴有气胸时可见气液平面。胸腔穿刺抽出血液可明确诊断。具备以下征象则提示进行性血胸：①持续脉搏加快，血压降低，或虽经补充血容量血压仍不稳定；②胸腔闭式引流量每小时超过 200ml，持续 3 小时以上，流出的血液色鲜红，其血红蛋白及红细胞计数与周围血相近，且迅速凝固；③血红蛋白量，红细胞计数和红细胞压积测定呈进行性降低。

非进行性血胸可根据积血量多少，采用胸腔穿刺或胸腔闭式引流术治疗，及时排出积血，促使肺膨胀，改善呼吸功能，并使用抗生素预防感染。进行性血胸应及时开胸探查手术，找到出血的来源，进行手术止血，并同时补充血容量，纠正低血容量性休克。凝固性血胸应待伤员情况稳定后尽早手术，清除血块，并剥除胸膜表面的血凝块机化而形成的包膜，术后留置胸腔闭式引流（图11-3），使肺复张。

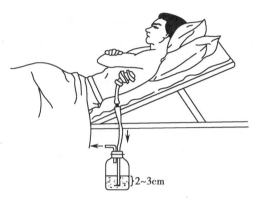

图 11-3　胸腔闭式引流术

五、胸腹联合伤

凡钝性暴力（碰撞、碾轧、坠落等）或尖锐性暴力（穿透伤、子弹、刀刺伤等）所致的下胸部开放性或闭合性损伤，均有可能导致胸腔和腹腔脏器的联合伤，包括胸部胸壁、肺、大血管、心脏、食管、气管的损伤，腹部腹壁、肝、脾、胃、结肠、小肠或肾脏的损伤，而横隔可同时有或无裂伤。除胸部出现气、血胸等呼吸循环功能衰竭临床表现外，同时出现腹腔内出血及脏器破裂或穿孔所致的腹膜炎等临床表现，病情一般较严重，必须及时诊断和处理。床边B超检查能快速准确地判断胸腔腹腔积血情况，胸腔穿刺术和腹腔穿刺术是明确胸腹腔积血的简单而有效的措施。X线检查及急诊胸部及全腹部CT检查有助于诊断金属异物存留，腹腔内空腔脏器破裂和腹内脏器纳入胸腔。

 病案举例

　　患者，男性，35岁，因骑摩托车与人相撞，左胸背部受伤，当时无昏迷，无恶心呕吐，自感左下胸部疼痛剧烈，深呼吸时加剧，呼吸困难，头昏，急送来医院。查体：神志清，呼吸急促，面色苍白，心率120次/分，血压88/50mmHg，左下胸壁大片皮下瘀血斑，胸壁压痛明显，胸廓挤压试验阳性，左胸部叩诊肺尖部呈高清音，下胸部叩诊实音，听诊左肺呼吸音消失，腹平坦，左上腹压痛明显，肠鸣音减弱，腹部移动性浊音阳性，四肢活动正常。实验室检查血红蛋白80g/L，胸部X线检查提示左胸多根肋骨骨折，左侧液气胸，纵隔向右移位，腹部B超提示腹腔内积液，以左上腹脾窝处明显。胸腹部CT提示：左侧血气胸，脾破裂，腹腔积液。胸腔穿刺抽出不凝固血，腹腔穿刺左下腹抽出少量不凝血。初步诊断：胸腹联合伤，左胸多发性肋骨骨折，左侧血气胸，脾破裂出血，失血性休克。

　　胸腹联合伤的处理原则：首先是抢救休克、补充血容量，同时进行矫治胸腔的生理紊乱，如对开放气胸做封闭包扎，对张力性气胸或大量血胸做胸腔穿刺或闭式引流等应急措施。经上述急救处理后，伤员呼吸、循环功能有所改善，随之应争取时间，进行开胸、开腹手术,以对胸腹内脏伤做确定性处理,控制内出血,如对受伤的器官给予修补或切除,同时修补膈肌。

第四节　腹　部　损　伤

一、概述

腹部损伤的发病率在平时约占各种损伤的 0.4% ~ 1.8% ,在战时约为 2% ~ 8.1% 。腹部损伤常有腹腔脏器损伤,表现为严重内出血或腹膜炎,若未及时正确救治,则会有较高的死亡率和致残率。

(一)分类

腹部损伤按腹腔是否与外界相通可分为开放性和闭合性两大类。开放性损伤多伴有内脏损伤;穿透伤中,投射物有入口和出口者为贯通伤,只有入口无出口者为非贯通伤(盲管伤)。闭合性损伤可以仅局限于腹壁,也可能同时累及腹腔内脏器,有时诊治较困难,因而更具有临床意义。此外,各种穿刺、内镜、灌肠、刮宫、腹部手术等诊治措施都可导致腹部医源性损伤。

(二)病因病理

开放性损伤常由刀刺、枪弹等所引起,常见的受损内脏依次是肝、小肠、胃、结肠、大血管等。闭合性损伤常系坠落、碰撞、冲击、挤压等钝性暴力所致,常见的受损内脏依次是脾、肾、小肠、肝、肠系膜等。胰、十二指肠、直肠等由于解剖位置深,损伤发生率较低。

腹部损伤的严重程度以及是否涉及内脏、涉及什么内脏,在很大程度上取决于暴力的强度、速度、着力部位和作用方向,也受脏器解剖特点、原有病理情况和功能状态等内在因素影响。例如:肝、脾组织结构脆弱、血供丰富、位置比较固定,受到暴力打击时容易导致破裂;上腹受挤压时,胃窦、十二指肠第三部或胰腺容易被挤压在脊柱上而断裂;肠道固定部分(上段空肠、末段回肠、粘连的肠管等)比活动部分更易受损;充盈的空腔脏器(饱餐后的胃、未排空的膀胱等)比排空者更易破裂。

(三)临床表现

单纯腹壁损伤的症状和体征较轻,一般表现为受伤部位疼痛,局限性腹壁肿胀、压痛,或皮下瘀斑,其程度可随时间推移而逐渐减轻。如腹内脏器挫伤,可表现为腹痛或无明显临床表现;若腹内脏器损伤严重,则可因受伤器官不同而出现内出血或腹膜炎等病理变化。

肝、脾、胰、肾等腹部实质器官或大血管损伤的主要临床表现是腹腔内(或腹膜后)出血,患者表现为面色苍白,脉率加快,严重时脉搏微弱,血压不稳,甚至休克;腹痛呈持续性,一般并不很剧烈,腹膜刺激征也不严重。但肝破裂和胰腺损伤者可有胆汁和胰液进入腹腔而出现明显腹痛和腹膜刺激征;肾脏损伤时可出现血尿。肩部放射痛提示肝或脾的损伤。实质器官包膜下破裂或肠系膜、网膜腔内出血可表现为腹部肿块。通常体征最明显处即损伤所在。

胃肠道、胆道、膀胱等腹部空腔脏器破裂的主要临床表现是弥漫性腹膜炎。表现为明显的腹膜刺激征和胃肠道反应,腹痛迅速扩展到全腹部,多有恶心、呕吐、腹部压痛、反跳痛和肌紧张,其程度可因空腔脏器内容物不同而异,通常是胃液、胆汁、胰液刺激性最强,肠液次之,血液最轻。此外,伤者还可有气腹征、肠麻痹表现以及感染性休克。如果两类脏器同时破裂,则出血性表现和腹膜炎可以同时存在。

（四）诊断

详细的病史采集和仔细的体格检查,包括必要的辅助检查是诊断腹部损伤的主要依据。诊断的重点是确定有无内脏损伤。闭合性损伤比开放性损伤诊断难度更大。在对腹部受伤部位做重点检查的同时,不应忽视全身的、系统的检查,应注意某些伤者可同时有一处以上内脏损伤,有些还可同时合并腹部以外器官损伤。

1. 开放性损伤　开放性损伤的诊断要考虑是否为穿透伤,如有腹膜刺激征或腹内组织、内脏自腹壁伤口突出,诊断即可成立,且绝大多数都有内脏损伤。诊断穿透伤还应注意以下事项:①穿透伤的入口或出口可能不在腹部,而是在胸、肩、腰、臀或会阴等处;②穿透伤的入、出口与伤道不一定呈直线;③伤口大小与伤情严重程度不一定成正比。

2. 闭合性损伤　闭合性损伤的诊断中,首先应判断有无内脏损伤,因为绝大部分内脏损伤者均需早期手术治疗;其次要判断何种脏器损伤,有无剖腹探查指征;最后还需判断有无多发性损伤。

（1）有无内脏损伤:无论开放性损伤或闭合性损伤,都有可能引起内脏的损伤。开放性损伤因有腹部伤口的存在,可以通过对伤口的检查或处理过程,了解伤口的深度、损伤的范围以及是否伤及内脏等情况,多能在伤后较快地做出诊断或决定是否剖腹探查。闭合性损伤要确定其是否合并内脏伤,有时是很困难的,要做出剖腹探查的决定也非易事,并常因此而延误了诊断和治疗,故闭合性腹部损伤比开放性损伤有更大的危险性。下列情况均可影响内脏损伤的及时诊断:①早期就诊而腹内脏器损伤体征尚不明显;②腹壁损伤伴明显软组织挫伤;③腹部以外有较严重的合并损伤。因此,短时间的严密观察非常重要。为防止漏诊,必须做到:

1）详细采集病史:包括受伤时间、受伤地点、致伤因素、伤情、伤情变化和就诊前的急救处理。伤者有意识障碍或因其他情况不能回答问话时,应向现场目击者和护送人询问。

2）生命体征的观察:包括体温和脉率、呼吸、血压的测定,注意有无休克征象。

3）全面而有重点的体格检查:以腹部直接受致伤因素作用的部位及该部位相应的脏器作为检查重点,包括腹部压痛、肌紧张和反跳痛的程度和范围,是否有肝浊音界改变或移动性浊音、肠蠕动是否受抑制、直肠指检是否有阳性发现等。还应注意腹部以外部位有无损伤,尤其是火器伤或利器伤的入口虽不在腹部,但伤道却通向腹腔而导致腹部内脏损伤。有时需要反复检查。

4）必要的实验室检查:红细胞、血红蛋白与血细胞比容下降,表示有大量失血。血淀粉酶和（或）尿淀粉酶升高提示胰腺损伤或胃肠道穿孔,或是腹膜后十二指肠破裂穿孔,但胰腺或胃肠道损伤未必均伴有淀粉酶升高。血尿是泌尿系统损伤的重要标志,但其程度与伤情不一定成正比。

通过以上检查,如发现下列情况之一者,应考虑有腹内脏器损伤:①早期出现休克征象者,尤其是出血性休克;②有持续性甚至进行性加重的腹部剧痛,伴恶心、呕吐等消化道症状者;③有明显腹膜刺激征者;④有气腹表现者;⑤腹部出现移动性浊音者;

笔记

⑥有呕血、血尿或者血便者;⑦直肠指检发现前壁有压痛或波动感者。

（2）何种脏器损伤:首先需要确定是哪一类脏器损伤,然后考虑具体何种脏器损伤及其损伤程度。单纯实质性器官损伤时,腹痛一般不重,压痛和肌紧张也不明显。出血量多时可有腹胀和移动性浊音。但肝、脾破裂后,因局部积血凝固,可出现固定性浊音。单纯空腔器官破裂导致的腹膜炎,不一定在伤后很快出现,尤其是下消化道破裂,腹膜炎体征通常出现较迟。有时肠壁的破口很小,可因黏膜外翻或肠内残渣堵塞暂时闭合,而不发展为弥漫性腹膜炎。以下几点可作为判断损伤脏器的参考:

1）有恶心、呕吐、便血、气腹者多为胃肠道损伤,再结合暴力打击部位、腹膜刺激征最明显的部位和程度,可确定损伤在胃、上段小肠、下段小肠或结肠。

2）有排尿困难、血尿、外阴或会阴部牵涉痛者,提示泌尿系脏器损伤。

3）有膈面腹膜刺激表现,同侧肩部牵涉痛者,提示上腹部脏器损伤,其中尤以肝和脾的破裂多见。

4）有下位肋骨骨折者,提示有肝或脾破裂的可能。

5）有骨盆骨折者,提示有直肠、膀胱、尿道损伤的可能。

（3）是否为多发性损伤:各种多发损伤可能有以下几种情况:①腹腔内某一脏器有多处损伤;②腹腔内有一个以上脏器受到损伤;③除腹部损伤外,尚有腹部以外的合并损伤;④腹部以外损伤累及腹内脏器。不论是哪一种情况,在诊断和治疗中,都应注意避免漏诊,否则可能导致严重后果。

（4）进行必要的辅助检查:可以采取下列方法,进一步明确诊断。

1）X线检查:如果伤情允许,有选择的X线检查,可以提供有价值的资料。最常用的是胸片及平卧位腹部平片,酌情可拍骨盆片。骨折的存在提示可能有脏器的损伤。腹腔游离气体是胃肠道(主要是胃、十二指肠和结肠,少见于小肠)破裂的证据,立位腹部平片可表现为膈下"新月形"阴影。腹膜后积气(呈花斑状改变),提示腹膜后十二指肠或结直肠穿孔。腹腔内有大量积血时,仰卧位显示小肠多浮动到腹部中央,肠间隙增大,充气的左、右结肠可与腹膜脂肪线分离。腹膜后血肿时,腰大肌影消失。胃右移、横结肠下移,胃大弯有锯齿形压迹,是脾破裂的征象。右膈升高,肝正常外形消失及右下胸肋骨骨折,提示有肝破裂的可能。

2）超声波检查:主要用于诊断肝、脾、胰、肾的损伤。超声波能够根据脏器的形状和大小,提示损伤的有无、部位和程度以及周围积血、积液情况,还可以动态观察,或者在伤者床边操作;但易受到检查者经验的影响。

3）计算机断层摄影(CT)和磁共振(MRI)检查:CT对实质脏器损伤及其范围、程度有重要的诊断价值。CT影像比超声波更为精确,假阳性率低。MRI检查对血管损伤和某些特殊部位的血肿,如十二指肠壁间血肿有较高的诊断价值。

4）血管造影:可疑肝、脾、胰、肾、十二指肠等脏器损伤,经上述检查方法未能证实者,选择性血管造影可有较大的帮助。实质器官破裂时,可见动脉像的造影剂外漏、实质像的血管缺如及静脉像的早期充盈。

5）诊断性腹腔穿刺术和腹腔灌洗术:穿刺点多选脐和髂前上棘连线的中、外1/3交界处或经脐水平线与腋前线相交处。可用8号长针头直接刺入腹腔,亦可用带有塑料导管的套管针置入腹腔深处,抽吸腹腔内容物,观察其性状,是否有不凝血液、胃肠内容物、混浊腹水、胆汁或尿液等,借以推断哪类脏器受损。如肉眼不能判断,尚需进行化验检查。抽不到液体并不能完全排除内脏损伤的可能性,应继续严密观察,必要时可重复穿刺,或行腹腔灌洗术。

诊断性腹腔灌洗术是通过上述腹腔穿刺置入的导管向腹腔内缓慢灌入 500～1000ml 生理盐水,再检查回流液有无红细胞、白细胞、胃肠液、胆汁、胰液或尿液等。本方法操作复杂,且有假阳性及假阴性可能,临床已较少使用。

6) 剖腹探查术:以上方法未能排除腹内脏器损伤或在观察期间出现以下情况时,应及时手术探查:①全身情况有恶化趋势,出现口渴、烦躁、脉率增快或体温及白细胞计数上升;②红细胞计数进行性下降;③积极救治休克而情况不见好转或继续恶化。④腹痛和腹膜刺激征进行性加重或范围扩大;⑤肠鸣音逐渐减弱、消失或出现明显腹胀;⑥膈下有游离气体,肝浊音界缩小或消失,出现移动性浊音;⑦消化道出血;⑧腹腔穿刺抽出气体、不凝血液、胆汁、胃肠内容物等。尽管可能会有少数伤者的探查结果为阴性,但腹内脏器损伤被漏诊,有导致死亡的可能,所以,只要严格掌握指征,剖腹探查术所付出的代价是值得的。

(五)治疗

单纯腹壁的软组织开放性损伤和闭合性损伤与一般软组织损伤的处理原则一致。腹部穿透性开放损伤和闭合性腹内脏器损伤多需手术,应做好术前准备。应首先处理对生命威胁最大的损伤,如窒息、呼吸窘迫、气胸、心包填塞、大出血等。穿透性损伤如伴腹内脏器或组织自腹壁伤口突出,可用消毒碗覆盖保护,勿予强行回纳,以免加重腹腔污染。回纳应在手术室麻醉后进行。

1. 休克防治 实质性脏器损伤常并发出血性休克,应在积极抗休克的同时,迅速剖腹止血。空腔脏器破裂者,休克发生较晚,多数属低血容量性休克,同时可伴有感染性休克,一般应在纠正休克的前提下进行手术,应用足量抗生素。

2. 保守治疗

(1)严密观察:对于一时不能明确有无腹内脏器损伤而生命体征尚稳定的伤员,应严密观察并反复检查伤情的演变,并根据这些变化,动态综合分析,尽早做出结论而不致贻误治疗。观察内容包括:①每 15～30 分钟测定一次脉率、呼吸和血压;②每 30 分钟检查一次腹部体征,注意腹膜刺激征程度和范围的改变;③每 30～60 分钟测定一次红细胞数、血红蛋白和血细胞比容,了解是否下降,并复查白细胞数是否上升;④必要时可重复进行诊断性腹腔穿刺术或灌洗术。

(2)注意事项:①不要随便搬动伤者,以免加重伤情;②不轻易使用止痛剂,以免掩盖伤情;③暂时禁食禁水,以免有胃肠道穿孔时加重腹腔污染。

(3)治疗措施:①积极补充血容量,防治休克;②注射广谱抗生素以预防或治疗可能存在的腹内感染;③疑有空腔脏器破裂或有明显腹胀时,应进行胃肠减压。

3. 手术治疗 对于已确诊或高度怀疑腹内脏器损伤者应尽快早期手术探查。原则上优先处理实质器官伤以控制出血。

麻醉选择气管内插管麻醉比较理想,既能保证麻醉效果,又能根据需要供氧,并防止手术中发生误吸。胸部有穿透伤者,无论是否有血胸或气胸,麻醉前都应先做患侧胸腔闭式引流,以免在正压呼吸时发生张力性气胸。

根据可能受伤脏器的位置,选择最易接近的切口进腹。如不能确定受伤器官时,多采用正中切口或右侧经腹直肌切口,进腹迅速,创伤和出血较少,能满足彻底探查腹腔内所有部位的需要,还可根据需要延长或向侧方添加切口。腹部开放性损伤时,不可通过扩大伤口去探查腹腔,以免伤口感染和愈合不良。

有腹腔内出血时,开腹后应立即吸出积血,清除凝血块,迅速查明来源,并加以控制。一般凝血块集中处即为出血部位。若出血迅猛,一时难以判断其来源时,可用手指压迫主动脉穿过膈肌处,争取时间补充血容量,查明原因再做处理,切忌用止血钳在血泊中盲目钳夹。肝、脾、肠系膜和腹膜后的胰、肾是常见的出血来源。

如果腹腔内没有大出血,则应对腹腔脏器进行系统、有序地探查。原则上应先探查肝、脾等实质性脏器官,同时探查膈肌有无破损,接着从胃开始,逐段探查十二指肠、空肠、回肠、大肠及其系膜,然后探查盆腔脏器,若有必要则切开胃结肠韧带显露网膜囊,检查胃后壁和胰腺。原则上是先处理出血性损伤,后处理穿破性损伤;对于穿破性损伤,应先处理污染重的损伤,后处理污染轻的损伤。

二、常见内脏损伤的特征和处理

(一)脾破裂

脾脏遭受暴力损伤而发生破裂称脾破裂。脾脏是腹腔内较大的实质性脏器,血运丰富,组织脆弱,易损伤破裂。在腹部闭合性损伤中,脾破裂居于首位。有慢性病理改变(如血吸虫病、疟疾、淋巴瘤等)的脾脏更易破裂。

脾破裂按照病理解剖可分为三种类型,即为中央型破裂(破裂在脾实质深部)、被膜下破裂(被膜完整,破裂在脾实质周边部分)和真性破裂(脾实质与脾被膜同时破裂)三种。真性脾破裂立即有内出血及腹膜刺激征,表现明显,一般较易诊断。中央型破裂与被膜下破裂因出血受包膜限制,临床上可无明显出血表现,早期诊断不易,血肿最终亦可被吸收。如被膜下血肿继续增大,可自发地或在轻微外力下突然破裂,称为"延迟性脾破裂",一般应行脾切除术。如怀疑有中央型或被膜下脾破裂可能,应进行 B 超及 CT 检查,多能确诊。此类伤员应予住院观察,严格卧床休息,给予止血剂,加强监测,定期观测脾脏的变化,做好随时手术的准备。

真性脾破裂常并发休克,应在抗休克的同时施行手术治疗。手术进入腹腔后首先用手捏住脾蒂,控制出血,吸出积血,同时探查以明确诊断并决定手术方式。由于脾组织脆弱,不易缝补止血,一般多采用脾切除术治疗,尤其是裂口广泛、深大者。因脾脏参与一系列免疫功能,施行脾切除的儿童有可能发生难以控制的以肺炎球菌为主的凶险性感染而死亡,故建议在"抢救生命第一,保留脾脏第二"的原则下尽量保留脾脏或脾组织。

(二)肝破裂

肝脏遭受强大暴力损伤而破裂,称为肝破裂。通常右肝破裂较左肝为多。肝脏因其体积大,重量大,质地脆弱,血运丰富,结构和功能复杂,破裂伤情往往较重,死亡率和并发症发生率都极高。肝破裂的病理类型和临床表现与脾破裂相似,不过肝破裂后可有胆汁与血同时进入腹腔,故其腹痛及腹膜刺激征较脾破裂明显。肝破裂的临床表现和损伤的严重程度与有无合并胆管及血管损伤有关。浅表的肝破裂出血可自行停止,出血量和速度亦小于脾破裂。深大的真性肝破裂出血较多,如伴有较大的肝血管破裂,可发生致命性大出血。肝被膜下破裂也有转为真性破裂的可能。中央型肝破裂易发展为继发性肝脓肿。肝破裂的出血有时会通过胆管进入十二指肠而出现呕血或黑便。B超及CT检查对肝破裂的诊断有重大帮助。

肝破裂原则上均应手术治疗。手术治疗的原则是:彻底清创、确切止血、防止胆漏、充分引流和处理其他脏器损伤。轻度肝实质裂伤或血流动力学指标稳定或经补液后生命体征稳定的伤员,可在严密观察下行保守治疗。若生命体征经补液后仍不能稳定或需大量输血才能维持者,提示可能存在活动性出血,应尽早手术。手术方法包括填塞压迫、缝合止血、血管结扎、肝切除等。

(三)小肠破裂

钝性外力的直接或间接打击以及锐器伤可以导致小肠破裂。因小肠是腹腔内占位最广的器官,腹前壁、侧壁均为软组织,缺乏充分保护,故受伤机会较多,在战伤中占第一位,在平时钝性损伤中,与脾破裂的发生几率相近。小肠破裂早期即有明显的腹膜炎,诊断多不难。但小肠破裂早期,可因穿孔较小,或穿孔处暂时被肠管或大网膜堵塞,以致自觉症状较轻,临床表现不典型,腹腔穿刺结果为阴性,X线检查无气腹征,诊断较困难。

小肠破裂一旦诊断成立,均需手术治疗。手术方法以修补术为主,也可根据伤情采用部分小肠切除加肠吻合术。如患者状态极差,可暂将肠管外置,待患者情况好转后再做二期处理。

(四)结、直肠破裂

结、直肠破裂一般较小肠破裂少见。结肠破裂常发生于上腹部和两侧腹部损伤后,直肠破裂易发生于盆腔损伤后。由于结、直肠内容物黏稠,破裂后漏出较慢,其刺激性较弱,故早期腹膜刺激征不明显,诊断有一定难度。同时,结、直肠内容物又因细菌含量多,常常导致严重的腹腔内和腹膜后感染,预后较差。

结肠破裂的处理原则不同于小肠破裂。除右半结肠小的新鲜伤口、腹腔污染轻、一般情况良好的患者可考虑做一期修补或一期切除吻合外,大部分患者宜先做暂时性肠造口术或肠外置术,待3~4周后,伤员情况好转再关闭瘘口。对较严重的损伤一期修补后,可加做近端结肠造口术。直肠破裂的处理原则是早期彻底清创、修补肠管破损,行转流性结肠造瘘和直肠周围间隙彻底引流。

第五节 泌尿系统损伤

泌尿系损伤以男性尿道损伤最为多见,肾、膀胱次之,输尿管、睾丸损伤少见。泌尿系统损伤大多是胸、腹、腰部或骨盆严重损伤的合并伤,也常见于医源性损伤,如手术、内镜操作及其他器械检查等所致的损伤。

泌尿系损伤主要表现为出血和尿外渗。大出血可引起休克,血肿和尿外渗可继发感染,严重时导致脓毒症、周围脓肿、尿瘘或尿道狭窄。因此,早期诊断,合理处理,尤为重要。

一、肾损伤

肾损伤常见于男性青壮年,以闭合性损伤多见,约1/3合并有其他脏器损伤。肾脏由于解剖位置深,有腹壁、肋骨、膈肌、腰大肌等保护,加之在肾脂肪囊内有一定的活动度可以缓冲外来暴力作用,因而不易受到损伤。但肾脏质地脆弱,包膜薄,周围有骨质结构,在遭受较大暴力打击或存在病理改变时,可以发生破裂或肾蒂损伤。由于肾脏血液循环丰富,在挫伤或轻度裂伤时容易自行愈合。

（一）病因

1. 开放性损伤　因枪弹、刀刃等锐器致伤,多见于战时。肾和皮肤均受到损伤,肾脏与外界相通,常合并胸、腹部其他组织器官损伤,损伤复杂而严重。

2. 闭合性损伤　体表皮肤完整,肾脏与外界不相通,多因钝性暴力所致。直接暴力如撞击、跌打、挤压、肋骨或横突骨折等;间接暴力如对冲伤、高空坠落时足跟或臀部着地发生的减速伤等。

3. 医源性损伤　肾穿刺、经皮肾镜碎石取石术、体外冲击波碎石术等,可能发生肾损伤。

4. 自发性肾破裂　是指在无明显外伤情况下突然发生的肾实质、集合系统或肾血管的损伤,与肾脏本身病变有关。如积水、肿瘤、结核、极大错构瘤等。

（二）病理

肾损伤以闭合性损伤最为常见,根据损伤的程度可分为以下病理类型(图11-4):

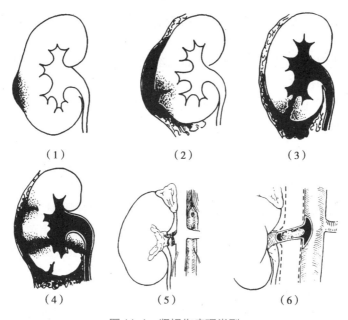

图 11-4　肾损伤病理类型

（1）肾瘀斑及包膜下血肿;（2）表浅肾皮质裂伤及肾周围血肿;（3）肾实质全层裂伤、血肿及尿外渗;（4）肾横断;（5）肾蒂血管断裂;（6）肾动脉内膜断裂及血栓形成

1. 肾挫伤　最多见,仅局限于部分肾实质,形成肾瘀斑和(或)包膜下血肿,肾包膜及肾盏肾盂黏膜完整。可以自愈。

2. 肾部分裂伤　部分实质破裂。如肾包膜尚完整,只形成包膜下血肿;如肾包膜破裂则形成肾周围血肿。肾实质、包膜及肾盂黏膜破裂时,导致肾周围血肿伴尿外渗或肉眼血尿。大多数情况保守治疗可以自行愈合。

3. 肾全层裂伤　实质深度裂伤,外及肾包膜,内达肾盂肾盏黏膜,常引起广泛的

137

肾周血肿、血尿和尿外渗。若肾横断或碎裂时,可导致部分肾组织缺血。此类损伤,均需手术治疗。

4. 肾蒂损伤　肾蒂或肾段血管的部分或全部撕裂,可以导致大出血、休克及死亡。也可能因肾动脉突然被剧烈牵拉,血管内膜断裂,形成血栓,肾功能受损。

（三）临床表现

肾损伤的临床表现与损伤程度有关,表现为休克、血尿、疼痛、腰腹部肿块及发热。但有时可被其他器官损伤表现所掩盖。

1. 休克　多见于严重肾裂伤、肾蒂裂伤或合并其他脏器损伤。可为创伤性休克或（和）失血性休克。伤后即刻出现剧烈疼痛;短期内很快出现严重的内出血。

2. 血尿　绝大多数肾损伤患者可出现血尿。轻者为镜下血尿,重者为肉眼血尿,可伴有条状血块和肾绞痛。尿内出血量的多少不能判定损伤的范围和程度,严重损伤而大量出血时常因血块或肾组织碎片阻塞输尿管,血尿可不明显。

3. 疼痛　常是外伤之后的首发症状。肾包膜下血肿、肾周围软组织损伤、出血或尿外渗均可引起患侧腰、腹部疼痛。体检可有腰部压痛和叩击痛,严重时腰肌紧张和强直。血液、尿液渗入腹腔或合并腹内脏器损伤时,可出现全腹疼痛和腹膜刺激症状。但值得注意的是出现腹膜刺激征不一定有腹腔脏器损伤。血块通过输尿管时可发生肾绞痛。

4. 腰腹部肿块　血液、尿液渗入肾周围组织可使局部肿胀、逐渐包裹形成肿块。腰部可有压痛和叩击痛,严重时腰肌紧张和强直。

5. 发热　肾周血肿和尿外渗可继发感染,甚至导致肾周脓肿或化脓性腹膜炎,伴有全身中毒症状。

（四）诊断

根据病史、症状、体检和尿液检查可做出初步诊断。要进一步了解损伤范围和程度,必须选择相关的特殊检查。

1. 病史与体检　任何腹部、背部、下胸部外伤或受对冲力损伤的患者,无论是否有典型的腰、腹部疼痛、肿块、血尿等,均需考虑肾损伤的可能。有时症状与损伤的严重程度并不相符。严重的胸、腹部损伤时,往往容易忽视泌尿系损伤的临床表现。

2. 实验室检查

（1）尿常规:尿中有多量红细胞。

（2）血常规:血红蛋白与血细胞比容持续降低,提示有活动性出血。白细胞数增加,应注意感染的可能。

3. 特殊检查　B超检查能观察肾损伤部位与程度;CT检查可清晰显示肾实质裂伤、尿外渗及血肿范围、其他器官损伤及对侧肾情况,并可显示无活力的肾组织;CT血管成像还可显示肾血管损伤情况,也可了解有无肾动静脉瘘或创伤性肾动脉瘤等。排泄性尿路造影、动脉造影等传统检查现已一般不作为常规首选。

（五）治疗

肾损伤的治疗目的:降低死亡率,保护肾功能。治疗方法的选择要根据患者伤后的一般情况、受伤范围和程度以及有无其他器官损伤而确定。

1. 紧急治疗　对大出血、休克的患者应采取抗休克、复苏等急救措施,严密观察生命体征变化,同时明确有无合并伤,并积极做好手术探查的准备。

2. 保守治疗

（1）绝对卧床休息 2~4 周,病情稳定、血尿消失后才可以允许患者离床活动。通常损伤后 4~6 周肾挫裂伤才趋于愈合,症状完全消失 2~3 个月后方可参加体育活动。

（2）监测生命体征及局部体征的变化;动态检测血红蛋白和血细胞比容。

（3）加强支持疗法,维持水电解质平衡,保持足够尿量。

（4）早期合理应用抗生素防治感染。

（5）合理应用镇静、止痛及止血药。

3. 手术治疗

（1）开放性肾损伤:几乎都需要手术探查,常需清创、缝合和引流,并探查有无合并伤。

（2）闭合性肾损伤:一旦确定为严重肾裂伤、肾碎裂伤或肾蒂伤,应尽早手术探查。若保守治疗者发现下列情况时,应立即施行手术:①经积极抗休克治疗后症状不见改善。②血尿加重,血红蛋白和血细胞比容继续下降。③腰腹部肿块明显增大并疑有腹腔脏器损伤。

手术时通常取经腹入路,以便探查腹腔脏器和肠管。术中可根据肾损伤的程度和范围,选择肾周围引流、肾修补、肾部分切除、肾切除、肾血管修复及血管栓塞等术式。

4. 并发症处理 肾损伤时常因血或尿外渗以及继发性感染等引起肾损伤后并发症。腹膜后尿囊肿或肾周脓肿要切开引流。输尿管狭窄、肾积水需施行成形术或肾切除术。恶性高血压要做血管修复或肾切除术。动-静脉瘘和假性肾动脉瘤应予以修补或行部分肾切除术。持久性血尿可施行选择性肾动脉栓塞术。

二、膀胱损伤

膀胱是位于盆腔内、腹膜外的空腔脏器,空虚时位于骨盆深处,受到周围筋膜、肌肉、骨盆及其他软组织的保护,除贯通伤或骨盆骨折外,一般难以损伤。当膀胱充盈时,壁变薄而紧张,高出耻骨联合之上,易遭受损伤。

（一）病因

膀胱损伤可分为开放性损伤、闭合性损伤、医源性损伤、自发性破裂四类。

1. 开放性损伤 由子弹或锐器贯通伤所致,常合并其他脏器损伤,如直肠、阴道损伤,可以形成腹壁尿瘘、膀胱直肠瘘或膀胱阴道瘘。

2. 闭合性损伤 膀胱充盈时,下腹部遭撞击、挤压或骨盆骨折骨片刺破膀胱壁等所致。产程过长,膀胱壁被压在胎头与耻骨联合之间引起缺血性坏死,可致膀胱阴道瘘。

3. 医源性损伤 见于下腹部手术、经尿道腔镜手术或检查、盆腔手术、阴道手术。其中发生于妇产科手术时最常见。

4. 自发性破裂 病理性膀胱(如肿瘤、结核、神经源性膀胱、放疗或多次手术)在过度充盈时可发生自发性破裂。

（二）病理

1. 挫伤 仅伤及膀胱黏膜或肌层,膀胱壁未穿破,局部出血或形成血肿,可有血尿,但无尿外渗。

2. 膀胱破裂 分为腹膜外型、腹膜内型、混合型(图 11-5)。

(1) 腹膜外型:此类型较多见。大多由膀胱前壁的损伤引起,多发生于骨盆骨折,常伴有尿道损伤。膀胱壁破裂,但腹膜完整。尿液外渗到膀胱周围组织及耻骨后间隙,沿骨盆筋膜到盆底,或沿输尿管周围疏松组织蔓延到肾区。

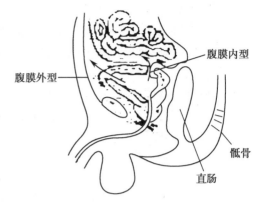

图 11-5 膀胱破裂

(2) 腹膜内型:较少见。膀胱壁破裂伴腹膜破裂,与腹腔相通,尿液流入腹腔,引起化学性腹膜炎。多见于膀胱后壁和顶部损伤。

(3) 混合型:此类型约占 10% 左右,同时存在腹膜外型和腹膜内型膀胱破裂,通常由强大外力作用导致,锐器贯通伤是其主要原因,往往合并多脏器损伤。

(三) 临床表现

膀胱挫伤可无临床表现,或仅有下腹部疼痛和少量终末血尿,短期内自行消失。膀胱全层破裂时,可有休克、腹痛、血尿和排尿困难以及尿瘘。

1. 休克 骨盆骨折或合并其他器官损伤所致剧痛、大出血可以导致休克。膀胱破裂引起尿外渗及腹膜炎等,易发生感染性休克。

2. 腹痛 腹膜外型膀胱破裂时,尿外渗及血肿可引起下腹部疼痛,压痛及肌紧张。直肠指检可触及直肠前壁饱满和触痛,可有放射痛。腹膜内外型膀胱破裂时,尿液流入腹腔,可出现急性腹膜炎症状,腹痛、腹胀、腹肌紧张并有移动性浊音。

3. 血尿和排尿困难 肉眼血尿是膀胱破裂的主要表现,少数患者仅有镜下血尿。尿液外渗至膀胱周围或腹腔内时,患者可有尿急和排尿感,但仅能排出少量血尿或无尿液排出。

4. 尿瘘 开放性损伤可有体表伤口漏尿;如与直肠、阴道相通,则经肛门、阴道漏尿。闭合性损伤在尿外渗感染后破溃,可形成尿瘘。

(四) 诊断

根据病史、临床表现,一般可以确诊膀胱损伤。但如伴有其他脏器损伤时,膀胱损伤的表现可被掩盖。因而,凡下腹部、臀部或会阴部有损伤时,或下腹部有闭合性损伤时,患者有尿急而不能排尿或仅能排出少量血尿时,均应考虑膀胱损伤。若临床表现不典型而难以确诊时,可选择下述方法帮助诊断。

1. 导尿试验 膀胱破裂时导尿管可顺利插入膀胱,仅流出少量血尿或无尿流出。经导尿管注入 200~300ml 灭菌生理盐水,片刻后吸出,液体外漏时吸出量会减少,腹腔液体回流时吸出量会增多。若液体进出量差异很大,提示膀胱破裂。

2. X 线检查 腹部平片可以发现骨盆或其他骨折。自导尿管注入 15% 泛影葡胺 300ml 行膀胱造影,拍摄前后位片及左右斜位片,抽出造影剂后再摄片,可发现造影剂漏至膀胱外,排液后的照片更能显示遗留于膀胱外的造影剂。腹膜内膀胱破裂时,则显示造影剂衬托的肠袢。也可注入空气造影,若空气进入腹腔,膈下见到游离气体,则为腹膜内破裂。

3. CT　CT膀胱造影与X线膀胱造影价值相当,但CT在诊断复合伤方面具有独特的优势。

（五）治疗

1. 膀胱挫伤一般不需手术治疗,卧床休息、多饮水、自行排尿或留置导尿管引流尿液,同时使用抗生素,多可自愈。

2. 膀胱破裂出现休克时应行抗休克治疗,早期使用广谱抗生素预防感染。手术处理的原则:①充分引流膀胱周围及其他部位的尿外渗;②闭合膀胱壁缺损;③完全的尿流改道。若有其他器官损伤,也应同时处理。

三、尿道损伤

尿道损伤在泌尿系损伤中最为常见,多见于男性。如处理不当,常发生尿道狭窄、假道形成、尿失禁、尿瘘、阴茎勃起功能障碍及肾功能损害等并发症。

（一）病因与分类

1. 按损伤类型可分为开放性损伤和闭合性损伤

（1）开放性损伤:多因弹片、锐器伤所致,常伴有阴囊、阴茎或会阴部贯通伤。

（2）闭合性损伤:常为挫伤、撕裂伤或腔内器械直接损伤。

2. 按损伤部位分为前尿道损伤和后尿道损伤

（1）前尿道损伤:是指球部尿道和阴茎部尿道损伤。以球部尿道骑跨伤多见。

（2）后尿道损伤:是指前列腺部和膜部尿道损伤。多为骨盆骨折所致,也常见于尿道器械操作与手术时损伤。

（二）病理

尿道损伤可有挫伤、裂伤或完全断裂。尿道挫伤时仅有水肿和出血,可以自愈。尿道裂伤或完全断裂可有血、尿外渗,外渗的范围视尿道损伤的部位和程度不同而各不相同。如阴茎筋膜尚完整,则血液及尿液外渗仅限于阴茎筋膜内,表现为阴茎肿胀。如阴茎筋膜也破裂,则血液及尿液沿阴茎、阴囊、腹壁下浅筋膜外渗到阴囊、阴茎、会阴浅层和腹壁（图11-6）。后尿道断裂,尿液沿前列腺尖处外渗到耻骨后间隙和膀胱周围（图11-7）。

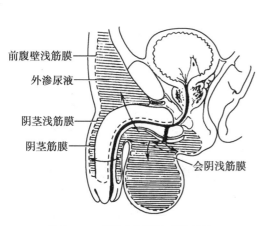

图 11-6　尿道球部损伤后尿外渗

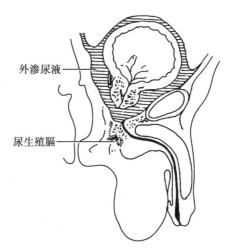

图 11-7　后尿道损伤后尿外渗

血、尿外渗可继发感染和组织坏死,并发尿道周围脓肿和尿瘘,晚期由于纤维瘢痕的形成,可产生尿道狭窄。

（三）临床表现

1. 出血 尿道外口滴血或溢血。骨盆骨折所致后尿道损伤,可以合并失血性休克。

2. 疼痛 前尿道损伤有会阴部疼痛,可以放射到尿道外口,尤以排尿时明显;后尿道损伤可有下腹部疼痛。

3. 排尿困难 常因疼痛而致括约肌痉挛出现排尿困难。尿道完全断裂时可有尿潴留。

4. 局部肿胀和瘀斑 受伤处组织出现肿胀和淤血。如尿道骑跨伤者会阴部、阴囊处可见肿胀、瘀斑及蝶形血肿。

5. 尿外渗 尿道全层裂伤后,尿液可由裂口处外渗到周围组织中。一旦继发感染容易导致蜂窝组织炎,出现脓毒血症。如为开放性损伤,则尿液可从皮肤创口、肠道或阴道瘘口流出,最终形成尿瘘。

（四）诊断

应首先确定有无尿道损伤,同时还要了解损伤的部位、程度以及有无合并伤。

根据病史和典型临床表现以及血肿、尿外渗分布,诊断并不困难。为检查尿道是否连续与完整,可试行导尿术。一旦插入导尿管,应予留置,引流尿液并支撑尿道。逆行尿道造影检查可显示损伤部位与程度。骨盆前后位 X 线摄片可显示骨盆骨折,有助于后尿道损伤的诊断。B 型超声检查可了解有无膀胱周围血肿及尿外渗情况。膀胱尿道镜检查是诊断后尿道最为直观的办法,必要时可改用输尿管镜观察。CT 和 MRI 可帮助了解骨盆骨折、阴茎海绵体、肾及其他脏器损伤情况。

（五）治疗

1. 紧急处理 尿道球海绵体严重出血或骨盆骨折可致休克,应尽早采取抗休克措施。前者应立即手术止血;后者勿随意搬动,以防加重出血和损伤。有排尿困难时,可试行插入导尿管,如成功则予以保留导尿 2 周左右,并用抗生素预防感染。否则,可做耻骨上膀胱穿刺造瘘引流尿液。

2. 手术治疗

（1）前尿道横断或严重撕裂:根据患者情况及医疗条件,可选择经耻骨上膀胱造瘘术或急诊一期尿道端端吻合术。

（2）后尿道损伤:尿道损伤不严重者,可试行插入导尿管,并予以保留尿管。尿道损伤严重者,可选择早期做耻骨上膀胱造瘘术、尿道会师复位术。必要时 3 月后再行二期尿道修复重建。

（3）并发症处理:尿道狭窄应定期施行尿道扩张术,无效者可用尿道镜行狭窄尿道切开,或于伤后 3 个月切除尿道瘢痕组织及尿道端端吻合术。后尿道合并直肠损伤,早期可立即修补,并做暂时性结肠造瘘。尿道直肠瘘时,一般 3～6 个月后再施行修补手术。

第六节 烧 伤

烧伤是指因热水、蒸气、火焰、电流、放射线、酸、碱等引起的损伤。以高温造成的热烧伤,临床上最为常见。

一、热力烧伤

(一)病理生理及临床分期

1. 体液渗出期 大面积烧伤因体液大量渗出,可致低血容量性休克。伤后 2～3 小时最为急剧,8 小时达高峰,48 小时渐趋恢复,渗出于组织间的水肿液开始回收。

2. 感染期 伤后 3～5 天是感染高潮,此时创面坏死组织溶解及蛋白不断渗出,加上早期休克的打击及皮肤屏障功能的破坏,免疫防御功能低下,极易引起感染。如早期处理不当,感染进行性加重,并向四周或深部组织蔓延,严重者导致脓毒症,甚则死亡。

3. 修复期 伤后 5～8 天,组织开始修复,浅度烧伤多能自行愈合;深Ⅱ度烧伤依靠残存上皮在痂皮下融合修复;Ⅲ度烧伤焦痂在伤后 2～3 周开始溶痂,需用皮肤移植等措施修复。

(二)伤情判断

1. 烧伤面积的估计

(1)手掌法:适用于小面积或散在烧伤的估算。伤者五指并拢的手掌面积,约占其全身体表面积的 1%。

(2)中国新九分法:主要用于成人,即将全身体表面积分为 11 个 9%,另加 1%,构成 100% 的体表面积计算。儿童因头部较大而下肢较小,应结合年龄进行计算(表 11-3、图 11-8)。

表 11-3 中国新九分法

部位		占成人体表%		占儿童体表%
头颈	发部	3		
	面部	3	9×1	9+(12-年龄)
	颈部	3		
双上肢	双上臂	7		
	双前臂	6	9×2	9×2
	双手	5		
躯干	躯干前	13		
	躯干后	13	9×3	9×3
	会阴	1		
双下肢	双臀	5*		
	双大腿	21	9×5+1	9×5+1-(12-年龄)
	双小腿	13		
	双足	7*		

*成年女性的臀部和双足各占6%

143

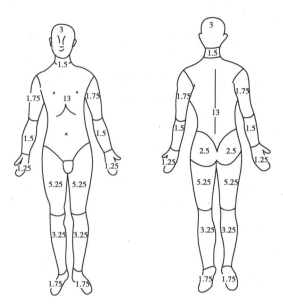

图 11-8 中国新九分法

2. 烧伤深度的估计 一般按三度四分法分度,即Ⅰ度、浅Ⅱ度、深Ⅱ度和Ⅲ度烧伤(图 11-9,表 11-4)。

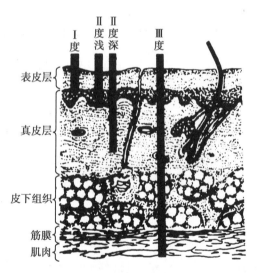

图 11-9 烧伤深度分度示意图

表 11-4 烧伤深度的识别

烧伤深度	深度	病理	创面表现	愈合过程
Ⅰ度	达表皮角质层	局部血管扩张、充血、渗出	红、肿、热、痛、感觉过敏、表面干燥	2~3 天后痊愈、无瘢痕
浅Ⅱ度	达真皮浅层,部分生发层健在	血浆渗出,积于表皮与真皮之间	剧痛,感觉过敏,有水疱,基底均匀发红潮湿,水肿明显	1~2 周痊愈,无瘢痕

烧伤深度	深度	病理	创面表现	愈合过程
深Ⅱ度	达真皮深层,有皮肤附件残留	局部组织坏死,皮下层渗出明显	痛觉迟钝,有水疱,基底苍白,间有红色斑点潮湿	3～4周痊愈,有轻度瘢痕
Ⅲ度(焦痂)	达皮肤全层,甚至深达皮下组织、肌肉、骨骼	皮肤坏死,蛋白质凝固,形成焦痂	痛觉消失,无弹性,干燥,无水疱,如皮革状、蜡白、焦黄或炭化	2～4周焦痂脱落,须植皮才能愈合,可形成瘢痕和瘢痕挛缩

3. 烧伤严重性分度

(1) 轻度烧伤:Ⅱ度烧伤面积10%以下。

(2) 中度烧伤:Ⅱ度烧伤面积在11%～30%,或Ⅲ度烧伤面积不足10%。

(3) 重度烧伤:烧伤总面积在31%～50%;或Ⅲ度烧伤面积11%～20%;或烧伤面积虽不足31%,但已发生休克等并发症、呼吸道烧伤或有较重的复合伤。

(4) 特重烧伤:烧伤总面积50%以上,或Ⅲ度伤超过20%以上,或已有严重并发症。

(三) 烧伤并发症

1. 感染 烧伤后皮肤屏障功能破坏,机体免疫防御功能低下,易致细菌感染。严重烧伤时肠黏膜因应激性损害,肠道微生物、内毒素等均可进入肝、脾及血液,导致内源性感染,重者可致脓毒症或死亡。

2. 休克 重度烧伤体液大量渗出可致低血容量性休克,或因强烈损伤刺激引发痛性休克。如早期处理不当,极易引起感染和多器官功能衰竭。

3. 肺部感染 呼吸道烧伤、肺水肿及脓毒血症等可引起肺部感染,或继发呼吸窘迫综合征,导致急性呼吸衰竭。

4. 急性肾衰竭 血容量减少可致肾缺血,加上血红蛋白、肌红蛋白及细菌毒素等对肾的损害,导致急性肾衰竭。

5. 应激性溃疡 是重度烧伤后胃肠道出现的一种特殊应激反应,可引起出血、穿孔甚则休克。通过检查可做出诊断:①血常规:血红蛋白下降,血细胞比容下降。②大便隐血试验阳性。③纤维胃镜检查早期在胃黏膜上可见散在苍白斑点,24～36h后可见多发性浅表红色糜烂点、溃疡或活动性出血点。④选择性动脉造影可确定出血的部位及范围。

6. 心功能不全 表现为输出障碍,如休克、感染等原因持续存在并加重,可发展成为严重的心力衰竭。临床症状有:心慌、气急、阵发性哮喘、咳粉红色泡沫痰、心率增快、心律失常、舒张期奔马律、肺动脉瓣第二音增强和亢进、急性肺水肿、颈静脉怒张、心室肥大等。检查:①心电图显示 QRS 波低电压、ST 段抬高或降低等心肌缺氧、劳损图形和心室肥大图形等;②胸部 X 线摄片发现有心脏扩大;③右心功能不全时中心静脉压可高达 1.47kPa(15cmH$_2$O)。

7. 肝功能不全 在烧伤早期与烧伤的严重性、休克期血流动力学、氧动力状态是否稳定有关;后期与感染、脓毒症有关。如果肝细胞受损严重,可引起明显的物质代谢

笔记

障碍、解毒功能降低、胆汁生成和排泄障碍等肝功能异常。临床表现分为两种：一种为类似肝病症状，如疲乏、食欲减退、恶心、厌油、上腹部不适等；一种表现为溶血反应，如突然寒战高热、头痛乏力、腰背及四肢酸痛、恶心呕吐、面色苍白、皮肤泛黄及酱油色血红蛋白尿。通过检查如下项目可做出诊断：①检测丙氨酸转氨酶等活性，尿中胆红素含量，血、尿氨基酸浓度等以观察肝细胞有无坏死。②检测血清总胆红素量、溴酚酞排泄量、血浆白蛋白含量、血浆凝血酶原含量、血浆纤维蛋白原含量及尿胆原水平等以观察功能性肝细胞有无减少。③检测碱性磷酸酶水平及 γ 谷氨酰转肽酶活性以观察胆道有无梗阻。④检测有关肝炎病毒感染的项目等。

（四）烧伤的救治

1. 治疗原则

（1）保护烧伤创面。

（2）防治低血容量性休克。

（3）预防局部和全身性感染。

（4）促使创面早日愈合。

（5）防治器官并发症。

2. 现场急救

（1）一般处理：①脱离致伤源；②保护受伤部位，避免再次损伤；③减少创面污染；④镇静止痛；⑤防治休克。

（2）保持呼吸道通畅：如火灾现场有燃烧烟雾、爆炸粉尘等，应注意有无吸入性损伤，必要时给予气管切开、吸氧等处理。

（3）积极处理复合伤：如伤员有大出血、窒息、开放性气胸、骨折等应施行相应的急救处理。

3. 创面处理

（1）创面清理：以灭菌盐水冲洗创面，去除污物，修剪毛发及指（趾）甲，剪除破损水疱表皮，外用药物。如休克者先抗休克治疗，好转后再做清创。

（2）创面用药：①小面积Ⅱ度烧伤，水疱完整者，可外涂碘伏等，穿刺抽出水疱液，加压包扎；②较大面积的Ⅱ度烧伤，水疱完整，或小面积水疱已破者，剪去水疱皮；外用 1% 磺胺嘧啶银霜剂、碘伏等。创面给予暴露或包扎；③Ⅲ度烧伤创面可先外用碘伏，待去痂处理。

（3）暴露疗法

1）适应证

①头面颈，躯干，臀部，会阴部等不便包扎部位。

②污染重，特别是绿脓杆菌或霉菌感染的创面。

③特大面积烧伤的保痂治疗。

2）方法：创面不盖敷料，直接暴露于温暖干燥空气中。创面尽量不要受压或减少受压，可使用收敛、制痂及抗菌药物外涂。

3）条件：相对无菌病房，严格无菌操作，恒温（28 ~ 30℃），恒湿（湿度 30% ~ 40%）。应注意室内床单及毛巾等须经无菌处理。

4）优点：便于观察创面的变化情况，有利于控制创面感染，免去换药而节约敷料，适用于夏季或大批烧伤的治疗。

缺点:是增加了护理工作量,早期创面有干痛,不适合于门诊治疗及伤员转送。

（4）包扎疗法

1）适应证

①四肢特别是手足,污染较轻的创面。

②不合作者如小儿,烦躁不安者。

③感染创面需药物控制感染或用生物敷料者。

④冬季无取暖设备时。

2）方法:清创后,以药物纱布或创面覆盖物作内层敷料,外以无菌纱布,棉垫包扎,厚约3～5cm,超出创缘5cm,要求松紧适当,露出肢端,便于观察血运,可保护创面,如敷料湿透,则更换敷料。

3）优点:减少换药次数,有利于创面愈合,减轻疼痛,便于转送。

4）缺点:创面潮湿,易招绿脓杆菌或霉菌感染,敷料消耗大,换药包扎任务繁重。

（5）湿润暴露疗法

1）适应证:无特殊禁忌证,但磷烧伤后,因油脂可能有助于无机磷吸收,故不建议应用。

2）方法:创面清创后,外用湿润烧伤膏涂于创面,厚约1mm,注意每4～6小时换药一次。

3）优点:对于深Ⅱ度创面和部分Ⅲ度偏浅创面,可以最大限度地保护残存的上皮组织,并促进其生长,可促进创面愈合。

4）缺点:①工作量大;②药品消耗大;③愈合时间较植皮等方式较长。

（6）焦痂的处理:深Ⅱ度或Ⅲ度烧伤创面多有焦痂形成,易致痂下感染。应在伤后3～5天内使用手术削痂或切痂等方法处理。削痂主要用于深Ⅱ度烧伤,削去坏死组织,使之形成新鲜创面。切痂主要用于Ⅲ度烧伤,将焦痂和坏死组织一起切除。

（7）植皮:创面处理干净应及时植皮。小面积深度烧伤可行自体皮移植。大面积深度烧伤如自体皮源不足,可用大张异体皮或异种皮打孔加自体皮片嵌入,或用大张异体皮加自体微粒皮移植覆盖创面。还可应用自体表皮异体真皮皮浆复合皮移植,或自体皮体外培养,增容后再覆盖创面等新技术。

（8）感染创面处理:脓性分泌物可选用湿敷、半暴露法或浸浴法等法去除。创面换药:可每日或隔天一次。创面感染控制后,如肉芽组织良好,应及时植皮,促使创面愈合。

4. 全身治疗

（1）防治休克:烧伤后除损伤的一般反应外,迅速发生体液渗出,渗出速度伤后6～12小时内最快,持续24～36小时,严重者可延至48小时以上。如果不行补液治疗,可因为体液大量渗出,导致有效循环血量减少而发生休克。

1）补液种类:因烧伤后渗出液体主要是血浆成分,故所补液体中除包括平衡盐液或等渗盐水等晶体液外,还需有血浆、全血、右旋糖酐、羟乙基淀粉等胶体液。

常用比例　中重度烧伤:胶体:晶体=0.5:1,

特重度烧伤:胶体:晶体=0.75:0.75

2）补液量:常用计算公式是:

$$烧伤面积\%×体重（kg）×1.5+2000（ml）成人$$

即在烧伤后第一个 24 小时每 1% 烧伤面积（Ⅱ度、Ⅲ度）每千克体重共需补充胶体和晶体液量共 1.5ml（小儿 2.0ml），其中胶体和晶体的比例为 0.5∶1，严重深度烧伤可为 0.75∶0.75。另加水分需要量 2000ml（小儿 80ml/kg，婴儿 100ml/kg）。

3）补液方法：伤后 8 小时补入总量的 1/2，另 1/2 于以后 16 小时补入。第二个 24 小时补胶体和晶体的量为第一个 24 小时的一半，水分仍为 2000ml。第 3 日起静脉补液可减少或口服补液。

举例：烧伤Ⅱ度面积 60%，体重 50kg 患者，第 1 个 24 小时输入总量为 60×50×1.5+2000＝6500ml。其中胶体为 60×50×0.5＝1500ml，晶体为 60×50×1＝3000ml，水分为 2000ml，伤后 8 小时输入电解质溶液、胶体、水分均匀为第 1 个 24 小时的一半，共 3250ml，以后 16 小时亦输入剩下的 3250ml。第 2 个 24 小时输入量：电解质溶液 1500ml，胶体液 750ml，水分 2000ml，共 4250ml。

（2）抗休克观察有效指标：

①尿量：成人>20ml/小时，儿童>1ml/kg/小时，有血红蛋白尿时，应碱化尿液，增加尿量防止肾衰。

②脉搏<120 次/分（成人），脉搏<140 次/分（儿童），血压正常。注意肢体环形焦痂或肿胀对于血压的影响。

③神志清楚。

④末梢血运正常。

⑤无明显口渴。

⑥中心静脉压正常。

（3）防治感染

①积极处理创面：对深度烧伤创面进行消痂、切痂及植皮，是防治全身性感染的关键措施。

②应用抗菌药物：根据创面分泌物的形状、细菌培养和药敏试验结果，选择有效抗生素。

③增强机体免疫能力：如应用免疫球蛋白或输入新鲜血浆，较大面积烧伤应给予注射破伤风抗毒素等。

（4）营养支持：烧伤后能量消耗过大，可经胃肠道或静脉进行营养补充。如静脉输入全血、血浆和白蛋白等，也可进食高蛋白、低脂肪、含纤维素的食物。同时还应注意水、电解质紊乱的纠正。

5. 防治器官并发症

（1）肺部感染、肺不张等多器官并发症的防治

①如协助患者排痰、选用抗菌药物、改善通气功能、吸氧等。

②如出现尿少、血红蛋白尿等，应考虑血容量不足、溶血等，应采取改善肾灌流、利尿、碱化尿液等措施。

（2）应激性溃疡的治疗

①去除应激因素，纠正供血、供氧不足，维持水、电解质、酸碱平衡，及早给予营养支持等措施，如肠内营养等，另外还包括预防性应用制酸剂和抗生素的使用。

②应用胃肠减压方法，在胃管内注入硫糖铝、H_2 受体拮抗剂和离子泵抑制剂等以保护胃十二指肠黏膜。

③如并发穿孔,大出血时,经过输血等抢救措施无效,应采用手术治疗。

(3)心功能不全的治疗:早期在于迅速纠正休克和肺功能不全,后期预防重点应是防治感染。

①去除病因:及时给予输血、输液等以迅速纠正休克,改善组织灌流,防止心肌长时间缺血和缺氧损伤。

②保证患者休息,减轻心脏负荷,以降低组织需氧量,必要时给予镇痛和镇静剂。有缺氧表现者,应给予吸氧。如有肺部病变,出现呼吸困难、二氧化碳潴留者,可使用呼吸机辅助或控制呼吸。体温过高者,应予以降温,以降低机体代谢,减少氧耗。同时应及时纠正水、电解质及酸碱平衡紊乱。

③减轻心脏前负荷:如患者出现颈静脉怒张、血压升高、心率快而有力、肺充血、中心静脉压升高等表现时,应根据伤情减慢输液速度、减少输液总量,同时应用利尿剂,降低心室充盈压力,并静注呋塞米(速尿)等促使大量尿液排出。

④减轻心脏后负荷:如为血管收缩药物所致,应立即停用,并适量应用血管扩张药物,如硝普钠等;如有明显肺水肿,中心静脉压等增高,可使用速效的α受体阻滞剂,如苄胺唑啉等加入葡萄糖液,缓慢静滴,使周围血管扩张,外周阻力降低,减轻心脏负担,缓解肺水肿。

(4)肝功能不全的治疗:因与休克和感染密切相关。因此伤后应及时补液,尽快纠正休克,维持肝组织的良好血液灌流,缩短缺血时间。

①休克期间应慎用血管收缩药物,可静滴多巴胺以增加内脏血流量。尽早切痂,及时清除感染病灶,以利于防治感染和减少毒性物质对肝脏的损害。

②避免应用对肝脏有毒的药物,如红霉素、四环素、磺胺等抗菌药物,如睾酮、苯丙酸诺龙等激素,如氯丙嗪、巴比妥类等镇痛镇静剂。

③给予高蛋白质营养以加强营养,如葡萄糖、血浆白蛋白等。也可给予少量胰岛素以促进糖代谢。也可给予多种维生素、三磷酸腺苷、辅酶A、肌苷等高能药物以保肝护肝等。

二、电烧伤、化学烧伤

(一)电烧伤

与电源直接接触所致的烧伤,称电烧伤。

1. 损害机制 电流通过人体时,有"入口"和"出口",因不同组织的电阻不同,局部的损害程度也有所不同。如电阻大,产生的热能就大,局部的损害越大。同时,体表的电阻又因皮肤的厚薄及干湿情况而异。如皮肤潮湿或出汗时,因电阻低,电流易通过,可迅速沿电阻低的血管运行,因而全身性损害重。如皮肤干燥时,局部电阻大,损害较严重,但全身性损害相对较轻。

2. 临床表现

(1)全身性损害:轻者有恶心、心悸、头晕或短暂意识障碍;重者昏迷,呼吸、心搏骤停,但如及时抢救多可恢复。

(2)局部损害:电流通过"入口"致组织烧伤较"出口"处严重。入口处常出现炭化,形成裂口或洞穴,常深达肌肉、肌腱、骨周,损伤范围常外小内大。由于邻近血管受损,可造成广泛性组织坏死,继发大出血或全身性感染。

149

3. 治疗

（1）现场急救：①采取有效措施使患者脱离电源；②扑灭燃烧的衣服；③呼吸及心搏骤停者，立即给予心肺复苏；④如有复合伤，应据病情做相应处理。

（2）全身治疗：早期予以补液，并给予利尿剂和碱性药物，防止肾衰竭。同时应用大剂量抗生素，警惕厌氧菌感染并予破伤风抗毒素注射。

（3）局部治疗：清创时注意切开减张，切除坏死组织，尽早应用植皮或皮瓣等方法修复创面，密切注意和及时处理继发性出血。

（二）化学烧伤

以强酸、强碱或磷等化学物质所致的烧伤，称为化学烧伤。

1. 损害机制　使局部组织细胞脱水，蛋白质凝固坏死，还可继续侵入或被吸收，损害体内器官或引起全身性中毒。

2. 处理原则　及时用大量清水长时间冲洗创面。早期输液量应稍多，可加用利尿剂以排出毒性物质。

3. 酸烧伤　常为强酸（硫酸、硝酸、盐酸等）所致，共同特点是组织细胞脱水，蛋白质凝固坏死，不形成水疱，皮革样成痂。急救时可用大量清水冲洗，尽早切痂。但氢氟酸腐蚀性强，冲洗后可用氯化钙或硫酸镁湿敷并给予暴露，使其痂下愈合或切痂植皮。

4. 碱烧伤　常为强碱，如氢氧化钠、氢氧化钾、氢氧化钙等，共同特点是除使组织细胞脱水，与组织蛋白结合成复合物外，还可使脂肪皂化和溶解。皂化时产生的热量，可促使深层组织继续坏死，创面扩大加深，愈合时间延长。急救时可用大量清水长时间冲洗，争取早期切痂与植皮。但在处理氢氧化钙等烧伤时，应去除伤处颗粒，以免用清水冲洗时产热再加重烧伤。

5. 磷烧伤　磷的特点是与空气接触即自燃。磷是细胞质毒物，吸收后可致肝、肾等脏器功能损害。急救时应用大量清水浸浴，并在水下清除磷颗粒，随后用1%硫酸铜涂布，使之形成无毒性的磷化铜。深度创面争取早期切痂与植皮。

第七节　咬　蜇　伤

自然界能够攻击人类造成损伤的动物数以万计，动物利用其牙、爪、角、刺等袭击人类，咬、抓、刺、撕造成机体不同程度的咬伤、蜇伤和其他损伤，严重者可使人致残或死亡。因此了解各种动物的致伤特点，采取有针对性的治疗，可降低伤残或死亡。

一、致伤机制

（一）中毒

是咬、蜇伤应关注的问题。常见的是节肢动物中的黄蜂、蝎子、蜈蚣、黑蜘蛛的蜇（刺）伤；爬虫类动物以毒蛇咬伤多见；水中动物如水母、海胆、海星刺伤也可产生毒液。

（二）机械性损伤

动物利用其牙、爪、钳、角、刺等攻击人类，除造成不同程度的咬、蜇（刺）伤外，严重者尚可有大块软组织撕裂毁损。

（三）继发感染

除受伤后环境污染外，更重要的是动物口腔、唾液、爪甲污垢等的污染。动物口中，尤其是哺乳动物口腔中菌种杂、菌量大；伤口中可带进异物，如泥土、衣服、动物牙齿、毛、爪、尾刺等。常见的是化脓性细菌感染，非芽胞性厌氧菌感染也较多见。在深部刺伤，特别是利牙所致者，可有广泛的肌肉撕裂伤，气性坏疽和破伤风也不少见；此外，可传染疾病如狂犬病、鼠疫、鼠咬热、兔热病、黑热病、黄热病、羔虫病等。

二、急救处理原则

1. 详询受伤史 尽可能了解受伤时间、地点、何种动物所伤。

2. 如果一时无法识别动物种类，可按下列基本原则处理

（1）如系咬伤应尽早进行清创，清除一切失活的组织和异物；常规应用有效抗生素，特别注意厌氧菌感染的防治，常规注射破伤风抗毒素。

（2）如系蜇（刺）伤应仔细检查刺入处有无折断的尾针（异物），应在无菌条件下去除。急救时可用肥皂水或弱碱液中和毒液，因为大多数蜇（刺）伤的毒液为酸性，局部用碘伏消毒后包扎。

（3）在未否定疯狗或毒蛇咬伤以前，一律按疯狗或毒蛇咬伤处理。

（4）给予镇痛、镇静药。

（5）门诊观察或住院进行后续治疗。

三、兽、畜类咬伤

兽、畜类咬伤是一种常见的损伤。在农村多为狗、猪、马、猫、鼠等咬伤，在城市以狗、猫等动物咬伤多见。利齿咬伤伤口深细，周围组织常有不同程度的挫裂损伤，动物口腔内菌种多、菌量大。兽、畜类咬伤伤口污染严重，致病菌有需氧菌和厌氧菌，异物也常被带入伤口，容易继发感染。兽、畜类咬伤后伤口应立即清创，清除异物和一切失活的组织，以生理盐水或稀释的碘伏溶液反复冲洗伤口，再用3%过氧化氢液淋洗，然后用碘伏消毒伤口周围皮肤，伤口应开放引流。必须在伤后12小时内注射破伤风抗毒素1500U，早期应用抗生素预防感染。

兽、畜类咬伤还可传播一些疾病，如狂犬病、鼠咬热、猫爪病等，以狂犬病最常见。狂犬病是由动物唾液中的狂犬病毒引起，常由受感染的狗、猫、蝙蝠等咬伤所传染，犬咬伤是主要原因。自狂犬咬伤后到发病可有10天到数月的潜伏期，一般为30~60天。判定伤人的动物有无狂犬病毒是决定治疗的关键，密切观察伤人的犬兽，并加以隔离，若动物存活10日以上；可以排除狂犬病。受狂犬、疯猫伤害的患者，应以肥皂水清洗后敞开伤口并接受免疫治疗。被动免疫为20U/kg的人抗狂犬病免疫球蛋白半剂量创口局部浸润注射，半剂量臀部肌内注射。采用狂犬病疫苗主动免疫在伤后第1、3、7、14、28日各注射一剂，共5剂。如曾接受过全程主动免疫，则咬伤后不需被动免疫治疗，仅伤后当天与第3天强化主动免疫各一次，狂犬病预后差，死亡率高，应当加强预防。

四、毒蛇咬伤

我国已发现毒蛇有40余种，其中最常见的约10余种。根据所分泌的蛇毒性

质,大致可分为神经毒、血液毒和混合毒三种。神经毒对中枢神经和神经肌肉节点有选择性毒性作用,常见于金环蛇、银环蛇、海蛇咬伤。血液毒对血细胞、血管内皮及组织有破坏作用,可引起出血溶血、休克、心力衰竭等,常见于竹叶青、尖吻蝮蛇、蝰蛇、烙铁头蛇咬伤。混合毒兼有神经、血液毒素的特点,如蝮蛇、眼镜蛇、眼镜王蛇咬伤。

（一）临床表现

毒蛇咬伤后,一般局部留下一对较深的齿痕,局部伤处疼痛,肿胀迅速蔓延,皮肤出现血疱,瘀斑,甚至局部组织坏死。

神经毒的毒蛇咬伤表现为神经系统损伤,多在咬伤后 1~6 小时出现,轻者头晕、出汗、胸闷、四肢无力等,严重者出现视物模糊、言语不清、吞咽困难、眼睑下垂、肢体软瘫、呼吸困难,以致呼吸减弱或停止。血液毒的毒蛇咬伤表现为血液系统损伤,出现寒战发热,全身肌肉酸痛,皮肤黏膜及创口出血,血尿、尿少,内脏出血(便血、吐血、咳血等),严重者肾功能不全及多脏器功能衰竭。混合毒的毒蛇咬伤主要表现为神经和血液系统的损害,出现寒战发热、四肢无力、恶心呕吐、全身肌肉酸痛,瞳孔缩小,肝大、黄疸等,严重者出现多器官功能衰竭。

（二）治疗

治疗的目的是尽快排除毒素阻止毒素的吸收,减少局部和全身损害。

1. 绑扎伤肢　这是传统的急救方法,在咬伤肢体近侧约 5~10cm 处用止血带或手帕等绑扎,以达到阻断静脉血和淋巴回流为度。每 10~20 分钟松绑一次。

2. 排除毒液和破坏伤口内的毒素　先用肥皂和清水洗周围皮肤,再用等渗盐水过氧化氢溶液反复冲洗创口,然后以牙痕为中心或两牙痕之间切开创口,使毒液流出。胰蛋白酶能破坏蛇毒,可用胰蛋白酶 2000U 加入 0.5% 普鲁卡因液或 1% 利多卡因 2ml 于伤口周围局部注射。也可用地塞米松 5mg 加入 0.5% 普鲁卡因液或 1% 利多卡因 2ml 于伤口周围封闭注射。

3. 危重症的抢救　如果出现呼吸困难等呼吸肌麻痹的症状,必须立即进行气管插管或者气管切开,保持呼吸道畅通,防止呼吸衰竭的发生。

4. 抗蛇毒血清　根据毒蛇咬伤的毒蛇种类,选用相应的抗蛇毒血清进行注射。使用前需行过敏试验。

5. 防治多器官功能损害　如呼吸循环衰竭、休克、急性肾衰竭、肝衰竭、凝血功能障碍等。

6. 利尿排毒　可用呋塞米、依他尿酸钠、甘露醇等注射;亦可选用中草药茅根、车前草等利尿,促使血内蛇毒加速排泄,缓解中毒症状。

7. 防治感染　应用抗生素、破伤风抗毒素等,注意伤口的清创、引流和换药等。

8. 中草药治疗　除使用蛇药成药外,可选用清热解毒利尿的中草药。

9. 支持疗法　毒蛇咬伤后数日内病情加重,需进行保护肝肾功能、营养心肌等全身支持疗法。

五、蜂蜇伤

蜂主要包括蜜蜂、黄蜂、大黄蜂等。蜜蜂和黄蜂的尾刺连有毒腺,蜂毒中含有组织胺样物质、激肽、透明质酸酶、神经毒等。蜇人时可将蜂毒注入皮内,引起局部与全身症状。

（一）临床表现

临床表现的轻重主要与所接受毒液量的多少和患者是否过敏及蜇刺的部位有关。主要临床表现为:局部出现红肿、疼痛,轻微者数小时后可自行消退。如被群蜂蜇伤,症状多较严重,特别蜇伤部位为头、颈、胸部和四肢。除局部皮肤红肿外,全身可出现荨麻疹,剧痒,头晕目眩,恶心呕吐,烦躁不安,严重者可出现过敏性休克,有的还可发生血红蛋白尿,急性肾衰竭以致死亡。

（二）治疗

1. 局部处理　蜂蜇伤后尽量拔除蜂刺,局部用2%～3%碳酸氢钠溶液、肥皂水或3%氨水洗敷,以中和毒素。再以中成药蛇药糊剂敷于伤口,并口服蛇药片。局部症状较重者,可进行局部封闭。

2. 全身治疗　蜂蜇伤后全身症状严重者,应采取相应急救措施,有过敏反应者,用抗组胺类药物或给予肾上腺皮质激素等抗过敏药,有休克时应积极抗休克治疗。

六、蝎蜇伤

蝎子是地球上最古老的节肢动物,身细长,节状尾,尾节为一球茎状的壶腹,内含两个毒液腺,尾端为一个蜇针。蜇针穿透皮肤后,毒液经刺针注入人体内。毒液性质为神经毒。

（一）临床表现

1. 局部症状　被蝎蜇刺处刺痛,大片红肿,并出现水疱,继之出现麻木,数日后可消失。

2. 全身症状　开始表现为口鼻发痒,舌钝,讲话障碍,重者张口吞咽均有困难,寒战发热,恶心呕吐,头痛,头晕,烦躁不安,腹痛等全身症状。重者有呼吸困难、肺水肿,消化道出血等表现。儿童被蜇后严重者可因呼吸循环衰竭而死亡。

（二）治疗

1. 局部处理　蝎蜇伤后立即进行近心端绑扎,蜇伤处消毒后切开局部创口,拔出毒针,创口以弱碱液体或高锰酸钾液清洗。伤口周围用0.5%普鲁卡因液环状封闭,创口冷敷或蛇药片捣烂外敷。

2. 全身处理　静脉注射10%葡萄糖酸钙注射液,如需要可重复注射,用以缓解肌肉痉挛和抽搐,肌注阿托品,用以减少流涎。如有休克,应抗休克治疗。可口服蛇药片,注射糖皮质激素等。局部组织如有坏死感染,宜选用适当抗生素。

七、蜈蚣咬伤

蜈蚣第一对足咬（刺）人后,其毒液自其出口进入人体。其毒液呈酸性,含有组胺样物质,溶血性蛋白质和蚁酸等。伤处红肿、灼痛、瘙痒,重者可发生坏死、淋巴管炎、头痛、眩晕、恶心、呕吐、发热,甚至抽搐和昏迷。

咬伤后立即用5%碳酸氢钠溶液或肥皂水清洗伤口,肿痛明显者局部冷敷或利多卡因封闭,必要时可肌注止痛药。重者可用蛇药片内服或局部外敷。局部坏死感染或有急性淋巴管炎者给予抗菌药物。

学习小结

1. 学习内容

损伤	概述	①损伤定义:指致伤因素作用于人体所造成的组织结构完整性的破坏或功能障碍;②损伤愈合的类型:一期愈合,二期愈合
	头颅损伤	①颅脑损伤的分类、损伤机理及损伤程度分级;②格拉斯哥昏迷评分;③头皮损伤、颅骨损伤、脑损伤、开放性颅脑损伤的临床表现、诊断及治疗方法
	胸部损伤	①最易发生肋骨骨折的是:第4~7肋骨;②气胸的分类:闭合性气胸,开放性气胸,张力性气胸;③判断进行性血胸:持续脉搏加快,血压降低;胸腔闭式引流量每小时超过200ml,持续3小时;血红蛋白量,红细胞计数和红细胞压积进行性降低;④肺膨胀良好,连续24小时无气体和液体流出
	腹部损伤	①腹部损伤按腹壁是否与外界相通可分为开放性和闭合性两大类;②腹部实质性脏器破裂的主要临床表现是腹腔内(或腹膜后)出血,腹部空腔脏器破裂的主要临床表现是弥漫性腹膜炎;③腹部损伤的诊断重点是确定患者有无内脏损伤、何种脏器损伤以及是否为多发性损伤。一旦确定内脏损伤或高度怀疑内脏损伤时,应及时行手术探查
	泌尿系统损伤	①肾损伤的病理类型:肾挫伤,肾部分裂伤,肾全层裂伤,肾蒂损伤;②膀胱损伤的诊断要点:导尿试验;③前尿道损伤和后尿道损伤的诊断和治疗;④肾损伤临床表现为休克、血尿、疼痛、腰腹部肿块及发热;⑤膀胱损伤可有休克、腹痛、血尿、排尿困难以及尿瘘等表现;⑥尿道损伤可有出血、疼痛、排尿困难、局部肿胀、瘀斑及尿外渗;⑦肾损伤的治疗目的是降低死亡率,保存肾功能;⑧膀胱损伤手术处理的原则是充分引流、闭合缺损、尿流改道;⑨尿道损伤根据病情,可选择导尿、经耻骨上膀胱造瘘术、急诊一期尿道端端吻合术等
	烧伤	①烧伤病理生理及临床分期;②烧伤面积的估计;③烧伤深度的估计;④烧伤补液量的计算和补液方法;⑤电烧伤、化学烧伤的诊断及处理
	咬蜇伤	①狂犬病多见于犬咬伤;②蛇毒分为:神经毒,血液毒,混合毒

2. **学习方法**　在对机体的不同部位局部解剖知识复习的基础上,结合损伤的原因,了解机体病理生理改变,从而掌握常见损伤的临床表现、诊断及处理原则。

(张犁　黄新　王峻　高文喜)

复习思考题

1. 损伤的分类是什么?
2. 影响损伤愈合的因素有哪些?
3. 格拉斯哥昏迷评分的具体内容。
4. 颅脑损伤中脑损伤的临床表现、诊断及治疗方法。
5. 颅内血肿的临床表现、诊断及治疗方法。
6. 试述胸部损伤的临床表现及处理原则。

笔记

7. 腹部闭合性损伤时,如何诊断腹内脏器损伤?

8. 腹部损伤时剖腹探查的指征有哪些?

9. 试述肾损伤的病理分类。

10. 简答肾损伤的临床表现。

11. 膀胱破裂有哪些病理改变?

12. 简述尿道损伤的处理原则。

13. 烧伤面积及深度的估计。

14. 烧伤补液量的计算和补液方法。

15. 电烧伤、化学烧伤的诊断及处理。

16. 试述蛇毒的分类。

第十二章

肿 瘤

学习目的

通过对肿瘤的学习,掌握肿瘤的基本理论,提高对常见肿瘤的认识。

学习要点

肿瘤的概念、病理、临床表现;良、恶性肿瘤的鉴别要点;肿瘤的诊断、治疗与预防;肺癌、食管癌、胃癌、结直肠癌、肝癌、膀胱癌的病因病理、临床表现、分期、诊断、鉴别诊断及治疗原则。

第一节 概 述

肿瘤是机体组织细胞在内外致瘤因素的长期作用下,导致基因水平的突变和功能失调,从而使细胞异常增殖而形成的新生物。新生物一旦形成,不因病因消除而停止生长。它的生长不受正常机体生理调节,而是破坏正常组织与器官。

一、病因

恶性肿瘤的病因主要包括致癌因素和促癌因素。个体是否发生肿瘤与致癌因素对机体作用的持续时间和机体本身的反应性、保护性等有密切关系。

（一）生活习惯的致癌因素

吸烟与肺癌有明显的相关性;饮食习惯与消化道肿瘤有密切关系,包括含有致癌物或突变物,如:硝酸盐、亚硝酸盐、低维生素 C、高脂、低纤维、煎或烤的食物,尤其是霉变食物,其内含有黄曲霉毒素等。

（二）职业性及环境污染致癌因素

80% 以上的恶性肿瘤与环境有关,动物实验中发现含致癌性化学物质已达 1000多种。如煤焦油、沥青中的 3,4-苯并芘,常接触易患皮肤癌与肺癌;染料中含有氨基偶氮类,易诱发膀胱癌、肝癌;金属(镍、铬、砷)可致肺癌;有机农药、硫芥等,可致肺癌及造血器官肿瘤等。

（三）医源性致癌因素

由治疗药物及医疗措施所致癌症者称为医源性致癌因素,包括 X 射线、放射性核素、抗癌药物、免疫抑制剂、激素、解热镇痛药、砷剂等。

（四）天然致癌因素

紫外线可引起皮肤癌；真菌毒素和植物毒素可致肝癌、肾、胃与结肠的腺癌；EB 病毒与鼻咽癌、伯基特淋巴瘤相关；单纯疱疹病毒、乳头瘤病毒反复感染与宫颈癌有关；C 型 RNA 病毒主要与白血病、霍奇金病有关；乙型肝炎病毒与肝癌有关；幽门螺杆菌与胃癌相关；寄生虫如埃及血吸虫可致膀胱癌、华支睾吸虫与肝癌有关，日本血吸虫对大肠癌有促癌作用。

（五）内源性致癌因素

1. 遗传因素　癌症具有遗传倾向性，即遗传易感性，结肠息肉病、乳腺癌、胃癌、食管癌、肝癌、鼻咽癌等；如携带缺陷基因 BRCA-1 者易患乳腺癌；带有突变 APC 基因者易患肠道腺瘤病。

2. 免疫因素　如获得性自身免疫性疾病（HIV，艾滋病）患者易患恶性肿瘤，丙种球蛋白缺乏症患者易患白血病和淋巴造血系统肿瘤。脏器移植后长期使用免疫抑制剂者肿瘤发生率较高。

3. 内分泌失调　雌激素和催乳素与乳腺癌有关，动物实验证实激素紊乱能诱发卵巢、宫体、阴道、睾丸、乳腺、甲状腺肿瘤。

（六）慢性刺激与损伤

瘢痕长期存在易致癌变；皮肤慢性溃疡可能致皮肤鳞癌；慢性胃溃疡患者有 5% 发生癌变。

肿瘤发生还与其他方面因素有关，如营养、微量元素、精神因素等。

二、病理

（一）分类

分类的目的在于明确肿瘤的性质、组织来源，有助于选择治疗方案、提示预后。根据肿瘤的形态学及肿瘤对机体的影响即肿瘤的生物学行为，肿瘤可分为良性与恶性两类。

1. 良性肿瘤　指无浸润和转移能力的肿瘤。细胞分化程度较高，和正常组织相近。一般称为"瘤"。

2. 恶性肿瘤　指细胞不仅异常快速增殖，而且可发生扩散转移的肿瘤。细胞分化程度较低，分化越低，其恶性程度越高。根据细胞分化程度，又分为高分化、中分化及低（未）分化肿瘤。表现在组织化学方面其相应的变化为：①核酸增多；②酶的改变：有的酶活性增高，有的酶因分化不良而减少活性；③糖原减少：由于肿瘤内糖酵解过程加强，能量消耗快。根据组织化学上的特点，检测酶的表达有助于肿瘤的诊断与鉴别诊断。

来自上皮组织者称为"癌"；来源于间叶组织者称为"肉瘤"；胚胎性肿瘤常称为母细胞瘤。某些恶性肿瘤也可称"瘤"或"病"，如恶性淋巴瘤、精原细胞瘤、白血病、霍奇金病等。

3. 交界性肿瘤　指组织学形态和生物行为上显示良性与恶性之间的肿瘤，形态学上虽属良性，但常浸润性生长，切除后易复发，甚至出现转移，故称交界性或临界性肿瘤。如腮腺混合瘤、腹壁硬纤维瘤等。

临床上还将肿瘤分为实体瘤和非实体瘤。实体瘤常形成明确肿块，主要以外科为主的综合性治疗;而非实体瘤临床上常无明确肿块,以化学治疗为主,大多数为血液系统恶性肿瘤。

（二）恶性肿瘤的扩散方式

1. 直接蔓延　肿瘤细胞由原发灶从组织间隙侵入邻近的组织及器官,也称浸润生长。如乳腺癌穿透胸壁而侵犯胸膜、直肠癌侵及骨盆壁。

2. 淋巴转移　癌细胞多由淋巴转移,侵入淋巴管,随淋巴液到区域淋巴结生长繁殖。但也可出现"跳跃式",不经区域淋巴结而转移至"第二、第三站"淋巴结。

3. 血道转移　肿瘤细胞进入静脉血流,随血循环转移至远处器官。腹腔内肿瘤可经门静脉系统转移到肝;肺癌可随动脉系统而致全身性播散到骨、脑。

4. 种植性转移　肿瘤细胞突破浆膜,脱落后黏附在体腔或空腔脏器内生长,最多见的为胃癌种植到盆腔、手术切口的种植。

三、临床表现

（一）良性肿瘤

良性肿瘤生长缓慢,多为外生性或膨胀性生长,挤压周围纤维组织,形成假包膜,彻底切除后不复发,合并出血、感染或恶变时,可迅速增大。良性肿瘤一般不转移。多无明显全身症状,局部可有肿块,多表现局部压迫症状,少数出现疼痛、溃疡、出血与梗阻症状。但来自有特定功能的器官或组织可有明显的症状,如肾上腺髓质的嗜铬细胞瘤早期可出现高血压,胰岛细胞肿瘤伴低血糖。

（二）恶性肿瘤

1. 局部表现

（1）肿块:位于浅表的肿瘤,可见肿块,一般较硬、移动度差及无包膜。位于深部或内脏者,肿块不易触及,但可出现脏器受压或空腔器官梗阻症状,肿块生长较快,且可出现相应的转移灶,如淋巴结肿大等。

（2）疼痛:肿块浸润、膨胀、破溃或感染等使末梢神经或神经干受刺激或压迫,可出现局部刺痛、跳痛、灼热痛、隐痛或放射痛,常难以忍受,尤以夜间更明显。空腔脏器肿瘤可致痉挛,产生绞痛,如肿瘤致肠梗阻的肠绞痛。

（3）溃疡:体表或胃肠道的肿瘤,若生长过快,血供不足而继发坏死或感染可致溃烂。部分呈菜花状,可有恶臭及血性分泌物。

（4）出血:肿瘤血供不足发生破溃、血管破裂可致出血。在上消化道者可有呕血或黑便;在下消化道者可有血便或黏液血便;在胆道与泌尿道者,除见血便和血尿外,常伴局部绞痛;肺癌可并发咯血或血痰;子宫颈癌可有血性白带或阴道出血;肝癌破裂可致腹腔出血。

（5）梗阻:肿瘤可导致空腔脏器阻塞,而随部位不同可出现不同症状。如胰头癌、胆管癌可合并黄疸,胃癌伴幽门梗阻可致呕吐,肠道肿瘤可致肠梗阻。支气管癌可致肺不张。

（6）转移:区域淋巴结转移肿大,压迫相应部位静脉,致肢体水肿或静脉曲张;骨转移可有疼痛或触及硬结、甚至发生病理性骨折;肺癌、肝癌、胃癌可致癌性或血性胸、腹水等。

2. 全身症状　恶性肿瘤早期仅有非特异性的全身症状,如贫血、低热、消瘦、乏力等。如肿瘤影响营养摄入或并发感染出血等,则可出现明显的全身症状。恶病质是恶性肿瘤晚期全身衰竭的表现;某些部位的肿瘤可呈现相应的功能亢进或低下,继发全身性改变。如肾上腺嗜铬细胞瘤引起高血压、甲状旁腺瘤引起骨质改变、颅内肿瘤引起颅内压增高和定位症状等(表 12-1)。

表 12-1　良性肿瘤与恶性肿瘤的区别

	良性肿瘤	恶性肿瘤
分化程度	分化好,异型性小	分化不好,异型性大
核分裂象	无或少,不见病理性核分裂象	多,可见病理性核分裂象
生长速度	缓慢	较快
生长方式	膨胀性或外生性生长	浸润性或外生性生长
继发改变	少见	常见,如出血、坏死、溃疡形成等
转移	不转移	可转移
复发	不复发或很少复发	易复发
对机体的影响	较小,主要为局部压迫或阻塞等症状	较大,破坏原发部位和转移部位的组织;坏死、出血,合并感染;恶病质

四、诊断

诊断的目的在于确定肿瘤的性质、部位和病因,恶性者应进一步明确病变的恶性程度及分期,以便拟定治疗方案及估计预后。结合病史与体检及各种检查的综合诊断是当前早期诊断的有效方法。恶性肿瘤早期多无症状,即使有症状也常无特征性,容易被忽视,待发现有特征性症状时常已属晚期,因此警惕早期非特征性症状对恶性肿瘤的早期诊断十分重要。如:身体任何部位逐渐增大的肿块;反复出现的干咳或痰中带血;进食后胸骨后不适、异物感、烧灼样疼痛或进行性吞咽困难;进行性消化不良、食欲减退、消瘦;大便习惯改变、便血;间歇性无痛血尿等。

(一)病史

全面系统地询问病史,包括个人史、饮食习惯、肿瘤家族史、致癌物接触史等。要高度警惕癌症早期症状,对某些进行性症状如肿块、疼痛、出血、发热、消瘦、咯血、黄疸、贫血等应深入询问,并结合年龄综合考虑,癌多发生于中年以上。

(二)体格检查

应做系统的全身检查,特别是心、肺、肝、肾、脑等重要脏器,然后结合病史进行重点检查。对于肿瘤局部检查应注意:

1. 肿瘤大小、多少、形态、质地、表面光滑程度、有无压痛、活动度、血管分布、有无包膜、与周围组织器官的关系。

2. 肿瘤所在器官的功能,对邻近器官有无侵犯。

3. 区域淋巴结是否增大,特别是颈部、腋下和腹股沟等部位。

4. 常见的远处转移部位检查,如肺、肝、骨骼、脑、盆底等部位。

(三)实验室检查

1. 常规检查　血、尿及粪便常规化验的异常并不一定是恶性肿瘤特异的标志,但该类阳性结果常可提供诊断的线索。胃癌患者可伴贫血及大便隐血;白血病患者血象明显改变;大肠肿瘤的患者可有黏液血便或大便隐血阳性;泌尿系统肿瘤的患者可见血尿。

2. 血清学检查　用检验方法测定由肿瘤细胞产生的物质分布在血液、分泌物、排泄物中的肿瘤标记物。虽其特异性差,意义在对原发肿瘤的发现及探测、肿瘤高危人群的筛查、肿瘤复发与转移的监测、肿瘤的鉴别诊断,肿瘤治疗疗效观察、预后判断以及用于分子显像等各方面。

(1) 酶学检查:肝癌、骨肉瘤血清碱性磷酸酶增高;前列腺癌血清酸性磷酸酶增高,前列腺癌伴骨转移时酸性和碱性磷酸酶都增高;肝癌和恶性淋巴瘤有乳酸脱氢酶(LDH)不同程度增高。

(2) 糖蛋白:肺癌血清 α 酸性糖蛋白、消化系统癌 CA19-9、CA50 增高。

(3) 激素:垂体肿瘤致生长激素增高;胰岛细胞瘤伴胰岛素分泌过多致低血糖;甲状旁腺肿瘤可出现高钙血症;肺燕麦细胞癌出现抗利尿激素增高伴低钠血症等。

(4) 肿瘤相关抗原:癌胚抗原(CEA)在结肠癌、胰腺癌、胃癌、肺癌、乳癌的诊断有一定参考价值。甲胎蛋白(AFP)对原发性肝癌、卵巢癌、睾丸胚胎癌有诊断价值。EB 病毒抗体可作为鼻咽癌早期诊断较特异的方法;HCG 水平可作为绒毛膜上皮癌和恶性葡萄胎的诊断依据;单克隆抗体(McAb)是恶性肿瘤早期诊断最有希望的方法。

3. 基因诊断　核酸中碱基排列具有极严格的特异序列,基因诊断即利用此特征,根据有无特定序列以确定是否有肿瘤或癌变的特定基因存在,从而做出诊断。

(四) 影像学检查

检查有无肿块及其所在部位、阴影的形态与大小,以判断有无肿瘤及其性质。

1. X 线

(1) 透视与平片:肺肿瘤、骨肿瘤可见特定的阴影。

(2) 造影检查:应用对比剂,如钡剂、碘剂,做器官、血管造影,根据显示的充盈缺损、组织破坏、有无狭窄等形态,可得对比清晰的图像。

(3) 特殊 X 线显影术:硒静电 X 线和钼靶 X 线摄影,应用于软组织及乳腺组织,对不同软组织显示不同对比的影像。

2. 超声　对于肿瘤的部位、性质、范围有较大的诊断价值。常用于肝、胆、胰、脾、膀胱、前列腺等肿瘤的诊断与定位,对判断囊性与实性肿块很有价值。是安全简便无损伤的方法,在超声引导下,进行穿刺活检,成功率可达80% ~ 90% 。

3. 电子计算机断层扫描(CT)　以判断肿块性质,用于颅内肿瘤、实质性脏器肿瘤、实质性肿块及淋巴结等的鉴别诊断。

4. 磁共振成像(MRI)　对肿块的辨别力优于 CT,有利于显示肿瘤的范围及来源,对神经系统及软组织成像更为清晰。

5. 放射性核素显像　通过测定某一脏器对放射性核素的吸收情况,诊断某些器官的肿瘤。临床上常用于甲状腺肿瘤、肝肿瘤、骨肿瘤、脑肿瘤和大肠癌的诊断。一般可显示直径在 2cm 以上的病灶。骨肿瘤诊断阳性率较高,且可早于 X 线显影,可较早地发现骨转移肿瘤,但易有假阳性。

6. 正电子发射型计算机断层(PET)　为一项无创、动态、定量、分子水平三维活体生化显像技术,对脑肿瘤、结肠癌、肺癌、黑色素瘤、乳腺癌、卵巢癌等诊断率可高达

90%左右。PET-CT则具有定位定性诊断结合的功能。

（五）内镜检查

应用内镜直接观察空腔脏器内肿瘤的部位及表面病变情况,并可取活体组织行病理学检查;对小的病变如息肉做摘除治疗;向输尿管、胆总管或胰管插入导管做 X 线造影检查。

（六）病理学检查

目前确定肿瘤的最直接而可靠依据。

1. 临床细胞学检查　此法取材方便、易被接受。

①体液自然脱落细胞:肿瘤细胞易于脱落,取胸水、腹水、尿液沉渣及痰液与阴道分泌物涂片。

②黏膜细胞:取自食管拉网、胃黏膜洗脱液、宫颈刮片及内镜下肿瘤表面刷脱细胞。

③细针穿刺吸取细胞:优点是简便易行,取材较准确;缺点是多数情况下仅能做细胞学定性诊断,无法区分原位癌和浸润癌,对分化高的肿瘤细胞诊断较困难。

2. 病理组织学　是目前肿瘤定性诊断及病理类型正确性最高的一种方法。有穿刺活检、切除活检、钳取活检,或于手术中切取组织送做快速（冷冻）切片诊断。对色素性结节或痣,尤其疑有黑色素瘤者,一般不做切取或穿刺取材,此类检查有可能促使恶性肿瘤扩散,应完整切除检查。

3. 免疫组织化学检查　其原理是利用特异性抗体与组织切片中的相关抗原结合,经过荧光素、过氧化物酶、金属离子等显色剂处理,使抗原-抗体复合物显现出来。具有特异性强、敏感度高、定位准确、形态与功能相结合等优点,对提高肿瘤诊断的准确率、判别组织来源、发现微小病灶、正确分期及恶性程度判断等有重要意义。

（七）肿瘤分期

为了合理制订治疗方案,正确地评价治疗效果,判断预后,国际抗癌联盟提出了TNM 分期法。T 是指原发肿瘤,N 为淋巴结,M 为远处转移。再根据肿块程度在字母后标以 0 至 4 的数字,表示肿瘤发展程度。1 代表小,4 代表大,0 为无。以此三项决定其分期,不同 TNM 的组合,诊断为不同的期别。在临床无法判断肿瘤体积时则以 Tx 表达。

五、治疗

肿瘤有手术治疗、化学治疗、放射治疗、生物治疗及中医中药治疗等各种疗法,根据肿瘤性质、发展程度和全身状态而选择。良性肿瘤及临界性肿瘤以手术切除为主,尤其临界性肿瘤必须彻底切除,否则极易复发或恶性变。恶性肿瘤必须从整体考虑,拟订综合治疗方案,在控制原发病灶后进行转移灶的治疗。恶性肿瘤第一次治疗的正确与否对预后有密切关系。Ⅰ期者以手术治疗为主。Ⅱ期以局部治疗为主,原发肿瘤切除或放疗,必须包括转移灶的治疗,辅以有效的全身化疗。Ⅲ期者采取综合治疗,手术前、后及术中放疗或化疗。Ⅳ期以全身治疗为主,辅以局部对症治疗。

（一）手术治疗

手术切除恶性肿瘤,仍然是最有效的治疗方法。

1. 根治手术　包括原发癌所在器官的部分或全部,连同周围正常组织和区域淋巴结整块切除;并应用不接触技术阻隔肿瘤细胞沾污或扩散,结扎回流静脉血流等措施。

2. 扩大根治术　在原根治范围基础上适当切除附近器官及区域淋巴结。

3. 对症手术或姑息手术　指解除或缓解症状的手术。

（二）化学治疗

目前已能单独应用化疗治愈绒毛膜上皮癌、睾丸精原细胞瘤、Burkitt 淋巴瘤、急性淋巴细胞白血病等。对某些肿瘤可获得长期缓解，如粒细胞白血病、霍奇金病、肾母细胞瘤、乳癌等。化疗药物只能杀灭一定比例的肿瘤细胞，仍可出现复发。多类药物的合理应用、多疗程治疗是控制复发的可能途径。

化疗药物的作用机制各不相同，可作用于细胞有丝分裂的不同时相。肿瘤细胞增殖分裂迅速，呈指数增长。肿瘤细胞有丝分裂分为 DNA 合成前期（D_1 期）、DNA 合成期（S 期）、DNA 合成后期（D_2 期）、有丝分裂期（M 期），循环进行。

1. 药物分类

（1）按作用原理分为：

①细胞毒素类药物：烷化剂类，由其氮芥基团作用于 DNA 和 RNA 酶、蛋白质，导致细胞死亡。如环磷酰胺、氮芥、卡莫司汀等；

②抗代谢类药：此类药物对核酸代谢物与酶结合反应有相互竞争作用，影响与阻断了核酸的合成。如氟尿嘧啶、替加氟、硫嘌呤、阿糖胞苷、甲氨蝶呤等；

③抗生素类：有抗肿瘤作用的抗生素如放线菌素 D（更生霉素）、丝裂霉素等；

④生物碱类：主要为干扰细胞内纺锤体的形成，使细胞停留在有丝分裂中期。常用的有长春新碱、羟喜树碱、紫杉醇及鬼臼毒素类依托泊苷（VP-16）；

⑤激素和抗激素类：能改变内环境进而影响肿瘤生长，有的能增强机体对肿瘤侵害的抵抗力。常用的有三苯氧胺、己烯雌酚、黄体酮、丙酸睾酮、甲状腺素、泼尼松及地塞米松等；

⑥其他：不属于以上诸类，如顺铂、卡铂等。

⑦分子靶向药物：近年来出现了一些以肿瘤相关的特异分子作为靶点而未明确归类的药物。它们在化学特性上可以是单克隆抗体和小分子化合物，其作用靶点可以是细胞受体、信号传导和抗血管生成等。单抗类常用的有曲妥珠单抗、利妥昔单抗、西妥昔单抗和贝伐单抗等；小分子化合物常用的有伊马替尼、吉非替尼等。

（2）根据药物对细胞周期作用分类：细胞增殖周期包含 DNA 合成的各时相。药物对细胞增殖周期作用的不同可分为：

①细胞周期非特异性药物：该类药物对增殖或非增殖细胞均有作用，如氮芥类及抗生素类；

②细胞周期特异性药物：作用于细胞增殖的整个或大部分周期时相者，如氟尿嘧啶等抗代谢类药物；

③细胞周期时相特异药物：药物选择性作用于某一时相，如阿糖胞苷抑制 S 期，长春新碱对 M 期的抑制作用。

2. 化疗方式　根据化疗在治疗中的地位和治疗对象的不同，其临床应用主要有以下四种：

（1）诱导化疗：用于可治愈肿瘤和晚期播散性肿瘤，此时化疗是首选的治疗或唯一可选的治疗。全身诱导化疗的疗程通常不固定，根据肿瘤的缓解情况和患者的耐受情况而定。

（2）辅助化疗：一般在癌根治术后，针对可能残留的微小病灶进行治疗，以达到进一步提高局部治疗效果的目的。术后化疗的原则为早期足量,疗程 3~6 个月。

（3）初始化疗:也称为新辅助化疗,用于尚可选择手术的局限性肿瘤,在手术之前进行。应用初始化疗可使肿瘤缩小,缩小手术范围,杀灭循环血液中的肿瘤细胞及亚临床转移灶。通常在手术前进行 1~3 疗程的化疗。

（4）特殊途径化疗:近年来开展的介入治疗为经动脉定位插管单纯灌注或栓塞加化疗,亦可同时于皮下留置微泵。在肝癌、肺癌应用较多,在介入治疗肿瘤缩小后可采取手术切除,或多次治疗使肿瘤得以控制或缓解。

3. 化疗毒副作用　因为抗癌药对正常细胞也有一定的影响,尤其是生长增殖的正常细胞,所以用药后可能出现各种不良反应。常见的有:①骨髓抑制:白细胞、血小板减少;②消化道反应:恶心、呕吐、腹泻、口腔溃疡等;③毛发脱落;④血尿;⑤免疫功能降低,容易并发细菌或真菌感染。

（三）放射疗法

放射疗法是利用各种放射物质如 X 线、γ 射线、各种同位素、电子、中子、质子照射肿瘤,使其生长受到抑制而死亡的一种方法。

各种肿瘤对放射线的敏感性不一,可归纳为三类:①高度敏感:淋巴造血系统肿瘤、性腺肿瘤、多发性骨髓瘤、肾母细胞瘤等低分化肿瘤;②中度敏感:鳞状上皮癌及一部分未分化癌,如基底细胞癌、宫颈鳞癌、鼻咽癌(未分化癌,淋巴上皮癌)、乳癌、食管癌、肺癌等;③低度敏感:胃肠道腺癌、软组织及骨肉瘤等。

放射治疗的副反应为抑制骨髓(白细胞减少、血小板减少)、皮肤黏膜改变及胃肠反应等。治疗中必须常规检测白细胞和血小板。发现白细胞降至 $3 \times 10^9/L$,血小板降至 $80 \times 10^9/L$ 时须暂停治疗。为了减轻放疗的不良反应,可用鲨肝醇、利血生等,以及养阴补肾、益气健脾的中药。

（四）生物治疗

肿瘤生物治疗是应用生物学方法治疗肿瘤患者,改善宿主个体对肿瘤的应答反应及直接效应的治疗。生物治疗包括免疫治疗与基因治疗两大类。

1. 免疫治疗　肿瘤的非特异性免疫疗法,如接种卡介苗、短棒状杆菌、麻疹疫苗(主动免疫)等,还可用白介素-2、干扰素等。特异性免疫疗法有接种自身或异体的瘤苗、肿瘤免疫核糖核酸等。免疫是抗肿瘤的一种合理的方法,但需继续研究以提高疗效及安全性。

2. 基因治疗　肿瘤基因治疗是应用基因工程技术,干预存在于靶细胞的相关基因的表达水平以达到治疗目的,包括直接或间接地抑制或杀伤肿瘤细胞为目的的肿瘤治疗。归纳为细胞因子、肿瘤疫苗、肿瘤药物基因疗法及调整细胞遗传系统的基因疗法,但大部分仍处于临床及实验研究阶段。

（五）中医中药治疗

中医药治疗恶性肿瘤患者,应用祛邪、扶正、化瘀、软坚、散结、清热解毒、化痰、祛湿及通经活络、以毒攻毒等原理。以中药补益气血、调理脏腑,配合化学治疗、放射治疗或手术治疗,还可减轻毒副作用。

六、预防

肿瘤是由环境、营养和饮食、遗传、病毒感染和生活方式的选择等多种不同的因素相互作用而引起的。40%癌症是可以预防的。癌症的预防分为一级预防、二级预防及三级预防。一级预防是消除或减少可能致癌的因素,防止癌症的发生;二级预防是指癌症一旦发生,如何在其早期发现,早期诊断,早期治疗;三级预防即诊断与治疗后的康复,提高生存质量及减轻痛苦、延长生命。

第二节 常见体表肿物

体表肿物是指来源于皮肤、皮肤附件、皮下组织等浅表组织的肿物。多数体表肿物为局部疾病,也可为全身疾病的局部表现,病理分为良性及恶性肿瘤。

一、脂肪瘤

脂肪瘤是起源于脂肪组织的良性肿瘤。可以发生在身体有脂肪组织存在的任何部位,以四肢及腹部最常见。

脂肪瘤一般多发,少数为单发,其边界清楚,质地软,呈分叶状。与周围无粘连,在皮下可推动。通常无自觉症状或轻度疼痛,不引起功能障碍。除皮下外,脂肪瘤还可发生在肌间隔、肌肉深层及腹膜后等部位。皮下脂肪瘤通常有薄弱纤维包膜,而深部脂肪瘤则无包膜,呈伪足状向四周组织浸润生长。组织学检查示:病变包膜完整,主要由成熟的脂肪细胞构成。

虽然脂肪瘤属良性肿瘤,很少恶变。但一经发现,最好手术切除。如肿块生长加速,应立即切除,并送病理做组织学检查。

二、皮脂腺囊肿

皮脂腺囊肿又称粉瘤,为皮脂腺导管阻塞,皮脂淤积而形成的囊性肿物,是体表最常见的上皮性囊肿。成人多见,好发于头面部、肩部及臀部。多数为单发,少数为多发。多呈圆形,稍有隆起,质软、界限清、表面与皮肤粘连、可移动,可有波动感,中央部偶见有脐状凹陷,为原皮脂腺导管的开口处,其内为灰白色,豆腐渣样,有臭味。如果导管口有少许黑色痂皮堵塞,称为黑头痤疮。易继发感染,有2.2%~4%恶变率。

皮脂腺囊肿一旦发现应尽早手术切除。手术中应完整切除皮脂腺囊肿的囊壁,否则手术后容易复发。

三、神经纤维瘤

神经纤维瘤是皮肤及皮下组织的一种良性肿瘤,由神经纤维细胞及少量神经索组成。分为神经鞘瘤和神经纤维瘤。

早期常出现皮肤下硬结节,多位于体表,沿四肢神经干分布,也可在胸、腹腔内。可单发或多发,常对称。病变大小不一,从米粒到拳头大小,突出表面,皮肤上有色素改变,质地多数较软,肿物随年龄增大缓慢生长,在青春期或妊娠期生长加快。如皮肤神经纤维瘤伴有其他系统疾患者,称神经纤维瘤病。大多无症状,也可有明显疼痛,皮肤呈咖啡样色素斑,可伴有智力低下,或原因不明头痛、头晕,有家族聚集倾向。表浅的神经纤维瘤有包膜,不发生恶变。而位于软组织内的神经纤维瘤,没有包膜,可不断增大,有恶变可能。

原则上应手术完整切除,但无包膜或体积较大者常难以完成,在证实无恶变时可施行部分切除,以达到减轻重量、改善功能及外形的目的。切除后创面可用皮片移植修复。神经纤维瘤如累及骨骼,引起功能障碍,可考虑截肢。神经鞘瘤若手术不慎,易切断神经;神经纤维瘤血窦,术中渗血不易控制。对放射治疗无效。

四、黑痣与黑色素瘤

黑痣为常见的良性色素斑块,面颈部多见,少数发生在黏膜,生长缓慢。可分为:

1. 皮内痣　痣细胞位于真皮层内,常高出皮面,表面光滑,表面常有毛发生长,表现为大小不一的半球形褐色隆起,少见恶变。

2. 交界痣　痣细胞位于表皮和真皮交界处,向表皮下延伸。表面平坦、光滑、色素较深,以手掌、足底、足趾及移行上皮部位最为常见。受外伤或感染后易发生恶变,应尽早切除。

3. 混合痣　具有上述两种痣的特点,有发生恶变的可能,色素加深、增大;若有瘙痒、疼痛、感染、溃疡或出血应提高警惕。应及时做完整切除,并送病检。

黑色素瘤是来源于黑色素细胞的一种高度恶性的肿瘤,为痣细胞或色素细胞恶变而来。多见于中、老年人,好发于足底、甲床、头、颈、腹、臀等处。原有黑痣于近期内迅速增大、斑块的色素加深,形成隆起皮肤的结节,周围可出现卫星痣。受摩擦后很容易破溃形成溃疡、出血、结痂,很早就可出现局部淋巴结转移及远处转移。一旦确诊应早期行广泛切除治疗。如截肢(指),4~6周后行区域淋巴结清扫,对较晚期或切除难以根治者,可进行免疫治疗或冷冻治疗。

五、血管瘤

血管瘤是一种由血管异常增生、扩张所形成的良性肿瘤,属先天性疾病。按血管瘤的病理结构分为毛细血管瘤、海绵状血管瘤和蔓状血管瘤。

1. 毛细血管瘤　由真皮内增生、扩张的毛细血管构成。多见于婴儿头、面、颈部或成人胸腹部,女性多见,其大小不一,界限清楚,压之可褪色,放手后恢复,大多1年内可消退。一般无需治疗,但如果病变面积较大,有碍美观,可行冷冻、激光或电干燥治疗,也可行手术切除或行皮肤移植术。

2. 海绵状血管瘤　由内皮细胞增生构成的血管迂曲、扩张而成,多数生长在皮下组织内,也可在肌肉、骨骼或内脏等部位。多见于唇、颊、颈等部位,瘤体颜色暗红,柔软,边界欠清楚,有波动感。治疗应及早施行血管瘤切除术,以免增长过大,影响功能治疗困难。辅助治疗可在局部注射血管硬化剂。

3. 蔓状血管瘤　由较粗迂曲血管构成,大多为静脉,也可有动脉或动静脉瘘。常发生于头面和四肢的皮下和肌肉,或骨骼,范围较大,可侵犯整个肢体。瘤体表面常见蜿蜒的血管,有压缩性和膨胀性,或可听到血管杂音。在下肢者皮肤可变薄、色素沉着、甚至破溃出血,影响肌肉运动,累及青少年骨组织,患肢增长、增粗。治疗应争取手术切除。

六、皮肤癌

皮肤癌常见为基底细胞癌与鳞状细胞癌。

1. 基底细胞癌来源于皮肤或附件基底细胞,发生的主要部位是面部,尤其是鼻、前额、眼、颧部及上唇,发展缓慢,血道和淋巴道转移较少。溃疡边缘呈鼠咬状。对放疗敏感,早期也可手术切除。

2. 鳞状细胞癌可发生在任何部位,尤其是皮肤黏膜连接处及四肢、下唇、鼻、耳、手背和阴部,早期呈溃疡,常继发于慢性溃疡或慢性窦道开口,或瘢痕溃疡经久不愈而癌变。表面呈菜花样,边缘不规则隆起,基底部不平,易出血、感染。易发生淋巴结转移。手术治疗为主,应清扫区域淋巴结。放疗敏感,但不易根治。

第三节 支气管肺癌

支气管肺癌简称肺癌,大多数起源于支气管黏膜上皮,是最常见的肺部原发性恶性肿瘤。肺癌患者发病年龄大多在 40 岁以上,男女比例约 3∶1～5∶1。

一、病因

病因尚未完全明确。长期大量吸烟是肺癌的一个重要致病因素,烟草中含有多环芳香烃(PAH)和亚硝胺(TSNA)等 50 多种致癌物。

烟尘中含有的致癌物质(多环芳香烃和一些镍化合物等);长期接触石棉、铬、镍、铜、锡、砷、放射性物质;装修污染、烹调油烟等所致的污染可能与肺癌的发生有关。

分子生物学方面的研究表明,基因表达的变化与基因突变同支气管肺癌的发病有密切关系。

二、病理和分类

肺癌起源于支气管黏膜上皮。肿瘤可向支气管腔内和(或)邻近的肺组织生长,并可通过淋巴、血道或经支气管转移扩散。

(一)根据肿瘤发生的部位分类

分为中央型肺癌和周围型肺癌。

(二)组织学分类

肺癌主要分为两大类:非小细胞肺癌和小细胞肺癌。

1. 非小细胞肺癌

(1)鳞状细胞癌:简称鳞癌,在肺癌中最常见,约占 50%。患者年龄大多在 50 岁以上,男性占多数。大多起源于较大的支气管,常为中央型肺癌。生长速度较缓慢,病程较长,对放射和化学疗法较敏感。通常先经淋巴转移,血道转移发生较晚。

(2)腺癌:发病年龄较小,女性相对多见。多数起源于较小的支气管上皮,多为周围型肺癌;少数则起源于大支气管。一般生长较慢,但有时在早期即发现血道转移,淋巴转移则较晚发生。

(3)大细胞癌:此型肺癌甚为少见,约半数起源于大支气管。分化程度低,常在发生脑转移后才被发现。预后很差。

2. 小细胞肺癌 指未分化小细胞肺癌,发病率比鳞癌低,发病年龄较轻,多见于男性。一般起源于大支气管,大多为中央型肺癌。细胞形态与小淋巴细胞相似,形如燕麦穗粒,因而又称为燕麦细胞癌。恶性程度高,生长快,较早出现淋巴和血道转移。对放射和化学疗法虽比较敏感,但在各型肺癌中预后最差。

此外,少数肺癌病例同时存在不同类型的肿瘤组织,称为混合型肺癌。

三、临床表现

(一)刺激性咳嗽、咳痰

肿瘤阻塞气管或支气管,常出现刺激性咳嗽。当肿瘤继续长大,影响引流,继发肺部感染时,可以有脓性痰液。

(二)咯血

通常为痰中带血点、血丝或断续地少量咯血,大量咯血则少见。由于癌瘤侵犯支气管黏膜,造成溃疡,引起的少量间歇性或持续性出血。晚期肺癌侵犯大血管引起大量咯血。

(三)其他症状

肿瘤可以造成较大的支气管不同程度的阻塞,发生阻塞性肺炎和肺不张。肿瘤消耗等原因会导致患者食欲缺乏、精神萎靡、消瘦、乏力、虚弱及贫血等症状。

四、诊断

早期诊断具有重要意义,但是,80%的肺癌病例在明确诊断时已失去外科手术的机会。诊断肺癌的主要方法有:

(一)X线和CT检查

大多数肺癌可以经胸部X线摄片和CT检查获得临床诊断。X线摄片可以发现直径从1~2cm到5~6cm或更大的周围型肺癌,表现为肺野周围孤立性圆形或椭圆形块影,轮廓不规则,可呈现小的分叶或切迹,边缘模糊毛糙,常显示细短的毛刺影。CT可显示薄层横断面结构图像,避免病变与正常组织相互重叠,密度分辨率很高,能清楚显示肺野中直径1cm以上的肿块阴影,可发现一般X线检查隐藏区(如肺尖、膈上、脊椎旁、心后、纵隔等处)的早期肺癌病变,对中央型肺癌的诊断有重要价值,还可显示位于纵隔内的肿瘤阴影、支气管受侵的范围、肿瘤的淋巴结转移以及对肺血管和纵隔内器官组织侵犯的程度,并可作为制定中央型肺癌的手术或非手术治疗方案的重要依据(图12-1、图12-2)。

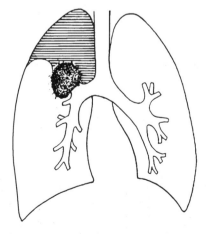

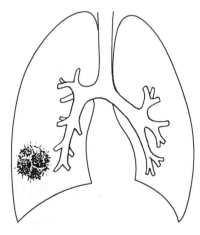

图12-1　右上叶中央型肺癌(肺不张)　　　　　图12-2　右下叶周围型肺癌

（二）痰细胞学检查

肺癌表面脱落的癌细胞可随痰液咳出。痰细胞学检查找到癌细胞,可以明确诊断,多数病例还可判别肺癌的病理类型。痰检查的准确率为 80% 以上。临床上对肺癌可能性较大者,应连续数日重复送痰液进行检查。

（三）纤维支气管镜检查

对中央型肺癌诊断的阳性率较高,可在支气管内直接看到肿瘤,并可取小块组织（或穿刺病变组织）做病理切片检查,亦可经支气管刷取肿瘤表面组织或吸取支气管内分泌物进行细胞学检查。

（四）经胸壁穿刺活检

此法对周围型肺癌的阳性检出率较高,但可能产生气胸、胸膜腔出血、感染,以及癌细胞沿针道播散等并发症,应严格掌握适应证。

（五）胸水检查

抽取胸水经离心处理后,取其沉淀做涂片检查,寻找癌细胞。

（六）手术探查

肺部肿块经多种方法检查,仍未能明确病变性质,而肺癌的可能性又不能排除时,若患者全身情况许可,应做胸腔镜探查或开胸探查术。术中可根据病变情况或活检结果,给予相应治疗,以免延误病情。

（七）肿瘤标记物检查

通过测定血清及体液内肿瘤标记物的含量是否异常升高,可以对肿瘤病情进行辅助诊断、预后判断及治疗指导。目前临床主要测定的肿瘤标记物有:癌胚抗原（CEA）、$\beta2$-微球蛋白和铁蛋白等。

五、临床分期

2009 年国际抗癌联盟新修订的肺癌 TNM 分期（表 12-2）:

表 12-2　肺癌 TNM 分期

原发肿瘤（T）	
T_X	未发现原发肿瘤,或者通过痰细胞学检查或支气管灌洗发现癌细胞,但影像学及支气管镜无法发现
T_0	无原发肿瘤证据
Tis	原位癌
T_1	肿瘤最大径≤3cm,周围包绕肺组织及脏层胸膜,支气管镜见肿瘤侵及叶支气管,未侵及主支气管
T_2	肿瘤最大径>3cm,≤7cm;侵及主支气管,但距气管隆嵴 2cm 以外;侵及脏层胸膜;有阻塞性肺炎或部分肺不张,不包括全肺不张。符合以上任何一个条件即归为 T_2
T_{2a}	肿瘤最大径>3cm,≤5cm
T_{2b}	肿瘤最大径>5cm,≤7cm
T_3	肿瘤最大径>7cm;直接侵犯以下任何一个器官,包括:胸壁、膈肌、膈神经、纵隔胸膜、心包;距气管隆嵴<2cm（不常见的表浅扩散型肿瘤,无论体积大小,侵犯限于支气管壁时,虽可能侵犯主支气管,仍为 T_1）,但未侵及气管隆嵴;全肺不张或者阻塞性肺炎;同一肺叶出现孤立性癌结节。符合以上任何一条件归为 T_3

T_4	无论大小,侵及以下任何一个器官,包括:纵隔、心脏、大血管、气管隆嵴、喉返神经、气管、食管、椎体;同侧不同肺叶内孤立性癌结节
淋巴结(N)	
N_X	区域淋巴结无法评估
N_0	无区域淋巴结转移
N_1	同侧支气管周围和(或)同侧肺门淋巴结以及肺内淋巴结有转移,包括直接侵犯而累及的
N_2	同侧纵隔内和(或)气管隆嵴下淋巴结转移
N_3	对侧纵隔、对侧肺门、同侧或对侧斜角肌及锁骨上淋巴结转移
远处转移(M)	
M_X	远处转移不能被判定
M_0	无远处转移
M_1	远处转移
TNM 分期	
0 期	$T_{is}N_0M_0$
Ⅰ A 期	$T_1N_0M_0$,
Ⅰ B 期	$T_{2a}N_0M_0$
Ⅱ A 期	$T_1N_1M_0,T_{2a}N_1M_0,T_{2b}N_0M_0$
Ⅱ B 期	$T_{2b}N_1M_0,T_3N_0M_0$
Ⅲ A 期	$T_1N_2M_0,T_2N_2M_0,T_3N_1M_0,T_3N_2M_0,T_4N_0M_0,T_4N_1M_0$
Ⅲ B 期	$T_4N_2M_0$,任何 TN_3M_0
Ⅳ 期	任何 T 任何 NM_1

六、鉴别诊断

(一)肺结核

肺癌可与肺结核合并存在,两者在临床症状和 X 线表现的相似性而使其易被忽略,延误肺癌的早期诊疗。主要有以下几种类型:①肺结核球:多见于青年,一般病程较长,发展缓慢。病变常位于上叶尖后段或下叶背段。在 X 线片上块影密度不均匀,可见到稀疏透光区和钙化点,肺内常另有散在性结核病灶;②粟粒性肺结核:常见于青年,全身毒性症状明显,抗结核药物治疗可改善症状,病灶逐渐吸收;③肺门淋巴结结核:可被误诊为中央型肺癌,多见于青少年,常有结核感染症状,很少有咯血。

(二)肺部炎症

主要包括:①支气管肺炎:发病较急,感染症状比较明显。X 线片表现为边界模糊的片状或斑点状阴影,密度不均匀。抗生素药物治疗后,症状迅速消失,肺部病变吸收也较快;②肺脓肿:在急性期有明显感染症状,痰量多,呈脓性。X 线片空洞壁较薄,内壁光滑,常有液平面,脓肿周围的肺组织或胸膜常有炎性变,支气管造影多可见空洞充

笔记

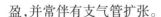

盈,并常伴有支气管扩张。

（三）肺部其他肿瘤

常见肿瘤包括:①良性肿瘤:如错构瘤、纤维瘤、软骨瘤等,X线片呈现接近圆形的肿块影,密度均匀,可以有钙化点。边缘整齐,多无分叶状;②支气管腺瘤:是一种低度恶性的肿瘤,发病年龄比肺癌轻,女性发病率较高。

（四）纵隔淋巴肉瘤

生长迅速,临床上常有发热和其他部位表浅淋巴结肿大。X线片上表现为两侧气管旁和肺门淋巴结肿大。对放射疗法高度敏感,纵隔镜检查亦有助于明确诊断。

 病案举例

> 患者,男,59岁,有吸烟饮酒习惯近40年,近3个月出现无明显诱因的咳嗽、发热,自服抗生素2周余,咳嗽症状无明显改善,清晨发现痰中带血,来院就诊。体格检查:体温37.7℃,脉搏92次/分,呼吸21次/分,血压140/90mmHg。锁骨上淋巴结不大。胸部叩诊清音,右肺呼吸音略低。余未发现有意义的阳性体征。X线片见右肺不张,肺门似有肿块,胸部增强CT显示:"右肺门处占位病变,包块最长径约3.5cm,侵犯右主支气管,右肺门淋巴结肿大,直径约为0.9cm";痰细胞检查见可疑癌细胞;纤维支气管镜见右肺开口处大量脓痰,黏膜糜烂。诊断:右支气管肺癌。

七、治疗

对肺癌主要采取以外科手术为主的综合治疗。首选疗法是外科手术,它是唯一可能将肺癌治愈的方法。然而,肺癌是一种全身性疾病,应进行综合治疗。一般来讲,非小细胞肺癌 T_1 或 $T_2N_0M_0$ 病例以根治性手术治疗为主;而Ⅱ期和Ⅲ期患者则应加做术前后化疗、放疗等综合治疗,以提高疗效。小细胞肺癌常在较早阶段就已发生远处转移,手术很难治愈,可采用化疗→手术→化疗、化疗→放疗→手术→化疗或化疗→放疗→化疗,以及附加性全脑照射等积极的综合治疗。

（一）手术治疗

目的是彻底切除肺部原发癌肿病灶和局部及纵隔淋巴结,并尽可能保留健康的肺组织。肺癌切除术的范围,决定于病变的部位和大小。对周围型肺癌,一般施行肺叶切除术;对中央型肺癌,一般施行肺叶或一侧全肺切除术;对于已侵犯胸膜、胸壁、心包、大血管或其他邻近器官组织(T_3 、 T_4)者,可根据情况进行扩大的肺切除术(图12-3)。在肺切除的同时,应进行系统的肺门和纵隔淋巴结清除术。

手术禁忌证:①远处转移,如脑、骨、肝等器官转移(即 M_1 病例);②心、肺、肝、肾功能不全,全身情况差的患者;③广泛肺门、纵隔淋巴结转移,无法清除者;④严重侵犯周围器官及组织,估计切除困难者;⑤胸外淋巴结转移,如锁骨上淋巴结(N_3)转移等。

（二）放射治疗

是局部消灭肺癌病灶的一种手段。在各种类型的肺癌中,小细胞肺癌对放射疗法敏感性较高,鳞癌次之,腺癌和细支气管肺泡癌最低。临床上常采用的是手术后放射疗法。也有的病例应该在手术前先做放射治疗,使肿瘤缩小,可提高肺癌病灶的切除率。对于肺癌脑转移病例,若颅内病灶较局限,可采用 γ 刀放射治疗,有一定的缓解率。

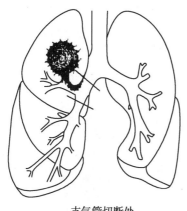
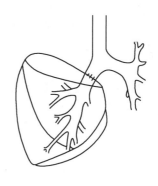

支气管切断处　　　　　　　　　　支气管吻合

图 12-3　右上叶肺癌切除和支气管吻合术

（三）化学治疗

对有些分化程度低的肺癌,特别是小细胞肺癌,疗效较好。化学疗法作用遍及全身,临床上可以单独应用于晚期肺癌病例,以缓解症状,或与手术、放射等疗法综合应用以防治肿瘤转移复发,提高治愈率。需要注意的是,目前化学药物对肺癌疗效仍然较差,症状缓解期较短、副作用较多。

（四）免疫治疗

人体的免疫功能状态和肿瘤的生长发展有一定关系,可以通过免疫疗法激发和增强人体免疫功能,控制肿瘤的发展。

（五）中医中药治疗

按照患者临床症状、脉象、舌苔等表现,应用辨证论治法则治疗肿瘤,一部分患者的症状可以得到改善,寿命延长。

（六）靶向治疗

肺癌的靶点主要包括:①以表皮生长因子受体作为靶点;②以新生血管生成作为靶点。常用药物有吉非替尼、厄洛替尼等。

第四节　食　管　癌

食管癌是常见的一种消化道肿瘤。男多于女,发病年龄多在 40 岁以上。

一、病因

1. 吸烟和饮酒　吸烟和饮酒是食管癌的发病危险因素。

2. 亚硝胺类化合物　亚硝胺类化合物是被公认的一种强致癌物质,多存在于腌制食品中。

3. 真菌及病毒作用　目前研究表明,我国食管癌高发区的发病与真菌性食管炎和真菌对食物的污染有关;食管癌相关病毒主要为人乳头瘤状病毒（HPV）。

4. 食管损伤、食管疾病以及食物的刺激作用　食管损伤及某些食管疾病可以促发食管癌;长期进食很烫的食物、饮烈酒、吃大量胡椒,这些食管黏膜的慢性理化刺激,均可引起局部上皮细胞异常增生。

5. 营养不良和微量元素缺乏。

6. 遗传因素　食管癌常表现为家族性聚集现象。

二、解剖与病理

临床上食管的解剖分段多分为：①颈段：自食管入口至胸骨柄上沿的胸廓入口处；②胸段：又分为上、中、下三段。胸上段-自胸廓上口至气管分叉平面；胸中段-自气管分叉平面至贲门口全长度的上一半；胸下段-自气管分叉平面至贲门口全长度的下一半。通常将食管腹段包括在胸下段内，胸中段胸下段食管的交界处接近肺下静脉平面处（图12-4）。胸中段食管癌较多见，下段次之，上段较少。早期食管癌病变多数限于黏膜表面（原位癌），未见明显肿块。肉眼所见表面为充血、糜烂、斑块或乳头状。至中、晚期癌肿长大，逐渐累及食管全周，肿块突入腔内，还可穿透食管壁全层，侵入纵隔和心包。

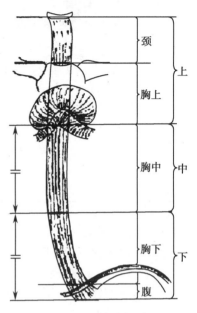

图12-4　食管解剖

按病理形态，临床上食管癌可分为四型：①髓质型：向管壁内扩张，管壁明显增厚，癌组织呈坡状隆起，表面常有表浅不一的溃疡，瘤体切面呈灰白色，为均匀致密的实体肿块，此型多见，恶性程度高；②蕈伞型：瘤体成卵圆形扁平肿块状，向腔内成蘑菇样突起，表面多有浅表溃疡，其底部凹凸不平，属高分化癌，预后较好；③溃疡型：常累及食管壁的一部分，在食管壁内形成一个较深的溃疡，边缘稍隆起，出血和转移较早，发生梗阻较晚；④缩窄型（即硬化型）：呈明显的管状狭窄，环形生长，病变几乎累及食管全周，出现梗阻较早，出血和转移较晚。

扩散及转移：①直接扩散：早中期食管癌主要为壁内扩散，由于食管无浆膜层，可直接侵犯临近脏器；②淋巴转移是食管癌重要转移途径之一；③血道转移多见于晚期患者，最常见转移至肝与肺，其他脏器依次为骨、肾、肾上腺、胸膜、网膜、胰腺、甲状腺和脑等。

三、临床表现

1. 食管癌早期症状多不典型，主要表现为咽下哽噎感、胸骨后和剑突下疼痛、食物滞留感和异物感，少数患者有咽喉部干燥和紧缩感。早期症状时轻时重，持续时间长短不一，可无症状。

2. 食管癌中晚期症状

（1）进行性吞咽困难：是食管癌最突出的症状，患者由不能咽下固体食物发展至不能咽下液体食物。

（2）咽下疼痛：系由癌糜烂、溃疡、外侵或近段伴有食管炎所致，每于饮食时加重。疼痛可涉及颈、胸骨后、肩胛区或背部。

（3）食物反流：食物梗阻的近段扩张和潴留可导致食物反流，可呈血性。

（4）声音嘶哑：常是肿瘤直接侵犯或转移的淋巴结压迫喉返神经所引起。

（5）其他：晚期患者由于咽下困难长期摄入不足，可出现慢性脱水、营养不良、消瘦及恶病质。当肿瘤侵及相邻器官并发生穿孔时，可发生食管支气管瘘、纵隔脓肿、肺炎、肺脓肿、气管食管瘘、致死性大出血等。高位食管癌可出现咳嗽。当全身广泛转移时可引起相应症状，如黄疸、腹水、气管压迫、呼吸困难、声带麻痹、昏迷等。

四、诊断及鉴别诊断

1. 早期食管癌的诊断　我国对早期食管癌积累了丰富的经验。临床上我们应着重注意以下几个方面：

（1）重视早期症状。

（2）细胞学检查：我国首创用带网气囊食管细胞采集器，做食管拉网检查脱落细胞，早期病变阳性率较高，是一种简便易行的普查筛选诊断方法。

（3）纤维内镜检查：对临床已有症状或怀疑而又未能明确诊断者，则应尽早做纤维食管镜检查。

（4）对可疑病例，均应做食管吞稀钡 X 线双重对比造影。早期可见：①食管黏膜皱襞紊乱、粗糙现象；②浅的充盈缺损；③局限性管壁僵硬；④小龛影。

2. 中晚期食管癌的诊断　中晚期食管癌都有典型的吞咽困难。食管钡餐造影：①黏膜皱襞紊乱、中断；②深浅不一的龛影；③管壁僵硬，蠕动中断；④管腔充盈缺损。软组织肿块影以及病变部位上方食管不同程度的扩张。

CT 能显示食管癌向腔外扩展的范围以及有无腹腔内器官及淋巴结转移。超声内镜检查是食管癌局部分期、判断肿瘤浸润深度和淋巴结范围的最好影像学技术。对肿瘤分期、治疗方案的选择以及预后判断有重要意义。

早期无咽下困难时，应与食管炎、食管憩室和食管静脉曲张相鉴别。已有咽下困难时，应与食管良性肿瘤、贲门失弛症和食管良性狭窄相鉴别。诊断方法主要依靠吞钡 X 线食管摄片和纤维食管镜检查。

五、临床分期

2010 年实行的美国肿瘤联合委员会新修订的食管癌 TNM 分期（表 12-3）：

表 12-3　食管癌 TNM 分期

分期	T	N	M	G	部位
0	Tis/HGD	0	0	1,X	任何
ⅠA	1	0	0	1,X	任何
ⅠB	1	0	0	2~3	任何
	2~3	0	0	1,X	下段,X*
ⅡA	2~3	0	0	1,X	中、上段
	2~3	0	0	2~3	下段,X
ⅡB	2~3	0	0	2~3	中、上段
	1~2	1	0	任何	任何

续表

分期	T	N	M	G	部位
ⅢA	1~2	2	0	任何	任何
	3	1	0	任何	任何
	4a	0	0	任何	任何
ⅢB	3	2	0	任何	任何
ⅢC	4a	1~2	0	任何	任何
	4b	任何	0	任何	任何
	任何	3	0	任何	任何
Ⅳ	任何	任何	1	任何	任何

X* 指未记载肿瘤部位

1. 食管癌的 T(原发肿瘤)分级标准:

Tx:原发肿瘤不能确定

T_0:无原发肿瘤证据

Tis/HGD:原位癌/重度不典型增生

T_1:肿瘤只侵及黏膜固有层、黏膜肌层或黏膜下层

T_2:肿瘤侵及肌层

T_3:肿瘤侵及食管纤维膜

T_4:肿瘤侵及邻近器官:T_{4a}:肿瘤侵及胸膜、心包或膈肌(可手术切除),T_{4b}:肿瘤侵及其他邻近结构如主动脉、椎体及不能手术切除的气管。

2. 食管癌的 N(区域淋巴结)分级标准

Nx:区域淋巴结不能确定

N_0:无区域淋巴结转移

N_1:1~2 枚区域淋巴结转移

N_2:3~6 枚区域淋巴结转移

N_3:≥7 枚区域淋巴结转移

食管癌的区域淋巴结定义:①颈段食管癌:颈部淋巴结,包括锁骨上淋巴结;②胸段食管癌:纵隔淋巴结及胃周淋巴结,不包括腹腔动脉旁淋巴结。

3. 食管癌的 M(区域以外的淋巴结转移或器官转移——远处转移)分级标准

M_0:无远处转移

M_1:有远处转移

4. 食管癌的 G(肿瘤分化程度)分级标准

Gx:肿瘤分化程度不能确定,按 G_1 分期

G_1:高分化癌

G_2:中分化癌

G_3:低分化癌

G_4:未分化癌,按 G_3 分期

六、治疗

食管癌的治疗包括手术治疗、放射治疗、化学治疗和综合中西医治疗。两种以上疗法同时或先后应用称为综合治疗。结果显示综合治疗效果较好。

（一）手术治疗

手术是治疗食管癌首选方法。若全身情况良好，有较好的心肺功能储备，无明显远处转移征象者，可考虑手术治疗。一般以颈段癌长度<3cm、胸上段癌长度<5cm、胸下段癌长度<8cm切除的机会较大。对较大的鳞癌估计切除可能性不大而患者全身情况良好者，可先采用术前放疗，待瘤体缩小后再做手术。

手术禁忌证：①全身情况差，已呈恶病质或有严重心、肺或肝、肾功能不全者；②病变侵犯范围大，已有明显外侵及穿孔征象；③已有远处转移者。

对晚期食管癌，不能根治或放射治疗、进食有困难者，可做姑息性减状手术如：食管腔内置管术、食管胃转流吻合术、食管结肠转流吻合术或胃造瘘术等。这些减状手术有可能发生并发症，应严格掌握适应证和手术技术。

（二）放射疗法

①放射和手术综合治疗，可增加手术切除率，也能提高远期生存率。术前放疗后，休息2~3周再做手术较为合适。对手术切除不完全的残留癌组织处做金属标记，一般在术后3~6周开始术后放疗；②单纯放射疗法，多用于颈段、胸上段食管癌，因手术难度大，手术并发症多，疗效常不满意；也可用于有手术禁忌证而病变不长，患者尚可耐受放疗者。

（三）化学治疗

采用化疗与手术治疗相结合或与放疗、中医中药相结合的综合治疗，有时可提高疗效，或使食管癌患者症状缓解，存活期延长。但要定期检查血象，并注意药物反应。

第五节 胃 癌

胃癌是我国最常见的恶性肿瘤之一。40~60岁为高发年龄，男女发病率之比约为2:1。

一、病因

胃癌的确切病因不十分明确，但以下因素与发病有关：

1. 地域环境及饮食生活因素 在我国的西北与东部沿海地区胃癌发病率明显高于南方地区。日本发病率高，欧美地区发病率低。长期食用熏烤、盐腌食品的人群中胃远端癌发病率高，与食品中亚硝酸盐、真菌毒素、多环芳烃化合物等致癌物含量高有关；食物中缺乏新鲜蔬菜与水果与发病也有一定关系。吸烟者的胃癌发病危险较不吸烟者高。

2. 幽门螺杆菌（HP）感染 幽门螺杆菌感染也是引发胃癌的主要因素之一。我国胃癌高发区成人HP感染率在60%以上，低发区的HP感染率为13%~30%。HP

能促使硝酸盐转化成亚硝酸盐及亚硝胺而致癌;HP 感染引起胃黏膜慢性炎症加上环境致病因素加速黏膜上皮细胞的过度增殖,导致畸变致癌;HP 毒性产物可能具有致癌作用。控制 HP 感染在胃癌防治中的作用已受到高度重视。

3. 癌前病变 癌前病变是指一些使胃癌发病危险性增高的良性胃疾病,系指容易发生癌变的胃黏膜病理组织学改变,本身尚不具备恶性特征,是从良性上皮组织转变成癌的交界性病理变化。易发生胃癌的胃疾病包括胃息肉、慢性萎缩性胃炎及胃部分切除后的残胃。胃息肉可分为炎性息肉、增生性息肉和腺瘤,前两者恶变可能性很小,胃腺瘤的癌变率在 10% ~20% 左右,直径超过 2cm 时癌变机会加大。胃黏膜上皮的异型增生属于癌前病变,根据细胞的异型程度,可分为轻、中、重三度,重度异型增生与分化较好的早期胃癌有时很难区分。

4. 遗传和基因 遗传与分子生物学研究表明,胃癌患者有血缘关系的亲属其胃癌发病率较对照组高 4 倍。

二、病理

(一)大体形态分型

1. 早期胃癌 即胃癌仅限于黏膜或黏膜下层者,不论病灶大小或有无淋巴结转移,均为早期胃癌。癌灶直径在 5mm 以下的为微小胃癌,5 ~10mm 的称小胃癌,癌灶更小仅在胃镜黏膜活检时诊断为癌,但手术切除后的胃标本上未能找到癌组织的称"一点癌"。早期胃癌根据病灶形态可分三型:Ⅰ型为隆起型,癌灶突向胃腔;Ⅱ型为浅表型,癌灶比较平坦没有明显的隆起与凹陷;Ⅲ型为凹陷型,为较深的溃疡。Ⅱ型还可以分为三个亚型,即Ⅱa 浅表隆起型、Ⅱb 浅表平坦型和Ⅱc 浅表凹陷型。早期胃癌大多发生在胃窦部和胃体部,多为高分化腺癌,预后好。

2. 进展期胃癌 癌组织超出黏膜下层侵入胃壁肌层为中期胃癌;病变达浆膜下层或超出浆膜向外浸润至邻近脏器或有转移为晚期胃癌。中、晚期胃癌统称进展期胃癌。按国际上采用 Borrmann 分型法分四型:Ⅰ型(结节型):为边界清楚突入胃腔的块状癌灶,具有明显的局限性;Ⅱ型(溃疡局限型):为边界清楚并略隆起的溃疡状癌灶;Ⅲ型(溃疡浸润型):为边界模糊不清的浸润性溃疡状癌灶,是进展期胃癌中最常见的一型;Ⅳ型(弥漫浸润型):癌肿沿胃壁各层全周性浸润生长导致边界不清。若全胃受累胃腔缩窄、胃壁僵硬如革囊状,称皮革状胃癌,几乎都是低分化腺癌或印戒细胞癌引起,恶性程度极高。

(二)组织学分型

世界卫生组织 2000 年将胃癌分为:①低分化腺癌;②乳头状腺癌;③管状腺癌;④黏液腺癌;⑤印戒细胞癌;⑥腺鳞癌;⑦鳞状细胞癌;⑧小细胞癌;⑨未分化癌;⑩不能分类的癌。

(三)浸润与转移

1. 直接浸润 贲门胃底癌易侵及食管下段,胃窦癌可向十二指肠浸润。分化差浸润性生长的胃癌突破浆膜后,易扩散至网膜、结肠、肝、脾、胰腺等邻近器官。当胃癌组织侵及黏膜下层后,可沿组织间隙与淋巴网蔓延,扩展距离可达癌灶外 6cm,向十二指肠浸润常在幽门下 3cm 以内。

2. 淋巴转移　是胃癌的主要转移途径,进展期胃癌的淋巴转移率高达 70% 左右,早期胃癌也可有淋巴转移。胃癌的淋巴结转移率和癌灶的浸润深度呈正相关。引流胃的区域淋巴结有 16 组(图 12-5),前 1~6 组为胃旁淋巴结,分别为:贲门右、贲门左、胃小弯、胃大弯、幽门上、幽门下淋巴结。7~16 组淋巴结原则上按照动脉分支排序,分别为胃左动脉旁、肝总动脉旁、腹腔动脉旁、脾门、脾动脉旁、肝十二指肠韧带内、胰头后、肠系膜上动脉旁、结肠中动脉旁、腹主动脉旁淋巴结。依据它们距胃的距离,可分为 3 站。胃癌由原发部位经淋巴网向第一站(N₁)胃周淋巴结转移,之后癌细胞随支配胃的血管,沿血管周围淋巴结向心性转移至第二站(N₂),并可向更远的第三站淋巴结(N₃)转移。不同部位胃癌的淋巴结的分站组合各不相同(表 12-4)。

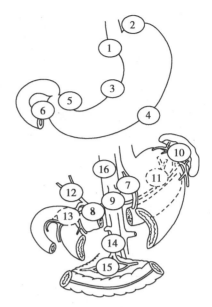

图 12-5　胃的区域淋巴结分组

表 12-4　不同部位胃癌各分站淋巴结的划分

淋巴结站别	全胃	窦部	体部	贲门部
第一站(N₁)	1,2,3,4,5,6	3,4,5,6	1,3,4,5,6	1,2,3,4
第二站(N₂)	7,8,9,10,11	1,7,8,9	2,7,8,9,10,11	5,6,7,8,9,10,11
第三站(N₃)	12,13,14	2,10,11,12,13,14	2,13,14	12,13,14

胃癌的淋巴结转移通常是逐步转移,但也可发生跳跃式淋巴转移,即第一站无转移而第二站有转移。晚期胃癌可经胸导管向左锁骨上淋巴结转移,或经肝圆韧带转移至脐部。

3. 血道转移　癌细胞进入门静脉或体循环向身体其他部位播散,形成转移灶。以肝多见,另外还有肺、骨、肾、脑等。

4. 种植转移　胃癌浸出浆膜后,肿瘤细胞脱落并种植在腹膜和脏器浆膜上,形成转移结节。直肠前凹的转移癌,直肠指检可以发现。女性患者胃癌可形成卵巢转移性肿瘤,称 Krukenberg 瘤。

（四）临床分期

国际抗癌联盟 2010 年公布的胃癌 TNM 分期法,分期的病理依据主要是肿瘤浸润深度、淋巴结以及远处转移情况。

1. 肿瘤浸润深度　以 T 代表原发肿瘤侵及胃壁的深度。T₁:肿瘤侵及黏膜固有层、黏膜肌层或黏膜下层;T₂:肿瘤侵及固有肌层;T₃:肿瘤穿透浆膜下结缔组织而未侵及脏层腹膜或邻近结构;T₄ₐ:肿瘤侵及浆膜;T₄ᵦ:肿瘤侵及邻近组织或脏器。

2. 淋巴结转移　N 表示局部淋巴结的转移情况。N₀:无区域淋巴结转移(受检淋巴结个数≥15 枚);N₁:1~2 枚区域淋巴结转移;N₂:3~6 枚区域淋巴结转移;N₃:≥7

177

枚区域淋巴结转移。

3. 远处转移　M_0表示无远处转移;M_1表示有远处转移。

4. 胃癌的分期(表 12-5):

表 12-5　胃癌分期

	N_0	N_1	N_2	N_3
T_1	ⅠA	ⅠB	ⅡA	ⅡB
T_2	ⅠB	ⅡA	ⅡB	ⅢA
T_3	ⅡA	ⅡB	ⅢA	ⅢB
T_{4a}	ⅡB	ⅢA	ⅢB	ⅢC
T_{4b}	ⅢB	ⅢB	ⅢC	ⅢC
M_1	Ⅳ			

三、临床表现

早期胃癌多数患者无明显症状,有时表现为上腹不适、隐痛、食欲缺乏或是类似溃疡病的上消化道症状,易被患者或医生忽视,因此早期胃癌诊断率低。疼痛与体重减轻是进展期胃癌最常见的临床症状。患者常有较为明确的上消化道症状,随着病情进展上腹疼痛加重,出现食欲下降、乏力、消瘦,部分患者有恶心、呕吐。另外,根据肿瘤的部位不同,也有其特殊表现。贲门胃底癌可有胸骨后疼痛和进行性吞咽困难;幽门附近的胃癌有幽门梗阻表现;肿瘤破坏血管后可有呕血、黑便等消化道出血症状。腹部持续疼痛常提示肿瘤扩展超出胃壁。大约10%的患者有胃癌扩散的症状和体征,诸如锁骨上淋巴结肿大、腹水、黄疸、腹部包块、直肠前凹触及肿块等。晚期胃癌患者常可出现贫血、消瘦、营养不良甚至恶病质等表现。

四、诊断

对40岁以上有上消化道症状而无胆道疾病者;原因不明的消化道慢性失血者;短期内体重明显减轻、食欲缺乏者应做胃的相关检查,以防漏诊胃癌。目前临床上用于诊断胃癌的检查主要有以下四种。

1. 胃镜检查　直接观察胃黏膜病变的部位和范围,并可获取病变组织做病理学检查,是诊断胃癌的最有效方法。为提高诊断率,对可疑病变组织活检不应少于4处。内镜下刚果红、美蓝活体染色技术,可显著提高小胃癌和微小胃癌的检出率。采用带超声探头的纤维胃镜,对病变区域进行超声探测成像,有助于了解肿瘤浸润深度以及周围脏器和淋巴结有无侵犯和转移,也有助于胃癌的术前分期,以及决定病变是否适合进行内镜下切除。

2. X 线钡餐检查　数字化 X 线胃肠造影技术的应用,使得影像分辨率和清晰度大为提高,目前仍为诊断胃癌的常用方法。常采用气钡双重造影,通过黏膜相和充盈相的观察做出诊断。早期胃癌的主要改变是胃黏膜相异常,进展期胃癌的形态与胃癌大体分型基本一致。

3. 腹部超声 主要用于判定胃癌转移情况,如肝、胰腺、卵巢、腹腔淋巴结及腹水等,有助于术前分期和预后判断。

4. 螺旋 CT 与正电子发射成像检查 多排螺旋 CT 扫描结合三维立体重建和模拟内腔镜技术,是一种新型无创检查手段,有助于胃癌的诊断和术前临床分期。采用正电子发射成像技术(PET)可以判断淋巴结与远处转移病灶情况,准确性较高。

5. 实验室检查 便潜血试验持续阳性,有助于胃癌诊断。癌基因研究表明, CA_{50} 、CA_{199} 、P_{53} 基因过度表达可作为早期胃癌的诊断和判断预后的参考指标。

五、治疗

(一)手术治疗

手术治疗分为根治性手术和姑息性手术两类。

1. 根治性手术 原则为整块切除包括癌灶和可能受浸润胃壁在内的胃的部分或全部,按临床分期标准整块清除胃周围的淋巴结,重建消化道。

(1)胃切除范围:局限型胃癌胃壁的切线必须距肿瘤边缘 4~5cm,浸润型胃癌的胃壁切线必须距肿瘤边缘 6cm 以上。十二指肠侧或食管侧的切线应距离幽门或贲门 3~4cm。

(2)清除胃周围淋巴结:淋巴结清除范围以 D(dissection)表示,以 N 表示胃周淋巴结站别。第一站淋巴结未全部清除者为 D_0 ,第一站淋巴结全部清除为 D_1 ,第二站淋巴结完全清除为 D_2 ,依次 D_3 。胃癌手术的根治度分为 A、B、C 三级。A 级:D>N,手术切除的淋巴结站别超越已有转移的淋巴结站别;切缘 1cm 内无癌细胞浸润,是效果好的根治术。B 级:D=N,或切缘 1cm 内有癌细胞累及,也属根治性手术。C 级:仅切除原发灶和部分转移灶,尚有肿瘤残余,为非根治性手术。

2. 姑息性手术 姑息性胃切除术。原发灶无法切除,为了减轻由于梗阻、穿孔、出血等并发症引起的症状而做的手术,如胃空肠吻合术、空肠造口、穿孔修补术等。

(二)胃癌的化疗

用于根治性手术的术前、术中和术后,延长生存期。晚期胃癌患者采用适量化疗,能减缓肿瘤的发展速度,改善症状,有一定的近期效果。常用的胃癌化疗给药途径有口服给药、静脉给药、腹膜腔给药、动脉插管区域灌注给药等。

(三)胃癌的其他治疗

包括放疗、热疗、免疫治疗、中医中药治疗等。

六、预后

胃癌的预后与胃癌的病理分期、部位、组织类型、生物学行为以及治疗措施有关。早期胃癌远比进展期胃癌预后要好。实施规范治疗 Ⅰ 期胃癌的 5 年生存率为82%~95%,Ⅱ 期为 55%,Ⅲ 期为 15%~30%,而Ⅳ期仅为 2%。当前,我国早期胃癌诊断率很低,影响预后。提高早期诊断率将显著改善胃癌的 5 年生存率。

第六节 结 直 肠 癌

结直肠癌是胃肠道中常见的恶性肿瘤,多数在中年以上发病。在我国近 20 年来尤其在大城市,发病率明显上升。

一、病因

结直肠癌病因不十分明确,但现认为与下列因素有关:过多的动物脂肪及动物蛋白饮食;缺乏新鲜蔬菜及纤维素食品;缺乏适度的体力活动;结直肠慢性炎性病变,如溃疡性结肠炎等;遗传因素,如家族性肠息肉病。结直肠腺瘤和结直肠息肉病为公认的癌前病变。

二、病理与分型

根据肿瘤的大体形态可分为:

1. 隆起型(图 12-6) 以右半结肠多见。癌肿向肠腔内生长,体积大,表面易破溃、出血、坏死和感染。生长缓慢,恶性程度低,淋巴结转移晚,预后好。

2. 浸润型(图 12-7) 以左半结肠和直肠多见。癌肿沿肠壁周径浸润生长,容易引起肠腔狭窄和肠梗阻,生长缓慢,但淋巴转移较早。

3. 溃疡型(图 12-8) 是结直肠癌常见类型。癌肿向肠壁深层生长并向周围浸润,边缘外翻呈蝶形。

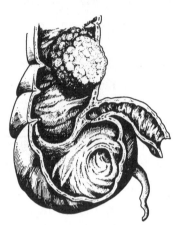

图 12-6 隆起型结直肠癌

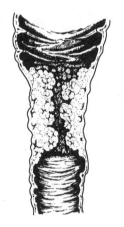

图 12-7 浸润型结直肠癌

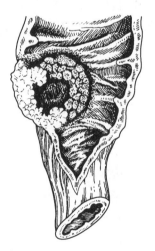

图 12-8 溃疡型结直肠癌

组织学分类为:

1. 腺癌 占结直肠癌的大多数。包括:①管状腺癌;②乳头状腺癌;③黏液腺癌;④印戒细胞癌;⑤未分化癌。

2. 腺鳞癌 由腺癌细胞和鳞癌细胞构成。主要见于直肠下段和肛管。

结直肠癌可以在一个肿瘤中出现两种或两种以上的组织类型,且分化程度并非完全一致,这是结直肠癌的组织学特征。

结直肠癌主要是经淋巴转移。结肠癌首先转移至结肠壁和结肠旁淋巴结,再到肠系膜血管周围和肠系膜血管根部淋巴结。直肠癌淋巴转移分三个方向:向上沿直肠上动脉、腹主动脉周围的淋巴结转移;向侧方经直肠下动脉旁淋巴结引流到盆腔侧壁的髂内淋巴结;向下沿肛管动脉、阴部内动脉旁淋巴结到达髂内淋巴结。血道转移多见于肝,其次为肺、骨等。癌组织向外浸润,也可直接侵及邻近器官,如乙状结肠癌常侵犯膀胱、子宫、输尿管;横结肠癌可侵犯胃壁,甚至形成内瘘。脱落的癌细胞也可在腹膜种植转移。

三、临床分期

目前国内外公认的结直肠癌分期标准为 2011 年修改的国际抗癌联盟和美国肿瘤联合委员会联合制定的 TNM 分期(表 12-6):

表 12-6 结直肠癌的分期

T_x	原发肿瘤无法评估
T_0	原发肿瘤未查出
Tis	原位癌:局限于上皮内或侵犯黏膜固有层
T_1	肿瘤侵及黏膜下层
T_2	肿瘤侵及固有肌层
T_3	肿瘤侵及固有肌层抵达浆膜下层,或浸润未被腹膜覆盖的结直肠周围组织
T_4	肿瘤直接侵犯其他器官或组织结构
N_x	区域淋巴结无法评估
N_0	区域淋巴结无转移
N_1	1~3 个区域淋巴结转移
N_2	≥4 个区域淋巴结转移
M_x	无法估计远处转移
M_0	无远处转移
M_1	有远处转移
TNM 分期	
0 期	$TisN_0M_0$
I 期	$T_{1~2}N_0M_0$
IIA 期	$T_3N_0M_0$
IIB 期	$T_4N_0M_0$
IIIA 期	$T_{1~2}N_1M_0$
IIIB 期	$T_{3~4}N_0M_0$
IIIC 期	任何 T、任何 N、M_0
IV 期	任何 T、任何 N、M_1

TNM 分期基本能够客观反映结直肠癌的预后。国外资料显示:I 期患者的 5 年

笔记

生存率约为93%，Ⅱ期约为80%，Ⅲ期约为60%，Ⅳ期约为8%。国内因地域医疗水平的差距，因而预后差别也较大。

我国根据 Dukes 法的改良分期为：

A 期：癌仅限于肠壁内者。

B 期：癌已穿透肠壁侵入浆膜或（及）浆膜外，但无淋巴结转移者。

C 期：除具有 B 期征象外，有淋巴结转移者。其中淋巴结转移仅限于癌肿附近如结直肠壁及结直肠旁淋巴结者为 C_1 期；转移至系膜和系膜根部淋巴结者为 C_2 期。

D 期：有远处转移或腹腔转移者，或广泛侵及邻近脏器无法切除者。

四、临床表现

结直肠癌早期症状不明显，癌肿生长到一定程度，依其生长部位不同而有不同的临床表现：

1. 右半结肠癌的临床表现　①腹痛：右半结肠癌有 70% ~80% 患者有腹痛，多为隐痛；②贫血：因癌灶的坏死、脱落、慢性失血而引起，50% ~60% 的患者血红蛋白低于100g/L；③腹部肿块：腹部肿块亦是右半结肠的常见症状。

2. 左半结肠癌的临床表现　①便血、黏液血便：70% 以上可出现便血或黏液血便；②腹痛：约 60% 出现腹痛，腹痛可为隐痛，当出现梗阻表现时，亦可表现为腹部绞痛；③腹部肿块：40% 左右患者可触及左侧腹部肿块。

3. 直肠癌的临床表现　①直肠刺激症状：便意频繁，排便习惯改变，便前有肛门下坠感，伴里急后重，排便不尽感，晚期有下腹痛；②肠腔狭窄症状：肿瘤侵犯致肠管狭窄，初时大便变形、变细，严重时出现肠梗阻表现；③癌肿破溃感染症状：大便表面带血及黏液，甚至脓血便。

五、诊断

结直肠癌早期症状多不明显，易被忽视。凡40 岁以上有以下任一表现者应列为高危人群：①Ⅰ级亲属有结直肠癌史者；②有癌症史或肠道腺瘤或息肉史；③大便隐血试验阳性者；④以下五种表现具有二项以上者：黏液血便、慢性腹泻、慢性便秘、慢性阑尾炎史及精神创伤史。

对此组高危人群，要详细询问病史、查体，同时完善下列检查，以明确诊断。

1. 直肠指诊　是诊断直肠癌非常重要的方法。我国直肠癌中 70% 为低位直肠癌，大多能在直肠指诊中触及。因此，凡遇患者有便血、大便习惯改变、大便变形等症状均应行直肠指诊。

2. 大便潜血检查　作为大规模普查或高危人群结直肠癌的初筛手段，阳性者需做进一步检查。

3. 肿瘤标记物　血清癌胚抗原（CEA）为结直肠癌的非特异性指标，约 60% 的结直肠癌患者高于正常，对于判断预后和术后复发转移有一定帮助。

4. 影像学检查

（1）气钡双重对比造影检查：可确定肿瘤的部位和范围，其表现有充盈缺损、肠壁僵硬、蠕动减慢或消失、肠腔狭窄、结肠袋发生形态改变等。

（2）腔内超声：用腔内超声探头可探测癌肿浸润的深度及有无侵犯邻近脏器。

（3）CT扫描检查：对了解腹部肿块和肿大淋巴结，确定邻近组织受累情况，发现肝内有无转移等均有帮助。

（4）MRI：对直肠癌肿的范围及术后盆腔、会阴部复发的诊断较CT优越。

（5）PET-CT检查（正电子发射计算机断层显像-CT）：针对病程长、肿瘤固定的患者，为排除远处转移及评价手术价值时，可进行该项检查，以排除远处转移。

5. 结肠镜检查　不仅可以发现病变，还可以了解病变所在位置、病变的大小和范围，并可取活体组织做病理检查。结肠镜检查是诊断结直肠癌的基本检查。

 病案举例

> 患者，女，56岁，因大便习惯改变3个月来我院就诊。既往健康，近3月来体重减轻约10kg。来院体检时发现右侧腹部包块，直径约6cm，质地硬，不光滑，活动度差，略有触痛。肛诊直肠黏膜光滑，未触及异常肿物，退指指套未见血迹。
>
> 辅助检查：红细胞$2.45\times10^9/L$，血红蛋白79g/L，肝功能正常，总蛋白59g/L，白蛋白33g/L，CEA：3.1μg/L，CA19-9：47.4U/ml。经结肠镜检查发现：升结肠肿物，病理活检示：结肠腺癌，中度分化。
>
> 入院诊断：升结肠癌、贫血。

六、治疗

原则是以手术切除为主的综合治疗。

（一）手术治疗

1. 肠道准备　结直肠癌手术一般均需充分的肠道准备，占有十分重要位置。可避免术中污染腹腔，减少术后感染，为手术成功提供保证。肠道准备主要是排空肠道和适量肠道抗生素的应用。

（1）肠道排空：有多种方法，术前12～24小时口服复方聚乙二醇电解质散2000～3000ml，或口服甘露醇法。也有术前一天口服泻剂，如蓖麻油、硫酸镁或番泻叶等。除非疑有肠梗阻，目前临床上较少采用反复清洁灌肠的肠道清洁方法。

（2）肠道抗菌药物的应用：常规使用庆大霉素、甲硝唑、新霉素等。

2. 结肠癌根治性手术　切除范围须包括癌肿所在肠袢及其系膜和区域淋巴结。

（1）右半结肠切除术：适用于盲肠、升结肠、结肠肝曲的癌肿。对于盲肠和升结肠癌，切除范围包括右半横结肠、升结肠、盲肠，包括长约15～20cm的回肠末段（图12-9），做回肠与横结肠端端或端侧吻合。对于结肠肝曲的癌肿，除上述范围外，须切除横结肠和胃网膜右动脉组的淋巴结。

（2）横结肠切除术：适用于横结肠癌。切除包括肝曲和脾曲的整个横结肠以及胃结肠韧带的淋巴结组（图12-10），行升结肠和降结肠端端吻合。倘若因两端张力大而不能吻合，对偏左侧的横结肠癌，可切除降结肠，行升结肠、乙状结肠吻合术。

（3）左半结肠切除术：适用于结肠脾曲和降结肠癌。切除范围包括横结肠左半、降结肠并根据降结肠癌位置的高低切除部分或全部乙状结肠（图12-11），然后做结肠间或结肠与直肠端端吻合术。

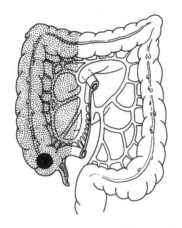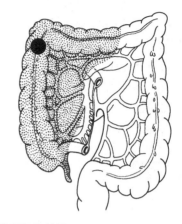

图 12-9 右半结肠切除范围

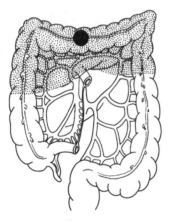

图 12-10 横结肠切除范围

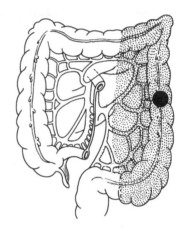

图 12-11 左半结肠切除范围

（4）乙状结肠癌的根治切除术：要根据乙状结肠的长短和癌肿所在的部位，分别采用切除整个乙状结肠和全部降结肠，或切除整个乙状结肠、部分降结肠和部分直肠（图 12-12），做结肠直肠吻合术。

3. 结肠癌姑息性手术　肿瘤已侵及盆壁，腹膜已有种植转移或远处有转移者，应根据患者全身情况和局部病变程度，行单纯肿瘤切除、捷径手术或造口术，以延长患者的生命。

4. 结肠癌并发急性肠梗阻的手术　应当在进行胃肠减压、纠正水和电解质紊乱以及酸碱失衡等适当的准备后，早期施行手术。右侧结肠癌行右半结肠切除一期回肠结肠吻合术。如患者情况不许可，则先做盲肠造口解除梗阻，二期手术行根治性切除。

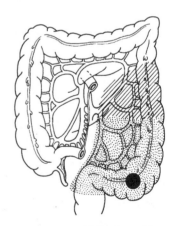

图 12-12 乙状结肠切除范围

如癌肿不能切除，可切断末端回肠，行近切端回肠横结肠端侧吻合，远切端回肠断端造口。左侧结肠癌并发急性肠梗阻时，一般应在梗阻部位的近侧做横结肠造口，

笔记

在肠道充分准备的条件下,再二期手术行根治性切除。对肿瘤不能切除者,则行姑息性结肠造口。

5. 直肠癌手术

(1)局部切除术:适用于瘤体小、局限于黏膜或黏膜下层、分化程度高的早期直肠癌,可经肛门或骶后入路局部切除肿瘤。

(2)经腹会阴联合直肠切除术、永久性腹壁人工肛门术(Miles术):适用于癌肿距肛门不足7cm的下段直肠癌(腹膜返折以下的直肠癌)。

(3)经腹直肠癌切除、直肠乙状结肠吻合术(Dixon术):是应用较多的一种保肛手术。近年来,根据吻合器可完成直肠、肛管任何位置的吻合,以及直肠癌向远侧肠壁浸润很少超过2cm(不足3%)的特点,距肛门5cm或7cm以上的直肠癌均可行Dixon手术。

(4)其他术式:全直肠系膜切除术是目前根治直肠癌的全新技术,完整切除直肠系膜,以达到根治肿瘤的目的,同时维持了盆筋膜壁层的完整性,避免盆神经损伤,保证术后性功能和排尿功能不受损害。全身情况差,不能耐受Miles手术或急性梗阻不宜行Dixon手术时,可行经腹直肠癌切除、近端造口、远端封闭手术(Hartmann手术)。晚期直肠癌患者发生排便困难或梗阻时可行乙状结肠双腔造口术。

(二)化学药物治疗

包括术前化疗和术后化疗。是治疗结直肠癌综合疗法的一部分,对不能切除的结直肠癌也是一种治疗手段。给药途径有静脉给药、动脉灌注、门静脉给药、术后腹腔置管灌注给药及温热灌注化疗等,以静脉化疗为主。一般术后2周即可进行化学药物治疗。化疗期间必须定期检查血常规及肝、肾功能。

(三)放射治疗

主要针对中下段直肠癌。主要用于:①根治术的辅助治疗;②用于有禁忌或拒做手术的直肠癌患者;③姑息性放疗用于晚期直肠癌缓解疼痛、改善症状。

(四)其他治疗

基因治疗、靶向治疗、免疫治疗及中医中药治疗等。

第七节 原发性肝癌

原发性肝癌是我国常见的恶性肿瘤之一,东南沿海地区发病率较高。发病高峰年龄为40~50岁,男性多于女性。

一、病因和病理

原发性肝癌的病因和发病机制尚未确定。目前认为与肝硬化、病毒性肝炎、黄曲霉素、亚硝胺等某些化学致癌物质及环境等因素有关。

原发性肝癌的大体病理形态可分三型:结节型、巨块型和弥漫型。结节型最常见,表现为单个或多个结节,大小不等,也有数个结节融合成一个较大的结节,与周围肝组织分界不清,手术切除率低,预后差。巨块型肝癌呈单发大块瘤体,也可由多个密集的结节融合而成,直径在10cm以上,手术切除率高,预后也较好。弥漫型肝癌最少见,表现为许多小的癌结节散布全肝,恶性程度高,发展快,预后极差。按肿瘤大小,传统分为小肝癌(直径<5cm)和大肝癌(直径>5cm)。现在新的分类为:微小肝癌(直径≤2cm),小肝癌(>2cm,≤5cm),大肝癌(>5cm,≤10cm)和巨大肝癌(>10cm)。

从病理组织上可分为三类:肝细胞型、胆管细胞型和两者同时出现的混合型。我国绝大多数原发性肝癌是肝细胞癌,占90%以上。

原发性肝癌极易侵犯门静脉分支,癌栓经门静脉系统形成肝内播散,甚至阻塞门静脉主干引起门静脉高压的临床表现;肝外血道转移最多见于肺,其次为骨、脑等。淋巴转移至肝门淋巴结最多,其次为胰周、腹膜后、主动脉旁及锁骨上淋巴结。此外,向横膈及附近脏器直接蔓延和腹腔种植转移也不少见。

二、临床表现

原发性肝癌早期无明显症状,主要表现为:

1. 肝区疼痛 有半数以上患者以此为首发症状,多为持续性隐痛、钝痛、刺痛或胀痛。主要是因为肿瘤迅速生长使肝包膜紧张所致。位于肝右叶顶部的癌肿累及横膈,则疼痛可牵涉至右肩背部。当肝癌结节发生坏死、破裂,引起腹腔内出血时,则表现为突然的右上腹剧痛和压痛,出现腹膜刺激征及休克等急腹症表现。

2. 全身症状和消化道症状 主要表现为乏力、消瘦、食欲减退、腹胀等。部分患者可伴有恶心、呕吐、发热、腹泻等症状。晚期则出现贫血、黄疸、腹水、下肢水肿、皮下出血及恶病质等。

3. 肝大 为中、晚期肝癌最主要的体征。肝大呈进行性,瘤体较大者可见上腹局部隆起,质地坚硬,呈结节样,边缘不规则。癌肿位于肝右叶顶部者可使膈肌抬高,肝浊音界上升。

此外,如发生肺、骨、脑等远处转移,可产生相应症状。少数患者还可有低血糖症、红细胞增多症、高钙血症和高胆固醇血症等特殊表现。

原发性肝癌的并发症,主要有肝性昏迷、上消化道出血、癌肿自发破裂出血及继发感染等。

三、诊断与鉴别诊断

肝癌出现了典型症状,诊断并不困难,但往往已达中晚期。因此,凡是中年以上,特别是有肝病史的患者,如有原因不明的肝区疼痛、消瘦、进行性肝大者,应及时做详细检查。采用甲胎蛋白(AFP)检测和B型超声等现代影像学检查,有助于早期发现,甚至可检出无症状及体征的早期小肝癌患者。

(一)肝癌血清标志物检测

1. 血清甲胎蛋白(AFP)测定 是诊断原发性肝癌的重要方法,特异性较高。放射免疫法测定持续血清 AFP≥400μg/L,并能排除妊娠、活动性肝病、生殖腺胚胎源性肿瘤者,即可考虑肝癌的诊断。

2. 血液酶学及其他肿瘤标记物检查 肝癌患者血清中γ-谷氨酰转肽酶及其同工酶、异常凝血酶原、碱性磷酸酶、乳酸脱氢酶同工酶等可高于正常。但由于缺乏特异性,多用于与 AFP、AFP 异质体等联合检测,结合 AFP 分析,有助于提高肝癌的确诊率。

（二）影像学检查

1. 超声检查 是一种无损伤、简便、经济、有效的检查方法，并可用作高发人中的普查工具。采用分辨率高的 B 型超声显像仪检查，可显示肿瘤的大小、形态、所在部位以及肝静脉或门静脉内有无癌栓等，其诊断符合率可达 90% 左右。

2. CT 检查 分辨率较高，可检出直径 1.0cm 左右的微小癌灶，对肝癌的诊断符合率可达 90% 以上。应用动态增强扫描可提高分辨率，有助于鉴别肝血管瘤。应用 CT 动态扫描与动脉造影相结合的 CT 血管造影，可提高小肝癌的检出率。多层螺旋 CT、三维 CT 成像更提高了分辨率和定位的精确性。

3. 核磁共振（MRI） 诊断效果近似 CT，对良、恶性肝内占位病变，特别与血管瘤的鉴别优于 CT，且可进行肝静脉、门静脉、下腔静脉和胆道重建成像，可显示这些管腔内有无癌栓。

4. 选择性腹腔动脉或肝动脉造影检查 肝细胞癌血管丰富，该方法分辨率高，可显示出直径为 1.0cm 以上的占位性病变，对 <2.0cm 的小肝癌其阳性率可达 90%。

5. 经皮肝穿刺细胞学检查 目前多采用在 B 型超声引导下行细针穿刺细胞学检查，有助于提高阳性率。

6. 原发性肝癌主要应与肝硬化、继发性肝癌、肝良性肿瘤、肝脓肿、肝包虫病，以及与肝毗邻器官如右肾、结肠肝曲、胃、胰腺等处的肿瘤相鉴别。

四、治疗

早期诊断，早期治疗，根据不同病情进行综合治疗，是提高疗效的关键。

（一）手术治疗

早期施行手术切除仍是目前首选的、最有效的治疗方法。

1. 手术切除 适用于单发或局限的肝癌，其病变未超过半肝、未侵犯肝门与邻近脏器、无远处转移的病例。如果技术条件允许，可选择地采用经腹腔镜行肝切除术。

2. 不能手术切除者 可根据具体情况采用液氮冷冻、射频、乙醇注射、激光气化、肝动脉结扎等方法，均有一定疗效。

3. 肝癌合并破裂出血 多需手术止血。对于瘤体不大、局限的肝癌，应争取切除，这是最有效的止血手段。若肿瘤无法切除可行肝动脉结扎或栓塞，也可做射频或冷冻治疗，情况差者或仅做填塞止血。对一般情况差，不能耐受手术者，可行介入治疗法，栓塞肝固有动脉。

原发性肝癌也是行肝移植手术的指征之一，但远期疗效欠理想。

（二）B 超引导下经皮穿刺肿瘤行射频等疗法

B 超引导下经皮穿刺肿瘤行射频、微波或注射无水乙醇治疗，以及体外高能超声聚焦疗法，适用于瘤体较小而又不能或不宜手术切除者。

（三）化学药物治疗

可采用肝动脉和（或）门静脉置泵（皮下埋藏式灌注装置）做区域化疗栓塞。也可行放射介入治疗，即经股动脉做超选择性插管至肝动脉，注入栓塞剂（常用如碘化油）和抗癌药行化疗栓塞。

（四）生物治疗

主要是免疫治疗。常用的有卡介苗、转移因子、免疫核糖核酸、干扰素、白细胞介素-2、胸腺肽等,可与化疗等联合应用。

（五）放射治疗

肝癌对放射治疗不敏感。

（六）中医中药治疗

多根据不同病情采取辨证施治、攻补兼施的方法,常与其他疗法配合应用,以提高机体抗病力,改善全身状况和症状,减轻化疗、放射治疗不良反应等。

以上各种治疗方法,多以综合应用效果为好。

第八节　膀胱肿瘤

膀胱肿瘤是最常见的泌尿系肿瘤,多见于 45 岁以上患者,男女之比约为 4∶1,90％是移行上皮肿瘤,近1/3 的膀胱癌为多发性肿瘤。

一、病因

有关膀胱肿瘤病因的研究很多,但多数病因尚不完全清楚。膀胱肿瘤的发生是复杂、多因素、多步骤的病理变化过程,既有内在的遗传因素,又有外在的环境因素。较为明确的两大致病危险因素是吸烟和长期接触工业化学产品,同时还可能与遗传有关。膀胱白斑、腺性膀胱炎、尿石、尿潴留等可能为膀胱癌的诱因。目前重视癌基因和抗癌基因对膀胱癌发病的影响以及患者遗传基因和免疫状态在发病中所起作用的研究。

二、病理

膀胱肿瘤的病理和分期与肿瘤的细胞分化程度、浸润深度和转移情况有关(表12-7)。

1. 分化程度　按肿瘤细胞大小、形态、核改变及分裂相等可分为三级:Ⅰ级分化良好,属低度恶性;Ⅲ级分化不良属高度恶性;Ⅱ级分化居Ⅰ、Ⅲ级之间,属中度恶性。

2. 生长方式　分为原位癌、乳头状癌和浸润性癌。原位癌的病理为存在癌变上皮,侵及整个黏膜层,可有三种表现:①无症状的局灶性原位癌;②有症状的弥漫性原位癌;③癌旁原位癌(较常见)。移行细胞癌多为乳头状,鳞癌和腺癌常有浸润。

3. 浸润深度　是肿瘤临床和病理分期的主要依据(图 12-13),可分为:原位癌 T_{is};乳头状无浸润 T_a;浸润黏膜固有层 T_1;浸润肌层 T_2,又分为浸润浅肌层 T_{2a},浸润深肌层 T_{2b};浸润膀胱周围脂肪组织 T_3,又分为显微镜下发现侵犯膀胱周围组织 T_{3a},肉眼可见肿瘤侵犯膀胱周围组织 T_{3b};浸润前列腺或膀胱邻近组织 T_4。临床上习惯将 T_{is}、T_a 和 T_1 期肿瘤称为表浅膀胱癌。

表 12-7　膀胱癌 TNM 分期

T(原发肿瘤)
T_X　原发肿瘤无法评估
T_0　无原发肿瘤证据
T_a　非浸润性乳头状癌
Tis　原位癌(又称"扁平癌")
T_1　肿瘤侵入上皮下结缔组织
T_2　肿瘤侵犯肌层
T_{2a}　肿瘤侵犯浅肌层(内 1/2)
T_{2b}　肿瘤侵犯深肌层(外 1/2)
T_3　肿瘤侵犯膀胱周围组织
T_{3a}　显微镜下发现肿瘤侵犯膀胱周围组织
T_{3b}　肉眼可见肿瘤侵犯膀胱周围组织(膀胱外肿块)
T_4　肿瘤侵犯以下任一器官或组织,如前列腺、精囊、子宫、阴道、盆壁和腹壁
T_{4a}　肿瘤侵犯前列腺、精囊、子宫或阴道
T_{4b}　肿瘤侵犯盆壁或腹壁
N(区域淋巴结)
N_X　区域淋巴结无法评估
N_0　无区域淋巴结转移
N_1　真骨盆区(髂内、闭孔、髂外、骶前)单个淋巴结转移
N_2　真骨盆区(髂内、闭孔、髂外、骶前)多个淋巴结转移
N_3　髂总淋巴结转移
M(远处转移)
M_X　远处转移无法评估
M_0　无远处转移
M_1　远处转移

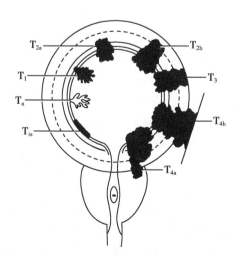

图 12-13　膀胱癌的临床分期

4. 肿瘤分布　在膀胱侧壁及后壁最多,其次为三角区和顶部。

5. 扩散方式　以直接浸润为主,主要向深部浸润,直至膀胱外组织。淋巴转移常见,血道转移多在晚期,多为肝、肺、骨转移。

三、临床表现

1. 血尿　是膀胱癌最常见和最早出现的症状。其典型表现为间歇性无痛性全程肉眼血尿,近 85% 患者有此症状。少数为起始血尿或终末血尿,有时为镜下血尿。

2. 膀胱刺激征　尿频、尿急、尿痛多为

笔记

膀胱癌的晚期表现,常因肿瘤坏死、溃疡和合并感染所致。若肿瘤发生在膀胱三角区及颈部附近,则较早出现排尿刺激症状。

3. 排尿困难及尿潴留　当肿瘤逐渐增大堵塞膀胱出口时可发生排尿困难,甚至引起急性尿潴留。

4. 转移症状　膀胱癌晚期当肿瘤广泛浸润膀胱并侵及盆腔时,可出现下腹部肿块、腰骶部及下肢疼痛、下肢水肿。累及后尿道、前列腺或直肠时,则出现相应的症状。晚期可有贫血、消瘦等恶病质表现。

5. 其他症状　肿瘤侵入输尿管口时,可造成该侧输尿管扩张、肾积水;肿瘤坏死脱落可见"腐肉"自尿中排出。

四、诊断

有间歇性、无痛性血尿病史,特别是年龄在40岁以上者,应首先考虑泌尿系统肿瘤,而其中最常见的是膀胱癌,应做详细检查。

1. 尿液检查　尿常规可见到红细胞,合并感染时有白细胞。尿脱落细胞学检查可作为血尿患者的筛选检查,是诊断膀胱肿瘤最简便的方法,但阳性率较低。

2. B型超声检查　作为一线检查方法,可发现0.5cm以上的肿瘤。

3. CT及磁共振检查　可了解肿瘤的大小及浸润的深度以及局部转移情况,有助于膀胱癌的诊断和分期的判断,对手术方式的选择亦有帮助。

4. X线检查　泌尿系统平片和排泄性尿路造影可以了解肿瘤是否在肾盂、输尿管呈多中心发生,以及肾功能情况,是否因肿瘤压迫输尿管而引起肾积水。膀胱造影时可见充盈缺损,浸润膀胱壁僵硬不整齐。

5. 膀胱镜检查和活检　是诊断膀胱癌最重要和最可靠的方法,能直接观察肿瘤的部位、数目、大小、形态、浸润深度、肿瘤与输尿管口及膀胱颈口的关系以及周围膀胱黏膜的异常情况,并可钳取肿瘤部分组织和可疑病变进行活检以明确病理诊断。

6. 诊断性经尿道电切术　在膀胱镜下发现膀胱内肿瘤,可以直接行诊断性经尿道电切术,一是切除肿瘤,二是明确肿瘤的病理诊断和分级分期,为进一步治疗及预后判断提供依据。

五、鉴别诊断

1. 肾癌　早期多无明显症状,肿瘤突破到肾盂肾盏后,40%～60%的患者会发生不同程度的血尿,通常为间歇性全程无痛肉眼血尿,与膀胱癌早期的症状相似。肾癌有时有条状血块,系输尿管管型,血块堵塞输尿管时可引起肾绞痛。一旦出现血尿、疼痛、肿块三大典型症状的任何一种或出现肾外表现者即应重视,尤其是无痛性肉眼血尿者应进一步检查。B超检查发现肾脏肿瘤的敏感性较高,可以作为首选的检查方法,肾实质内的团块状回声是超声诊断肾癌的直接征象。CT和磁共振检查能显示肾实质占位,是目前最可靠的诊断肾癌的影像学方法。

2. 肾盂肿瘤　以移行细胞乳头状瘤为多见,可单发或多发,常于早期转移到肾周围淋巴结,或在同侧输尿管、膀胱内发生。血尿是肾盂肿瘤的主要表现,早期多为间歇性无痛性肉眼血尿。尿细胞学检查有助于早期诊断。B超检查可见肾盂内实性占位。CT检查可发现肾盂占位。泌尿系肾盂静脉造影可见肾盂内充盈缺损、变形。膀胱镜检可见输尿管口喷血性尿。

六、治疗

膀胱肿瘤的治疗应根据病理分期、临床进展、分子生物学特性、患者的年龄及全身健康状况选择具体的治疗方案。以手术治疗为主，放射、化学、免疫治疗为辅的原则。膀胱癌可分为非肌层浸润性膀胱癌(Tis、T_a、T_1)和肌层浸润性膀胱癌(T_2以上)，根据不同类型进行治疗。

1. 非肌层浸润性膀胱癌　手术方法包括经尿道膀胱肿瘤切除术、经尿道激光手术、膀胱部分切除术、根治性膀胱切除术。

术后辅助治疗:膀胱灌注化疗,常采用化疗药物包括吡柔比星、表柔比星、多柔比星、羟喜树碱、丝裂霉素、吉西他滨等。免疫治疗,包括卡介苗、干扰素等。

2. 肌层浸润性膀胱癌　根据肿瘤发展情况,分为可根治性切除肿瘤和不可根治性切除肿瘤两种情况。可根治性切除肿瘤,包括根治性膀胱切除术、新辅助化疗加根治性膀胱切除术以及保留膀胱的综合治疗(包括原位新膀胱术、回肠通道术、输尿管皮肤造口术)。

对于身体条件不能耐受根治性膀胱切除术,或者不愿接受根治性膀胱切除术的肌层浸润性膀胱癌患者,可考虑保留膀胱的综合治疗。包括姑息性膀胱切除术和采取手术、化疗和放疗的三联综合治疗。

保留膀胱的各种手术,2年复发率达50%以上。为防止术后肿瘤复发可采用BCG(卡介苗)、丝裂霉素、阿霉素、塞替哌、羟基树碱等做膀胱灌注。化疗可认为是治疗膀胱肿瘤的一个组成部分,可选用M-VAC方案,即氨甲蝶呤、长春新碱、阿霉素、顺铂联合应用;VACA方案,即长春新碱、放射菌素D、环磷酰胺、阿霉素联合应用。

放射治疗效果不如根治性全膀胱切除,大多仅用于不宜手术的患者,但必须注意放射性膀胱炎的发生。

学习小结

1. **学习内容**

肿瘤	概述	①肿瘤定义:肿瘤是机体组织细胞在内外致瘤因素的长期作用下,导致基因水平的突变和功能失调,从而使细胞异常增殖而形成的新生物;②恶性肿瘤的扩散方式:直接蔓延,淋巴转移,血道转移,种植性转移;③良、恶性肿瘤的鉴别要点;④治疗:手术治疗、化学治疗、放射治疗、生物治疗及中医中药治疗
	常见体表肿物	脂肪瘤、皮脂腺囊肿、神经纤维瘤、黑痣及黑色素瘤、血管瘤的诊断和治疗
	支气管肺癌	①部位分类:中央型肺癌,周围型肺癌;②按组织学分类:非小细胞肺癌(鳞状细胞癌、腺癌、大细胞癌),小细胞肺癌;③临床表现:刺激性咳嗽、咳痰,咯血,其他症状;④诊断:X线检查和CT,痰细胞学检查,纤维支气管镜检查,经胸壁穿刺活检,胸水检查,手术探查,肿瘤标记物检查;⑤治疗:手术治疗,放射治疗,化学治疗,免疫治疗,中医中药治疗,靶向治疗
	食管癌	①病理分型:髓质型、蕈伞型、溃疡型、缩窄型;②临床表现:进行性吞咽困难,咽下疼痛,食物反流,声音嘶哑,其他;③治疗:手术治疗,放射治疗,化学治疗

肿瘤	胃癌	①胃癌的大体形态分型:早期胃癌(隆起型、表浅型和凹陷型),进展期胃癌(结节型、溃疡局限型、溃疡浸润型和溃疡弥漫型);②临床表现:早期有上腹不适、隐痛、食欲缺乏及溃疡病症状,进展期有疼痛加重、体重减轻、上消化道出血症状、幽门梗阻症状、营养不良症状和恶病质表现;③检查手段:胃镜、钡餐、超声、CT、PET、大便潜血、癌基因检测等;④治疗:以手术为主的综合治疗
	结直肠癌	①直肠癌的大体形态分型:隆起型、浸润性和溃疡型;②临床表现:右半结肠癌有腹痛、贫血和腹部肿块,左半结肠癌有血便、腹痛和腹部肿块,直肠癌有直肠刺激症状、肠腔狭窄症状和癌肿破溃感染症状;③诊断:直肠指检、大便潜血、影像学检查和结肠镜检查;④治疗:以手术为主的综合治疗
	肝癌	①癌的大体形态分型:结节型、巨块型和弥漫型;②病理组织分型:肝细胞型、胆管细胞型和混合型;③临床表现:肝区疼痛、全身症状、消化道症状和肝大;④并发症:肝性昏迷、上消化道出血、癌肿自发破裂出血和继发感染等;⑤诊断:AFP、超声、CT、MRI、肝动脉造影、肝穿刺等
	膀胱癌	①据生长方式分为原位癌、乳头状癌及浸润性癌,肿瘤浸润深度是临床(T)和病理(P)分期的主要依据;②膀胱镜检可观察肿瘤的大小、数目、形态、部位、肿瘤基底情况,术前行膀胱镜检加活检是明确诊断不可缺少的手段;③应根据病理分期、临床进展、分子生物学特性、患者的年龄及全身健康状况选择具体的治疗方案

2. **学习方法**　从学习肿瘤的病因病理入手,掌握临床常见肿瘤的诊断和治疗原则。

(赵建更　周军　李兴江　王峻)

复习思考题

1. 如何鉴别良、恶性肿瘤?
2. 试述黑痣的分类。
3. 试述支气管肺癌的病理分型。
4. 试述食管癌的临床表现。
5. 试述胃癌的浸润和转移途径。
6. 试述结直肠癌的临床表现。
7. 试述肝癌的病理分型。
8. 试述膀胱癌的临床表现。

第十三章

甲状腺疾病

学习目的

通过学习甲状腺的解剖生理特点，掌握常见甲状腺疾病的临床表现、诊断和治疗。

学习要点

甲状腺的解剖生理；单纯性甲状腺肿、甲状腺腺瘤的临床表现和治疗；原发性甲状腺功能亢进的术前准备和术后并发症；甲状腺癌的病理、临床表现、诊断、鉴别诊断和治疗。

第一节　甲状腺解剖生理概要

甲状腺位于甲状软骨下方、气管的两旁，由中央的峡部和左右两个侧叶构成，峡部一般位于第 2 ~ 4 气管软骨的前面；两侧叶的上极通常平甲状软骨，下极多数位于第 5 ~ 6 气管环。甲状腺有两层被膜包裹着：内层被膜叫甲状腺固有被膜，很薄，紧贴腺体并形成纤维束伸入到腺实质内；外层被膜包绕并固定甲状腺于气管和环状软骨上。成人甲状腺约重 30g。正常情况下，做颈部检查时，不容易看到或摸到甲状腺。吞咽时，甲状腺亦随之而上、下移动。

甲状腺的血液供应十分丰富，主要由两侧的甲状腺上动脉(颈外动脉的分支)和甲状腺下动脉(锁骨下动脉的分支)供应；甲状腺有三条主要的静脉即甲状腺上、中、下静脉，其中甲状腺上、中静脉血液流入颈内静脉，甲状腺下静脉血液流入无名静脉(图 13-1)。甲状腺的淋巴液流入沿颈内静脉排列的颈深淋巴结。

甲状腺主要由交感神经和副交感神经支配，与手术关系密切的是喉上神经和喉返神经。喉上神经来自迷走神经，在甲状腺上极上方 2 ~ 3cm 处分为内、外两支，内支分布在喉黏膜上，损伤后可出现饮水呛咳的症状；外支与甲状腺上动脉伴行，支配环甲肌，损伤后可导致发声减弱。喉返神经亦来自迷走神经，上行于甲状腺背面、气管食管沟之间，向上入喉并分为前、后两支，共同调节声带的运动。喉返神经多在甲状腺下动脉的分支间穿过，一侧损伤可致声音嘶哑，双侧损伤可致失声或严重的呼吸困难。

甲状腺的主要功能是合成、贮存和分泌甲状腺素。释放入血的甲状腺素与血清蛋白结合，其中 90% 为 T_4(四碘甲状腺原氨酸)，10% 为 T_3(三碘甲状腺原氨酸)。甲状腺素的主要作用包括：①增加全身组织细胞的氧消耗及热量产生；②促进蛋白质、糖类和脂肪的分解；③促进人体的生长发育及组织分化，主要在出生后影响脑与长骨。主

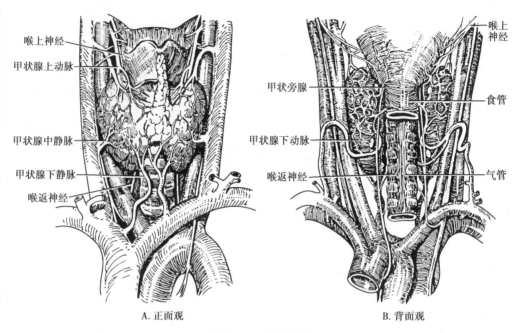

图 13-1　甲状腺解剖

要调节的机制包括下丘脑-垂体-甲状腺轴控制系统和甲状腺腺体内的自身调节系统，甲状腺通过上述调节控制体系维持正常的生长、发育与代谢功能。

　　甲状腺的功能活动，是与人体各器官、各系统的活动及外部环境相互联系、相互影响的，并受大脑皮质-下丘脑-垂体前叶系统的控制与调节。垂体前叶分泌的促甲状腺素(TSH)，有加速甲状腺素分泌和促进甲状腺素合成的作用。当人体内在活动或外部环境发生变化，甲状腺素的需要量激增时(如寒冷、妊娠期妇女、生长发育期的青少年)，或甲状腺素的合成发生障碍时(如给予抗甲状腺药物)，血中甲状腺激素浓度下降，即可刺激垂体前叶，引起 TSH 的分泌增加(反馈作用)，而使甲状腺合成和分泌甲状腺素的速度加快；当血中甲状腺素浓度增加至一定程度后，它又可以反过来抑制 TSH 的分泌(负反馈作用)，使合成和分泌甲状腺素的速度减慢。通过这种反馈与负反馈作用，维持着人体内在活动的动态平衡。

第二节　单纯性甲状腺肿

　　单纯性甲状腺肿是因缺碘、致甲状腺肿因子或酶缺陷等原因造成甲状腺代偿性增大。一般不伴有甲状腺功能失常。单纯性甲状腺肿可分为地方性和散发性；按有无缺碘可分为缺碘性甲状腺肿和高碘性甲状腺肿。习惯上将缺碘性甲状腺肿又称为地方性甲状腺肿。

一、病因

　　1. 缺碘　地方性水、土、食物中缺碘及机体青春期、妊娠、哺乳期对碘的需求量增加而相对缺碘。体内甲状腺激素合成相对不足，可致垂体 TSH 分泌增多，甲状腺滤泡上皮增生，摄碘功能增强，达到缓解。但持续长期缺碘，甲状腺发生代偿性肿大，甚至结节形成。

2. 致甲状腺肿因子的作用　钙离子增多可抑制甲状腺滤泡上皮分泌甲状腺素，引起甲状腺肿；某些食物（如卷心菜、木薯、菜花等），某些药物（硫脲类药、磺胺药）、锂、钴、过氯酸盐等均可干扰甲状腺素的合成分泌，引起甲状腺肿。

3. 高碘　碘摄食过多，影响酪氨酸氧化，使碘的有机化过程受阻，甲状腺呈代偿性肿大。

4. 酶缺陷　家族性甲状腺肿的原因是激素合成中有关酶的遗传性缺乏，如过氧化物酶、去卤化酶的缺陷及碘酪氨酸耦联缺陷等。

二、病理变化

单纯性甲状腺肿的初期，扩张的滤泡较为均匀的散布在腺体各部，形成弥漫性甲状腺肿。若未及时治疗，病变继续发展，扩张的滤泡集成数个大小不等的结节，逐渐形成结节性甲状腺肿。有些结节因血液供应不良，可发生退行性变而引起囊肿形成、纤维化或钙化等改变。

三、临床表现

女性多见，甲状腺呈对称、弥漫性肿大，腺体表面光滑，质地柔软，随吞咽上下移动，两侧对称。结节性甲状腺肿，腺体的一侧或两侧可触及多个（或单个）结节，结节内可并发囊内出血或囊性变，体积较大时可压迫气管、食管和喉返神经，出现气管弯曲、移位和气道狭窄影响呼吸，严重者可使气管软骨变性、软化。少数喉返神经或食管受压的患者可出现声音嘶哑或吞咽困难。压迫颈部交感神经，可引起瞳孔缩小、眼球内陷、上睑下垂及患侧面部无汗的综合征，称为霍纳综合征（Horner 综合征）。一般将甲状腺肿大分为三度：①Ⅰ度：看不到但可以摸到甲状腺；②Ⅱ度：看到也可以摸到肿大的甲状腺，甲状腺没有超过胸锁乳突肌的后缘；③Ⅲ度：看到也可以摸到肿大的甲状腺，甲状腺超过胸锁乳突肌的后缘。

四、诊断和鉴别诊断

检查发现甲状腺肿大或结节比较容易，但临床上更需要判断甲状腺肿及结节的性质，这就需要仔细收集病史，认真检查，对于居住于高原山区缺碘地带的甲状腺肿患者或家属中有类似病情者常能及时做出地方性甲状腺肿的诊断。位于甲状腺峡部的结节或囊肿，易误诊为甲状腺舌骨囊肿；胸骨后甲状腺肿有时不易与纵隔肿瘤鉴别。

五、治疗

1. 青春发育期或妊娠期的生理性甲状腺肿，可以不给予药物治疗。应多食含碘丰富的食物如海带、紫菜等。

2. 对 20 岁以下的年轻人的弥漫性单纯性甲状腺肿，手术治疗不但妨碍了此时期甲状腺的功能，复发率也很高。可给予少量甲状腺素片，以抑制垂体前叶 TSH 的分泌，缓解甲状腺的增生和肿大，有较好疗效。

3. 单纯性甲状腺肿压迫气管、食管、血管、喉返神经等症状时，或胸骨后甲状腺肿，均应早期行手术治疗。巨大单纯性甲状腺肿影响日常生活的也应予以手术。结节性甲状腺肿继发功能亢进,或者怀疑有癌变的,应尽早施行手术治疗。

第三节 原发性甲状腺功能亢进

一、病因

甲状腺功能亢进是由多种病因引起的甲状腺激素过多,进入血循环中,作用于全身的组织和器官,致机体出现高代谢和神经精神兴奋性增高症群为主要表现的临床综合征。按引起甲亢的病因可分为原发性、继发性和高功能腺瘤三类。①原发性甲亢最常见,约占85%～90%,患者年龄多在20～40岁之间,女性多见。表现为甲状腺腺体为弥漫性、两侧对称性肿大,常伴有眼球突出,故又称"突眼性甲状腺功能亢进"。②继发性甲亢较少见,多指继发于结节性甲状腺肿基础上的甲亢,年龄多在40岁以上,腺体呈结节性肿大,两侧多不对称。③高功能腺瘤,少见,甲状腺内有单发的自主性高功能结节,结节周围的甲状腺组织呈萎缩改变。后两种类型均无眼球突出。原发性甲亢的病因和发病机制尚未完全阐明。现认为原发性甲亢是一种特异性自身免疫性疾病,也是一个多基因疾病。

二、临床表现

原发性甲亢的临床表现主要有以下几个方面:

1. 甲状腺肿大 呈弥漫性,质地软,有弹性,可触及震颤,听诊时可有血管杂音。

2. 交感神经系统 表现为过度兴奋,患者多言,性情急躁,容易激动,易出汗,且常失眠,两手常有细而快速的颤动。

3. 眼部症状 大部分患者有眼球突出、眼裂增宽和瞳孔散大。但突眼的严重程度与甲亢的严重程度并无关系。

4. 基础代谢和循环方面 基础代谢率显著增高,其程度与临床症状的严重程度平行。易饿,多食而消瘦,易疲乏。高代谢可增加心脏的负担,心慌,心率增快,严重者出现心房颤动、心脏扩大及心力衰竭。

三、诊断

甲亢症状明显的患者诊断不难,主要依靠临床表现。典型患者有心悸、脉快、怕热、多汗、食欲亢进,但体重减轻、乏力、情绪不稳定、易兴奋激动、突眼。当甲状腺肿大时,颈部可及震颤,血管杂音。但少数患者以某些症状为主或仅有一个临床症状出现,则很容易与其他疾病相混淆,尚需要结合一些辅助检查。主要有以下几种:

1. 基础代谢率测定 可根据脉压和脉率计算,一般在清晨患者完全安静、空腹时测定血压、脉率。常用计算公式:基础代谢率=(脉率+脉压)-111。基础代谢率正常为±10,+20～30为轻度甲亢,+30～60为中度,+60以上为重度。

2. 甲状腺摄[131]碘率测定 正常甲状腺24小时内摄取人体总[131]碘量的30%～40%。若在2小时内超过总量的25%,或在24小时内超过总量的50%,且吸[131]碘高峰提前出现,都表示有甲亢。

3. 血清T_3和T_4测定 甲亢时,血清T_3可高于正常4倍左右,而T_4仅为正常的2.5

倍,因此 T_3 更为敏感。另外,测定游离 T_3、T_4 更能反映甲状腺的功能状态,TSH 则是诊断早期甲状腺功能亢进症最敏感的指标。

 病案举例

患者,女,20 岁,未婚。心悸、乏力 2 年,伴有烦躁、易怒、多汗等,近半年症状加重,去医院查血 FT_3、FT_4、TT_3、TT_4 高于正常值 2～4 倍,TSH 明显降低,TPO 正常。主要体检:轻度突眼,脉率 110 次/分,血压 120/80mmHg,呼吸 23 次/分。甲状腺弥漫性肿大,未触及结节。心肺无异常发现,下肢无水肿。内科诊断为原发性甲亢,给予丙硫氧嘧啶片 100mg,每日 3 次,治疗 3 个月,好转。停药 1 个月后,症状复发。诊断为原发性甲状腺功能亢进。

四、外科治疗

双侧甲状腺大部切除术是目前治疗甲亢的一种常用而快速有效的方法,它能使 90%～95% 的患者获得痊愈。治疗后其甲亢的复发率较抗甲状腺药物治疗低,甲减的发生率较放射性 [131]I 治疗低。

1. 外科手术适应证与禁忌证

手术适应证:①继发性甲亢或高功能腺瘤;②中度以上的原发性甲亢;③腺体较大,伴有压迫症状,或胸骨后甲状腺肿等类型甲亢;④抗甲状腺药物或 [131]I 治疗后复发者或长期用药有困难者;⑤妊娠早、中期合并甲亢,不适宜药物治疗;⑥有恶性病变可能;⑦拒绝或不适宜 [131]I 或抗甲状腺药物治疗。

手术禁忌证:①青少年患者;②症状较轻腺体肿大不明显;③老年患者或有严重器质性疾病不能耐受手术治疗。

2. 术前检查

①测定基础代谢率;②心电图或心脏超声检查,了解有无心律失常或心力衰竭;③喉镜检查了解声带功能;④气管软化试验了解并判定术中、术后气管塌陷的可能性;⑤颈部 X 线摄片,了解气管有无受压或移位。

3. 术前准备 为了避免甲亢患者在基础代谢率高亢的情况下进行手术的危险,术前应采取充分而完善的准备以保证手术顺利进行和预防术后并发症的发生。

(1)一般准备:对精神过度紧张或失眠者可适当应用镇静和安眠药以消除患者的恐惧心情。心率过快者,可口服利血平或普萘洛尔控制;发生心力衰竭者,应予以洋地黄制剂。

(2)药物准备:是术前用于降低基础代谢率的重要环节。有两种方法:

1)硫氧嘧啶类药物加碘剂:先用硫氧嘧啶类药物,一般用药 2～4 周,待甲亢症状控制后停用,再用 2 周左右碘剂后进行手术。此法安全可靠,缺点是准备时间较长。由于硫氧嘧啶类药物能使甲状腺肿大和动脉性充血,因此,服用硫氧嘧啶类药物后必须加用碘剂 2 周待甲状腺缩小变硬,血管数减少后手术。

服用碘剂方法:复方碘化钾溶液,每日 3 次。第一日每次 3 滴,第二日每次 4 滴,以后逐日每次增加一滴,至每次 16 滴为止,然后手术。但由于碘剂只抑制甲状腺素释放,而不抑制其合成,因此一旦停服碘剂后,贮存于甲状腺滤泡内的甲状腺球蛋白大量

笔记

分解,甲亢症状可重新出现,甚至比原来更为严重。因此,凡不准备施行手术者,不要服用碘剂。

2)单用碘剂:用药2~3周甲亢症状控制后才可进行手术。适用于症状不重,以及继发性甲亢和高功能腺瘤的患者。

4. 手术的主要并发症

(1)术后呼吸困难和窒息:多发生在术后24~48小时内,是术后最危急的并发症。常见原因为:①切口内出血压迫气管;②喉头水肿;③气管塌陷;④双侧喉返神经损伤。

处理:手术后近期出现的呼吸困难,宜先行气管插管,插管失败后再做气管切开。因双侧喉返神经损伤,有时可能仅是暂时性声带麻痹,几周后功能可能恢复。气管软化引起的气管塌陷时再插管易于成功,几天后周围组织可支撑气管,一般可在术后1~2周试行拔管。气管软化一般很少需要气管切开。

血肿压迫可致呼吸困难、烦躁、发绀,甚至发生窒息。发现上述情况时,必须立即行床旁抢救,及时剪开缝线,敞开切口,迅速除去血肿。

喉头水肿的轻症病例无须治疗,中度的应嘱其不说话,可采用皮质激素进行雾化吸入,静滴氢化可的松300mg/d;对严重者应紧急采取气管切开。

(2)喉返神经损伤:发生率约为0.5%。可分为暂时性和持久性二种,前者为术中误夹或过分牵拉喉返神经所致,后者为神经切断或缝扎所致。约2/3以上的患者是暂时性损伤,可在手术后几周内恢复功能。一侧喉返神经损伤引起的声音嘶哑,可由健侧声带过度地内收而代偿,喉镜检查虽仍可见患侧声带外展,但无明显的声音嘶哑。双侧喉返神经损伤会导致声带麻痹,引起失音或严重的呼吸困难,甚至窒息,需立即做气管切开。因此,手术时应加倍小心,避免损伤。

(3)喉上神经损伤:可致喉部黏膜感觉丧失,进食特别是饮水时,容易误咽发生呛咳。一般经理疗后可自行恢复。

(4)手足抽搐:手术时误伤及甲状旁腺或血液供给受累所致,血钙浓度下降至2.0mmol/L以下,严重者可降至1.0~1.5mmol/L,神经肌肉的应激性显著增高,多在术后1~3天出现手足抽搐。严重低血钙,手足抽搐发作时,立即静脉注射10%葡萄糖酸钙10ml,于4~5分钟内注入,可重复使用。若患者能进食,可同时口服及静脉注射钙剂,并同时服用维生素D_2或D_3,每日5万~10万。并定期测定血清钙浓度,以调节钙剂的用量。

预防的关键在于手术时必须保留甲状腺背面部分,并仔细检查离体标本。若发现切除的标本中有甲状旁腺,经快速病理切片证实后,可取下洗净,将其切成1mm×1mm左右的小块,移植于胸锁乳突肌内。

(5)甲状腺危象:是甲亢术后严重的并发症。往往在术后短期内发生,多数发生在术后12~36小时。危象时患者主要表现为:高热(>39℃)、脉快(>120次/分),同时合并神经、循环及消化系统严重功能紊乱如烦躁、谵妄、大汗、呕吐、水泻等。这是因甲状腺素过量释放引起的暴发性肾上腺素功能兴奋现象,若不及时处理,可迅速发展至昏迷、虚脱、休克甚至死亡,死亡率约20%~30%。临床观察发现,危象发生与术前准备不够、甲亢症状未能很好控制及手术应激有关。

治疗的重点是降低血液循环中甲状腺素的浓度,控制心肺功能,预防和治疗并发症。治疗包括：

①一般治疗：应用镇静剂，物理或化学降温，预防性应用抗生素，充分供氧及补充能量，维持水、电解质及酸碱平衡。镇静剂可采用苯巴比妥钠100mg，或冬眠Ⅱ号半量，肌内注射6~8小时一次。

②应用抗甲状腺药物：阻断甲状腺激素的合成，一般首选丙基硫氧嘧啶，每次200~300mg，每6小时一次，神志不清时可经鼻饲管注入。

③应用碘剂：口服卢戈氏液，首次60滴，以后每4~6小时30~40滴。病情严重者可用卢戈氏液2ml或碘化钠1g，加入10%葡萄糖液500ml中滴注。一般于抗甲状腺药物使用后一小时应用为宜，病情危急时，两者可同时使用。

④降低周围组织对甲状腺素的反应：应用肾上腺素能β受体阻滞剂，可用普萘洛尔口服每次20~80mg，每4~6小时一次。危急病例可用普萘洛尔5mg溶入葡萄糖中静滴，总剂量限于每6小时4~8mg，但应监测血压及心电图。还可应用利血平1~2mg肌内注射。

⑤肾上腺皮质激素的应用：一般用氢化可的松300mg于24小时内静脉滴注。

预防的关键在于甲亢手术前应有充分、完善的准备，使血清甲状腺激素水平及基础代谢率达到或接近正常，脉率降至90~100次/分，并且其他的甲亢症状有明显改善。

第四节　甲状腺腺瘤

甲状腺腺瘤是最常见的甲状腺良性肿瘤，多见于40岁以下的妇女。

一、临床表现

颈部出现圆形或椭圆形结节，多为单发。稍硬，表面光滑，无压痛，随吞咽上下移动。大部分患者无任何症状。腺瘤生长缓慢，可发生囊内出血。

甲状腺腺瘤与结节性甲状腺肿的单发结节在临床上较难区别。组织学上腺瘤有完整包膜，周围组织正常，分界明显；而结节性甲状腺肿的单发结节包膜常不完整。

二、治疗

因甲状腺腺瘤有引起甲亢（发生率约为20%）和恶变（发生率约为10%）的可能，故应早期行包括腺瘤的患侧甲状腺大部或部分（腺瘤小）切除。切除标本必须立即行冰冻切片检查，以判定有无恶变。

第五节　甲状腺癌

一、概述

甲状腺癌是最常见的甲状腺恶性肿瘤，约占全身恶性肿瘤的1%。除髓样癌外，绝大部分甲状腺癌起源于滤泡上皮细胞。按肿瘤的病理类型可分为：

1. 乳头状癌　约占60%，恶性程度低，年轻人多见。一般为单发病灶，多无包膜，

199

主要转移至颈部淋巴结;有时原发癌很微小(<1cm),未被察觉,但颈部淋巴结已很大。临床预后较好。

2. 滤泡状腺癌　约占20%,中度恶性,常见于中年人。病灶多为单发,有包膜,但不完整,且有侵犯血管倾向,可经血运转移到肺、肝和骨及中枢神经系统。患者预后不如乳头状癌。

3. 未分化癌　约占15%,高度恶性。按其细胞形态又分为小细胞和巨细胞两型,多见于70岁左右老年人。发展迅速,且约50%早期便有颈部淋巴结转移。除侵犯气管和喉返神经或食管外,还能经血运向肺、骨远处转移。预后很差。平均存活3~6个月,一年存活率仅5%~15%。

4. 髓样癌　仅占7%,恶性程度中等。来源于滤泡旁降钙素(calcitonin)分泌细胞(C细胞),分泌大量降钙素,细胞排列呈巢状或囊状,无乳头或滤泡结构,呈未分化状;瘤内有淀粉样物沉积。较早出现颈部淋巴结转移,晚期可有血道转移。预后不如乳头状癌,但较未分化癌好。

二、临床表现

甲状腺内发现肿块,质地硬而固定、表面不平是各型癌的共同表现。腺体在吞咽时上下移动性减小。未分化癌可在短期内出现上述症状,除肿块增长明显外,还伴有侵犯周围组织的特性。晚期可产生声音嘶哑、呼吸、吞咽困难和交感神经受压引起霍纳综合征及侵犯颈丛出现耳、枕、肩等处疼痛和局部淋巴结及远处转移等表现,远处转移主要至扁骨(颅骨、椎骨、胸骨和盆骨等)和肺。颈部淋巴结转移在未分化癌发生较早。

三、诊断

约80%的甲状腺癌为分化较好的腺癌,早期予以手术治疗,5年生存率可高达75%以上,这说明了甲状腺癌早期确诊的重要性。诊断应注重下列三点:

1. 病史方面要警惕下列情况　①地方性甲状腺肿非流行地区的儿童甲状腺结节;②成年男性甲状腺内的单发结节;③多年存在的甲状腺结节,短期内明显增大;④儿童期曾接受颈部放射治疗者,应予重视。

2. 甲状腺结节有时很小,不易触及,体检时要认真做好触诊。一般来说,多个结节多为良性病变,而单个的孤立结节中有4%~5%为甲状腺癌。进一步明确单个结节的性质:①应首选B型超声来区别结节的囊实性。实体性结节超声图像呈现边界不清楚、形态不规则、回声不均的肿块,可伴点状颗粒状钙化斑,则恶性的可能大。②实体性结节,应常规地行核素扫描检查;如果为冷结节,则有10%~20%可能为癌肿。

3. 细针吸取细胞学检查　常作为甲状腺结节鉴别诊断的首选方法,诊断的敏感性和特异性高达80%以上,但最终确诊应由病理切片检查决定。对诊断不明的可切除甲状腺结节,术中冰冻切片及术后常规病理。对巨大甲状腺肿块无呼吸困难者,可谨慎行针吸活检。

此外,X线、CT、磁共振检查均有助于甲状腺癌的诊断以及详细了解肿瘤侵犯周围器官和远处转移的情况。

四、鉴别诊断

1. 亚急性甲状腺炎　由于在数日内发生甲状腺肿胀,可以引起误诊。要注意病史中多有上呼吸道感染。值得注意的是,血清中 T_3、T_4 浓度可略高,但放射性碘的摄取量却显著降低,这种分离现象很有诊断价值。试用小剂量泼尼松后,颈部疼痛很快缓解,甲状腺肿胀逐渐消失,也是值得推荐的鉴别方法。

2. 慢性淋巴细胞性甲状腺炎(桥本甲状腺炎)　由于甲状腺肿大,质又较硬,可以误诊为甲状腺癌。此病多发生在女性,病程较长,甲状腺肿大呈弥漫性、对称,表面光滑。使用甲状腺素片后腺体常可明显缩小。

五、治疗

手术切除是未分化癌以外各型甲状腺癌的基本治疗方法,并辅助应用核素、甲状腺激素及外放射等治疗。

（一）手术治疗

甲状腺癌的手术治疗包括甲状腺本身的手术,以及颈部淋巴结清扫。

甲状腺的切除范围目前仍有分歧,范围最小的为腺叶加峡部切除,最大至甲状腺全切除。近来不少学者认为年龄是划分高危、低危的重要因素,45 岁以下为低危,45 岁以上为高危,根据高危、低危分组选择治疗原则。对低危组患者采用腺叶及峡部切除,若切缘无肿瘤,即可达到治疗目的。对高危组患者采取患侧腺叶、对侧次全切除术为宜。也可根据肿瘤的临床特点来选择手术切除范围:①腺叶次全切除术仅适用于诊断为良性疾病,手术后病理诊断为孤立性乳头状微小癌;②腺叶加峡部切除术适用于肿瘤直径≤1.5cm,明确局限于一叶者;③近全切除术适用于肿瘤直径>1.5cm,较广泛的一侧乳头状癌伴有颈部淋巴结转移者;④甲状腺全切除术适用于高度侵袭性乳头状、滤泡状腺癌,明显多灶性,两侧颈部淋巴结肿大,肿瘤侵犯周围颈部组织或有远处转移者。

（二）内分泌治疗

甲状腺做次全或全切除者应终身服用甲状腺素片,以预防甲状腺功能减退及抑制TSH。乳头状癌和滤泡状腺癌均有 TSH 受体,TSH 通过其受体能影响甲状腺癌的生长。一般剂量掌握在保持 TSH 低水平,但不引起甲亢。可用干燥甲状腺片,每天 80～120mg,也可用左甲状腺素,每天 100μg,并定期测定 FT_3、FT_4 和 TSH,以此调节用药剂量,达到抑制 TSH 的目的。

（三）放射性核素[131]I 治疗

摄碘是甲状腺组织特有的功能,通过甲状腺残留癌或（和）转移癌对[131]I 的摄取,对癌细胞放射性杀伤,而对周围组织影响较小,达到其治疗目的。治疗前需停用水溶性造影剂和左甲状腺素 6 周,停用三碘甲状腺原氨酸 2 周,禁用含碘食物和抗生素至少 1 周。

一般滤泡状腺癌和乳头状癌摄碘率较高,髓样癌很差,未分化癌几乎不摄碘,而同一病理类型癌摄碘率也常有差异。临床上主要用于滤泡状腺癌和乳头状癌转移灶的治疗。

（四）外放射治疗

主要用于未分化型甲状腺癌。甲状腺乳头状癌、滤泡癌和髓样癌对放射线敏感

笔记

差,放射治疗效果差。

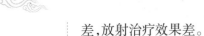

1. 学习内容

甲状腺疾病	解剖生理概要	①甲状腺位于甲状软骨下方、气管的两旁,成人甲状腺重约30g;②甲状腺的血供:两侧的甲状腺上动脉、甲状腺下动脉及甲状腺上、中、下静脉;③甲状腺周围的神经:喉上神经,喉返神经;④甲状腺的功能:合成分泌甲状腺素
	单纯性甲状腺肿	①病因:缺碘,高碘,致甲状腺肿因子的作用,酶缺陷;②分度:Ⅰ度,Ⅱ度,Ⅲ度;③手术指征:单纯性甲状腺肿压迫气管、食管、或者血管、喉返神经等症状时,胸骨后甲状腺肿,巨大甲状腺肿,怀疑有癌变
	原发性甲状腺功能亢进	①术前准备:一般准备,药物准备;②手术的主要并发症:呼吸困难和窒息,喉返神经损伤后声音嘶哑,喉上神经损伤后饮水呛咳,误伤甲状旁腺后手足抽搐,甲状腺危象
	甲状腺腺瘤	有引起甲亢和恶变的可能,应早期切除
	甲状腺癌	①病理类型:乳头状癌,滤泡状腺癌,未分化癌,髓样癌;②治疗:手术治疗,内分泌治疗,放射性核素^{131}I治疗,外放射治疗

2. **学习方法**　根据甲状腺的解剖生理特点,熟悉不同类型甲状腺疾病的临床表现和治疗。

（张　楠）

复习思考题

1. 试述原发性甲状腺功能亢进术后的常见并发症。
2. 试述甲状腺癌的病理分型。

第十四章

乳 房 疾 病

学习目的

通过学习乳腺的解剖生理,掌握常见乳腺疾病的临床表现、诊断和治疗。

学习要点

乳腺的解剖生理;急性乳腺炎、乳腺囊性增生症、乳房纤维腺瘤、乳管内乳头状瘤的病因、临床表现、诊断和治疗;乳腺癌的病理、转移途径、临床表现、诊断、鉴别诊断及治疗。

第一节　乳房解剖生理概要

成年女性乳房是两个半球形的性征器官,主要由腺体、脂肪和结缔组织构成,位于胸大肌浅面,约在第2和第6肋骨水平的浅筋膜浅、深层之间。外上方形成乳腺腋尾部伸向腋窝。乳头位于乳房中心,周围的色素沉着区称为乳晕。

乳腺有15~20个腺叶,每一腺叶分成很多腺小叶,腺小叶由小乳管和腺泡组成,是乳房的基本单位。每一腺叶有其单独的导管(乳管),腺叶和乳管均以乳头为中心呈放射状排列。小乳管汇至乳管,乳管开口于乳头,乳管靠近开口的1/3段略为膨大,是乳管内乳头状瘤的好发部位。腺叶、小叶和腺泡间有结缔组织间隔,腺叶间还有与皮肤垂直的纤维束,上连浅筋膜浅层,下连浅筋膜深层,称 Cooper 韧带。受肿瘤侵犯时此韧带缩短,牵拉皮肤形成"酒窝征"。

乳腺是许多内分泌腺的靶器官,其生理活动受垂体前叶、卵巢及肾上腺皮质等分泌的激素影响。妊娠及哺乳时乳腺明显增生,腺管延长,腺泡分泌乳汁。哺乳期后,乳腺又处于相对静止状态。平时,育龄期女性在月经周期的不同阶段,乳腺的生理状态在各激素影响下呈周期性变化。绝经后腺体逐渐萎缩,为脂肪组织所替代。

乳房的淋巴网非常丰富,其淋巴液输出有四个途径:①乳房大部分淋巴液经胸大肌外侧缘淋巴管回流至腋窝淋巴结,再流向锁骨下淋巴结。部分乳房上部淋巴液可经胸大、小肌间淋巴结(Rotter 淋巴结),直接到达锁骨下淋巴结。通过锁骨下淋巴结后,淋巴液继续流向锁骨上淋巴结;②部分乳房内侧的淋巴液通过肋间淋巴管流向胸骨旁淋巴结(在第一、二、三肋间比较恒定存在);③两侧乳房间皮下有交通淋巴管,一侧乳房的淋巴液可流向另一侧;④乳房深部淋巴网可沿着腹直肌鞘和肝镰状韧带通向肝脏。

第二节 乳房检查

一、视诊

观察双侧乳房形状、大小是否对称;双乳高低是否一致,是否有局限性隆起或凹陷;皮肤是否有发红、局部是否有水肿或"橘皮样"改变、乳房是否有浅静脉的扩张;双侧乳头是否在同一水平,若乳头上方有癌肿,可将乳头牵向上方,使两侧乳头高低不同。乳头内陷可为发育不良所致,若是一侧乳头近期出现内陷,则有临床意义。还应注意乳头、乳晕有无糜烂。

二、触诊

患者端坐,双臂自然下垂。原则上较小而扁平的乳房可用站(坐)位,肥大而下垂的乳房要结合卧位,肩下垫小枕,使胸部隆起。检查手法是四指并拢,用手指掌面平放于乳房上进行力度适当的触诊,切忌用手抓捏乳房,否则会将捏到的腺体组织误认为肿块。应循序对乳房外上(包括腋尾部)、外下、内下、内上各象限及中央区做全面检查。先查健侧乳房,再查患侧乳房。

触及肿块后,应注意肿块的大小、形状、硬度、表面是否光滑、边界是否清楚、有无压痛及活动度情况。轻轻捻起肿块周围皮肤,明确肿块与皮肤及基底是否有粘连。良性肿瘤的边界清楚,活动度大。恶性肿瘤的边界不清,质地硬,表面不光滑,活动度小。肿块较大者,还应检查肿块与深部组织的关系。可让患者两手叉腰,使胸肌保持紧张状态,若肿块活动度受限,表示肿瘤侵及深部组织。最后轻挤乳头,若有溢液,依次挤压乳晕四周,并记录溢液来自哪一乳管。

腋窝淋巴结有四组,应依次检查。检查者面对患者,以右手触诊其左腋窝,左手触诊其右腋窝。先让患者上肢外展,以手伸入其腋顶部,手指掌面压向患者的胸壁,然后嘱患者放松上肢,搁置在检查者的前臂上,用轻柔的动作自腋顶部从上而下触诊中央组淋巴结,然后将手指掌面转向腋窝前壁,在胸大肌深面触诊胸肌组淋巴结。检查肩胛下组淋巴结时宜站在患者背后,触诊背阔肌前内侧。最后检查锁骨下及锁骨上淋巴结。

三、特殊检查

1. X线检查　常用方法是钼靶X线摄片及干板照相。

乳腺癌的X线表现为密度增高的肿块影,边界不规则,或呈毛刺征。有时可见钙化点,颗粒细小、密集。

2. 超声检查　属无损伤性,可反复使用,因其擅长区分囊性或实性肿块,对青春期或致密型的腺体为首选检查。

3. 磁共振检查　磁共振检查的软组织分辨率高,敏感性高于乳腺X线检查,能三维立体地观察病变,不仅能够提供病灶的形态特征,而且运用动态增强还能提供病灶的血流动力学情况。

4. 组织活检　目前常用细针穿刺细胞学检查,80%～90%病例可获得较肯定的细胞学诊断。对疑为乳腺癌者,可将肿块连同周围乳腺组织一并切除,做快速病理检查,而不宜做切取活检。

乳头溢液未触及肿块者,可行乳腺导管内镜检查或乳管造影,并对乳头溢液进行涂片细胞学检查。乳头糜烂疑为湿疹样乳腺癌时,可做乳头糜烂部刮片或印片细胞学检查。此外,近年来结合超声、X线摄片、电脑计算进行立体定位空芯针活组织检查在临床上应用逐渐增多。此法具有定位准确,阳性率高等特点。

第三节　急性乳腺炎

急性乳腺炎是乳腺的急性化脓性感染。急性乳腺炎常发生于产后哺乳的女性,尤以初产妇更为多见。

一、病因

1. 乳汁淤积　乳汁是细菌理想的培养基,乳汁淤积有利于细菌的生长繁殖。淤积的原因有:①先天乳头内陷或乳头畸形;②既往手术切断大的输乳管道;③乳汁未能按时排空;④乳管内肿物堵塞乳管。

2. 细菌入侵　细菌沿乳头破损处的淋巴管入侵是乳房感染的主要途径。细菌也可直接侵入乳管,上行至腺小叶而致感染。

二、临床表现

乳房有典型炎症表现:红、肿、热、痛。随着炎症发展,患者可有寒战、高热、脉搏加快,常有患侧淋巴结肿大、压痛,白细胞计数升高。局部表现可有个体差异,应用抗生素治疗的患者,局部症状可被掩盖。一般起初呈蜂窝织炎样表现,数天后可形成脓肿,脓肿可以是单房或多房性。脓肿可向外溃破,深部脓肿还可穿至乳房与胸肌间的疏松组织中,形成乳房后脓肿(图14-1)。感染严重者,乳房大块坏死,并发脓毒症。

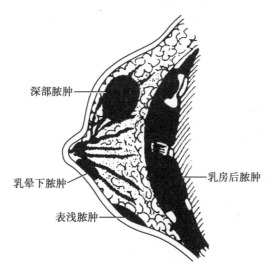

图 14-1　乳房脓肿

三、诊断

1. **症状**　乳房出现疼痛性肿块,伴局部灼热,如未得到及时合理的治疗,局部红肿疼痛可加重,同时可伴有恶寒发热等全身症状。

2. **体征**　初起时可触及痛性结块,边界不清,其表面皮肤可潮红灼热。脓肿形成后结块中央渐渐变软,有波动感。溃后可看到创口。可伴有腋窝淋巴结肿大。

3. **实验室与其他检查**

(1) 血液常规检查:白细胞及中性粒细胞增高。

(2) 超声检查:超声下见病变区域腺体回声光点增强,形成脓肿时内部可见边界不光滑的不均质无回声区。

(3) 穿刺抽液:于波动处或超声引导下穿刺可抽出脓液。

(4) 细菌培养:脓液细菌培养可查出致病菌。

四、鉴别诊断

1. **炎性乳腺癌**　炎性乳腺癌多见于青年女性,患乳亦可出现红肿但疼痛不明显,常累及整个乳房的 1/3 以上,病变部位皮肤暗红皮温不高,可出现明显的"橘皮样"变。同侧腋窝淋巴结肿大,数目增多,质地韧或硬。全身症状轻,体温正常,抗感染治疗无效。病情发展迅速。

2. **乳房结核**　临床表现为乳房部的慢性炎症性病变,常形成肿块,有时可有乳头内陷、乳头溢液、乳腺"橘皮样"变及同侧腋窝淋巴结肿大等,溃后脓液清稀,夹杂败絮状物。本病多见于青中年,多有结核病史,抗结核治疗有效,活检可明确诊断。

 病案举例

　　患者,女,26 岁,产后第 3 周出现右侧乳房胀痛,皮肤红肿伴发热。体格检查:体温 38℃,脉搏 98 次/分,呼吸 24 次/分,血压 125/85mmHg,右侧乳房外上象限红肿,皮温高,有压痛,无波动感。血常规:白细胞计数 $13.4×10^9/L$,NE% 80%。诊断:急性乳腺炎。

五、治疗

治疗原则是消除感染、排空乳汁。早期治疗主要包括确保乳汁引流通畅,局部理疗及应用抗生素,早期呈蜂窝织炎表现时不宜手术。脓肿形成后,主要治疗措施是及时做脓肿切开引流。脓腔较大时,可在脓腔最低部位另加切口做对口引流(图 14-2)。

是否停止哺乳是应根据感染程度而决定。一般不停止哺乳,因停止哺乳不仅影响婴儿的喂养,且提供了乳汁淤积的机会。但患侧乳房应停止哺乳,并以吸乳器吸尽乳汁或按摩排乳,促使乳汁通畅排出,局部热敷以利早期炎症的消散。若感染严重或脓肿引流后并发乳瘘,应停止哺乳。可口服溴隐亭或己烯雌

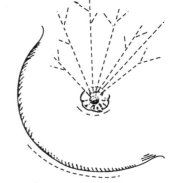

图 14-2　乳房脓肿的切口

酚,或肌内注射苯甲酸雌二醇,抑制乳汁分泌。

六、预防

预防关键在于避免乳汁淤积,防止乳头损伤,并保持其清洁。

第四节　乳腺囊性增生症

本病也称慢性囊性乳腺病,是乳腺组织良性增生性疾病,女性多发,常见于中年女性。

一、病因

本病系内分泌障碍性疾病,一是体内女性激素代谢障碍,尤其是雌、孕激素比例失调,使乳腺实质增生过度和复旧不全;二是部分乳腺实质成分中女性激素受体的质和量异常,使乳房各部分的增生程度参差不齐。

二、病理

乳腺囊性增生病是乳腺实质的良性增生,其病理情况复杂,增生可发生于腺管周围并伴有大小不等的囊肿形成;或腺管内表现为不同程度的乳头状增生,伴乳管囊性扩张;也有发生于小叶实质者,主要为乳管及腺泡上皮增生。

三、临床表现

1. 症状　突出的表现是乳房胀痛和肿块,特点是部分患者具有周期性,疼痛与月经周期有关,往往在月经前疼痛加重,月经来潮后减轻或消失,有时整个月经周期都有疼痛。病程较长,发展缓慢。

2. 体征　一侧或两侧乳腺有弥漫性增厚,可局限于乳腺的一部分,也可分散于整个乳腺,肿块呈颗粒状、结节状或片状,大小不一,质韧而不硬,增厚区与周围乳腺组织分界不明显。少数患者可有乳头溢液。

四、诊断

本病诊断以形态学诊断为标准。可根据临床表现进行诊断:乳房有不同程度的胀痛、刺痛或隐痛,可放射至腋下及肩背部,可与月经、情绪变化有相关性,一般经前疼痛加重,经后疼痛缓解,经前肿块增大变硬,经后肿块缩小变软。同时借助其他检查帮助明确诊断。

1. 超声检查　病变区回声根据分型的不同可稍低于或高于周围乳腺组织,形态和轮廓不规则,边界不清,无包膜回声。

2. 钼靶 X 线摄片　不同年龄段腺体增生及分型的不同所见 X 线征有差异,但以增生腺体密度增高,形态不一,边缘模糊不清,不规则为主。

3. 病理检查　肿物定位穿刺或手术切除肿物,病理检查可证实。

五、鉴别诊断

1. 乳腺纤维腺瘤 多见于青年女性。肿块大多缓慢增大,亦有迅速增长(年龄小或妊娠期),多单发,形态规则,边界清楚,表面光滑,活动度好,质地韧硬,无疼痛感。当瘤体巨大时,可出现乳房皮肤紧张,发亮,有时发红,出现静脉曲张,如恶性肿瘤外观,但其肿块不与皮肤粘连,可推移。首选乳腺超声检查,必要时可选乳腺 X 线摄片。

2. 乳腺癌 多见于绝经前后的女性,肿物初起边界不清,质地较硬,活动欠佳,无触痛,增长速度较快。晚期肿物与皮肤及胸肌粘连,侵犯皮肤引起"橘皮样"变甚至引起乳房溃疡,伴有乳头内陷或偏离,同侧腋窝淋巴结肿大。

六、治疗

主要是对症治疗,可用中药调理,绝大多数患者不需要外科手术治疗。西医多采用内分泌治疗方案,治疗的关键是调节卵巢内分泌或阻断激素作用靶点,缓解临床症状。

第五节 乳腺纤维腺瘤

乳腺纤维腺瘤是由乳腺组织和纤维结缔组织异常增生而形成的一种乳房良性肿瘤。

一、病因

小叶内纤维细胞对雌激素的敏感性异常增高,与纤维细胞所含雌激素受体的量或质的异常有关。雌激素是本病发生的刺激因子,所以纤维腺瘤常发生于卵巢功能期。

二、临床表现

本病是女性常见的乳腺肿瘤,高发年龄是 20～25 岁,其次为 15～20 岁和 25～30 岁。好发于乳房外上象限,约75%为单发,少数属多发。除肿块外,患者常无明显自觉症状。乳房外观多无异常,肿块巨大者可在乳房表面看到局限性隆起。在乳房内触及单个或多个类圆形或分叶状肿块,肿块增大缓慢,边界清楚,质似硬橡皮球有弹性,表面光滑,易于推动。巨大纤维瘤大多表面光滑,有的呈明显分叶状,腋下淋巴结不肿大。

三、诊断

1. 症状 乳房肿块好发于青春期女性,多为单发,部分多发,大小不等,大多生长缓慢,无明显的疼痛感。

2. 体征 乳房内触及单个或多个类圆形或分叶状肿块,边界清楚,质实有弹性,活动度好,腋下淋巴结无肿大。

3. 辅助检查

(1) 超声扫描:肿块边界清楚,有包膜,内部呈均质低回声,可见侧壁声影,后方回声无变化或增强。巨大纤维腺瘤可见内部呈不均质低回声,其内夹杂条索状高回声反射,呈分叶状改变。

（2）X线检查:腺体内见圆形或椭圆形、边缘清楚平滑、均质的高密度肿块影,巨大纤维腺瘤肿块实质呈分叶状改变。

（3）病理检查:粗针穿刺或手术切除后,病理证实为乳腺纤维腺瘤。

四、鉴别诊断

1. 乳腺囊肿　囊肿是乳腺增生病的一种特殊类型,好发于生育后的中年女性。肿块边界清楚。囊肿内囊液的多少及囊内压力的高低,可使其表现出软硬不同的质地,但多可触及囊性感。超声检查能看到液性暗区,穿刺可抽出囊液。

2. 乳管内乳头状瘤　好发于中年女性,肿物多见于乳晕区,边界清楚,可活动,伴有乳头浆液性或血性溢液,挤压肿物可看到溢液从患侧乳管开口溢出。乳腺导管造影可看到导管充盈缺损或导管中断,乳腺导管镜检查可在直视下发现肿物。

3. 乳腺癌　乳腺癌早期生长缓慢,易与纤维腺瘤混淆。普通X片通常难以发现早期乳腺癌的细小毛刺征象和细微钙化,病理检查可以确诊。

病案举例

　　患者,女,21岁,发现右乳肿块来院就诊。体格检查:体温36.4℃,右乳外上象限触及单发肿块,约核桃大小,表面光滑,边界清,易推动,无触痛。超声检查可看到肿块非囊性,有完整的包膜。诊断:右乳乳腺纤维腺瘤。

五、治疗

手术切除是治疗纤维腺瘤唯一有效的方法。肿块必须常规做病理检查。

第六节　乳管内乳头状瘤

多见于经产妇,40～50岁多见。多数病例发生于大乳管附近壶腹部,瘤体小,带蒂且有绒毛,有丰富的薄壁血管,易出血。

一、临床表现

1. 症状　大多无自觉症状,乳头溢液常为血性,暗棕色或黄色液体。

2. 体征　肿瘤小,常不能触及。若见较大肿块,轻压之,常可从乳头溢出血性液体。

二、诊断

主要依靠病史、临床症状、体征诊断。同时可采用以下辅助检查:①乳腺导管内镜检查或乳管造影:多用于术前定位;②病理学活检:明确诊断并确定有无恶变。

三、治疗

以手术治疗为主,对单发的乳管内乳头状瘤应切除病变的乳管系统,并常规进行病理检查。

第七节 乳 腺 癌

乳腺癌是指乳腺各级导管及腺泡上皮在各种因素的作用下,细胞失去正常特性而异常增生,以致超过自我修复的限度而形成的新生物。是女性最常见的恶性肿瘤之一。

一、病因

病因未明。乳腺是多种内分泌激素的靶器官,如雌激素、孕激素及泌乳素等,其中雌酮及雌二醇与乳腺癌的发病有直接关系。家族史是重要的危险因素:一级亲属中有乳腺癌病史者,发病危险性是普通人群的 2~3 倍。月经初潮年龄早、绝经年龄晚、不孕及初次足月产的年龄过大与乳腺癌发病均有关。高脂肪与高热量饮食可以增加乳腺癌的发病危险性。环境因素(电离辐射、药物)及其他系统的疾病(最有代表性的是非胰岛素依赖型糖尿病)也影响乳腺癌的发病率。

二、病理类型

1. 非浸润性癌　包括导管内癌(癌细胞未突破导管壁基底膜)、小叶原位癌(癌细胞未突破末梢乳管或腺泡基底膜)及乳头湿疹样乳腺癌(Paget's 病)。此型属早期,预后较好。

2. 早期浸润性癌　包括:早期浸润性导管癌(癌细胞突破管壁基底膜,开始向间质浸润)、早期浸润性小叶癌(癌细胞突破末梢乳管或腺泡基底膜,开始向间质浸润,但仍局限于小叶内)。此型仍属早期,预后较好。(早期浸润是指癌的浸润程度小于 10%)

3. 浸润性特殊癌　包括:乳头状癌、髓样癌(伴大量淋巴细胞浸润)、小管癌(高分化腺癌)、腺样囊性癌、黏液腺癌、大汗腺样癌、鳞状细胞癌等。此型分化一般较高,预后尚好。

4. 浸润性非特殊癌　包括:浸润性小叶癌、浸润性导管癌、硬癌、髓样癌(无大量淋巴细胞浸润)、单纯癌、腺癌等。此型一般分化低,预后较上述类型差,且是乳腺癌中最常见的类型,占 80%,但判断预后尚需结合疾病分期等因素。

三、乳腺癌的转移途径

1. 局部扩散　癌细胞沿导管或筋膜间隙蔓延,继而侵及 Cooper 韧带和皮肤。

2. 淋巴转移　主要途径有:①癌细胞经胸大肌外侧缘淋巴管侵入同侧腋窝淋巴结,然后侵入锁骨下淋巴结以至锁骨上淋巴结,进而可经胸导管(左)或右淋巴管侵入静脉血流而向远处转移;②癌细胞向内侧淋巴管,沿着乳内血管的肋间穿支引流到胸骨旁淋巴结,继而达到锁骨上淋巴结,并可通过同样途径侵入血流。癌细胞也可通过逆行途径转移到对侧腋窝及锁骨下淋巴结(图 14-3)。

3. 血道转移　研究发现有些早期乳腺癌已有血道转移。癌细胞可经淋巴途径进入静脉,也可直接侵入血循环而致远处转移。最常见的远处转移依次为肺、骨、肝。

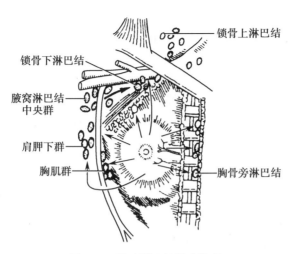

图 14-3　乳房淋巴液输出途径

四、临床表现

1. **早期表现**　患侧乳房出现无痛、单发的小肿块,肿块质硬,表面不光滑,与周围组织分界不清,在乳房内不易被推动。随着肿瘤增大,可引起乳房局部隆起。若累及Cooper 韧带,可使其缩短而致肿瘤表面皮肤凹陷,即所谓"酒窝征"。邻近乳头或乳晕的癌肿因侵入乳管使之缩短,可把乳头牵向癌肿一侧,进而可使乳头扁平、回缩、凹陷。癌块继续增大,如皮下淋巴管被癌细胞堵塞,引起淋巴回流障碍,出现真皮水肿,皮肤呈"橘皮样"改变(图 14-4)。

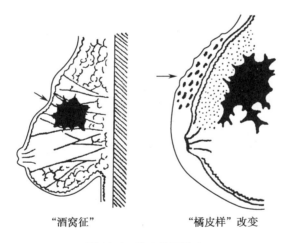

　　　　　　"酒窝征"　　　　　　　　　"橘皮样"改变

图 14-4　乳房外观改变

2. **晚期症状**　乳腺癌发展至晚期,可侵入胸筋膜、胸肌,以致癌块固定于胸壁而不易推动。如癌细胞侵入大片皮肤,可出现多数小结节,甚至彼此融合。有时皮肤可溃破而形成溃疡,这种溃疡常有恶臭,容易出血。

3. **乳腺癌的转移**　主要表现为:①淋巴转移:最初多见于腋窝。肿大淋巴结质硬、无痛、可被推动,以后数目增多并融合成团,甚至与皮肤或深部组织黏着。乳腺癌转移至肺、骨、肝时,可出现相应的症状;②血道转移:是乳腺癌的主要致死原因。常见的转移部位分别是骨、肺、胸膜、软组织、肝、脑等。

4. 其他类型乳腺癌

(1) 炎性乳腺癌:局部皮肤可呈炎症样表现,早期比较局限,不久即扩展到乳房大部分皮肤,皮肤发红、水肿、增厚、粗糙、表面温度升高。

(2) 乳头湿疹样乳腺癌:乳头有瘙痒、烧灼感,随后出现乳头和乳晕的皮肤粗糙、糜烂如湿疹样,进而形成溃疡。

五、诊断

常见于中老年女性,乳房内无痛性肿块,质地韧或硬,活动度差;或反复出现乳头单孔血性溢液;或有同侧腋窝淋巴结肿大。根据患者的病情选择相应的影像学检查、细胞学检查、活体组织检查以确诊。

1. 钼靶 X 线检查 是最基本的乳腺影像检查方法。检查出乳腺癌的敏感度达 85% ~90% 左右,约 10% ~15% 的乳腺癌因乳腺致密缺乏对比、肿瘤过小、特殊的肿瘤类型(小叶浸润癌)而呈假阴性(图 14-5)。

2. 超声检查 能清晰显示乳房各层次软组织结构及肿块的边界、形态、质地,以及血液供应情况。超声辅助钼靶摄片可提高乳腺癌的检出率。

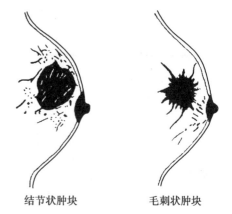

结节状肿块　　毛刺状肿块

图 14-5 乳房癌肿示意图

3. CT、MRI 扫描 CT 的优势在于观察胸壁的改变,检出乳腺尾部病变、腋窝及内乳肿大淋巴结。MRI 具有较高的软组织对比特性,特别是脂肪抑制技术和对比增强的应用,能更好地显示肿瘤的形态学和血流动力学特征。

4. 乳腺导管镜检查 可直接观察到放大的乳腺大、中导管内壁,腔内及小导管开口的一些病理变化,同时结合导管内冲洗液细胞学检查及可疑病变的活检等进行明确诊断。

5. 病理学检查 活检所得的病理结果是确诊的唯一依据。

(1) 穿刺细胞学检查:其方法简便、快速、安全,可代替部分组织冰冻切片,阳性率高,在 80% ~90% 之间,可用于防癌普查。

(2) 切除活检:疑为恶性肿块时切除肿块及周围一定范围的组织进行检查。

病理检查同时应常规免疫组化检查雌激素受体、孕激素受体和 Cerb-2(HER-2),指导内分泌治疗和生物治疗。

6. 正电子发射计算机体层成像(PET) PET 可以反映肿瘤的代谢,获得功能和代谢信息,全身扫描能早期发现淋巴结、骨和肺转移等。

六、鉴别诊断

1. 乳腺囊性增生病 好发于中年女性,为临床上常见的良性乳腺组织病变。本病亦可引起乳房腺体增厚和片块样结节,质地不一,不与皮肤及胸壁粘连,可有程度不等的自觉疼痛或触痛,其症状体征常随月经周期而变化,一般无腋窝淋巴结肿大。

2. 乳腺纤维腺瘤 多见于青年女性。肿块大多缓慢增大,亦有迅速增长(年龄小或妊娠期),多单发,但有15%~20%可能多发,形态规则,边界清楚,表面光滑,活动度好,质地韧硬,无疼痛感,但其肿块不与皮肤粘连,可推移。

3. 浆细胞性乳腺炎 乳腺组织的无菌性炎症,炎性细胞中以浆细胞为主。临床上60%呈急性炎症表现,肿块大时皮肤可呈"橘皮样"改变。40%的患者开始即为慢性炎症,表现为乳晕旁肿块,边界不清,可有皮肤粘连和乳头凹陷。

4. 乳腺结核 常形成肿块,有时可有乳头内陷、乳头溢液、"橘皮样"变及同侧腋窝淋巴结肿大等,易误诊为乳腺癌。本病多见于青中年,多数患者有结核病史。活检可明确诊断。

七、临床分期

乳腺癌分期方法很多,现多采用美国肿瘤联合委员会和国际抗癌联盟,根据解剖方面疾病的程度,制定的 TNM 分期系统(表 14-1)。

表 14-1 乳腺癌的 TNM 分期(2003 年修订)

T_x	原发肿瘤无法评估
T_0	原发肿瘤未查出
Tis	原位癌(导管原位癌、小叶原位癌及未查到肿块的乳头湿疹样乳腺癌)
T_1	癌瘤长径≤2cm
T_2	癌瘤长径>2cm,≤5cm
T_3	癌瘤长径>5cm
T_4	癌瘤大小不计,但侵及皮肤或胸壁(肋骨、肋间肌、前锯肌),炎性乳腺癌亦属之
N_x	区域淋巴结无法评估
N_0	同侧腋窝无肿大淋巴结
N_1	同侧腋窝有肿大淋巴结,尚可推动
N_2	同侧腋窝肿大淋巴结彼此融合,或与周围组织粘连
N_3	有同侧胸骨旁淋巴结转移,同侧锁骨上淋巴结转移
M_0	无远处转移
M_1	有远处转移
分期	
0 期	$TisN_0M_0$
I 期	$T_1N_0M_0$
II 期	$T_{0\sim1}N_2M_0$,$T_2N_{1\sim2}M_0$,$T_3N_0M_0$
III 期	$T_{0\sim2}N_2M_0$,$T_3N_{1\sim2}M_0$,T_4 任何 NM_0,任何 TN_3M_0
IV期	包括 M_1 的任何 TN

病案举例

> 患者,女性,50 岁,发现左侧乳房包块 4 个月,来院就诊。体格检查:左乳包块质硬,活动度差,无压痛,表面皮肤呈"酒窝征"。双腋窝、锁骨上下及其他浅表淋巴结未触及。乳腺彩超显示:左侧乳房外上象限包块直径约为 2.5cm,与周围组织边界不清。左侧乳房包块穿刺活检结果:(左侧乳房)浸润性导管癌。诊断:左侧乳腺浸润性导管癌。

八、治疗

手术治疗是乳腺癌的主要治疗方法之一,适用于国际临床分期的 0、Ⅰ、Ⅱ 及部分 Ⅲ 期患者,已有远处转移、全身情况差、主要脏器有严重疾病、年老体弱不能耐受手术者属手术禁忌。此外还有辅助化学药物、内分泌、放射、免疫治疗,以及最近的生物治疗。

(一)外科手术治疗

乳腺癌自发病开始即是一种全身性疾病,应缩小手术范围,加强术后综合辅助治疗。目前应用的五种手术方式:乳腺癌根治术、乳腺癌扩大根治术、乳腺癌改良根治术、全乳房切除术及保留乳房的乳腺癌切除术,均属治疗性手术,而不是姑息性手术。

1. 乳腺癌根治术 手术应包括整个乳房、胸大肌、胸小肌、腋窝及锁骨下淋巴结的整块切除。乳腺癌根治术的手术创伤较大,故术前必须明确病理诊断,对未确诊者应先将肿瘤局部切除立即进行冰冻切片检查,如证实是乳腺癌,即进行根治术。

2. 乳腺癌扩大根治术 即在上述清除腋下、腋中、腋上三组淋巴结的基础上,同时切除胸廓内动、静脉及其周围的淋巴结(即胸骨旁淋巴结)。

3. 乳腺癌改良根治术 有两种术式,一是保留胸大肌,切除胸小肌;二是保留胸大、小肌。前者淋巴结清除范围与根治术相仿,后者不能清除腋上组淋巴结。根据大量病例观察,认为 Ⅰ、Ⅱ 期乳腺癌应用根治术及改良根治术的生存率无明显差异,且该术式保留了胸肌,术后外观效果较好,目前已成为常用的手术方式。

4. 全乳房切除术 手术范围必须切除整个乳腺,包括腋尾部及胸大肌筋膜。该术式适宜于原位癌、微小癌及年迈体弱不宜做根治术者。

5. 保留乳房的乳腺癌切除术 手术包括完整肿块切除及腋淋巴结清扫。适用于发现较早的乳腺癌。肿块切除时要求肿块周围包裹适量正常乳腺组织,确保切除标本的边缘无肿瘤细胞浸润。术后必须辅以放疗、化疗。

(二)化学药物治疗

乳腺癌是实体瘤中应用化疗最有效的肿瘤之一,化疗在整个治疗中占有重要的地位。

1. 术前化疗 术前化疗也称新辅助化疗,多用于 Ⅲ 期病例。术前化疗的意义:①尽早控制微转移灶;②使原发癌及其周围扩散的癌细胞产生退变或部分被杀灭,以减少术后复发及转移;③进展期乳腺癌应用术前化疗可使肿瘤缩小,以便手术切除;④可以根据术前化疗效果,作为术后选择化疗方案的参考。

2. 术后化疗 浸润性乳腺癌术后应用化疗非常重要。由于手术尽量去除了肿瘤负荷,残存的肿瘤细胞易被化学抗癌药物杀灭。一般认为:术后化疗宜术后早期应用,争取在术后 2 周应用,最迟不能超过术后 1 个月;联合化疗比单药化疗疗效好;对乳腺癌术后主张连续 6 个疗程化疗。

(三)内分泌治疗

目前乳腺癌的内分泌治疗,主要是指药物治疗。常用药物为他莫昔芬,作用机制是在靶器官内与雌二醇争夺雌激素受体,形成复合物影响肿瘤 DNA 基因转录,从而抑制肿瘤细胞生长。因此,手术切除的标本须测定雌激素受体和孕激素受体,阳性病例内分泌治疗有效。

新近发展的芳香化酶抑制剂,如来曲唑等,能抑制肾上腺分泌的雄激素转变为雌激素,从而降低雌二醇,达到治疗乳腺癌的目的。适用于绝经后患者,效果优于他莫昔芬。

(四)放射治疗

是乳腺癌综合治疗中不可缺少的手段之一。在保留乳腺的乳腺癌切除术后,放射治疗是一个重要组成部分。放射治疗不仅对提高局部和区域病变的局部控制率有效,而且还有可能提高乳腺癌患者长期生存率。

目前根治术后不做常规放疗,而对复发高危病例,放疗可降低局部复发率,提高生存质量。

(五)生物治疗

近年来临床上逐渐推广使用的曲妥珠单抗注射液,系通过转基因技术制备,对 Cerb-2(HER-2)过度表达的乳腺癌患者有一定效果,特别是对其他化疗药无效的乳腺癌患者也能有部分疗效。

学习小结

1. 学习内容

乳房疾病	解剖生理概要	①位于胸大肌浅面,约在第 2 和第 6 肋骨水平的浅筋膜浅、深层之间;②生理活动受垂体前叶、卵巢及肾上腺皮质等分泌的激素影响;③淋巴输出的途径:大部分淋巴液流至腋窝淋巴结、锁骨上淋巴结,部分内侧淋巴液流向胸骨旁淋巴结,一侧乳房淋巴液可流向另一侧,深部淋巴液可流向肝
	乳房检查	①视诊;②触诊;③特殊检查:X 线检查,超声检查,磁共振检查,组织活检
	急性乳腺炎	①临床表现:红肿热痛,可形成脓肿;②治疗:消除感染、排空乳汁,脓肿形成后切开引流
	乳腺囊性增生	乳房胀痛和肿块
	乳腺纤维瘤	①好发于青年女性;②肿物多单发、增长缓慢、边界清楚、表面光滑、易于推动;③治疗:手术
	乳管内乳头状瘤	乳头溢液
	乳腺癌	①病理类型;②转移途径:局部扩散,淋巴转移,血道转移;③临床表现:肿块、"酒窝征"、"橘皮样"改变;④治疗:手术治疗,化疗,内分泌治疗,放疗,生物治疗

2. **学习方法** 根据乳腺的解剖生理特点,掌握不同类型乳腺疾病的临床表现和治疗原则。

(王 广)

复习思考题

1. 试述乳房的淋巴输出途径。
2. 乳腺癌的手术方式有哪些?

第十五章

腹 外 疝

学习目的

通过学习腹外疝的基础知识,掌握腹外疝的诊断、鉴别诊断和治疗方法。

学习要点

腹外疝的定义;腹外疝的病因;腹外疝的组成;腹外疝的临床类型;腹股沟管的解剖;腹股沟疝的临床表现、诊断、鉴别诊断和治疗原则;股疝临床表现和治疗原则。

第一节 概　　述

体内某个器官或组织离开其正常解剖部位,通过先天或后天形成的薄弱点、缺损或孔隙进入另一部位,即称为疝。疝最多发生于腹部,以腹外疝为多见。腹外疝是由腹腔内的器官或组织连同腹膜壁层,经腹壁薄弱点或孔隙,向体表突出所形成。

一、病因

1. 腹壁强度降低　某些组织穿过腹壁的部位,如精索或子宫圆韧带穿过腹股沟管;股动、静脉穿过股管;脐血管穿过脐环等处;腹白线因发育不全也可成为腹壁的薄弱点;手术切口愈合不良、外伤、感染、腹壁神经损伤、老年、久病、肥胖所致肌萎缩等也常是腹壁强度降低的原因。

2. 腹腔内压力增高　有职业因素,如从事重体力劳动、举重运动等;亦可是病理因素,如慢性咳嗽、慢性便秘、排尿困难、妊娠、婴儿经常啼哭等。肝硬化伴有大量腹水或腹腔内有较大肿瘤亦可增高腹腔内压力。

二、病理解剖

典型的腹外疝由疝囊、疝内容物和疝外被盖等组成。

1. 疝囊是由疝囊颈和疝囊体组成。疝囊颈是疝囊比较狭窄的部分,是疝环所在的部位,又称疝门,它是疝突向体表的门户,亦即腹壁薄弱区或缺损所在。通常以疝门部位作为命名依据,例如腹股沟疝、股疝、脐疝、切口疝等。

2. 疝内容物是进入疝囊的腹内脏器或组织,以小肠最多见,大网膜次之。此外如盲肠、阑尾、乙状结肠、横结肠、膀胱等均可作为疝内容物进入疝囊。

3. 疝外被盖是指疝囊以外的各层组织。

三、临床类型

腹外疝有易复性、难复性、嵌顿性、绞窄性等类型。

1. 易复性疝　站立或腹压增加时出现,平卧或用手可还纳。

2. 难复性疝　疝内容物不能回纳或不能完全回纳入腹腔内,但不引起严重症状者,称难复性疝。疝内容物反复突出,致疝囊颈受摩擦而损伤,并产生粘连是导致内容物不能回纳的常见原因,这种疝的内容物多数是大网膜。有些巨大疝内容物较多,腹壁已完全丧失抵挡内容物突出的作用,也常难以回纳。另外,少数疝在形成的过程中,由于疝内容物的重力作用将疝囊颈上方的腹膜连同周围的脏器推向疝囊,构成疝囊壁的一部分,尤其是髂窝区后腹膜与后腹壁结合极为松弛,致盲肠(包括阑尾)、乙状结肠或膀胱随之下移而成为疝囊壁的一部分,称为滑动疝,也属难复性疝。

3. 嵌顿性疝　疝门较小而腹内压突然增高时,疝内容物可强行扩张疝囊颈而进入疝囊,随后因囊颈的弹性收缩,又将内容物卡住,使其不能回纳,称为嵌顿性疝。疝发生嵌顿后,其内容物为肠管,肠壁及其系膜可在疝门处受压,使静脉回流受阻,导致肠壁淤血和水肿,颜色由正常的淡红逐渐转为深红,囊内可有淡黄色渗液积聚,肠管受压情况加重而更难回纳。肠管嵌顿后,可导致急性机械性肠梗阻。若嵌顿的内容物仅为部分肠壁,这种疝称为肠管壁疝(Richter 疝)。若嵌顿的内容物是小肠憩室(通常是Meckel 憩室),则称 Littre 疝。若嵌顿的为几个肠袢,状如 W 形,称为逆行性嵌顿疝(Maydl 疝)。

4. 绞窄性疝　嵌顿如不及时解除,肠管及其系膜受压情况不断加重,最后可使动脉血流完全阻断,发生肠壁坏死。此时肠系膜动脉搏动消失,肠壁失去光泽、弹性和蠕动能力,疝囊内渗液为淡红色或暗红色。如继发感染,疝囊内的渗液则为脓性,可引起疝外被盖组织的感染。

嵌顿性疝和绞窄性疝实际上是一个病理过程的两个阶段,临床上很难截然区分,所以在手术处理时,要准确判断肠管活力,特别应警惕有无逆行性嵌顿。

第二节　腹股沟疝

腹股沟区是前外下腹壁的一个三角区域,其下界为腹股沟韧带,内界为腹直肌外侧缘,上界为髂前上棘至腹直肌外侧缘的水平线。腹股沟疝是指发生在这个区域的腹外疝。

腹股沟管为位于腹股沟韧带内侧 1/2 的上方由外向内下斜行的肌肉筋膜间裂隙。长 4~5cm,有精索或子宫圆韧带通过。腹股沟管有 4 个壁及内外两个口。管的前壁为腹外斜肌腱膜,在外侧 1/3 处有腹内斜肌的起始部;后壁为腹横筋膜,在内侧 1/3 处有联合腱;上壁为腹内斜肌与腹横肌的弓状下缘;下壁为腹股沟韧带。内口为内环(腹环),外口为外环(皮下环)。

Hesselbach 三角:又称腹股沟三角(直疝三角),位于腹股沟区前下部,是由腹直肌外侧缘、腹股沟韧带和腹壁下动脉围成的三角区。后面正对腹股沟内侧窝,前面正对腹股沟管浅环。该三角区内无腹肌,腹横筋膜又较薄弱,加之腹股沟浅环也位于此区,因此是腹前壁的一个薄弱区,腹腔内容物若经此三角突出达皮下称直疝。

腹股沟疝可分为斜疝和直疝两种。疝囊经过腹壁下动脉外侧的腹股沟管内环突出,向内、向下、向前斜行经过腹股沟管,再穿出腹股沟管皮下环,并可进入阴囊,称为腹股沟斜疝。疝囊经腹壁下动脉内侧的直疝三角区直接由后向前突出,不经过内环,也不进入阴囊,为腹股沟直疝。

斜疝是最多见的腹外疝,男性多见,男女发病率之比为 15：1,因右侧睾丸下降比左侧晚,故右侧比左侧多见。

一、发病机制

1. 先天性解剖异常　睾丸在胚胎早期位于腹膜后第 2～3 腰椎旁,在下降过程中形成鞘突。鞘突在发育过程中自行萎缩闭锁。如不闭锁,就成为先天性斜疝的疝囊。右侧睾丸下降比左侧略晚,故右侧腹股沟斜疝较多。

2. 后天性腹壁薄弱或缺损　腹股沟区解剖缺损,腹横肌和腹内斜肌弓状下缘发育不全或位置偏高易发生腹股沟疝。

二、临床表现和诊断

(一)腹股沟斜疝

腹股沟区有一突出的肿块,开始时肿块较小,疝环处轻度坠胀感,一旦肿块明显,并穿过浅环进入阴囊,诊断就较容易,可表现为不同的临床类型。

1. 易复性斜疝　腹股沟区有肿块,偶有胀痛。肿块常在站立、行走、咳嗽或劳动时出现,可降至阴囊或大阴唇。平卧或用手肿块可回纳,回纳后紧压腹股沟管内环,起立并咳嗽,疝块不再出现,移去手指,疝块复出。

2. 难复性斜疝　疝块不能完全回纳,伴胀痛。滑动性斜疝除了不能完全回纳外,尚有消化不良和便秘等症状。滑动性疝多见于右侧,滑入疝囊的盲肠或乙状结肠可能在疝修补手术时被误认为疝囊的一部分而被切开,应特别注意。

3. 嵌顿性疝　多发生在斜疝,腹腔压力增加疝块突然增大,伴有明显疼痛;肿块紧张发硬,有明显的触痛。若嵌顿内容物为肠袢,可伴有腹部绞痛、恶心、呕吐、停止排便排气、腹胀等肠梗阻表现。

4. 绞窄性疝　嵌顿性疝若不能及时还纳,当肠袢坏死穿孔时,疼痛可因疝块压力骤降而暂时有所缓解。因此,疼痛减轻而肿块仍在者,不可认为是病情好转。绞窄时间较长者,由于疝内容物发生感染,侵及周围组织,引起疝外被盖组织的急性炎症,严重者可发生脓毒症。

(二)腹股沟直疝

常见于年老体弱者,当患者直立时,在腹股沟内侧端、耻骨结节外上方出现一半球形肿块。直疝囊颈宽大,疝内容物又直接从后向前顶出,平卧后疝块多能自行消失,不需用手推送复位。直疝不进入阴囊,极少发生嵌顿。疝内容物常为小肠或大网膜。膀胱有时可进入疝囊,成为滑动性直疝,此时膀胱即成为疝囊的一部分,手术时应予以注意。

腹股沟斜疝和直疝的鉴别(15-1):

表 15-1　腹股沟斜疝和直疝的鉴别

	斜疝	直疝
年龄	多见于儿童及青壮年	多见于老年
突出途径	经腹股沟管突出可进阴囊	由直疝三角突出,不进阴囊
疝块外形	椭圆或梨形,上部呈蒂柄状	半球形,基底部宽
回纳疝块后压住内环	疝块不再突出	疝块仍可突出
精索与疝囊的关系	精索在疝囊后方	精索在疝囊前外方
疝囊颈与腹壁下动脉的关系	疝囊颈在其外侧	疝囊颈在其内侧
嵌顿机会	较多	较少

三、鉴别诊断

1. 睾丸鞘膜积液　鞘膜积液的肿块完全局限于阴囊内,其上界可以清楚地摸到;透光试验多阳性,而疝块多不能透光。斜疝可在肿块后方触及实质感的睾丸;鞘膜积液时,睾丸在积液中间,包块呈囊性而不能触及睾丸。

2. 交通性鞘膜积液　肿块的外形与睾丸鞘膜积液相似,起床后或站立活动时肿块缓慢出现并增大。平卧或挤压肿块,包块可逐渐缩小。透光试验阳性。

3. 精索鞘膜积液　肿块较小,在腹股沟管内,牵拉同侧睾丸可见肿块移动。

4. 隐睾　肿块较小,挤压时可出现特有的胀痛感觉。患侧睾丸缺如可确诊。

四、治疗

（一）非手术疗法

一岁以下的婴幼儿腹肌可随躯体生长,疝有可能消失,故暂不手术,用棉线束带或绷带压住腹股沟管内环,防止腹块突出;年老体弱或伴有其他疾病禁忌手术者,可回纳疝内容物后用医用疝带治疗。

（二）手术治疗

最有效的治疗方法是手术修补。但慢性咳嗽、便秘、排尿困难、腹水、妊娠等腹内压力增高的情况术前要预先处理,以免术后复发。

1. 单纯疝囊高位结扎术　指在疝囊颈部高位结扎,解剖上应达到内环口。

2. 加强或修补腹股沟前壁的方法　佛格逊(Ferguson)氏法最常用,它是在精索的前方将腹内斜肌的下缘与联合腱缝至腹股沟韧带上,消灭腹内斜肌下缘于腹股沟韧带之间的间隙。适用于腹横筋膜无显著缺损、腹股沟管后壁健全的病例。

3. 修补或加强腹股沟管后壁的方法

（1）巴西尼(Bassini)法:把精索提起,在其后方把腹内斜肌下缘和联合腱缝至腹股沟韧带上。

（2）哈斯特德(Hasted)法:与上法大致相似,区别在于把腹外斜肌腱膜也在精索后方缝合,把精索置于腹壁皮下层和腹外斜肌腱膜之间。

（3）麦克威(McVay)法:在精索后方把腹内斜肌下缘和联合腱缝至耻骨梳韧带上,还适用于股疝修补。

（4）Shouldice 法：将其自耻骨结节处向上切开至内环，然后将切开的两叶重叠缝合，先将外下叶缝于内上叶的深面，再将内上叶的边缘缝于髂耻束上，然后按 Bassini 法将腹内斜肌下缘和联合腱缝至腹股沟韧带深面。

4. 无张力疝修补术　方法是分离出疝囊后，将其内翻送入腹腔。无需高位结扎，然后用合成纤维网片制成一个圆柱形或花瓣形的充填物填充在疝的内环处以修补缺损，再用一个合成纤维网片缝合与腹股沟管后壁替代传统的张力缝合。

5. 经腹腔镜疝修补术　有创伤小、痛苦小、恢复快、美观等优点，并有可同时发现和处理双侧疝、并发疝等优点。

（三）嵌顿性疝处理原则

原则上应紧急手术治疗，但下列情况可试行手法复位：

1. 嵌顿时间在 3～4 小时以内，局部压痛不明显，也无腹膜刺激征者；

2. 年老体弱或伴有其他严重疾病而估计肠祥尚未绞窄坏死者；

3. 疝块大，病史长，疝环松弛者；

4. 当地没有手术条件者。

第三节　股　　疝

疝囊通过股环、经股管向卵圆窝突出的疝，称为股疝。多见 40 岁以上的妇女。

一、病理解剖

在腹内压增高的情况下，对着股管上口的腹膜，被下坠的腹内脏器推向下方，经股环向股管突出而形成股疝。疝块进一步发展，即由股管下口顶出筛状板而至皮下层。疝内容物常为大网膜或小肠。由于股管几乎是垂直的，疝块在卵圆窝处向前转折时形成一锐角，且股环本身较小，周围又多坚韧的韧带，因此股疝最易嵌顿。

二、临床表现

疝块往往不大，常在腹股沟韧带下方卵圆窝处表现为一半球形突起。平卧回纳内容物后，疝块有时并不完全消失，这是因为疝囊外有很多脂肪堆积的缘故。由于囊颈较狭小，咳嗽冲击感也不明显。

股疝如发生嵌顿，除引起局部明显疼痛外，也常伴有较明显的急性机械性肠梗阻，严重者甚至可以掩盖股疝的局部症状。

三、鉴别诊断

1. 腹股沟斜疝　腹股沟斜疝位于腹股沟韧带的上内方，股疝则位于腹股沟韧带的下外方，一般不难鉴别诊断。应注意的是，较大的股疝除疝块的一部分位于腹股沟韧带下方以外，一部分有可能在皮下伸展至腹股沟韧带上方。用手指探查外环是否扩大，有助于两者的鉴别。

2. 脂肪瘤　股疝疝囊外常有一增厚的脂肪组织层，在疝内容物回纳后，局部肿块不一定完全消失，这种脂肪组织有被误诊为脂肪瘤的可能。两者的不同在于脂肪瘤的基底并不固定，活动度较大，股疝基底是固定而不能被推动的。

3. **大隐静脉曲张结节样膨大** 卵圆窝处结节样膨大的大隐静脉在站立或咳嗽时增大,平卧时消失,可能被误诊为易复性股疝,压迫股静脉近心端可使结节样膨大增大。此外,下肢其他部分有静脉曲张对鉴别诊断有重要意义。

四、治疗

股疝容易嵌顿,一旦嵌顿又可迅速发展为绞窄性。因此股疝诊断确定后,应及时进行手术治疗。对于嵌顿性或绞窄性股疝,则更应进行紧急手术。

经典的手术是 McVay 修补法。此法不仅能加强腹股沟管后壁而用于修补腹股沟疝,同时还能堵住股环而用于修补股疝。另一方法是在处理疝囊之后,在腹股沟韧带下方把腹股沟韧带、腔隙韧带和耻骨肌筋膜缝合在一起,借以关闭股环。也可采用无张力疝修补法或经腹腔镜疝修补术。

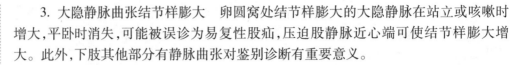

1. 学习内容

腹外疝	概述	①病因:腹壁强度减弱,腹腔内压力增高;②组成:疝囊,疝内容物,疝外被盖;③临床类型:易复性,难复性,嵌顿性,绞窄性
	腹股沟疝	①腹股沟管的解剖;②腹股沟斜疝和直疝的鉴别
	股疝	疝囊经过股环,经股管向卵圆窝突出的疝

2. **学习方法** 根据腹股沟区的解剖特点,掌握腹股沟疝、股疝的临床表现、鉴别和治疗。

(赵建更)

复习思考题

1. 名词解释 易复性疝、难复性疝、嵌顿性疝和绞窄性疝。
2. 腹股沟斜疝和直疝的鉴别要点是什么?

第十六章

急 腹 症

学习目的

通过学习急腹症的概念、病理生理机制和临床表现,掌握常见急腹症的诊断、鉴别诊断和治疗原则。

学习要点

急腹症的概念;急性腹膜炎的病理生理、分类和临床表现;急性阑尾炎、胃及十二指肠溃疡穿孔、胆道感染及胆石症、重症急性胰腺炎、肠梗阻的临床表现、诊断、鉴别诊断和治疗原则。

第一节 概 述

急腹症是指以急性腹痛为主要表现,需要早期诊断和及时治疗的腹部疾病的总称。具有发病急、进展快、变化多、病势重、病因复杂的特点。如果延误诊断,或治疗方法不当,将会给患者带来严重危害甚至死亡。

根据常见原因,引起外科急腹症的疾病有:①炎症性疾病:如急性阑尾炎、急性胆囊炎、急性胰腺炎、急性梗阻性化脓性胆管炎等;②消化道穿孔性疾病:如胃十二指肠溃疡急性穿孔、胃癌急性穿孔、急性肠穿孔等;③梗阻或绞窄性疾病:如急性肠梗阻、胆道系统结石、腹腔脏器急性扭转等;④外伤性疾病:实质性器官破裂、空腔器官穿孔等。

一、急性腹痛的机制

腹部的疼痛感觉有内脏痛、躯体痛和牵涉痛三种:

(一)内脏痛

脏腹膜覆盖包裹腹腔内的各个器官,形成器官被膜,受自主神经或内脏神经支配。来自腹腔各器官的病理性刺激,通过内脏的传入神经末梢,经自主神经传入中枢神经系统,产生腹痛的感觉,称为内脏痛。内脏痛有以下几个特点:

1. 定位不准确 常表现在中线附近,性质为深在的弥漫性隐痛,患者很难指出确切的疼痛部位。定位模糊的原因除内脏传入纤维本身的解剖和神经生理特性外,不同部位的冲动均通过腹腔神经节或腹下神经节再传入脊髓,容易发生交错和重叠。内脏痛的定位虽然模糊,但大致有节段性的区分。胃、十二指肠、肝、胆囊、胰腺和脾的疼痛表现在上腹部;空肠、回肠、阑尾、右半结肠的疼痛在脐周围;左半结肠、直肠及内生殖器官的疼痛在下腹部。

2. 内脏痛的特殊性 内脏传入纤维多数为很细的无髓神经 C 纤维,传导速度较慢。内脏传入纤维及其在内脏感受器的数目也远较躯体神经少,感觉的疼痛为慢痛。内脏对外界的强烈刺激,如刀割、针刺、烧灼等感觉很迟钝,但对张力变化,如过度牵拉、突然膨胀、剧烈收缩,特别是缺血,疼痛感觉十分灵敏。

3. 常伴有恶心、呕吐等消化道症状 呕吐中枢位于延脑的网状结构,内脏受到的刺激传至呕吐中枢,当冲动达到一定强度,超过呕吐阈后,其传出纤维,主要是躯体神经成分,也含有迷走神经纤维,将冲动传至膈、肋间、腹壁、咽、喉等部位的肌肉,轻者出现恶心,重者肌肉剧烈收缩,引起反射性呕吐。

(二)牵涉痛

指内脏痛达到一定强度后,可牵涉相应的浅表部位的疼痛。内脏传入纤维在进入脊髓的解剖通路中,同时也有体表的躯体神经纤维加入,一同进入脊髓后角,到达脊髓后角交换第 2 神经元。由于第 2 神经元数目较传入的纤维数目少,有些内脏传入纤维和躯体传入纤维需要共用同一神经元,使两个似乎不相干的部位发生疼痛关联的现象。

根据病变内脏和相关的浅表部位距离的远近,可分为:

1. 近位牵涉痛 深部和浅部的疼痛部位相距较近或基本上在同一部位。如胃十二指肠急性病变可经内脏大神经传入胸 7 ~ 9 的脊神经支配区,牵涉痛表现在上腹部。降结肠和上部乙状结肠的急性病变可经内脏小神经传入胸 11 ~ 12 的脊神经支配区,牵涉痛表现在下腹部。

2. 远位牵涉痛 深部和浅部的疼痛部位相距较远,从表面看两者毫无关系。例如阑尾急性病变可经内脏小神经传入胸 9 ~ 11 的脊神经支配区,牵涉痛表现在脐周围。胆囊急性病变可牵涉到颈 3 ~ 5 脊神经支配区,表现为右肩部和背部的牵涉痛。

(三)躯体痛

壁腹膜紧贴腹壁,受脊神经支配。壁腹膜受刺激后产生的疼痛,称为躯体痛。由于壁腹膜(包括肠系膜根部)完全由躯体神经分布,所以其感觉和浅部感觉的性质完全相同,感觉敏锐,定位准确,与病变器官所在部位一致,常伴有明确的压痛和腹肌反射性痉挛甚至强直。

二、急腹症的诊断

由于急腹症具有发病急骤、病情复杂多变的特点,所以急腹症的诊断应以安全、准确、迅速为原则,以询问病史、体格检查为主,结合其他必要的辅助检查,尽早做出诊断,以便及早给予有效的治疗。

(一)病史采集

询问病史要以腹痛为重点,包括腹痛的诱因、始发部位、性质、转变等。

1. 年龄与性别 胆道及肠道的先天性疾病多见于婴幼儿。肠套叠、蛔虫性肠梗阻多见于幼儿。急性阑尾炎、急性胃十二指肠溃疡穿孔、急性胰腺炎多见于青壮年。急性胆囊炎、胆石症、消化道癌肿以中老年人多见。异位妊娠破裂主要发生在生育期妇女。

2. 发病诱因及既往史 急性胰腺炎常与暴饮暴食有关。胆绞痛常与情绪剧变等因素有关。肠套叠多与饮食突变有关。嵌顿性疝多与腹内压增加的因素有关。剧烈运动后可发生肠扭转。胃十二指肠溃疡穿孔常有多年的慢性胃病史。粘连性肠梗阻多有腹部手术病史。

3. 腹痛部位 一般情况下,腹痛开始部位或疼痛最显著的部位,即为病变所在的部位。如胃、十二指肠溃疡穿孔,疼痛始于上腹部,而后波及全腹。同时,可根据急性腹痛的机制来考虑病变的原发部位,例如胃、十二指肠、胆囊、胰腺的病变表现为上腹正中疼痛,小肠、阑尾、右半结肠引起的疼痛多在脐周围,左半结肠、盆腔器官引起的腹痛主要表现为下腹痛。随着病变的发展,病变部位的腹痛最为明显,例如阑尾炎的疼痛在右下腹,胆囊炎在右上腹,胰腺炎在上腹部偏向左侧。值得注意的例外情况有:①腹腔以外的疾病,如右侧肺炎、胸膜炎等,由于病变刺激肋间神经和腰神经分支,引起右侧上、下腹痛,易被误诊为胆囊炎、阑尾炎。②急性阑尾炎的腹痛可始于上腹部或脐周,后转移至右下腹。

4. 腹痛性质 持续性腹痛多因炎症、缺血、出血或肿瘤浸润引起。阵发性腹痛多为空腔脏器的平滑肌痉挛或梗阻所致,绞痛为其中最剧烈者。持续性腹痛阵发性加剧,多因炎症和梗阻同时存在。

5. 腹痛的伴随症状 急腹症往往是先腹痛后发热,而内科疾病多先发热后腹痛。腹腔内的急性病变常伴有消化道症状,如发热、恶心呕吐、腹胀、腹泻、不排便等。如急腹症不伴有任何消化道症状,应考虑腹腔以外病变产生腹痛的可能性。

6. 月经史 妇科异位妊娠破裂常有近期停经史;卵巢滤泡破裂出血多发生在月经周期的中期;卵巢黄体破裂出血多发生在下次月经之前。

（二）体格检查

检查患者首先要注意全身状况,包括体温、脉搏、呼吸、血压、神志、表情、体位,有无脱水、苍白、黄疸等。心、肺情况不容忽视,有助于排除引起腹痛的腹腔外原因。然后着重腹部检查,检查范围应包括上至乳头,下至两侧腹股沟。

1. 视诊 全腹膨隆提示低位肠梗阻。局部膨隆或双侧腹部不对称可能为肠扭转或闭袢性肠梗阻。胃型为急性胃扩张的表现。肠型及蠕动波常是机械性肠梗阻的体征。

2. 触诊 触诊手法宜轻柔,应由无疼痛处开始,逐渐移向痛处。触诊时还应注重检查腹部压痛、肌紧张、反跳痛的部位、范围和程度。腹部压痛最显著的部位往往是病变所在的部位。触诊时如能触及肿块则对诊断有帮助,如肿大的胆囊、扭转的卵巢囊肿或闭袢的肠管等。

3. 叩诊 叩痛见于腹膜炎症,最明显的部位往往是病变存在的部位。鼓音提示胃肠管胀气或气腹。移动性浊音阳性是腹腔积液的体征,说明腹腔内有渗液或出血的量超过 1000ml。肝浊音界消失提示有消化道穿孔致膈下存在游离气体。

4. 听诊 腹部听诊有助于判断胃肠的蠕动功能。肠鸣音减弱或者消失说明有弥漫性腹膜炎存在。肠鸣音活跃、亢进或有气过水声为急性肠梗阻的特征。有振水音者提示幽门梗阻或胃扩张。

5. 直肠指诊 应予足够重视。触痛明显或有波动感提示盆腔积脓或积血。指套带黏液及血液可能是肠套叠、直肠癌和肠炎。

（三）辅助检查

1. 实验室检查　白细胞计数是必要的检查,有助于判断腹腔内有无感染或感染的严重程度,怀疑内出血时应查血红蛋白。血、尿淀粉酶是诊断急性胰腺炎必不可少的检查。胆道疾病患者应查血胆红素、尿胆红素和尿胆原。尿中有红细胞应考虑泌尿系统结石的可能。大便镜检可确定有无肠炎。

2. 腹腔穿刺　对诊断不确切的患者,如腹部叩诊有移动性浊音存在时,可做腹腔穿刺。穿刺点多选择在两侧下腹部脐与髂前上棘连线的中外 1/3 交界外。穿刺液为血性,说明腹腔内出血。淡红色提示有绞窄性肠梗阻或肠系膜血管栓塞的可能。穿刺液为浑浊液体说明有化脓性腹膜炎,多为消化道穿孔引起。如为胆汁性液体,可能为胆囊穿孔。患者无移动性浊音或肠管有明显胀气时,不宜做腹腔穿刺。

3. X 线检查　腹部 X 线检查如发现膈下有积气,一般可确定有上消化道穿孔。肠梗阻时可看到积气的肠管和液平面。孤立肠管扩张伴有液平面应想到闭袢性肠梗阻的可能。腹部平片可显示有无泌尿系统结石。钡剂灌肠造影在肠套叠和乙状结肠扭转时有典型的杯状或鸟嘴状改变。

4. B 超检查　对实质性脏器的损伤、破裂、占位性病变等具有重要的诊断价值。能准确判断有无肝内外胆管扩张,胆囊有无肿大,胆囊壁有无增厚水肿,对急性胆囊炎,胆管结石等可提供准确的诊断依据。对阑尾脓肿、急性胰腺炎、泌尿系统结石等有助于诊断。还有助于鉴别妇科急症,如卵巢囊肿扭转、异位妊娠破裂等。

5. CT　对实质性脏器自发破裂或创伤后破裂出血等,如急性胰腺炎的蜂窝组织炎、液体积聚、出血坏死、囊肿形成等,均具有重要的诊断价值。还有助于发现膈下脓肿、盆腔脓肿,以及腹主动脉夹层动脉瘤等。

6. 血管造影　在怀疑腹腔内血管疾患,如肝破裂出血、胆道出血、小肠出血、肠系膜血管栓塞等疾病时,可采用选择性或超选择性动脉造影,对部分病变可同时行栓塞止血或溶栓治疗。

7. 内镜检查　对上消化道急性出血者,可采用胃镜检查。可疑有结肠梗阻或伴有下消化道出血者,可采用纤维结肠镜检查。

8. 腹腔镜检查　对疑难急腹症,特别是不能排除妇科急症者,可行腹腔镜检查。如急性胆囊炎、急性阑尾炎、肝囊肿破裂、异位妊娠破裂等还可同时进行腹腔镜手术治疗。

三、急腹症的治疗原则

外科急腹症往往发病急,进展快,病情危重,所以需要结合病史、体检、辅助检查,迅速做出基本的诊断,并尽快制定出及时、有效的治疗方案。

（一）危重情况的估计

1. 婴幼儿不能及时发现病情,病史不清,抵抗力差,病情多较严重,发展快,变化也大。65 岁以上老年人对急剧的病理生理变化常不能耐受,又常有心、肺等伴随症状,死亡率较年轻人高。

2. 患者出现脉率增快、脉压减少、血压下降,少尿或无尿,提示出现休克征象。

3. 黄疸伴有高热的患者,提示胆道系统严重感染,容易发生感染性休克。

4. 血氧分压<60mmHg,说明患者有发生急性呼吸窘迫综合征（ARDS）的倾向。

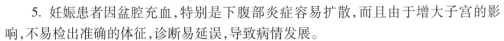

5. 妊娠患者因盆腔充血,特别是下腹部炎症容易扩散,而且由于增大子宫的影响,不易检出准确的体征,诊断易延误,导致病情发展。

（二）一般处理

患者有休克表现,应尽快抢救休克。在休克病因不去除,休克无法控制的情况下,需在抢救休克的同时积极准备,进行急症手术治疗。患者腹胀,应放置鼻胃管行胃肠减压。患者脱水时应予补液。有感染表现的患者应合理应用抗生素。

（三）根据具体情况,采取不同的治疗措施

1. 需要立即手术 凡诊断明确,估计非手术治疗不能遏制病情发展者,均应考虑立即手术,如急性化脓性或坏疽性阑尾炎;急性梗阻性化脓性胆管炎伴有发热、黄疸,甚至低血压;胃十二指肠溃疡病急性穿孔发生在饭后,伴有弥漫性腹膜炎;绞窄性肠梗阻。

2. 暂时不需要手术 密切观察其发展,根据发展情况决定是否手术,如急性单纯性阑尾炎;胃十二指肠溃疡病急性穿孔发生在空腹情况下或腹膜炎局限;单纯性肠梗阻;急性胆囊炎无高热、黄疸。暂时采用非手术治疗的患者,除给予各种积极的治疗外,密切观察病情是非常重要的。

3. 不需要手术 如水肿型急性胰腺炎等。

第二节 急性腹膜炎

一、解剖生理概要

腹膜是体内面积最大的浆膜,它由间皮细胞和疏松结缔组织组成。腹膜可分为壁腹膜和脏腹膜,前者覆盖于腹壁内壁,后者覆盖于腹腔内脏器表面,但两者实际上是连续的。

腹膜腔是壁腹膜和脏腹膜之间潜在的连续的间隙,男性是密闭的,女性的腹膜腔通过输卵管、子宫、阴道与体外相通。正常情况下,腹腔内有 50 ~ 100ml 黄色澄清液体,起润滑作用。腹膜腔以横结肠及其系膜为界,分为结肠系膜上区和结肠系膜下区两个部分;以胃及其网膜为界,分为大、小腹膜腔两部分。其中,小腹膜腔指胃后壁与覆盖胰腺的后腹膜之间的腹膜间隙;大、小腹膜腔通过网膜孔相连通。

腹膜的神经支配有一定的差异,脏腹膜受交感神经和迷走神经支配,对牵拉、挤压等刺激敏感;壁腹膜受肋间神经和腰神经的分支支配,对炎症刺激和切割等刺激敏感,痛觉定位较明确。

腹膜具有一定的防御功能,可以清除进入腹膜腔的少量细菌;大网膜还可迁移至病灶周围形成粘连包裹,以使炎症局限,防止弥漫性腹膜炎的发生;腹膜还具有强大的吸收能力,以膈面的腹膜吸收能力最强,盆腔腹膜吸收能力最弱;临床上根据不同部位腹膜吸收能力差异的特点,对急性腹膜炎患者,采取半卧位,使感染流向盆腔腹膜,以减少腹膜对炎性物质的吸收,从而减轻全身炎症反应。腹膜还具有一定的分泌能力,正常情况下可分泌少量液体起到润滑作用,减少腹内脏器活动时的摩擦损伤;病理状态下,腹膜可以漏出大量液体,形成腹水。腹膜还具有一定的修复作用,在炎症刺激下产生渗出,渗出液中的纤维蛋白原可转变成纤维素形成粘连,这是造成粘连性肠梗阻

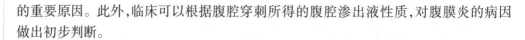

的重要原因。此外,临床可以根据腹腔穿刺所得的腹腔渗出液性质,对腹膜炎的病因做出初步判断。

二、临床分类

(一)按炎症范围分类

1. 局限性腹膜炎　病变局限于腹腔某一象限。
2. 弥漫性腹膜炎　病变累及腹腔 2 个及以上象限。

(二)按发病机制分类

1. 原发性腹膜炎　腹腔内无明显的病变,病原体由腹腔外病灶经血行、淋巴或肠壁、女性生殖道扩散所引起的腹膜炎。主要表现为弥漫性腹膜炎。

2. 继发性腹膜炎　是临床最常见的类型。由腹腔内脏器炎症、损伤破裂、穿孔或术后并发症等引起的化学性或细菌性腹膜炎,可以是局限性腹膜炎,也可以是弥漫性腹膜炎。在临床上最为多见的是急性继发性细菌性腹膜炎。

3. 第三类腹膜炎　因机体免疫功能低下或损害而不能限制感染所引起的腹膜炎。此类多见于危重病人,死亡率很高。

此外,根据致病因素还可分为细菌性腹膜炎、病毒性腹膜炎、真菌性腹膜炎、原虫性腹膜炎与化学性腹膜炎。虽然分类方法较多,但各类型之间多有交叉,也可相互转化。如局限性腹膜炎突破包裹腹膜可发展为弥漫性腹膜炎;胃或十二指肠等空腔脏器穿孔时,消化液可引起化学性腹膜炎,但数小时后,因消化液中细菌繁殖,可转变为化脓性腹膜炎。

三、病因

(一)原发性腹膜炎

致病菌多为溶血性链球菌、肺炎双球菌或大肠杆菌。致病菌的感染途径主要有:①血行播散,常见于呼吸道或泌尿系统的感染灶;多见于儿童。②直接扩散,常见于泌尿系感染,致病菌透过腹膜而直接扩散至腹膜腔;另外,肝硬化并发腹水、肾病、营养不良等机体抵抗力低下时,肠道内细菌可透过肠壁进入腹膜腔,引起腹膜炎。③上行性感染,主要见于女性患者,因女性腹膜腔通过输卵管与外界相通,当有生殖道感染时,致病菌可经输卵管上行进入腹膜腔。

(二)继发性腹膜炎

继发性腹膜炎是最常见的腹膜炎。其病原菌多以肠道细菌为主,常见的是以大肠杆菌为主的混合感染。其病因可有如下:①腹腔内脏器穿孔、损伤破裂,最常见的是急性阑尾炎穿孔和胃、十二指肠溃疡穿孔;少数因胆囊管完全梗阻所致的坏疽性胆囊炎并发穿孔,伤寒、克罗恩病、麦克尔憩室炎等肠道炎症病变穿孔及肝脓肿等腹腔脓肿破裂;外伤造成的腹腔内脏器的破裂,如肠管、膀胱、胰腺破裂等。②腹内脏器炎症的扩散,急性阑尾炎、急性胰腺炎、急性胆道感染、急性盆腔炎等腹腔内脏器感染性疾病,由于含有细菌的渗出液进入腹腔引起腹膜炎;绞窄性肠梗阻因血运障碍引起肠坏死,细菌通过肠壁进入腹腔可导致腹膜炎;腹壁的严重感染亦可继发腹膜炎。③手术后并发症,腹部手术中的腹腔污染,胃肠道、胆管手术后并发吻合口瘘等。

四、病理生理

壁腹膜受肋间神经和腰神经的分支支配,对炎症刺激敏感。胃肠消化液和细菌进入腹腔后,立即引起腹膜的炎症反应,表现为腹膜充血、水肿及大量浆液性渗出,渗出液中含有中性粒细胞、巨噬细胞、免疫球蛋白、纤维蛋白原等,巨噬细胞和中性粒细胞对细菌有消灭作用,纤维蛋白沉积在病灶周围可防止感染扩散并修复组织。随着大量中性粒细胞的变性坏死、细菌和凝固的纤维蛋白的存在,渗出液逐渐变成混浊的脓性液。以大肠杆菌为主的脓液呈黄绿色,稠厚,合并厌氧菌感染者有粪臭味。

急性腹膜炎形成后,根据患者的机体抵抗力和感染的严重程度,以及治疗及时与否,可产生不同的结局。如患者抵抗力强、感染较轻,大网膜及附近的脏器将移至病变附近并将其包裹局限,形成局限性腹膜炎。此后炎性渗出可逐渐被吸收,炎症消散;若炎性渗出未被完全吸收而聚积于膈下、肠袢间、髂窝、盆腔等处,则可形成局限性脓肿。如患者抵抗力弱、感染较重,则感染不能及时局限,可迅速扩散而形成弥漫性腹膜炎。受炎症刺激,腹膜及肠壁充血、水肿、渗出液增加,肠管扩张、充气,形成麻痹性肠梗阻。肠腔内积液、腹膜腔内大量渗出、腹膜和肠壁水肿,导致大量液体丢失,可引起水、电解质和酸碱平衡的紊乱;此外,大量毒素的吸收可致机体发生中毒性休克。

腹腔感染控制后,由于腹膜自我修复作用,腹膜腔内渗出液中的纤维蛋白原可转变成纤维素形成粘连,一般不会造成不良后果;部分患者可因粘连较重而发生机械性肠梗阻。

五、临床表现

因病因不同,腹膜炎可突然发生或逐步出现,其表现可为腹部局部一个象限的症状或多个象限的症状。但无论是何种类型的腹膜炎,都具有一定的共同表现。

（一）症状及体征

1. 症状

（1）腹痛:为最常见、最主要的症状。由于壁腹膜受肋间神经和腰神经的分支支配,对炎症和切割等刺激尤为敏感,继发性腹膜炎时腹痛呈持续性。另外,急性腹膜炎疼痛多自原发病变部位开始,进而累及全腹或局限于一定范围,疼痛最明显的区域常为原发病灶所在部位。

（2）恶心、呕吐:初期呕吐是反射性的,多由腹膜受刺激引起,呕出物为胃内容物;后期如并发麻痹性肠梗阻,则呕出黄绿色的胆汁,甚至棕褐色粪样内容物。

2. 体征

（1）生命体征:腹腔脏器穿孔所致者,早期时体温正常,随病情进展,体温将逐渐升高。炎症刺激所致的局限性腹膜炎,体温一般已升高,如炎症后期脏器穿孔而发展为弥漫性腹膜炎时,体温将进一步升高。正常情况下,脉搏随体温升高而加快,如脉搏增快而体温反下降者,多为病情恶化的征象。发病后患者多为胸式呼吸,呼吸浅快,此为腹膜炎症后腹壁肌肉强直所致。

（2）视诊:多喜蜷卧或平卧屈膝位;患者多呈急性病容,表情痛苦。弥漫性腹膜炎后期,可出现感染性休克表现,如眼窝凹陷、口唇干燥、少尿、血压下降等。早期腹部外形无明显变化,腹式呼吸减弱或消失。

(3)触诊:腹部压痛、反跳痛及腹肌紧张是腹膜炎最典型的体征,称腹膜刺激征,可局限于某一象限,也可遍及全腹,但以原发病灶部位最为明显。腹肌紧张的程度可因病因、个体情况及发病时间不同而异;上消化道溃疡穿孔因胃酸、胆汁刺激,引起的化学性腹膜炎会引起强烈的腹肌紧张,呈现"板状腹";幼儿、老人和极度虚弱者,腹肌紧张常不明显。

(4)叩诊:由于胃肠道内胀气,全腹叩诊呈鼓音;胃肠道穿孔,如有大量的气体进入腹腔,肝浊音界可缩小或消失;腹腔内积液及血液较多时,可有移动性浊音;局限性明显叩击痛的存在常提示原发病灶所在部位。

(5)听诊:肠鸣音多减弱,伴有肠麻痹时肠鸣音可消失。

3. 直肠指检　直肠前窝有触痛、饱满或波动感,应考虑盆腔感染或脓肿形成。

(二)辅助检查

1. 实验室检查　白细胞计数及中性粒细胞比例一般均明显增高。若白细胞计数不高,但出现明显的核左移或有中毒颗粒,说明抵抗力低下,病情危重,预后不良。

2. 腹腔穿刺　腹腔穿刺对腹膜炎的确诊及病因诊断均有重要价值。如穿刺液中含有食物残渣、胆汁,提示上消化道穿孔;穿刺液有粪臭味表示低位小肠或结直肠的穿孔或炎症;抽出脓性液说明有化脓性感染病灶;血性渗出液常见于重症胰腺炎、绞窄性肠梗阻、晚期肿瘤等;抽出不凝固血液,提示有腹腔内脏器出血,如肝脾破裂、异位妊娠破裂等。腹水淀粉酶的测定有助于胰腺炎的诊断;腹腔穿刺液的涂片、细菌培养及药物敏感试验可确定病原菌,为选择抗菌药物提供依据。

3. 影像学检查　腹部立卧位 X 线检查可见小肠、大肠广泛胀气,甚至出现多个小液平面等肠麻痹征象;如有膈下游离气体,常提示有胃肠道穿孔。B 超可以探测出腹腔内有无积液或脓肿形成。腹部 CT 检查对于腹内实质性脏器病变的诊断具有重要意义,可了解病灶位置、大小、有无腹腔内脓肿形成等。

 知识拓展

腹腔间隔室综合征

任何原因引起的腹内压增高所导致的心血管、肺、肾、胃肠以及颅脑等多器官系统的功能障碍称为腹腔间隔室综合征。

由于腹内压增高,直接压迫下腔静脉,使回心血量减少,造成心输出量减少;腹内压增高使膈肌抬高导致胸腔压力增加,肺顺应性降低;心输出量的减少以及腹内压增高直接压迫肾实质和肾静脉,导致肾血流的减少,最后导致肾功能不全;腹压升高,使肠腔压力升高,肠壁血管受压,肠壁缺血,肠蠕动减弱或消失,肠腔内细菌过度繁殖,炎症介质破坏肠黏膜屏障,细菌易位。

因为腹腔间隔室综合征死亡率较高,一旦确诊就应给予确切有效的腹腔减压治疗。

六、诊断

急性腹痛,加上腹部压痛、反跳痛、腹肌紧张等腹膜刺激征的典型表现,即可诊断腹膜炎。但腹部手术后并发腹膜炎,老年人或免疫功能低下的患者发生腹膜炎时,腹部体征常不典型。此外,临床上更重要的是必须尽快明确引起腹膜炎的病因,以判断是否需要采取手术治疗。腹部立卧位 X 线片、B 超、腹部 CT 等影像学检查有助于确定病因。

七、鉴别诊断

急性腹膜炎确诊后,临床上急需鉴别、分析和判断其致病原因,以决定是否需采取急诊手术治疗。因此,在对诸多可能造成急性腹膜炎的疾病进行鉴别时,当首先判断其是外科类疾病还是内科类疾病。

（一）外科疾病

1. 穿孔性阑尾炎　典型的急性阑尾炎,可有"转移性右下腹疼痛"病史;急性腹膜炎时,腹部压痛和肌紧张最显著的部位为右下腹,需考虑阑尾炎穿孔。

2. 胃、十二指肠溃疡穿孔　常有溃疡病病史,突然发作的上腹部刀割样疼痛,并快速蔓延至全腹。压痛区和疼痛最显著的部位在上腹部,其腹肌紧张呈"板状腹",反跳痛明显。腹部 X 线检查常可见膈下游离气体,以右侧为多。

3. 急性胆囊炎　腹痛以右上腹为主,可向右肩部放射,可伴有寒战、呕吐及轻度黄疸。腹膜刺激征可累及全腹,但以右上腹为最明显,胆囊肿大时可触及胆囊,莫菲征阳性。胆囊有穿孔或坏疽性胆囊炎者,需行急诊手术治疗。肝胆 B 超可有助于确诊。

4. 急性坏死性胰腺炎　该病起病急骤,疼痛多位于左上腹,有时可放射至后背部,可伴有呕吐。发病初期血淀粉酶常明显升高,上腹部 CT 检查等可以确诊。

5. 异位妊娠破裂　腹膜刺激征以下腹部为主,多有明显停经史,下腹剧烈疼痛,阴道流血,甚至出现低血容量性休克。尿 HCG 检查呈阳性,腹部或阴道后穹隆穿刺可抽出不凝固的血液。

6. 机械性肠梗阻　呈间断性或阵发性绞痛,可见肠蠕动波,腹部听诊可闻及肠鸣音亢进、气过水音或金属音。当肠梗阻发生绞窄或坏死时,肠鸣音可减弱或消失。腹部立卧位 X 线片有助于诊断。

（二）内科疾病

急性胃肠炎、痢疾、急性肾盂肾炎、糖尿病酮症酸中毒等常有急性腹痛伴恶心、呕吐等症状,查体可有腹部压痛,但无反跳痛,不难做出鉴别。肺炎、胸膜炎、心包炎、心绞痛等都可引起反射性腹痛,甚至伴有上腹部腹肌紧张,通过询问疼痛的情况,胸部体格检查,且又无明确腹部反跳痛等体征,再借助心电图及胸部 X 线检查一般也可做出鉴别。

八、治疗

急性腹膜炎的治疗取决于引起腹膜炎的原因与性质,要结合患者的具体情况选择治疗方法。其目的是要消除引起腹膜炎的病因,控制腹腔感染,使腹腔内的脓性渗出物引出或尽快局限吸收,以及提高机体的抗病能力。

（一）非手术治疗

1. 适应证

（1）原发性腹膜炎。

（2）急性盆腔炎及多数盆腔器官感染所致的腹膜炎。

（3）急性局限性腹膜炎或已形成局限性腹腔脓肿者。

（4）某些腹腔脏器穿孔引起的腹膜炎（如早期单纯的消化道溃疡病穿孔、部分胰腺炎等），病因明确，病变局限，腹胀不明显，腹腔内积液少，一般情况好，全身中毒症状轻，无休克表现者。

2. 治疗措施

（1）体位：患者无休克时，宜取半卧位，使腹内渗出液下流到盆腔，利于引流，减少腹膜对毒素吸收，并可减轻因腹胀压迫而引起的呼吸和循环障碍。

（2）禁食、胃肠减压：对于消化道穿孔患者，留置胃肠减压管，可减少胃肠内容物向腹腔内溢出，减轻胃肠积气，有利于炎症的局限和吸收，促进穿孔的闭合及胃肠道功能的恢复。

（3）静脉输液：由于禁食、腹腔大量渗液及胃肠减压抽出大量消化道液体，大多患者伴有脱水、电解质紊乱等，应及时补充足够的液体及电解质，纠正水、电解质和酸碱平衡的失调；严重感染、失血等病情危重的患者，应补充血容量，纠正贫血和低蛋白血症；补充热量和营养，以提高机体抗病能力，防止休克。

（4）抗生素的应用：根据原发病灶的情况和感染的轻重，选用适当的抗生素。感染较重者，可选用抗菌谱更广、作用更强的药物。

（二）手术疗法

1. 适应证

（1）腹腔内脏器穿孔，腹膜刺激征明显，有明确的腹腔感染病灶者，如坏疽性穿孔性阑尾炎、急性胆囊炎穿孔、消化道溃疡穿孔、重症胰腺炎、外伤性内脏破裂等。

（2）感染情况严重，且腹膜刺激征明显或腹腔穿刺有阳性所见者，虽弥漫性腹膜炎病因不明确，仍需急诊剖腹探查。

（3）弥漫性腹膜炎经非手术治疗，病情未见好转或加重者。

（4）行胃肠道吻合手术或胆道手术后 1 周内，腹痛突然加重，出现急性腹膜炎体征，怀疑吻合口漏者。

2. 治疗方案

（1）处理原发病灶：处理原发病灶是治疗急性腹膜炎的最重要措施。具体方式需根据情况而定，如急性阑尾炎穿孔可行阑尾切除，不宜切除时可行引流；胆囊坏疽或穿孔者也应切除，不能切除者可行胆囊造瘘术；肠梗阻发生绞窄或穿孔时，应切除坏死肠袢；胃十二指肠溃疡穿孔则应根据病情施行胃大部分切除或单纯穿孔修补术等。

（2）清理腹腔：术中所见的腹腔内的脓液、渗液、食物残渣、粪便、异物等应该清除，并以生理盐水冲洗腹腔，冲洗液的用量应视腹腔污染情况而定。腹腔污染重的弥漫性腹膜炎，应用大量温生理盐水冲洗腹腔。对已局限或已包裹的腹膜炎，可用纱布擦拭，不宜冲洗，以防炎症扩散。

（3）腹腔引流：弥漫性腹膜炎术后腹腔内引流的放置非常重要，特别是以下几种情况更应放置引流，如原发病灶不能切除者；空腔脏器的病灶切除后，对肠壁缝合处愈合有顾虑者；病灶部分有坏死组织的存在，如坏疽性病变等的切除；病灶切除后，创面有渗血者；腹膜后组织有感染者；手术累及胰腺者等。引流的位置以病灶附近为主，其次考虑盆腔或膈下等位置，但宜远离吻合口及大血管。引流的时间应根据腹膜炎的轻重及原发病灶的性质而异。

（4）术后处理：总的原则是，纠正低血容量及水、电解质紊乱，维持内环境稳定；控制感染；营养支持治疗；预防和解除麻痹性肠梗阻，促进胃肠功能恢复；预防和处理其他各种并发症等。

第三节　急性阑尾炎

一、解剖生理概要

阑尾是一位于盲肠后内侧壁的蚓状细管，距回肠末端下方约2cm左右，阑尾的长度变异很大，从2cm～20cm不等；通常以儿童的较长，成年后逐渐萎缩变短，长度大约在5cm～10cm，直径约0.5cm～0.7cm。阑尾管腔较小，直径约0.1cm～0.3cm，开口于回盲瓣下端约2cm稍偏右。

阑尾可以视作盲肠末端的延续，其纵行肌是由升结肠和盲肠上的3条结肠带汇聚融合而成。前结肠带通常最明显，故外科手术中可通过追踪前结肠带来寻找阑尾根部。

当盲肠位于右下腹时，阑尾的位置尚具有较大的变异性，通常有盲肠后位、盲肠前位（结肠旁位）、盲肠下位、盆位（垂向小骨盆边缘，在女性靠近右侧输卵管和卵巢）、骶岬前位、回肠前位、回肠后位等（图16-1）。

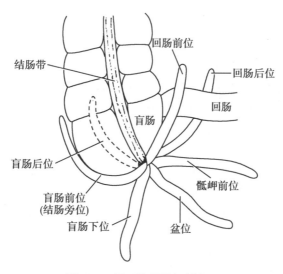

图16-1　阑尾位置的解剖变异

阑尾动脉来源于回结肠动脉的一个分支，起源于回肠末端的后面，于阑尾根部附近进入阑尾系膜。动脉末端位于阑尾壁内，阑尾炎时，该动脉可发生栓塞，引起阑尾远端坏疽。阑尾的血液回流通过阑尾静脉进入盲肠后静脉或者回结肠静脉，汇入肠系膜上静脉。阑尾的淋巴管有很多，淋巴回流可以抵达升结肠，中止于回结肠淋巴链的上下淋巴结。阑尾及其脏腹膜的神经来自肠系膜上神经丛，与脊髓的第10胸节相连接。

笔记

阑尾具有吸收水、电解质的功能,还具有一定的免疫功能,其丰富的淋巴组织可产生淋巴细胞和抗体,对预防感染有一定作用。

二、病因

(一)阑尾管腔梗阻

目前已确定阑尾腔梗阻是急性阑尾炎最常见的病因。阑尾腔开口端阻塞后,阑尾黏膜分泌的液体积聚,导致阑尾腔内压力增加,引起黏膜缺血,黏膜的屏障功能丧失,腔内细菌过度繁殖并移位,引起阑尾炎症、水肿,甚至坏死。阑尾管腔梗阻的最常见原因有:粪石阻塞、阑尾炎反复发作致瘢痕形成管腔狭窄、阑尾扭曲、寄生虫或虫卵阻塞、黏膜下淋巴组织增大压迫等。

(二)细菌感染

细菌侵入阑尾壁可以是细菌直接入侵、血源性感染或邻近感染累及。在术中未发现有阑尾管腔梗阻时,需考虑此类因素。

(三)其他

如饮食习惯、胃肠道功能障碍等。低纤维素饮食者结肠排空减慢、便秘容易导致阑尾腔梗阻。胃肠道功能障碍易引起内脏神经反射,导致阑尾肌肉和血管痉挛,以致阑尾管腔狭窄,进而引起血运障碍、感染而发病。

三、临床病理分型

急性阑尾炎在不同的发展阶段可出现不同的病理变化,其主要病理变化可呈现出以下四种临床类型:

(一)急性单纯性阑尾炎

阑尾壁毛细血管及静脉回流受阻,动脉血流尚未受明显影响。炎症局限于阑尾黏膜及黏膜下层,逐渐扩展至肌层、浆膜层。阑尾轻度水肿,浆膜充血,质地稍变硬,常有少量纤维素性渗出物。阑尾壁可见中性粒细胞浸润,黏膜面可能出现小的出血点和溃疡。

(二)急性化脓性阑尾炎

亦称蜂窝织炎性阑尾炎。阑尾远端血运严重受阻。炎症发展到阑尾壁全层,阑尾明显肿胀,浆膜面重度充血,附着脓性渗出物,并与周围组织或大网膜粘连,邻近腹腔内有脓性渗出液。此时阑尾壁各层均有大量中性粒细胞浸润,壁内有小脓肿形成,黏膜坏死脱落或溃疡,腔内充满脓液。

(三)急性坏疽性或穿孔性阑尾炎

阑尾管腔严重梗阻,阑尾远端血运完全阻断。阑尾壁出现全层坏死,变薄而失去组织弹性,坏死部分呈暗紫色或黑色,黏膜几乎全部糜烂脱落,可局限在一部分或累及整个阑尾。阑尾腔内有血性脓液,呈黑褐色而带有明显臭味,阑尾周围有脓性渗出,并为大网膜所包裹。此时的阑尾极易破溃穿孔,穿孔后可引起局限性腹膜炎或门静脉炎,严重者可引起感染性休克等。

(四)阑尾周围脓肿

阑尾周围脓肿是急性阑尾炎的并发症,阑尾炎化脓或坏疽时,大网膜下移将阑尾包裹,形成粘连,便形成阑尾周围脓肿,其中有网膜和小肠,表现为一个炎性团块而不一定含有大量脓液。脓肿在非手术治疗下可被吸收,但感染亦可能扩大,发展为急性弥漫性腹膜炎。

以上各型阑尾炎,如能得到及时治疗,阑尾炎能在不同阶段上得到控制,趋向好转或痊愈。

四、急性阑尾炎的转归

(一)炎症消退

一部分单纯性阑尾炎经及时非手术治疗后炎症可以消退,但在阑尾壁内常遗留瘢痕组织,使管腔变窄,大部分将转为慢性阑尾炎,易再次复发。

(二)炎症局限

一部分化脓性阑尾炎和坏疽性阑尾炎可发生穿孔,如穿孔前阑尾已被大网膜包裹粘连,炎症可局限,将引起局限性腹膜炎或形成阑尾周围脓肿。

(三)炎症扩散

阑尾炎症状重,进展快,未予及时手术治疗,阑尾又未能被大网膜包裹局限,穿孔后炎症扩散,可发展为弥漫性腹膜炎。细菌可经血液循环侵入门静脉系统甚至全身,引起化脓性门静脉炎或肝脓肿,甚者可导致感染性休克等。

五、临床表现

(一)症状及体征

1. 症状

(1)腹痛:腹痛是急性阑尾炎最常见,也是最早出现的症状。典型的腹痛发作一般始于上腹或脐周,疼痛位置不固定,呈阵发性。数小时或十几小时后疼痛转移至右下腹,呈持续性疼痛,70%～80%的患者具有这种典型的转移性右下腹疼痛的特点,部分病例发病初始即出现右下腹痛。不同类型的阑尾炎其腹痛也有差异,如单纯性阑尾炎表现为轻度隐痛;化脓性阑尾炎呈阵发性胀痛和剧痛;坏疽性阑尾炎呈持续性剧烈腹痛;阑尾穿孔后因阑尾腔压力骤减,腹痛可暂时减轻,但出现腹膜炎后,腹痛又会持续加剧。另外,不同位置的阑尾炎,转移性疼痛的部位也各异,如盲肠后位阑尾疼痛转移至右腰部,盆位阑尾疼痛在耻骨上区。盲肠异位患者,急性阑尾炎的疼痛部位亦随之变化,临床上需仔细判断。

(2)胃肠道症状:恶心、呕吐、腹泻、便秘等胃肠道症状在急性阑尾炎患者中较为常见,其中,恶心、呕吐症状的发生率仅次于腹痛,可能是由于反射性的胃痉挛所致,见于该病早期,临床上有许多急性阑尾炎患者常因为胃肠道症状突出而被误诊为急性胃肠炎。腹痛还可引起反射性肠抑制而导致便秘,疾病后期,腹膜炎会加剧肠麻痹而便秘更甚。

2. 体征

(1)生命体征:多数患者有发热,但一般不超过38.5℃;化脓性阑尾炎、坏疽性阑尾炎合并穿孔后,可伴有寒战、高热,体温可达38.5℃以上。可有呼吸急促、心率增快,血压一般无明显变化。

(2)视诊:急性面容,表情痛苦,烦躁不安。急性阑尾炎伴局限性或弥漫性腹膜炎初期时,常表现为强迫仰卧位或弯腰站立位,并以双手轻按在腹部疼痛位置,如右下腹,借以减轻腹部肌肉的紧张程度。

（3）听诊:肠鸣音减弱或消失等,这是腹膜炎引起的反射性肠抑制表现出的防卫性反应,提示阑尾炎症状加重,可能伴有化脓、坏疽或穿孔等病理改变。

（4）触诊:①右下腹压痛:右下腹(麦氏点)压痛是急性阑尾炎最典型的体征。麦氏点(McBurney point)位于脐与右侧髂前上棘连线的中外 1/3 交界处。当炎症加重,压痛的范围也随之扩大。当阑尾穿孔时,压痛的范围可波及全腹,但此时,仍以阑尾所在位置的压痛最明显。②反跳痛与腹肌紧张:在上述压痛点位置伴有反跳痛、腹肌紧张,为腹膜刺激征阳性表现,提示有局限性腹膜炎。若阑尾穿孔后引起弥漫性腹膜炎,可出现全腹肌肉紧张及板状腹。③右下腹包块:慢性阑尾炎急性发作患者,右下腹偶可触及一压痛性包块,位置固定、边界不清,应考虑阑尾周围脓肿。

（二）辅助诊断的其他体征

1. 结肠充气试验　患者仰卧位,用一手按压左下腹降结肠,再用另一手挤压近侧结肠,使结肠内气体传至盲肠和阑尾,引起右下腹疼痛者为阳性。如结肠内有粪块阻塞,或者阑尾根部已经穿孔时,结肠充气试验可为阴性。

2. 腰大肌试验　患者左侧卧位,使右大腿过度后伸,引起右腰部疼痛者为阳性。提示阑尾为盲肠后位,阑尾炎症刺激腰大肌而引起疼痛。

3. 闭孔内肌试验　患者仰卧位,使右髋和右膝均屈曲 90°,然后被动向内旋转,引起右下腹疼痛者为阳性。提示阑尾为盆位,炎症刺激闭孔内肌而引起疼痛。

4. 直肠指检　指检直肠右前壁有触痛,提示阑尾为盆位。如为坏疽性阑尾炎穿孔时,指检直肠周围可有饱满感,提示有局部积脓;女性患者,若推动子宫时有压痛,提示合并有盆底部的腹膜炎。

（三）辅助检查

1. 实验室检查　大多数急性阑尾炎患者的白细胞计数和中性粒细胞比例增高。白细胞计数可升高到 $(10\sim20)\times10^9/L$,且白细胞数增多常伴有核左移。如升高的白细胞突然下降,可能是脓毒血症表现,提示病情恶化。老年患者或免疫力低下者,白细胞亦不一定增多。尿常规检查一般无阳性发现,如尿中出现少数红细胞,说明炎症侵及输尿管或膀胱。

2. 影像学检查

（1）腹部 X 线检查:腹部 X 线检查并不能直接诊断急性阑尾炎,但有助于排除空腔脏器穿孔、肠梗阻等急腹症类疾病。

（2）B 超检查:急性阑尾炎时,阑尾充血水肿,B 超显示呈低回声管状,其切面呈同心圆样的靶样显影,是其典型特征,可以做出诊断。另外,对于女性患者,B 超还可以查看子宫及附件的情况,以排除妇科疾病引起的急腹症。

（3）CT 和 MRI 检查:单纯性急性阑尾炎时,其诊断价值并不高。当急性阑尾炎并发周围炎性肿块或脓肿时,CT 或 MRI 具有较高的敏感性,但特异性不强。

（4）腹腔镜检查:腹腔镜具有直观、创伤小、诊断率高等独特优势,并可同时进行手术治疗。

六、诊断

主要依靠病史、临床症状、体征和实验室检查进行诊断。其中,病史对诊断本病的参考价值很大。临床具备典型的转移性右下腹痛、阑尾部位压痛和血白细胞升高特征,这三项对大多数急性阑尾炎患者而言是确立诊断的重要依据。对于症状和体征不明显的患者,可利用影像学检查进行鉴别诊断。

七、鉴别诊断

（一）外科疾病

1. 急性胆囊炎 当胆囊肿大达右下腹,尤其是较瘦的患者,其疼痛易与急性阑尾炎相混淆。但急性胆囊炎时,Murphy 征阳性,且肝胆系 B 型超声检查可以明确诊断,因此鉴别不难。

2. 胃十二指肠溃疡急性穿孔 腹痛多起自右中上腹,起病突然。穿孔早期,消化液如流至右下腹时,临床表现与急性阑尾炎类似。但溃疡穿孔的腹痛一般蔓延迅速,常累及全腹,引起急性弥漫性腹膜炎。在急性阑尾炎穿孔发生腹膜炎时,也易误诊为溃疡病穿孔。腹部立位 X 线检查如有膈下游离气体,可有助于诊断。

3. Meckel 憩室炎 Meckel 憩室又称回肠憩室,其胚胎发育来源于中肠,故其炎症发作时与早期急性阑尾炎一样,疼痛可牵涉到脐周区,其中多为右下腹痛,但无转移性腹痛特征,多数病例是在剖腹探查后才发现是 Meckel 憩室炎而非急性阑尾炎。在临床上,如术中未见阑尾有明显炎症,应充分探查末端回肠,以排除 Meckel 憩室。

4. 右侧输尿管结石 多呈突然发生的右下腹阵发性剧烈绞痛,疼痛向会阴部放射;沿右侧输尿管径路可有轻度深压痛,右下腹压痛多不明显,可有右肾叩击痛。尿常规检查可见大量红细胞;B 超检查或 X 线摄片在输尿管走行部位可呈现结石阴影,可以确诊。

（二）内科疾病

急腹症的判断中,首先要排除内科相关性疾病,以免手术探查给患者带来不必要的创伤。

1. 急性胃肠炎 可有腹痛、呕吐、腹泻等症状,伴或者不伴发热、白细胞升高等。常有不洁饮食史,且无转移性右下腹疼痛及反跳痛,结合病史较易鉴别。

2. 急性肠系膜淋巴结炎 常在上呼吸道感染后发作。高热先于腹痛出现,呕吐少见,无转移性腹痛,无反跳痛及腹肌紧张。一般可以鉴别。

3. 肺炎或胸膜炎 右侧下叶肺炎或胸膜炎也可有右腹牵涉性疼痛,甚至腹肌紧张。但肺炎一般有咳嗽、呼吸急促等症状,除腹痛以外,常伴有胸部不适。患者早期即有体温升高,呕吐少见。肺脏听诊可有啰音、胸膜摩擦音或呼吸音减弱等。

（三）妇科疾病

1. 右侧异位妊娠破裂 年轻女性的下腹部疼痛,要首先排除该疾病。异位妊娠破裂时可有明显的腹膜刺激症状,出血量多时,患者可出现低血容量休克表现。患者多数有月经不规则史,腹痛前可有阴道不规则的流血史,尿液 HCG 检查多呈阳性。

2. 右侧卵巢囊肿蒂扭转 突发性右下腹疼痛,如发生绞窄或坏死时,可伴腹膜刺激征。右下腹一般可触及囊肿包块,B 超检查可以确诊。

病案举例

> 　　患者,男,25 岁,公司职员。因转移性右下腹疼痛 4 小时就诊。4 小时前无明显诱因出现上腹部疼痛,伴恶心,未呕吐,无腹泻。无畏寒、发热。2 小时后转至脐周疼痛,最后疼痛固定于右下腹,呈持续性疼痛。查体:体温 38.4℃,腹部平坦,右下腹麦氏点有压痛、反跳痛、肌紧张,肠鸣音稍弱,结肠充气试验阳性,闭孔内肌试验阳性。实验室检查:血常规:白细胞计数 $14.0×10^9$/L,中性粒细胞百分比 76%。腹部立位 X 线片可见右下腹轻度胀气,未见膈下游离气体。诊断:急性阑尾炎(提示阑尾为盆位)。

八、治疗

原则上一经确诊,应尽早手术治疗。早期手术既安全、简单,又可减少近期或远期并发症的发生。如发展到阑尾化脓、坏疽或穿孔时,手术操作困难且术后并发症显著增加。而且即使非手术治疗使急性炎症消退,日后约有 3/4 的患者还会复发。非手术治疗仅限于不同意手术的单纯性阑尾炎者,或发病已超过 72 小时,已形成炎性肿块等有手术禁忌证者。

阑尾切除术可通过传统的开腹或腹腔镜完成。腹腔镜具有创伤小、可同时探查其他脏器、并发症少恢复快等优点;但对医生的技术要求也较高,限制其推广。

九、特殊类型阑尾炎

(一)小儿急性阑尾炎

临床表现不典型,但腹痛、发热仍是最常见的症状。患儿病情多进展快,另外因其无法正确诉说病史及配合体格检查,诊断相对较困难。年龄稍长的儿童急性阑尾炎临床表现与成人类似,诊断也相对较容易。小儿急性阑尾炎一旦诊断明确,需及早手术,以防阑尾穿孔;同时积极纠正水、电解质平衡及酸碱平衡紊乱,减少术后并发症和死亡率。

(二)妊娠期急性阑尾炎

妊娠期急性阑尾炎较常见,其危险性也比一般成人患者高。妊娠期,随着子宫的发育,盲肠和阑尾的位置也随之改变,阑尾受压,发病机会增多。

临床表现方面,妊娠早期患者,其临床表现与一般急性阑尾炎相同;但妊娠中期和后期,阑尾位置常因子宫压迫而改变,腹部疼痛的位置和特点多不典型。

治疗上,妊娠初期(妊娠 1 ~ 3 个月),以手术切除为宜。妊娠中期(妊娠 4 ~ 7 个月),症状较轻者可采用非手术治疗,症状严重者需手术治疗。妊娠晚期(妊娠 8 个月以上),基本都可采用手术疗法。

(三)老年人急性阑尾炎

老年人急性阑尾炎患病率不高,但并发症较多,死亡率较高。老年人血管多已硬化或其他退行性变较明显,一旦阑尾发生炎症,易发生栓塞以至阑尾坏死。老年人防御机能减退,感染时,急性炎症易扩散而不易局限。但因老年患者反应能力低,发病时症状和体征多不明显,易致病情延误,阑尾穿孔的机会较高。治疗的原则是早期诊断,早期手术;术后应预防肺部并发症和血栓性静脉炎的发生。

（四）异位急性阑尾炎

1. 高位急性阑尾炎 因先天性旋转下降不全,盲肠及阑尾均停留于右上腹,此种急性阑尾炎发作时,易误诊为急性胆囊炎。体格检查时,结肠充气试验常为阳性,而墨菲氏征、麦氏征常为阴性。

2. 左侧位急性阑尾炎 先天性内脏转位或者盲肠左旋时,盲肠及阑尾可位于左下腹,腹部压痛、反跳痛及腹肌紧张以左下腹明显;临床检查中发现右位心脏时,应考虑该种类型。

3. 盲肠后腹膜外急性阑尾炎 阑尾位于盲肠之后、腹膜之外,由于后壁腹膜不如前壁腹膜敏感,所以右下腹疼痛症状不明显。体格检查中腰大肌试验及直腿抬高试验常为阳性。

4. 盆位急性阑尾炎 盲肠位置过低且未固定者,阑尾可进入盆腔。临床表现可有典型的上腹部及脐周疼痛,并转移至右下腹;但最终疼痛往往局限于右髂窝部,且局部腹膜刺激征不明显。若阑尾炎症较重,可刺激直肠及膀胱,临床上患者在腹痛的同时,可伴有排尿困难、尿痛及里急后重等。体格检查闭孔内肌试验常为阳性,直肠指检可有明显触痛。

第四节 胃及十二指肠溃疡穿孔

胃及十二指肠溃疡穿孔为胃及十二指肠消化性溃疡常见且最严重的并发症之一。如溃疡穿透浆膜层而达游离腹腔,导致消化道内容物进入腹腔,为急性穿孔;如溃疡穿透胃肠壁并与其邻近的器官、组织形成粘连,则形成穿透性溃疡或溃疡慢性穿孔;穿孔较小而炎症局限者,为亚急性穿孔。

一、解剖生理概要

（一）胃的解剖

1. 胃的大体形态 胃是消化管中最膨大的部分,位于上腹部,自左上方向右斜行,成年时其容积平均可达1500ml。胃与食管相连接部分称贲门,胃与十二指肠相连接的部分称幽门。胃的表面被在大网膜和小网膜附着处的腹膜平面分为前后两个面,上缘的凹陷称胃小弯,下缘的凸起称胃大弯。胃小弯近幽门处的弯曲称角切迹（亦称幽门窦切迹）。

临床上常将胃分成三个部分,即:胃底部、胃体部和胃窦部（幽门窦）。胃底为胃的最上部分,呈穹窿状,位于贲门左侧而高于贲门水平;胃体从胃底延伸到角切迹;胃窦位于角切迹与幽门之间。

2. 胃壁的组织学结构 胃壁由内向外可分为四层:

（1）黏膜层:是胃壁的最内层,胃空虚时呈皱襞状,大多纵行。胃黏膜有丰富的胃腺体,可分为贲门腺、主胃腺和幽门腺三类。主胃腺位于胃底和胃体,至少含有五种不同功能的分泌细胞,其中主细胞合成和分泌胃蛋白酶和肾素;壁细胞分泌盐酸和内因子;颈黏液细胞分泌碱性黏液,有保护黏膜对抗胃酸腐蚀的作用;干细胞可产生其他类腺细胞,数量较少;神经内分泌细胞可合成多种生物胺和多肽,如胃泌素等。

（2）黏膜下层:是一层疏松结缔组织,并含有胶原纤维束和弹性纤维,内有丰富的血管和淋巴网。

（3）肌层:较厚,位于浆膜下,由内向外有三层肌纤维,走向分别为内层斜行、中层环行、外层纵行。

（4）浆膜层:为脏腹膜的延续,覆盖了胃的大多数表面,有润滑保护作用。

3. 胃的血液供应　胃的主要的动脉供应支包括来源于腹腔干的胃左动脉,源于脾动脉的胃短动脉和胃网膜左动脉,源自肝总动脉的胃右动脉和胃十二指肠动脉,而胃十二指肠动脉又发出胃网膜右动脉。其中,胃左动脉和胃右动脉的分支构成了胃小弯的动脉弓;胃网膜左动脉和胃网膜右动脉的分支构成了胃大弯的动脉弓。胃短动脉的分支主要分布于贲门口及胃底部。

胃黏膜下和壁内丰富的静脉网形成了和同名动脉相伴行的静脉,这些静脉汇入脾静脉或肠系膜上静脉,最终进入门静脉。

4. 胃的神经支配　胃由交感神经和副交感神经支配。前者作用为收缩血管,并抑制胃肌的运动,减少胃液的分泌;后者来自迷走神经,作用为促进胃肌的运动,增加胃黏膜的分泌;两者共同调节胃的正常功能。

（二）胃的生理功能

胃具有分泌和运动两大主要功能。

1. 胃的分泌功能　正常成人每日可分泌 1500～2500ml 的胃液,胃液主要由壁细胞、主细胞、颈黏液细胞的分泌物及唾液、十二指肠反流液组成。其中,壁细胞分泌盐酸,呈酸性;主细胞和颈黏液细胞分泌胃蛋白酶和黏液等,呈碱性。

2. 胃的运动功能　胃的蠕动具有一定的节律性,胃的电起搏点位于胃底近大弯侧的肌层,当该点发出脉冲信号后(通常约 3 次/分),该信号沿胃的纵肌层传播,导致一次蠕动波从胃体部传向幽门,但不是每次的脉冲都引起胃的蠕动。

（三）十二指肠的解剖

1. 十二指肠的大体形态　十二指肠是小肠中最短、管腔最粗并且最固定的部分,位于幽门和空肠之间,呈“C”字形,成人长 20～25cm。根据十二指肠各段方向的不同,可将其分为四个部分:

（1）第一部分(上部),长约 5cm,大部分被腹膜覆盖,是十二指肠中活动度最大的部分,称球部,为十二指肠溃疡的好发部位。

（2）第二部分(降部),长 8～10cm,与第一部分呈锐角下行,固定于后腹壁,仅前外侧有腹膜遮盖,内侧与胰头紧密相连,胆总管和胰管的总开口位于其中下 1/3 交界处的后内侧,称为十二指肠乳头。

（3）第三部分(水平部),长约 10cm,自降部向左平行,完全固定于后腹膜。

（4）第四部分(升部),长约 2.5cm,先向左前方上升,然后呈锐角向前、向下与空肠相接,形成十二指肠空肠曲。

2. 十二指肠的血液供应　十二指肠的血液供应主要是胰十二指肠上动脉和下动脉,两者彼此吻合。十二指肠的静脉与同名动脉伴行,回流的静脉最终注入门静脉。

（四）十二指肠的生理功能

十二指肠接受胃内食糜及胆汁、胰液等,为食物碱化和消化提供储备。此外,十二指肠黏膜有丰富的外分泌和内分泌功能,其中杯状细胞可分泌黏液,吸收细胞具有一定的吸收能力;内分泌细胞可分泌促胰液素、胆囊收缩素、生长抑素、抑胃肽、胃动素、5-羟色胺等多种激素。

二、病因病理

溃疡病是胃与十二指肠穿孔的主要因素。溃疡病的发病机理,目前仍未完全明了,以损伤性(或称攻击性)因素与防御性因素之间平衡被破坏的学说较为公认。前者包括胃酸-胃蛋白酶的侵袭作用、幽门螺旋杆菌感染;后者主要指胃十二指肠黏膜屏障。一般胃溃疡的发生以胃黏膜、黏液屏障功能受损为主;十二指肠溃疡的发生以损伤性因素为主,包括胃酸-胃蛋白酶的侵袭作用及幽门螺旋杆菌感染。

胃溃疡多位于小弯侧及幽门区与胃底区的连接部,十二指肠溃疡绝大多数发生于球部。胃与十二指肠溃疡形成以后,由于黏液的保护及胃液分泌的反馈性调节等,多数溃疡可愈合,常伴有瘢痕形成、出血等并发症;幽门区或十二指肠球部的溃疡反复发作易造成幽门梗阻。胃与十二指肠溃疡穿孔为溃疡进展的结果,常有诱发因素,如精神紧张、劳累、饮食不当、手术应激或侵袭性操作等。溃疡在活动期逐渐加深,侵蚀胃或十二指肠壁,突破浆膜后可导致穿孔。溃疡穿孔位于后壁可形成穿透性溃疡(亦称溃疡慢性穿孔),感染多局限;穿孔位于前壁则多为急性穿孔,常引起弥漫性腹膜炎。

三、临床表现

(一)症状及体征

1. 症状

(1)腹痛:多为突然发生的剧烈腹痛,疼痛最初开始于上腹部穿孔部位,呈刀割样或烧灼样,一般为持续性,也可为阵发性加剧,腹痛的机制同急性腹膜炎。疼痛范围可局限也可较广泛,如十二指肠后壁溃疡穿孔,容易被其他脏器包裹而局限,腹痛可局限于某一象限;如胃小弯或前壁穿孔,由于胃内容物很快污染整个腹腔,膈肌受刺激,可引起左肩部放射性疼痛。随着时间的推移,患者的腹痛较发病时可略有减轻,至发展为细菌性腹膜炎时,腹痛又渐加剧。

(2)恶心呕吐:多数患者穿孔后可伴有恶心呕吐,早期为喷射性呕吐,不剧烈,呕吐物为胃内容物或伴有血液;后期因弥漫性腹膜炎导致肠麻痹,呕吐可加重,同时伴腹胀、停止排气、排便等。

2. 体征

(1)生命体征:穿孔早期体温可正常或轻度升高,演变为细菌性腹膜炎时,可伴有高热、呼吸急促、脉搏加快,低血容量休克时,可有血压下降。

(2)视诊:患者多为急性面容,面色苍白,汗出,烦躁不安;常为弯腰、屈膝等体位。

(3)触诊:腹部压痛、反跳痛及腹肌紧张,可为局部,也可为全腹。弥漫性腹膜炎时,呈板状腹,全腹压痛明显,但穿孔位置压痛仍较其他位置显著。

(4)叩诊:由于胃肠道气体进入腹腔并存积于膈下,60%～80%的患者叩诊肝浊音界缩小或消失。由于肠腔内胀气,全腹叩诊呈鼓音;如腹膜腔内渗液较多时,可叩出移动性浊音。

（5）听诊：早期可有肠鸣音亢进，至弥漫性腹膜炎时，肠鸣音可消失。因腹膜腔大量渗出，血容量减少，患者心率通常较快。

（二）辅助检查

1. 实验室检查 血常规检查可见白细胞总数及中性粒细胞增多。穿孔伴有低血容量休克时，可有血液浓缩现象。

2. 腹部立位 X 线检查 80% ～90% 的患者立位腹部摄片可见半月形的膈下游离气体，对诊断有重要意义。但约有 20% 的患者可无气腹 X 线表现，故检查时未发现气腹，并不能排除溃疡病穿孔的可能性。

3. 腹部 B 型超声检查 可帮助判断腹腔渗液量多少，有无局限性积液及脓肿形成，作为穿刺引流的定位等。

4. 腹腔穿刺 可疑病例可行腹腔穿刺，阳性者有助于诊断，并可推断腹腔渗液的多少及腹腔污染的轻重，对选择治疗方法也有参考价值；细菌培养及药敏还可为抗感染药物的选择提供依据。

四、诊断与鉴别诊断

（一）诊断

根据典型的症状和病程发展，溃疡病穿孔的诊断一般无困难。有溃疡病史的患者，且近期有溃疡病活动症状，突然发作上腹部持续性剧烈疼痛，并迅速发展至全腹，伴有轻度休克症状，应高度怀疑胃十二指肠穿孔可能。检查时有明显的腹膜刺激征，并有肝浊音界缩小或消失。根据这些特点，诊断一般不难。如 X 线检查发现膈下有游离气体，可以确诊。必要时可行腹腔穿刺检查。

（二）鉴别诊断

1. 急性胰腺炎 本病也可出现上腹部突然剧烈疼痛，伴有呕吐及早期腹膜刺激征，但其发病不如溃疡病穿孔急骤，腹痛开始时有由轻而重的过程，疼痛位于上腹部偏左，常向腰背部放射，早期腹膜刺激征不如溃疡病穿孔明显，无气腹征，血、尿淀粉酶升高，腹腔穿刺液可为血性。

2. 急性阑尾炎穿孔 胃、十二指肠溃疡穿孔时，漏出物可沿升结肠外侧沟流至右下腹，引起右下腹疼痛和压痛，易与急性阑尾炎的"转移性右下腹痛"相混淆。但急性阑尾炎起病不突然，腹痛是逐渐加重的，疼痛性质也不如溃疡病穿孔剧烈，体征以右下腹为甚，无膈下游离气体。

3. 急性胆囊炎伴腹膜炎 体征与溃疡病穿孔相似。但急性胆囊炎一般炎症反应较重，体征主要集中在右上腹，有时可触及肿大的胆囊，墨菲征阳性。X 线腹部透视膈下无游离气体，B 超检查即可做出鉴别。

4. 胃癌穿孔 其急性穿孔引起的腹内病理变化与溃疡穿孔相同，因而症状和体征也相似，术前难以鉴别，有的甚至术中也难以确认溃疡是否已有癌变，或根本就是胃癌穿孔。因两者在预后和处理上有很大区别，所以对老年人，特别是无溃疡病史，而近期内有胃部不适、消化不良或消瘦贫血等症状者，出现溃疡急性穿孔的症状及体征时，应考虑到胃癌穿孔的可能，术中需仔细检查穿孔部位的病变情况，并做活检以确诊。

笔记

病案举例

患者,男,28 岁,近 2 周上腹嘈杂感不适,因上腹突发刀割样疼痛,并迅速转移至右下腹,伴频繁呕吐 4 小时来院,检查:血压 90/60mmHg,心率 100 次/分,面色苍白、肢冷、出汗、脉弦细。全腹压痛、反跳痛和肌紧张,以剑突下和右下腹为显著,肠鸣音消失,肝浊音界明显缩小。急诊查血常规检查示:白细胞计数 11.8×10^9/L,中性粒细胞百分比 85%;腹部 X 线检查观察到膈下游离气体,肠腔轻度扩张,无液平。收入病房后行急诊剖腹探查术,术中见腹腔大量渗出,可见脓苔,十二指肠球部被网膜覆盖,可见一直径约 1cm 穿孔,边缘水肿,行十二指肠球部穿孔修补术。术后诊断:急性弥漫性腹膜炎,十二指肠球部溃疡穿孔。

五、治疗

对本病的治疗目前主要有非手术治疗和手术治疗两类。

(一)非手术治疗

1. 适应证

(1)穿孔早期,诊断尚不能完全明确,且临床症状及体征较轻。

(2)空腹穿孔,无合并出血、梗阻、癌变等溃疡病的严重并发症,腹膜炎较轻且无扩大趋势。

(3)虽然穿孔时间较长,但腹腔感染不严重,或腹腔已形成脓肿,感染局限。

(4)患者全身情况极差,身体情况无法耐受手术治疗。

2. 治疗方法

(1)患者取半卧位,禁食,行胃肠减压。心力衰竭患者体位可适当调整。

(2)持续胃肠减压。

(3)抑制胃酸分泌,予质子泵抑制剂,如奥美拉唑等,静推或静滴。

(4)静脉输液、输血,以维持水、电解质及酸碱平衡。

(5)抗感染治疗,初期可予经验用药,具体可参考急性腹膜炎章节。

3. 非手术治疗的注意事项

(1)保证治疗措施确实有效:如持续有效的胃肠减压,是非手术治疗能否成功的一个关键。胃管在胃内位置要适当,应处于最低位,并要定时检查胃管有无堵塞或扭曲,确保吸引管腔的通畅,以达到满意的引流效果。嘱患者半卧位,以减轻腹膜对细菌及毒素的吸收。

(2)严密观察病情变化:对患者的血压、脉搏、呼吸、体温、24 小时出入量和腹部体征等应定期仔细观察,及时了解治疗效果及判断病情的进展。

(3)中转手术:对少数经非手术治疗后症状及体征不减轻或有加重的患者,应及时改用手术治疗。

(4)经非手术治疗穿孔闭合痊愈者,应定期行胃镜检查,了解溃疡愈合情况及排除胃癌。

(二)手术治疗

就诊时临床表现较重,或经非手术治疗 6~8 小时后病情无好转甚至加重者应及时手术治疗。手术方法有:

笔记

1. 单纯穿孔修补术 此术式适合于以下患者:穿孔超过 8 小时,腹腔内感染及炎症较严重,大量脓性渗出;无出血、梗阻等并发症;有其他系统疾病,手术耐受性较差,无法进行彻底手术。此术式最大优点是操作简单、手术时间短,危险性小。但约有2/3患者以后仍有溃疡病症状,或部分需再次施行根治手术。单纯穿孔修补术后,仍需继续内科性治疗。

2. 急诊根治性手术 这类手术适合于以下患者:患者身体状况较好,穿孔时间未超过 8 小时,或虽超过 8 小时,但腹腔感染不严重;慢性溃疡病患者内科治疗期间穿孔;十二指肠溃疡穿孔修补术后再穿孔,有幽门梗阻或出血等。根治手术的优点就是能彻底解决溃疡和穿孔问题。这类手术的具体手术方式有:胃大部切除术;十二指肠溃疡穿孔修补术加高选择性迷走神经切断术或选择性迷走神经切断术加胃底切除术等。

第五节 胆道感染和胆石症

胆道感染和胆石症是外科常见病和多发病,其发病率位居外科急腹症的第二位,近年有上升趋势。根据发生的部位的不同,胆道感染分为胆囊炎、胆管炎,胆石症分为胆囊结石、肝内胆管结石和肝外胆管结石。

一、概述

(一)胆道系统的应用解剖

胆道起于肝内毛细胆管,开口于十二指肠乳头。包括胆囊、胆总管、肝总管、左右肝管和肝内胆管。

1. 胆囊 呈梨形,位于肝的胆囊窝内。长约 5~8cm、宽约 2~3cm,容积约 40~60ml;分为底、体、颈、管四部分,颈部囊性扩大称 Hartmann 袋,是结石易嵌顿处。胆囊颈部逐渐变细与胆囊管相接,胆囊管长约 2~3cm、直径约 0.2~0.4cm,胆囊管内有螺旋状黏膜皱襞称 Heister 瓣,可防止胆汁逆流。

胆囊管、肝总管、肝下缘所构成的三角区称为胆囊三角,也称 Calot 三角,80%的胆囊动脉在此区通过(图 16-2)。胆囊淋巴结也称前哨淋巴结位于胆囊管与肝总管夹角的上方,可作为手术寻找胆囊动脉和胆囊管的重要标志。

2. 肝胆管 凡左右肝管开口以上的胆管称为肝胆管,包括左右肝管为一级支,肝叶胆管为二级支,各肝段胆管为三级支。

3. 肝外胆管 (图 16-3)由肝外左右肝管、肝总管和胆总管构成。左右肝管出肝后,在肝门部汇合成直径约 0.5cm 长约 3cm 的肝总管。肝总管位于肝动脉的右侧,门静脉的前方,在肝十二指肠韧带的右侧下行与胆囊管汇合成胆总管。胆总管长约 7~9cm,直径约 0.4~0.8cm,分为十二指肠上段、十二指肠后段、胰腺段和十二指肠壁内段四个部分。80%~90%的胆总管与胰管汇合后形成共同通道,开口于十二指肠降部后内侧壁。出口处的直径约有 0.6cm,其周围黏膜稍有隆起呈乳头状,称为十二指肠大乳头。末端出口处膨大形成的壶腹称为乏特(Vater)壶腹。壶腹部有括约肌,称奥狄(Oddi)括约肌,它具有控制和调节胆总管和胰管的开放,防止十二指肠内容物反流的作用。Vater 壶腹也是结石嵌顿、炎症和肿瘤的好发部位。

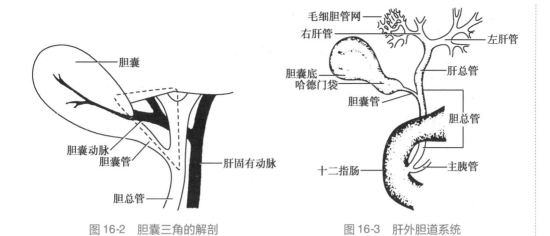

图 16-2　胆囊三角的解剖　　　　图 16-3　肝外胆道系统

4. 肝外胆道的血管、淋巴和神经　血管主要来自胃十二指肠动脉、肝总动脉和肝右动脉;胆囊动脉在胆囊三角内通过。胆囊静脉和肝外胆道静脉直接汇入门静脉。胆囊的淋巴引流汇入胆囊淋巴结和肝门淋巴结,与肝内的淋巴管有吻合。肝外胆管的淋巴引流汇入位于肝总管和胆总管后方的淋巴结。胆道系统的神经主要来自腹腔丛发出的迷走神经和交感神经,术中过度牵拉胆囊可致迷走神经兴奋,可诱发胆心反射,引起胆心综合征,甚至心脏骤停。

（二）胆道系统生理功能

1. 胆汁　成人每日分泌量约 800～1200ml,呈弱碱性,97% 为水分,3% 为固体。主要由肝细胞分泌,进入胆囊储存并被浓缩,主要成分为胆盐、胆色素、胆固醇、磷脂、脂肪酸和无机盐类。其中胆盐、磷脂与胆固醇呈一定的比例,是维持胆固醇溶解状态的必要条件,否则易形成胆固醇结石。胆汁具有消化作用,其主要成分是胆盐,可乳化肠道中的脂肪,帮助脂溶性维生素 A、D、E、K 的吸收利用。

2. 胆囊的生理功能　通过吸收、分泌和运动而起到浓缩、储存和排出胆汁的作用。胆囊可浓缩 5～10 倍胆汁,24 小时大约浓缩 500ml 并储存于胆囊内。胆囊黏膜每日分泌约 20ml 黏液,有润滑和保护胆囊黏膜的作用。胆囊管梗阻,胆色素被吸收或氧化,胆囊分泌的黏液增加,积存的液体呈无色透明,称为"白胆汁"。胆囊有调节胆道内压力的作用,通过胆囊的运动完成其调节作用,其运动功能受神经和激素的支配。神经反射、食物和激素等多种因素都可影响胆囊的运动功能。

3. 胆汁的排放　在神经系统和体液因素的调节作用下,通过胆囊平滑肌的收缩和 Oddi 括约肌松弛来实现的。胆囊切除后,胆总管稍有扩张可部分代偿胆囊功能。

（三）胆道系统特殊检查

1. B 型超声检查　B 超检查是肝胆系统首选的检查方法,具有安全、经济、快速、简便的特点。主要应用于胆道结石、肿瘤、炎症的疾病诊断,同时也用于梗阻性黄疸的鉴别诊断。能够检查出直径 2mm 以上的结石,胆囊结石诊断准确率达 95% 以上,肝外胆管结石准确率达 80%,胆总管下段结石常因胃肠道气体干扰,准确率降低。根据胆管有无扩张,扩张的部位和程度可对梗阻性黄疸进行诊断,其准确率可达 93%～98%;根据梗阻部位病变的回声影像可鉴别梗阻的原因,结石呈强光团伴声影,肿瘤呈不均匀增强回声或低回声,不伴声影。

2. 经皮肝穿刺胆管造影(percutaneous transhepatic cholangiography,PTC)　PTC 是在 X 线、B 超引导下,经皮经肝穿刺入肝内胆管,直接注入造影剂,可以了解肝内外胆管的通畅情况,有助于胆道疾病特别是梗阻性黄疸的诊断和鉴别诊断。另外,还可以通过造影管行胆管引流或置放胆管内支架做治疗。PTC 属于有创检查,偶可发生胆汁漏、出血、胆道感染等并发症。

3. 内镜逆行胰胆管造影(ERCP)　在纤维或电子十二指肠镜指引下,通过十二指肠乳头将导管插入胆管或胰管内进行造影称为 ERCP。ERCP 既可获得胆道系统的清晰影像,鉴别肝内外梗阻的范围、部位和性质,也能直接观察十二指肠乳头的病变。另外,通过纤维十二指肠内镜对胆道疾病的治疗也取得了重要进展,如经胆管引流治疗胆道感染,Oddi 括约肌切开,胆总管下段取石术等。ERCP 有并发胆道感染和急性胰腺炎的可能,术后要引起高度重视。目前,诊断性 ERCP 一部分为磁共振胆胰管造影所替代。

4. 术中及术后胆管造影　术中经胆囊管插管或经胆总管置管造影,可以进一步了解胆管的病变、解剖变异及胆总管下端通畅情况等,可以减少残留结石的发生率,避免或减少胆道损伤。胆总管 T 管引流或其他胆管置管引流者,拔管前应常规行 T 管或经置管胆道造影。

5. 核素扫描检查　用^{131}I 或^{99m}Tc 放射性核素,静脉注射后经肝细胞再排泄入胆道,最后经胆管系统排入肠道。在此代谢过程中用 γ 相机或单光子束发射计算机断层扫描定时记录观察,就可将肝胆系统的功能及各部位形态的时相变化记录下来,以观察有无异常。核素扫描对功能性疾病诊断有优势,对器质性疾病的诊断较差。对术后怀疑胆瘘的患者,用核素扫描可以得到明确的诊断。另外,突出的优点是在肝功能损伤,血清胆红素中度升高时亦可应用。

6. CT、MRI、磁共振胆胰成像(magnetic resonance cholangiopancreatography,MRCP)具有分辨力高、成像无重叠,能清楚显示肝内外胆管扩张的范围和程度、胆管梗阻的水平、结石的分布、肿瘤的部位和大小,以及胆囊病变等。CT 已作为胆道系统常规的术前检查手段,近年来使用多层螺旋 CT 也能得到胆道系统的三维成像显示。在 MRI 基础上出现的无创 MRCP 已基本上取代了 PTC 和 ERCP 检查,具有无创、安全、准确的特点,已在临床上广泛应用。

7. 胆道镜检查　术中经胆囊管或胆总管切开处,用纤维胆道镜进行胆道检查,发现残留结石、胆管肿瘤或狭窄等;还可通过胆道镜通过网篮或冲洗等取出结石,还可进行活体组织检查等。术后可经过 T 管瘘道或皮下空肠盲袢进行胆道镜检查、取石、冲洗、灌注抗生素和溶石药物等;对于胆管或胆肠吻合口狭窄者,可以置入气囊行扩张治疗;胆道出血时,可经胆道镜定位,用电凝止血等治疗。

二、胆道感染

胆道感染属外科常见疾病,按发病部位不同,分为胆囊炎和胆管炎两类。按病程不同,分为急性、亚急性和慢性炎症。

(一)病因

1. 梗阻因素　结石、胆道寄生虫、炎症粘连、十二指肠乳头以及胆囊功能性病变都可引起胆道梗阻使胆汁潴留,胆道结石是导致梗阻的最主要原因。

2. 细菌感染　致病菌可由多种途径侵入胆道,如肠道上行感染、全身或局部感染后经血行或淋巴途径引起胆道感染和邻近器官的炎症扩散等。

3. 血管因素　在一些严重创伤、烧伤、休克等和其他一些危害的患者中,可引起胆道系统局部血运障碍,导致胆囊动脉的持续痉挛,血流淤滞甚至血栓形成,导致胆囊感染甚至坏死、穿孔。

4. 结石因素　胆石长期反复刺激胆道黏膜使之发生损伤,造成胆道梗阻,引起感染。

（二）临床病理

1. 急性胆囊炎

（1）急性单纯性胆囊炎:炎症初期,病变局限于黏膜层,黏膜充血、水肿,镜下有炎症细胞浸润,治疗得当,炎症消退可恢复原来结构,不留有瘢痕。

（2）急性化脓性胆囊炎:在单纯性胆囊炎病变基础上,病变波及胆囊壁全层,壁形成小脓肿,浆膜炎症、有纤维素或脓性渗出。

（3）坏疽性胆囊炎:因炎症、结石压迫或胆囊内压增高致使胆囊壁发生血运障碍,发展为坏疽性胆囊炎。

（4）急性胆囊炎穿孔:急性穿孔可引起严重胆汁性腹膜炎,穿孔部位常发生在底部和颈部。

2. 慢性胆囊炎　因炎症反复发作以及结石的刺激可引起胆囊壁增厚和纤维化,胆囊丧失功能,有的胆囊萎缩形成萎缩性胆囊炎,有的因胆囊管梗阻形成胆囊积水。慢性胆囊炎症与周围脏器粘连发生慢性穿孔可形成内瘘或外瘘。

3. 急性胆管炎　可发生在肝外胆管和肝内胆管,前者主要表现为胆管壁充血水肿,黏膜溃疡,甚至细胞化脓坏死,胆管积脓。后者可见肝充血肿大。光镜下肝细胞肿胀变性,汇管区炎性细胞浸润,胆小管内胆汁淤积。晚期肝细胞发生大量坏死,胆小管可破裂。胆管梗阻,内压增高是急性梗阻性化脓性胆管炎的发病基础。当胆管内压力高于胆汁分泌压时,胆血屏障破坏,大量细菌、内毒素和胆色素颗粒可通过肝血窦经肝静脉进入下腔静脉,引起全身炎症反应,导致脓毒血症和感染性休克,甚至多脏器功能衰竭。

（三）临床表现

1. 急性胆囊炎

（1）症状:①腹痛:上腹部疼痛是急性胆囊炎的主要症状,常为剧烈的绞痛,称为胆绞痛;多为阵发性绞痛,可向右肩胛部放射,常因饮食不节、高脂肪饮食、过劳、受寒及精神因素等刺激胆囊收缩而诱发;②胃肠道症状:早期可出现恶心、呕吐、厌食、便秘等消化道症状;③全身症状:患者常有轻度至中度发热,通常无寒战,可有畏寒;当患者出现寒战、高热时表明病变严重,可能出现胆囊坏疽、穿孔或胆囊积脓甚至合并急性胆管炎。少数患者可出现轻度黄疸,可能与胆色素通过胆囊黏膜进入血液循环或与Oddi 括约肌痉挛有关。

（2）体征:右上腹胆囊区域可有压痛,程度不同。炎症波及浆膜时,可有腹肌紧张及反跳痛,Murphy 征阳性。少数患者可触及肿大的胆囊并有触痛或者大网膜包裹的炎性包块。如发生坏疽、穿孔则出现弥漫性腹膜炎的表现。

247

2. 慢性胆囊炎

（1）症状：腹痛常不典型，多数患者有反复发作的胆绞痛病史。患者常在饱餐、进食油腻食物后出现腹胀、腹痛等消化道症状，因其症状不典型，多被误诊为"胃痛"而延缓诊治。腹痛多在右上腹部，牵涉到右肩背部，较少出现畏寒、高热、黄疸，可伴有恶心、呕吐。

（2）体征：腹部检查可无体征，或仅有右上腹部轻度压痛，Murphy 征可呈阳性。慢性胆囊炎急性发作时临床表现与急性胆囊炎相同。

3. 急性梗阻性化脓性胆管炎　急性梗阻性化脓性胆管炎（AOSC）是急性胆管炎的严重阶段，也称急性重症胆管炎。多数患者有胆道感染病史和胆道手术史。致病菌主要为大肠杆菌、变形杆菌、绿脓杆菌和厌氧菌，侵入胆道的途径有逆行、血行和淋巴通路等。

（1）症状：急性梗阻性化脓性胆管炎发病急骤，病情发展迅速。可分为肝外梗阻和肝内梗阻。肝外梗阻初期，可出现右上腹部疼痛，寒战、高热和黄疸称为夏科（Charcot）三联征的典型急性胆管炎症状。有时发病急骤，发生休克以及神情淡漠、神志不清等神经系统受抑制表现，称为雷诺（Reynold）五联征，是急性梗阻性化脓性胆管炎的典型性表现。肝内梗阻则主要表现为寒战、高热，可有腹痛，黄疸较轻。常伴有恶心、呕吐等消化系统症状。

（2）体征：体温升高，常呈弛张热或持续升高达 39℃～40℃以上，脉搏快而弱，血压降低。全身皮肤或（和）黏膜可能出现黄疸、巩膜黄染。剑突下或右上腹部有压痛，可有腹膜刺激征。肝脏常肿大并有叩击痛，胆总管梗阻可触及肿大的胆囊。

（四）诊断

主要依靠病史、临床症状、体征和辅助检查诊断。胆道感染常有反复发作史，突出的症状是发热、腹痛、右上腹有压痛和腹肌紧张，急性胆管炎多有黄疸为其特点。

（五）鉴别诊断

1. 胃十二指肠穿孔　多有上消化道溃疡病史，发病急。突发上腹部刀割样剧烈疼痛，迅速波及全腹，伴有休克等症状。早期没有高热、寒战和黄疸。查体：腹部压痛范围广，腹肌紧张，呈现"板状腹"。叩诊肝浊音界缩小或消失。X 线检查可见膈下游离气体。

2. 急性胰腺炎　多有暴饮暴食或饮酒病史，发病急。腹痛较胆道感染剧烈，部位在上腹部正中或偏左侧；常伴有腰背部疼痛，甚至腰背部疼痛比腹痛更剧烈；多伴有恶心、呕吐、不能自行缓解；腹部压痛腹肌紧张，但少有肿块；叩诊腹部可有移动性浊音；腹穿可有血性液体。血、尿及腹腔穿刺液淀粉酶值增高有诊断意义。B 超及 CT 等检查可显示胰腺病变等影像。

3. 急性阑尾炎　高位阑尾炎可误诊为胆囊炎，以下几点有助于鉴别：①发热：阑尾炎早期少发热，只有化脓、坏疽或门静脉炎时可出现高热；②腹痛：阑尾炎可出现转移性右下腹疼痛，腹痛由胃脘部或脐周部等开始，数小时后，转移并固定右下腹或稍高位置；③腹部一般触诊无肿块，形成阑尾周围脓肿除外，压痛位置稍低；④B 超及其他影响学检查有助于胆道疾病的鉴别。

4. 胆道蛔虫症　常有呕吐蛔虫病史，腹痛发病急，表现为剑突下突发钻顶样绞痛，疼痛有间歇期。体征不明显，有临床症状与体征不符的特点。B 超、CT 检查可显示胆道蛔虫的特征。

（六）治疗

1. 非手术治疗　仅适应于临床症状较轻的急性期胆道感染，无明显腹膜刺激症状或休克等严重并发症者。

（1）禁食，输液，营养支持，补充维生素，纠正水、电解质及酸碱代谢失衡。

（2）解痉止痛：胆绞痛发作时可用解痉药物；镇痛药可选用曲马多、哌替啶等药物。

（3）抗感染：选用对革兰阴性菌及厌氧菌有效的抗生素，主张联合、足量用药，对急性梗阻性化脓性胆管炎应给予足量的广谱抗生素做术前准备。

2. 手术疗法

（1）胆囊造口术：适用于高危患者或局部解剖关系不清的胆囊炎患者。造口术中有结石应取出，如患者恢复后，可于 3 个月后再行胆囊切除术。

（2）胆囊切除术：适用于多数胆囊炎和胆囊结石患者。手术方式包括开腹胆囊切除术（OC）和腹腔镜下胆囊切除术（LC），对于非急性期胆囊炎患者首选 LC。

（3）胆总管探查、T 型管引流术：适用于急性胆管炎、胆总管结石，可达到取出结石，引流胆汁的目的。一般同时切除胆囊，对于病情危重可仅做胆总管探查引流术。

（4）其他方法：包括超声或 CT 引导下经皮经肝胆囊穿刺引流术，经内窥镜鼻胆管引流术（ENBD）和经皮经肝胆管引流术等，以上方法主要适用于病情危重的患者。

三、胆石症

胆石症包括胆囊结石和胆管结石，常与胆道感染有关，其临床表现因结石部位不同以及是否合并感染而存在差异。是外科常见病和多发病，其特点是胆囊结石发病率逐年上升，女性多于男性，胆固醇结石多于胆色素结石。

（一）胆石分类和化学组成

根据胆石的构成成分比例不同可分为胆固醇结石、胆色素结石和混合结石三类。

1. 胆固醇结石　含胆固醇 70%～90%，质地硬，外观呈白黄、灰黄或黄色，形状和大小不一，呈圆形或椭圆形，表面多光滑，剖面呈放射性条纹状。大者直径数厘米，小者如沙粒。多位于胆囊内，X 线检查不显影。

2. 胆色素结石　分为黑色胆色素结石和棕色胆色素结石。前者呈黑色形状不一，多位于胆囊内，后者外观呈棕色，可呈颗粒状或长条状等，多位于胆管内。

3. 混合结石　由胆红素、胆固醇和钙盐等多种成分混合而成，根据所含成分的比例不同可呈现不同的形状、颜色及剖面结构。

（二）病因

病因复杂。胆固醇结石和胆色素结石成因截然不同。

1. 胆固醇结石　均在胆囊内形成。目前认为胆固醇结石的形成原因为：

（1）胆汁内胆固醇浓度过高，或胆汁酸盐和卵磷脂含量相对减少，不足以转运胆汁中的胆固醇。

（2）胆汁中胆固醇成核过程异常，使溶解状态的胆固醇析出、成核。

（3）胆囊切除后胆固醇结石不再复发，说明胆囊在胆固醇结石形成中的重要性。研究表明胆固醇结石患者胆囊对胆汁内水、电解质吸收功能增加，使胆汁浓缩；胆囊黏膜分泌黏糖蛋白增加,促进成核过程;胆囊收缩运动减弱,使胆汁蓄积在胆囊内,提供胆固醇结石形成的时间和场所。

2. 胆色素结石 主要发生在肝内、外胆道。胆道感染和梗阻是胆色素结石形成的主要原因。值得注意的是,胆道蛔虫症是胆道感染的重要原因,蛔虫残体又可作为胆结石核心,在胆色素结石形成中起重要作用。

（三）病理

根据结石所在的部位及有无并发症的不同,其病理变化存在差异。肝外胆管结石的病理变化主要为合并感染的病理变化(参考胆道感染的病理内容)。肝内胆管结石的病理改变主要有胆管炎症、梗阻、扩张和肝实质的病理改变。这些病理特殊性改变常与感染有关。胆管炎症使胆管壁纤维化、增厚、萎缩造成胆管狭窄,导致胆道感染、结石形成和胆道梗阻。梗阻的近端明显扩张积存大量结石,结石形成、感染和梗阻造成相应的肝段、肝叶萎缩,甚至严重的纤维化。健康肝脏呈代偿性肥大,肝脏变形移位。大面积的肝纤维化可致肝功能障碍,发生胆汁性肝硬化、门静脉高压等并发症。胆道结石无并发感染时对全身影响不大。结石嵌顿于乏特壶腹时可引起胰腺的急性和(或)慢性炎症。

（四）临床表现

1. 胆囊结石 胆囊结石分为静止性结石和有症状结石,前者主要在体格检查、手术或尸体解剖时偶然发现。后者只有少数人出现,常表现为急性或慢性胆囊炎的临床表现。主要表现为胆绞痛。典型的发作在饱餐、进食油腻食物后或睡眠中体位改变时,可伴有恶心、呕吐等消化系统症状。另外,有一部分患者只有上腹部钝痛。体格检查可有上腹部压痛及 Murphy 征阳性。

2. 肝外胆管结石 多数患者平时无症状或仅有上腹部不适,当结石造成胆管梗阻时,可出现腹痛或黄疸;如继发胆管炎时,可出现典型的夏科(Charcot)三联征,即腹痛,寒战、高热和黄疸的临床表现。体格检查:多数无阳性体征,发作时仅有剑突下和右上腹部深压痛,如合并有胆管炎时,可有不同程度的腹膜炎体征。并有肝区叩击痛,可触及肿大的胆囊,有触痛。

3. 肝内胆管结石 不合并感染时主要表现为肝区持续性闷胀痛,如合并感染可表现为急性胆管炎的临床表现,寒战、高热和腹痛及黄疸。一侧肝内胆管结石可无黄疸,出现黄疸多表示双侧肝内胆管受累。体格检查一般无阳性体征,有时可能触及肝脏肿大或不对称的肝,肝区有压痛和叩击痛,有并发症时可出现相应的体征。

（五）诊断

1. 胆囊结石 有典型的胆绞痛病史,右上腹有轻度压痛,提示胆囊结石可能。影像学检查可确诊。B 超检查阳性率可高达95%。

2. 肝外胆管结石 当出现典型的胆绞痛发作,伴有黄疸时,除考虑胆囊结石外,需考虑肝外胆管结石的可能,主要依据影像学检查。根据结石的部位以及是否合并感染的不同,临床表现存在差异。结石位于肝总管则触不到胆囊,结石在胆总管,可触到肿大的胆囊。合并胆道感染时,有寒战、高热及右上腹和剑突下压痛,出现腹膜刺激征者较少。B 超可见到扩张的肝内、外胆管及结石影像。CT、MRI 和 ERCP 检查可有助于诊断。

3. 肝内胆管结石 其临床症状取决于结石的部位、范围、炎症轻重和梗阻程度。

常有典型的胆石梗阻和急性胆管炎的病史。如不合并感染常有肝区、胸背部的深在而持续性的疼痛。如肝内胆管结石脱落继发肝外胆管结石,其临床症状和体征同肝外胆管结石的表现。肝区可有叩击痛,合并感染时临床表现和体征同急性胆管炎,影像学检查可确定诊断。

（六）鉴别诊断

1. 胃十二指肠溃疡 溃疡病多有反复发作病史,男性多于女性;胆石症多有胆绞痛发作诱因,如饱食、高脂肪性食物、暴饮暴食、过度疲劳等,女性多于男性。临床表现相似,鉴别存在困难。胃镜和 B 超检查可提供鉴别诊断。

2. 传染性肝炎 传染性肝炎常有肝炎接触病史及食欲缺乏、全身乏力等症状。肝脏可有肿大并触痛,很少有全身感染症状。胆石症一般有胆道感染病史,常有胆绞痛、寒战、高热症状,右上腹常有压痛阳性体征。黄疸鉴别:胆石性梗阻引起黄疸以直接胆红素增高为主,肝炎引起黄疸直、间接胆红素均可升高。肝炎引起的 ALT、AST 增高显著。血常规检查:肝炎周围血白细胞一般不高,有时淋巴细胞增高,胆石性梗阻多伴有不同程度感染,白细胞和中性粒细胞增高,BUS、CT 等影像学检查可见肝内外胆管扩张及结石影像。

3. 壶腹周围癌 主要鉴别其梗阻性黄疸,壶腹周围癌引起的梗阻性黄疸多以无痛性、进行性黄疸为其特点。病程较长,黄疸无波动,常伴有皮肤瘙痒,全身进行性消瘦等特点。如果梗阻完全大便可呈陶土色。胆石梗阻多先有腹痛或出现胆道感染症状后出现黄疸,黄疸呈波动性,完全梗阻少,患者的一般情况较好,病程短。一般影像学检查如 B 超、CT、MRCP 和 ERCP 等可帮助鉴别诊断。

（七）治疗

1. 胆囊结石

（1）手术治疗:对于有症状和(或)并发症的胆囊结石,首选腹腔镜胆囊切除术治疗,与开腹胆囊切除相比同样有效,且具有恢复快、损伤小、疼痛轻、瘢痕不易发现等优点。病情复杂或没有腹腔镜条件也可做开腹胆囊切除。于无症状的胆囊结石,一般不需预防性手术治疗,可观察和随诊。但是,长期观察表明,30% 以上的病人会出现症状及并发症而需要手术。故下列情况应考虑手术治疗:①结石数量多及结石直径≥2～3cm;②胆囊壁钙化或瓷性胆囊;③伴有胆囊息肉>1cm;④胆囊壁增厚(>3mm)即伴有慢性胆囊炎。

（2）非手术治疗:主要适用于胆囊结石伴有急性期炎症、胆囊内结石较小(<0.5cm)或全身基础病不能耐受手术等。主要措施包括:解痉、止痛、消炎利胆、应用抗生素、纠正水、电解质紊乱及酸碱平衡失调等。口服溶石药物有鹅去氧胆酸和熊去氧胆酸,长期服用有一定效果,但停药后复发率高。排石疗法效果不肯定,且有将结石排入胆总管引起急性胆管炎的危险。

2. 肝外胆管结石 肝外胆管结石仍以手术治疗为主。术中应尽量取尽结石、解除胆道梗阻、术后保持胆汁引流通畅。近年对单发或少发(2～3 枚)且直径小于20mm 的肝外胆管结石可采用经十二指肠内镜取石,获得良好的治疗效果,但需要严格掌握治疗的适应证,对取石过程中行 Oddi 括约肌切开的利弊仍有争议。

（1）非手术治疗:也可作为手术前的准备。治疗措施包括:①应用抗生素,应根据敏感细菌选择用药,经验治疗可选用胆汁浓度高的、主要针对革兰阴性细菌的抗生

笔记

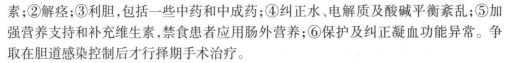

素;②解痉;③利胆,包括一些中药和中成药;④纠正水、电解质及酸碱平衡紊乱;⑤加强营养支持和补充维生素,禁食患者应用肠外营养;⑥保护及纠正凝血功能异常。争取在胆道感染控制后才行择期手术治疗。

（2）手术治疗

1）胆总管切开取石、T 管引流术:方法有开腹或腹腔镜手术。适用于单纯胆总管结石、胆管上下端通畅无狭窄或其他病变者。若伴有胆囊结石和胆囊炎,可同时行胆囊切除术。为防止或减少结石遗留,术中可采用胆道造影、超声和纤维胆道镜检查。术中应尽量取尽结石,如条件不允许,也可在胆总管内留置橡胶 T 管(不提倡应用硅胶管),术后行造影或胆道镜检查、取石。放置 T 管后应注意:①观察胆汁引流的量和性状,术后 T 管引流胆汁 200 ~ 300ml/d,较澄清。如 T 管无胆汁引出,应检查 T 管有无脱出或扭曲;如胆汁过多,应检查胆管下端有无梗阻;如胆汁浑浊,应注意结石遗留或胆管炎症未控制。②术后 10 ~ 14 天可行 T 管造影,造影后应继续引流 24 小时以上。③如造影发现有结石遗留,应在手术 6 周后待纤维窦道形成后行纤维胆道镜检查和取石。④如胆道通畅无结石和其他病变,应夹闭 T 管 24 ~ 48 小时,无腹痛、黄疸、发热等症状可予拔管。

2）胆肠吻合术:亦称胆汁内引流术。近年已认识到内引流术废弃了 Oddi 括约肌的功能,因此使用逐渐减少。仅适用于胆总管远端炎症狭窄造成的梗阻无法解除、胆总管扩张、胆胰汇合部异常,胰液直接流入胆管或胆管病变切除后无法再吻合时,常用 Roux-en-Y 吻合术式。为防止胆道逆行感染,Y 形吻合的引流襻应超过 40cm。对于嵌顿在胆总管开口的结石不能取出时可以应用内镜下或手术 Oddi 括约肌切开,这是一种低位的胆总管十二指肠吻合术,应严格掌握手术的适应证,禁忌用于有出血倾向或凝血功能障碍、乳头开口于十二指肠憩室、合并肝内胆管结石者。

（3）其他治疗:对于手术后残留结石,可经 T 管窦道胆道镜取石。也可经皮经肝胆管镜以及经十二指肠镜 Oddi 括约肌切开取石(EST)等。对于较大结石也可经上述途径导入激光、超声波、电力液压碎石探头直接接触胆石并粉碎。

3. 肝内胆管结石　手术为主要治疗方法,治疗原则同肝外胆管结石治疗。

手术治疗:包括胆管切开取石、胆肠吻合术和肝脏切除术。肝内胆管结石术后最常见的并发症为残留结石,占 20% ~ 40%,因此对残留结石的后续治疗极为重要。治疗措施包括:术后经引流管窦道胆道镜取石,激光、超声、微爆破碎石,经引流管溶石等方法。

第六节　急性胰腺炎

一、解剖生理概要

（一）解剖

胰腺位于上腹中部腹膜后,紧贴于第 1 ~ 2 腰椎体前方,属腹膜后器官。分为头、颈、体和尾四部分。胰头较为膨大,嵌入十二指肠环内,包绕肠系膜血管的部分称为钩突。颈部在门静脉前方,体部向左移行逐渐缩小为尾部,止于脾门附近。胰管有主胰管和副胰管,分别开口于十二指肠大乳头和副乳头。约85%的人胰管与胆总管汇合形成共同的通道;下端膨大部分称为Vater壶腹,开口于十二指肠大乳头,其内有Oddi括约肌,可调节胆管和胰管内的压力;一部分人虽有共同开口,但两者之间有分隔;少数人两者分别开口于十二指肠(图16-4)。胆胰共同通道使胆汁和胰液有彼此逆流的可能,胰酶可被逆流入胰管的胆汁激活,成为急性胰腺炎"自身消化"的发病基础。

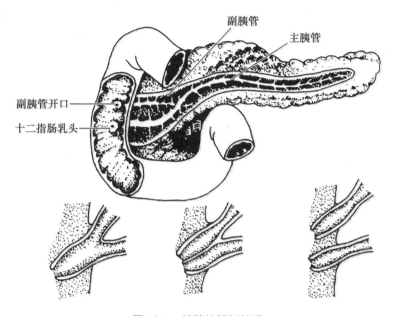

图16-4　胰管的解剖关系

（二）生理

胰腺具有外分泌和内分泌两种功能。胰腺的内分泌主要是胰岛细胞分泌的与糖代谢调节相关的胰岛素和胰高血糖素,胰岛主要分布于胰体、尾部。胰岛素由胰岛(B)细胞分泌,胰高血糖素是由α(A)细胞分泌。胰腺的外分泌为胰腺分泌胰液。其主要成分为胰腺腺泡细胞分泌的各种消化酶及中心腺泡细胞和导管细胞分泌的水和碳酸氢盐。胰消化酶主要包括:胰蛋白酶、胰淀粉酶和胰脂肪酶,其主要功能为帮助消化。胰液中还有另一类蛋白质,如胰蛋白酶抑制物、血清蛋白及黏蛋白。胰酶在胰管内以没有活性的酶原形式存在,当酶原遇到游离的胆汁酸或肠液中的肠激酶时可被激活,起到消化功能。在各种病理因素作用下,如果胰液分泌异常,酶原在胰腺内被提前激活成为急性胰腺炎发病的重要机制。胰液的分泌受迷走神经和体液因素双重调节支配,但以体液调节为主。

二、病因

急性胰腺炎是胰腺的急性炎症过程,病因复杂。目前认为多种因素造成酶原的提前激活,导致胰腺及胰周围组织的"自我消化"是导致急性胰腺炎发病的主要病因。按病理可分为水肿性和出血坏死性,前者病情轻,预后好;而后者则病情险恶,死亡率高。重症急性胰腺炎多为出血坏死性胰腺炎,常伴有器官功能衰竭和(或)并发症,如坏死、脓肿或假性囊肿。

笔记

（一）胰酶异常（提前）激活的因素

1. 胆汁反流　主要指因胆道疾病引起的胰腺炎。约85%人有胆胰共同通道，除胆道结石、胆道蛔虫以及因炎症或手术器械等直接因素引起的十二指肠乳头水肿或狭窄，Oddi括约肌痉挛造成直接梗阻因素外，急、慢性胆囊炎和胆管炎均可并发十二指肠乳头炎症性痉挛或狭窄，此时感染性胆汁经"共同通道"反流入胰管，激活胰酶，导致胰腺及其周围组织"自我消化"，胰腺和胰周组织广泛发生充血、水肿，甚至出血和坏死。大量胰酶及有毒物质被腹膜吸收入血可导致其他器官的损害而引起一系列临床表现。

2. 十二指肠液反流　当十二指肠内压力增高，十二指肠液可向胰管内反流，其中的肠激酶可激活胰液中多种胰酶，从而导致急性胰腺炎的发生。十二指肠内压增高的原因有：上消化道梗阻、胃大部切除毕Ⅱ式吻合术后输入襻综合征以及高位小肠梗阻频繁呕吐等，都可造成肠内压力增高。

（二）乙醇中毒

乙醇中毒是胰腺炎的主要病因。过量饮酒可造成胰腺直接损伤、刺激胰液分泌，并可引起十二指肠乳头水肿和Oddi括约肌痉挛等，其结果造成胰管内压力增高，细小胰管破裂，胰液进入腺泡周围组织，胰蛋白酶原及多种胰酶被激活，对胰腺组织进行"自我消化"，而发生急性胰腺炎。

（三）高脂血症

高脂血症诱发急性胰腺炎除可能与甘油三酯在胰脂酶的作用下生成游离脂肪酸，对腺泡的直接损伤作用有关外，还可能与高脂血症所致血黏稠度升高，加重胰腺病变和其他脏器功能损害有关。

（四）其他因素

导致急性胰腺炎的因素很多，如高血钙、创伤因素、饮食因素、感染因素、药物因素以及胰腺血循环障碍等。还有少数急性胰腺炎找不到原因，称为特发性胰腺炎。

三、发病机制

急性胰腺炎是一种常见的急腹症，发病机制比较复杂，至今尚未完全阐明。

（一）胰蛋白酶活化

多种因素造成胰蛋白酶原被激活变成活性很强的胰蛋白酶，继而激活多种胰酶造成胰腺局部和全身损害。包括：①磷酸酶A可产生溶血磷脂，导致组织细胞坏死；②弹力蛋白酶可破坏血管壁和胰腺导管引起胰腺出血和坏死；③脂肪酶将胰周脂肪分解成脂肪酸后，与钙离子结合形成脂肪酸钙，使血钙降低。

（二）休克

易导致休克的因素有：①重症急性胰腺炎时，胰腺和胰周组织广泛充血、水肿和出血坏死，导致腹腔和腹膜后渗出大量的液体，潴留在第三间隙，势必导致有效循环血量减少，血压降低导致休克；②胰腺坏死毒素抑制、损伤心肌；③重症急性胰腺炎时频繁的呕吐可加重体液的丢失；④重症急性胰腺炎合并感染或出现并发症时加重休克发展。

（三）高血糖

胰腺的严重损害和疾病的创伤应激性增加均可导致胰岛素分泌量下降,糖代谢紊乱,血糖升高,尿糖阳性甚至出现尿酮体。

（四）呼吸窘迫综合征（ARDS）与多器官功能障碍综合征

重症急性胰腺炎死亡主要原因与 ARDS 有关。重症急性胰腺炎发生时大量胰酶及有毒物质进入血循环,再加上严重感染、休克等多种因素参与,引起肺循环障碍,出现进行性呼吸困难和难以纠正的缺氧导致 ARDS 发生。在休克和感染的条件下,也可出现多器官功能衰竭。

四、病理

急性胰腺炎的基本病理改变是胰腺呈不同程度的水肿、充血、出血和坏死。

1. 急性水肿性胰腺炎 病变轻,多局限在体尾部。胰腺肿胀变硬,充血,被膜紧张,胰腺周围可有积液。腹腔内的脂肪组织,特别是大网膜可见散在粟粒状或斑块状的黄白色皂化斑(脂肪酸钙)。腹水为淡黄色,镜下见间质充血、水肿并有炎性细胞浸润。有时可发生局限性脂肪坏死。

2. 急性出血坏死性胰腺炎 病变以胰腺实质出血、坏死为特征。胰腺肿胀,呈暗紫色,分叶结构模糊,坏死灶呈灰黑色,严重者整个胰腺变黑。腹腔内可见皂化斑和脂肪坏死灶,腹膜后可出现广泛组织坏死。腹腔内或腹膜后有咖啡或暗红色血性液体或血性混浊渗液。镜下可见脂肪坏死和腺泡破坏,腺泡小叶结构模糊不清。间质血管坏死,呈现片状出血,炎细胞浸润。晚期可形成假性囊肿,坏死组织合并感染可形成胰腺或胰周脓肿。

五、临床表现

（一）症状

1. 腹痛 是本病的主要症状,突然发作,非常剧烈;常有暴饮暴食和酗酒史,早期可呈痉挛性疼痛,后期可呈持续性疼痛。疼痛位置与胰腺病变有关,多为左上腹部,向左肩及左腰背部放射痛。如果病变部位在胰头或合并有胆道疾病时,腹痛多发生在右上腹,胰体病变在剑突下。病变累及全胰时,疼痛范围较大并呈带状向腰背部放射。严重腹膜炎症状时,疼痛呈现全腹痛。个别年老、体质虚弱患者,腹痛可极轻微或无腹痛,称为无痛性胰腺炎,预后较差。

2. 腹胀 常与腹痛伴发,腹膜后的广泛性渗出和腹腔内的渗液刺激腹腔神经丛,导致肠麻痹是腹胀的主要原因。早期为反射性,继发感染则由腹膜后的炎症刺激所致。腹膜后炎症越重,腹胀越明显。腹腔积液时可加重腹胀。患者排气、排便停止。腹内压增高可导致腹腔间隔室综合征。

3. 恶心、呕吐 几乎所有患者均有呕吐,呕吐剧烈而频繁,呕吐物为胃十二指肠内容物,吐后腹痛不能缓解。早期是胃肠道反射引起,后期与肠麻痹有关。

4. 发热 较轻的急性水肿性胰腺炎可不发热或轻度发热。当合并胆道疾病时,可有寒战、高热。胰腺坏死合并感染时,持续性高热为其主要症状之一。

5. 神经系统症状 胰性脑病者可出现中枢神经系统症状,如感觉迟钝、意识模糊

笔记

乃至昏迷。

6. 呼吸窘迫综合征(ARDS)和多器官功能障碍综合征 重症急性胰腺炎可引起心、肺、肝、肾等多器官的损害,其中肺为最常见的受损器官,当临床表现呼吸急促、窘迫和缺氧时,应考虑 ARDS。应及时进行血气分析和胸部 X 线检查,以早期诊断。部分患者可出现消化道出血、DIC、肝、肾功能障碍或多器官功能障碍综合征等。

(二)体征

1. 一般情况

(1)坏死性胰腺炎患者可有脉搏细数、血压下降,乃至休克。

(2)少数患者结石嵌顿或胰头肿大压迫胆总管可出现黄疸。

(3)胰腺坏死继发感染,体温升高可超过 38.5℃。

(4)低钙可引起手足抽搐。

2. 腹部体征

(1)腹膜炎体征:急性水肿性胰腺炎时压痛多限于上腹部,常无明显肌紧张。急性出血坏死性胰腺炎腹部压痛明显,并有肌紧张和反跳痛,早期压痛和腹肌紧张一般位于脐上偏左,晚期全腹可出现腹膜炎体征。

(2)腹胀与肿块:腹部局限性隆起,可叩击鼓音或移动性浊音,听诊肠鸣音减弱或消失。急性胰腺假性囊肿时,可出现上腹部肿块,应注意与肿大胰腺相鉴别。

(3)腰部蓝-棕斑(Grey-Turner)征和脐周青紫斑(Cullen)征:胰液外溢,经腹膜后途径渗入腰部、季肋部和下腹部,造成皮下出血,出现大片青紫色瘀斑,称 Grey-Turner 征;若出现在脐周,称 Cullen 征。

六、辅助检查

(一)实验室检查

1. 胰酶测定 血、尿淀粉酶测定是最常用的诊断方法。血清淀粉酶在发病 2 小时后开始升高,24 小时达高峰,4 ~ 5 天后可恢复正常。尿淀粉酶在 24 小时后开始升高,48 小时后达到高峰,下降缓慢,1 ~ 2 周后恢复正常。淀粉酶诊断时要注意以下几点:①血、尿淀粉酶的测定值要有非常明显的升高才有诊断价值;②血清淀粉酶增高的程度并不与病情严重程度成正比;③少数坏死胰腺炎时淀粉酶不增高,血清淀粉酶正常不能排除胰腺炎的可能。

2. 其他项目 白细胞增高、红细胞比容增高;肝功能异常,出现血胆红素升高、酶学改变;血气分析及 DIC 指标异常等。若长期禁食后血糖仍明显升高,提示胰腺坏死广泛,预后不佳;因胰腺炎坏死脂肪与血钙结合形成皂化斑,故血钙水平明显降低时,提示病情严重。

(二)影像学诊断

1. 腹部 B 超检查 可发现胰腺肿大和胰周液体积聚,对病变具有初步诊断价值。还可检查胆道有无结石及扩张,有助于部分胆源性胰腺炎的诊断。但易受肠胀气的干扰,且对区分液性积聚和实质性坏死没有帮助。对于重症胰腺炎如要进一步明确诊断,需进行 CT 检查。

2. 胸腹部 X 线平片　胸片可见左肺下叶不张,左侧膈肌抬高,左胸腔积液等征象。腹部平片可见胃肠胀气,十二指肠环扩大、积气等。出现前哨肠袢和结肠中断征对重症胰腺炎的诊断有一定的意义。

3. 增强 CT 扫描　是最具有诊断价值的影像学检查方法。增强 CT 扫描不受肠胀气的干扰,能提供鉴别水肿性和出血坏死性胰腺炎最有价值的影像学依据,还可发现胰外侵犯的征象,此外,对后期患者有无脓肿形成和胰腺假性囊肿可做出诊断。

4. MRI　可提供与 CT 类似的诊断信息。磁共振胰胆管成像可较清晰地显示胆管及胰管,在复发性胰腺炎及原因不明的胰腺炎诊断中具体重要的价值。

七、诊断

主要根据实验室检查,影像学诊断和临床资料进行诊断。依据 2012 年国际急性胰腺炎最新分类标准与临床诊断依据(亚特兰大分类标准 2012 年修订版)、2014 年中华医学会外科学分会胰腺外科学组制定的我国《急性胰腺炎诊治指南》,急性胰腺炎诊断标准及严重度分级如下:

1. 急性胰腺炎诊断标准　临床上符合以下 3 项特征中的 2 项,即可诊断:①与急性胰腺炎相符合的腹痛(急性发作的持续性的、严重的上腹部痛,常放射到背部);②血清淀粉酶和(或)脂肪酶活性至少高于正常上限值 3 倍;③腹部影像学检查(CT、MR 或 B 超)符合急性胰腺炎的特征改变。

2. 严重度分级

(1) 轻症急性胰腺炎　占急性胰腺炎的多数,不伴有器官功能衰竭,无局部和全身并发症,通常在 1~2 周内恢复,病死率极低。

(2) 中症急性胰腺炎　有局部或全身性并发症,伴或不伴有一过性(≤48 小时)的器官功能衰竭。早期病死率低,后期如坏死组织合并感染,病死率增高。

(3) 重症急性胰腺炎　约占急性胰腺炎的 5%~10%,伴有持续(>48 小时)的器官功能衰竭。重症急性胰腺炎早期病死率高,如后期合并感染则病死率更高。器官功能衰竭的诊断标准依据改良 Marshall 评分系统,任何器官评分≥2 分可定义存在器官功能衰竭。

3. 临床分期

(1) 急性反应期:发病至 2 周左右,可有休克、呼吸衰竭、肾衰竭、中枢神经系统功能障碍。

(2) 全身感染期:发病 2 周至 2 个月,以全身细菌感染和深部真菌感染及双重感染为主要并发症。

(3) 残余感染期:发病至 2~3 个月后,属于手术后期特殊表现。如腹腔及后腹膜腔残余脓肿,常常引流不畅,窦道经久不愈,可伴消化道瘘。

4. 急性胰腺炎的并发症

(1) 局部并发症:包括胰腺坏死、胰腺及胰周脓肿、胰腺假性囊肿及胃肠道瘘、腹腔及腹膜后出血等。

(2) 全身并发症:急性胰腺炎发病过程中可引发全身性并发症,包括全身炎症反应综合征(SIRS)、多器官功能障碍综合征、休克、脓毒症、腹腔间隔室综合征等。

八、鉴别诊断

1. 胃十二指肠溃疡穿孔 有溃疡病史,起病较胰腺炎更突发,腹痛剧烈呈刀割样,迅速扩展到全腹,典型的板状腹,肝浊音界缩小或消失,X 线检查,可见膈下游离气体,可确诊。

2. 急性胆囊炎 有右上腹剧烈绞痛病史,疼痛可放射到右肩或右背部。吐后腹痛减轻,可伴寒战及发热。右上腹压痛和腹肌紧张,Murphy 征阳性。B 超示急性胆囊炎征象或胆囊结石影。

3. 急性肠梗阻 有手术或腹膜炎病史,腹痛为痉挛性,逐渐加重,多位于脐周部,常伴有呕吐,吐后腹痛减轻,有间歇期。两种急腹症均可出现停止排气、排便,与急性胰腺炎所致的肠麻痹引起的停止排便、排气不同的是:急性肠梗阻呈现梗阻部位以上肠管出现肠蠕动增强的临床表现,透视可有气、液平面、闭襻影像学改变等。

九、治疗

急性胰腺炎的病因和病程极其复杂。治疗上应根据急性胰腺炎的分型、分期和病因选择恰当的治疗方法。

（一）非手术治疗

适用于急性胰腺炎的全身反应期、水肿性及不合并感染的出血坏死性胰腺炎。

1. 禁食和胃肠减压 一般禁食 1～2 周,可避免食物和胃液对胰腺外分泌的刺激,另外,持续胃肠减压可防止呕吐,减轻腹胀。

2. 补充血容量,防止休克 补充水、电解质、纠正酸中毒,防止低血容量休克,对重症患者应进行重症监护。

3. 解痉止痛 在诊断明确的情况下,可给予解痉止痛。禁用吗啡,以免引起 Oddi 括约肌痉挛。

4. 抑制胰腺分泌和抑制胰酶活性 抗胆碱类药物、H_2 受体阻滞剂和生长抑素等。均可直接或间接抑制胰腺的分泌。也可用胰蛋白酶抑制剂等,亦有一定的疗效。也可选用数字减影技术选择性胰十二指肠动脉插管输注生长抑素区域治疗。

5. 营养支持 早期给予全胃肠外营养(total parenteral nutrition,TPN)治疗,待病情稳定,可经肠导管给予液体要素饮食,促进肠功能早期恢复,预防肠道屏障功能障碍,逐步转为全肠内营养。

6. 抗生素的应用 采用通过血胰屏障的抗生素治疗,需选用广谱抗生素,足量和联合用药。

7. 中药治疗 呕吐基本控制后,可经胃管注入中药,常用有清胰汤、大柴胡汤、大陷胸汤等辨证加减,也可采用中药灌肠有助于肠道功能的恢复。

8. 腹腔灌洗 对存在胰源性腹水的重症急性胰腺炎患者,早期采用微创腹腔灌洗,可有效去除腹腔内的毒素和炎症介质,减轻腹腔压力,对阻止重症急性胰腺炎的病情发展有积极作用。

（二）手术治疗

1. **手术治疗的适应证**

（1）胰腺和胰周坏死组织继发感染形成脓肿,或出现脓毒血症。

（2）并发腹腔内大出血、胰腺假性囊肿或破裂、肠穿孔等。

（3）已明确是外科疾病引起的胰腺炎需去除病因者,如胆总管下段梗阻或胆道感染等。

（4）非手术治疗临床无效者。

2. **手术方式**　最常用的是坏死组织清除术加引流术。对于严重的胰腺坏死也可采用规则性胰腺切除术。

3. **手术要点**　手术完全切除胰腺被膜后间隙,对胰腺和胰周的渗液、脓肿及坏死组织逐一予以清除,彻底冲洗后放置多根引流管从腹壁或腰部引出,以便术后灌洗和引流。对腹部切开根据病情可采用缝合,也可采用部分开放。同时行三腔造瘘,包括胃造瘘、空肠造瘘、酌情行胆道造瘘引流术。

对于严重的胰腺坏死,根据坏死情况也可采用左半胰切除术、胰腺次全切除术和全胰切除术。

4. **急性胆源性胰腺炎的处理**　伴有胆总管下段梗阻或胆道感染的重症急性胰腺炎,宜急诊或早期(72 小时内)手术。取出结石,解除梗阻,畅通引流,并按上述方法清除胰腺坏死组织并做广泛引流。依据病情严重程度和是否有胆囊结石及胆管结石处理方法不同。仅有胆囊结石,且症状较轻,可在初次住院期间行胆囊切除。胰腺病情严重需要等待病情稳定后择期行胆囊切除。合并胆管结石,且病情较严重或一般情况差,无法耐受手术者宜急诊或早期经纤维十二指肠镜行 Oddi 括约肌切开、取石及鼻胆管引流术。

第七节　肠　梗　阻

肠内容物不能正常顺利通过肠道运行,称为肠梗阻。

一、分类

肠梗阻根据不同区分方法,分为不同类型,

（一）按发生的基本原因分类

1. **机械性肠梗阻**　最常见类型。是由于各种机械物理性因素致肠管狭窄,使肠内容物不能正常通过。原因有:①肠壁因素:如肠管肿瘤、先天性肠道闭锁、炎症狭窄等;②肠管外因素:如粘连带压迫、肠扭转、肿瘤推挤和嵌顿疝卡压等;③肠腔内因素:如粪石、异物堵塞等。

2. **动力性肠梗阻**　是由于毒素刺激和神经反射功能紊乱致肠蠕动丧失或肠管痉挛,肠内容物不能正常运行通过。麻痹性肠梗阻常见于急性腹膜炎、腹膜后血肿、腹部大手术和全身严重感染败血症等;痉挛性肠梗阻少见,出现于慢性铅中毒及严重肠功能紊乱患者。

3. **血运性肠梗阻**　是由于肠管供应血管出现硬化梗死、血栓形成,使肠管血运发

笔记

生障碍,肠管功能丧失。多见于高龄患者。

（二）按肠管壁有无引起血运障碍分类

1. 单纯性肠梗阻　指肠管通畅性受阻,但肠壁无血运障碍。临床症状相对较轻,腹部多无腹膜炎表现。

2. 绞窄性肠梗阻　指肠管通畅性受阻同时伴有肠壁血运障碍。临床表现较重,中毒症状明显,与肠腔压力增高、血管受压、血栓形成有关。

（三）按梗阻发生的部位分类

分为高位(如空肠、小肠上段)和低位(如回肠、结肠)两种。

（四）按梗阻的通畅程度分类

分为完全性肠梗阻和不完全性肠梗阻。

（五）按梗阻的发展速度分类

分为急性肠梗阻和慢性肠梗阻。

闭袢性肠梗阻是指一段肠管两端完全梗阻,如肠扭转、结肠肿瘤。血运障碍发生较早,病情进展迅速。

肠梗阻是一个不断变化的病理过程,各种类型会因条件的变化而相互转化。

二、病理生理

肠梗阻时,肠管及全身将出现以下三方面病理生理变化:

（一）梗阻近端肠腔膨胀、积气积液

肠梗阻后梗阻部位以上肠内容物积聚,使肠内压增高、肠管扩张、腹部膨胀。一方面由于肠壁静脉受压,消化液吸收减少,另一方面肠内压增高刺激肠黏膜腺体分泌更多的消化液;由血液弥散、肠内容物发酵产生的气体增多以及口腔咽下的气体都阻隔于肠内。肠内压进一步增高使肠壁血供发生障碍,加上缺氧使毛细血管通透性增高,肠壁水肿,出现出血点,继而坏死、穿孔。血浆向肠壁、肠腔和腹腔大量渗出。使腹压继续上升,膈肌升高,腹式呼吸减弱,影响下腔静脉回流,最终导致呼吸、循环功能障碍。

（二）体液丧失、水电解质紊乱、酸碱失衡

体液丧失、水电解质紊乱、酸碱失衡是肠梗阻患者的严重病理生理改变。肠梗阻时,由于不能进食及频繁呕吐,大量丢失胃肠液,使水分及电解质大量丢失,尤以高位肠梗阻为甚。低位肠梗阻时,则这些液体不能被吸收而潴留在肠腔内,亦属非显性丢失,等同排出体外。另外,肠管过度膨胀,影响肠壁静脉回流,使肠壁水肿,血浆向肠壁、肠腔和腹腔渗出。这些变化可以造成严重的缺水,并导致血容量减少和血液浓缩,以及酸碱平衡失调。一般小肠梗阻,丧失的体液多为碱性或中性,钠、钾离子的丢失较氯离子为多,以及在低血容量和缺氧情况下酸性代谢产物剧增,加之缺水、少尿所造成的肾排 H^+ 和再吸收 $NaHCO_3$ 受阻,可引起严重的代谢性酸中毒。

（三）感染

严重的腹膜炎和毒血症是导致肠梗阻患者死亡的主要原因。梗阻以上的肠液因在肠腔停滞过久、发酵,加上肠腔内细菌数量显著增多,腐败作用加强,生成许多毒性产物。肠管极度膨胀,尤其肠管绞窄时,肠管失去活力,毒素和细菌可通过肠壁到腹腔内,引起腹膜炎,再通过腹膜吸收,进入血液,产生严重的毒血症甚至中毒性休克。

三、临床表现

肠梗阻由于梗阻的部位、原因、病变程度、发病急缓不同,临床表现会有所不同,但梗阻的机制是相同的,所以它们有着以下共同的临床表现:

（一）腹痛

机械性肠梗阻时,梗阻以上的肠腔因积液积气而膨胀,肠段反应性增强蠕动,引发阵发性肠绞痛。疼痛的部位可在脐部或偏梗阻部位。腹痛时可伴有高调肠鸣音及气过水声,自觉有"气块"在腹部游动。同时可见到肠型与蠕动波,如果腹痛的间隙不断缩短,甚至呈持续性,是肠梗阻向绞窄性发展的信号。

（二）呕吐

随梗阻部位高低表现不同。位置愈高,呕吐出现愈早、愈频繁,呕吐物为胃及十二指肠内容物;位置愈低,呕吐出现愈晚,呕吐物少而呈粪样。呕吐物呈血性或棕褐色,是肠管绞窄、血运障碍的表现。麻痹性肠梗阻呕吐多呈溢出性。

（三）腹胀

与梗阻的部位高低有关,高位梗阻腹胀不明显,低位梗阻和麻痹性肠梗阻腹胀明显,呈全腹胀。腹部周围膨胀明显或不均匀隆起,是结肠梗阻和肠扭转等闭袢性梗阻的特点。

（四）肛门停止排气、排便

肛门停止排气、排便亦称便闭,便闭程度与梗阻程度有关,完全性肠梗阻多不再排气、排便。便闭的时间与梗阻的位置高低有关,位置愈高,梗阻远端储存的粪便愈多,便闭时间相对愈迟。

四、诊断

肠梗阻既可以是一个独立的病症,又可以是许多疾病的发展阶段。准确的诊断和精确的病情程度把握是治疗的关键。

（一）肠梗阻的诊断

1. 症状　腹痛、呕吐、腹胀、便闭是肠梗阻的四大症状,由于梗阻的部位高低不同,梗阻程度不同,病程长短及原发病的严重程度不同,都有相应的变化,随着病情的变化会出现休克、电解质紊乱等症状,需要仔细的甄别和对待。

2. 体征　肠梗阻早期可没有明显的全身症状,随着病情加重特别是绞窄性肠梗阻患者,可出现口唇干燥、眼窝内陷、皮肤弹性下降、尿少或无尿等明显缺水症状,以及脉搏细数、血压下降、面色苍白等中毒、休克征象。机械性肠梗阻患者常见肠型、胃型及蠕动波,肠扭转时腹胀多不对称,麻痹性肠梗阻、低位肠梗阻呈全腹胀,绞窄性肠梗阻可触及有固定压痛、绞窄肠袢和腹膜炎体征,并开始出现腹腔炎性渗液和移动性浊音;机械性肠梗阻听诊肠鸣音亢进,有气过水声或金属音,麻痹性肠梗阻则肠鸣音减弱或消失。机械性肠梗阻如得不到及时治疗,最终会演变成肠坏死、全身中毒,导致麻痹性肠梗阻。

3. 化验检查 肠梗阻早期实验室检查变化较小,随着病情的不断加重,体液丢失,血红蛋白、红细胞计数会升高,血气分析和血清 Na^+、K^+、Cl^-、尿素氮、肌酐可出现相应的变化。粪便、呕吐物隐血阳性说明肠绞窄的可能。

4. X线检查 肠梗阻发生 4~6 小时后,立位、侧卧位拍片可见气液平面及胀气肠袢。X线表现因梗阻的部位不同各有其特点;胀气空肠黏膜呈"鱼骨刺"状,结肠胀气位于腹部周边,显示结肠袋形。低位梗阻胀气肠管较多,气液平面呈"阶梯样"排列,高位梗阻少而局限;必要时由胃管注入或口服泛影葡胺造影,可明确梗阻的存在和部位以及可能的梗阻原因;低位梗阻或怀疑肠套叠、乙状结肠扭转、结肠肿瘤时,可做钡剂灌肠以明确诊断。

5. CT检查 CT断层扫描除了可显示胀气的肠袢、气液平面外,还可显示梗阻下段的瘪塌肠管、套叠肠段以及肠管肿瘤和腹腔占位;同一扫描层面扩张肠管和瘪塌肠管并存是机械性肠梗阻的有力证据;增强 CT 扫描对确认有否肿瘤、肠管血液供应状况、手术方案的设计可提供较详细的资料,对血运性肠梗阻诊断意义较大。

(二)肠梗阻诊断中要解决的问题

1. 有否肠梗阻存在 典型的肠梗阻根据腹痛、腹胀、呕吐、便闭四大症状和 X 线检查,均可明确诊断;而早期的诊断则需要与输尿管结石、卵巢囊肿蒂扭转、急性坏死性胰腺炎等相鉴别;由于肠功能紊乱患者、胃肠道负担较重的儿童亦可以出现 X 线检查的气液平面,所以出现气液平面并不等于肠梗阻一定存在;反复查体、密切观察四大症状的存在与演变,合理的 X 线间隔复查,是肠梗阻及时确诊的关键。

2. 机械性还是动力性 机械性肠梗阻肠蠕动亢进,腹痛呈阵发性绞痛,腹胀相对不显著;麻痹性肠梗阻肠蠕动减弱或消失,腹痛呈持续性胀痛,腹胀显著;X 线、CT 检查,麻痹性肠梗阻大、小肠均扩张,机械性肠梗阻只有梗阻上段肠管扩张,晚期并发肠绞窄和麻痹,结肠也不会全部胀气。

3. 单纯性还是绞窄性肠梗阻 肠绞窄是明确的手术指征。以下情况提示肠绞窄可能:①出现明显的腹膜炎体征和中毒症状;②腹痛转为持续性绞痛或阵发性绞痛间隙仍有持续性疼痛,肠鸣音不再亢进,可出现腰背部疼痛,呕吐频繁;③呕吐物、胃肠减压抽出物、粪便为血性,腹穿抽出血性液体;④病情发展迅速,早期出现休克,抗休克治疗后,病情改善不明显;⑤经积极非手术治疗,症状体征改善不明显;⑥腹部有固定、压痛、隆起的包块;⑦影像学检查见孤立、胀大、不因时间而改变的肠袢,假肿瘤症,腹腔积液。

4. 完全性还是不完全性肠梗阻 完全性肠梗阻呕吐频繁,肛门完全停止排气、排便,X 线检查见梗阻上段肠管扩张明显,梗阻下段肠管无气体;不完全性肠梗阻呕吐与腹胀都较轻,X 线检查肠管胀气不明显,梗阻远端肠管仍有气体,肛门仍有少量气体及粪便排出。

5. 高位还是低位肠梗阻 高位梗阻呕吐早而频繁,腹胀较轻;低位梗阻腹胀明显,呕吐迟而少,呕吐物呈粪样。X 线检查高位梗阻扩张肠管少,低位梗阻扩张肠管多,结肠梗阻扩张的结肠分布在腹部周围,可见结肠袋。

6. 梗阻原因 可根据病史、体征、年龄、影像学检查综合分析。既往有腹部手术史的,以粘连性肠梗阻多见;腹外疝患者需排除嵌顿疝;新生儿多为先天性畸形;老年人以肿瘤、粪块堵塞多见;结肠梗阻多系肿瘤引起。

 病案举例

男性,36 岁,以腹部阵发性绞痛、呕吐、腹胀 1 天入院。1 天前剧烈活动后出现脐周阵发性绞痛,伴恶心、呕吐,吐出胆汁及粪样物,感腹部疼痛时有气块移动,腹胀渐明显。发病以来无大便及肛门排气。既往 6 年前有阑尾手术史。查体:体温 38.5℃,腹胀明显,腹部不对称,右侧明显,右下腹可见手术瘢痕;腹肌紧张,肚脐右侧可触及拳大胀气肠袢,压痛、反跳痛阳性,移动性浊音阳性,听诊有气过水声和高调肠鸣音。腹穿抽出血性液体。血常规:白细胞计数 12.3×10⁹/L,中性粒细胞百分比 89%。X 线片:右侧腹部孤立胀大肠袢,伴多个气液平。诊断:绞窄性肠梗阻。急诊剖腹探查,见回肠 20cm 肠段嵌入阑尾手术粘连带下肠系膜间隙,坏死发黑。行粘连松解、坏死肠段切除后治愈。

五、治疗

肠梗阻的治疗原则是解除梗阻和纠正全身生理紊乱。

(一)非手术治疗

1. 胃肠减压 吸出梗阻近端气体和液体,可减轻腹胀,降低肠管压力,改善肠壁血运,减少细菌繁殖和毒素产生。是肠梗阻治疗的重要方法之一。

2. 纠正水、电解质和酸碱平衡紊乱,胃肠外营养支持 根据电解质、血气分析、呕吐物量和种类、胃肠减压引流量以及缺水体征,综合计算、评估补液的质和量。需供给每日能量代谢所需的热卡,必要时补充血浆等胶体,维持内环境稳定。

3. 抗感染治疗 应用针对肠道细菌及厌氧菌的抗生素,防止细菌感染与中毒症状加重。

4. 中医中药治疗 以大承气汤为主的中药汤剂、生植物油胃管注入或中药灌肠,针刺足三里等穴位,对单纯性炎性肠梗阻、肠麻痹、蛔虫粪块堵塞等不全性肠梗阻有确定疗效,可使其缓解或治愈。

5. 低压灌肠 对肠套叠早期、轻度肠扭转的患者,可在严密监控下试行低压空气或钡剂灌肠,可促使肠管复位,避免手术。

6. 对症治疗 在诊断明确、病情清楚的情况下,可适度应用解痉剂、镇静剂和镇痛剂以缓解病情,有利于治疗。

(二)手术治疗

肠梗阻的手术适应证:各类绞窄性肠梗阻,肿瘤、先天性肠道畸形引起的肠梗阻,以及非手术治疗无效的肠梗阻。

手术的原则和目的是以最短的时间、最简单的方法解除梗阻,恢复肠道的通畅性。可归为四种:

1. 去除梗阻原因 松解肠管粘连带,切开肠管取除肠内堵塞物,复位扭转、套叠的肠段。

2. 切除病变肠管 切除肿瘤肠段及相应的肠系膜淋巴组织,坏死及炎性狭窄无法成形的肠段亦应一并切除。

3. 短路手术 当梗阻的原因不能解除,如肿瘤广泛转移或粘连固定、炎性粘连肠管固定成团不宜操作时,可将梗阻近、远端肠管行侧侧吻合,解决肠管通畅性问题。

4. 肠造口、肠外置 低位肠梗阻梗阻问题不能解决或患者不能耐受较大手术操作的,以及病灶切除以后,近端肠管条件很差不能做一期吻合,可将近端肠管造口外置,留做二期处理。

第八节 肠系膜血管缺血性疾病

肠系膜血管缺血性疾病是指多种病因导致的肠系膜上动、静脉血供减少或中断进而引起肠道缺血、坏死并引起一系列全身症状的疾病,此疾病一般可分为 4 种类型:急性肠系膜上动脉闭塞、非闭塞性急性肠缺血、肠系膜上静脉血栓形成和慢性肠系膜血管闭塞缺血。

一、急性肠系膜上动脉闭塞

急性肠系膜上动脉闭塞是肠系膜血管缺血性病变中最常见的一种,其起病急,病情变化快,误诊率高,病死率高,有文献报道其死亡率可达 80% 以上,它既可以是由脱落栓子引起,也可以是动脉血栓形成引起。

(一)病因与病理

引起急性肠系膜上动脉闭塞的栓子多数来源于心脏,患者可能有风湿性心脏病、慢性心房纤颤、陈旧性心肌梗死、心内膜炎、心瓣膜病或瓣膜置换术后等病史,心房或心室内壁有附壁血栓,或者患者有心血管导管操做手术,术后也可能出现急性肠系膜上动脉闭塞。

由于急性肠系膜上动脉从腹主动脉呈锐角分出,随后几乎与腹主动脉平行走行,所以随血流而来的栓子很容易进入肠系膜上动脉,最常见的栓塞部位是肠系膜上动脉分出的第一支分支处自然狭窄部位,当然视栓子大小也可能栓在更远部位,栓塞越靠近主干,肠缺血范围越大,风险越高,反之亦然。

肠道对缺血非常敏感,尤其是肠黏膜在急性缺血早期即可出现黏膜下水肿和黏膜坏死脱落。随着时间的延长,肠平滑肌由开始的痉挛收缩转为松弛,肠壁由最初的缺血苍白转为血液淤滞,出现发绀、水肿,大量肠液聚集于肠腔内。在肠缺血早期,虽然肠道已经出现了明显的病理生理改变,但如果能及时恢复肠道血供,肠道仍可具有活力,病变进程可能出现逆转,但缺血如果继续,则肠壁会出现坏死,开始可能是点状坏死,然后范围迅速扩大,出现大范围肠壁坏死,并出现腹膜炎,此时肠管颜色变为暗黑色并可能出现穿孔,肠腔内细菌繁殖,毒性产物被吸收,同时又有大量体液丢失,患者很快会进入休克失代偿期,并常合并代谢性酸中毒。若此时病情仍未得到良好控制,患者将会出现全身炎症反应综合征以及多脏器功能障碍,进而危及其生命。

（二）临床表现

患者常有高危因素或诱因，多数患者有动脉硬化表现，且有心房纤颤或冠心病病史，随着心脏介入技术的普及，在心血管导管介入手术后数小时内出现急性肠系膜上动脉闭塞的病例有所增多。对于急性栓塞的患者有近 1/3 既往曾有肢体或心脑栓塞病史。

症状与体征不符是本病的一个突出特征。患者常常起病急剧，以剧烈的腹部绞痛常见，难以用一般药物缓解，可以是全腹痛，也可能是脐周、上腹、右下腹或耻骨上区疼痛，此时查体患者腹软，可能有轻度压痛，无明显腹胀或腹膜炎表现，与患者剧烈腹痛的症状相差甚远，表现为症状与体征不符。随着病情进展，患者由最初的肠痉挛逐渐转为肠缺血和肠坏死，疼痛也逐渐转为持续性腹痛，多数患者会出现恶心呕吐，呕吐物可为血性，部分患者可以出现腹泻，并排暗红色血便，这些消化道出血症状常提示患者已经出现肠坏死。此时腹部体征也逐渐明显，患者逐渐出现腹胀，压痛明显，肠鸣音消失并出现腹膜刺激征，说明可能已有肠坏死发生，患者很快会出现休克表现。诊断性腹腔穿刺对于判断肠坏死的发生也是有帮助的，若穿刺出血性腹水往往也提示有肠坏死的发生。

实验室检查缺乏特异性指标，血常规检查患者可以有白细胞计数升高，红细胞压积升高提示有血液浓缩；血气分析可以出现代谢性酸中毒表现；凝血功能检查可以出现凝血酶原时间延长、纤维蛋白原增高、D-二聚体增高等表现。影像学检查方面，腹部 X 线平片更具鉴别诊断价值，但对于肠缺血诊断缺乏特异性，早期可见肠道积气，随着时间延长可出现肠梗阻表现，可以观察到有气液平面。腹部超声检查不是首选检查方法，因为腹腔肠道内的气体对超声波干扰较大。对于肠系膜血管缺血性疾病首选的检查方法是腹部 CT 血管成像或腹部选择性血管造影，两种方法各有优劣，概括来说腹部 CT 血管成像对患者创伤更小，而腹部选择性血管造影兼具诊断和治疗价值，并且是此病诊断的"金标准"。对于高度疑诊此病的患者，在患者循环系统稳定的情况下，可以先行腹部 CT 血管成像检查来明确诊断，同时根据部分间接影像证据判断有无肠坏死，以决策是行介入治疗还是紧急行剖腹探查手术，若不需要紧急手术，可以再选择行急诊腹部选择性血管造影，明确诊断同时可以立即开始介入治疗。

（三）治疗

急性肠系膜上动脉闭塞患者早期诊断比较困难，对于有高龄、心房纤颤、既往有心脑血管梗死史以及近期有过心血管导管操作手术史等高危因素的患者，若出现急性腹痛，症状重，体征轻，"症征不符"时，要选择合适检查方法，积极寻找临床证据来支持或排除此病，早期诊断和治疗不仅可能避免患者死亡，还有可能逆转肠缺血状态，避免患者大段肠切除及短肠综合征的发生。

急性肠系膜上动脉闭塞的现代治疗方案多主张积极行放射介入或手术治疗，同时辅以全身的抗凝等内科治疗，但总体治疗效果仍不佳。在对患者的一般情况及心脏状况允许条件下，应立即进行腹部选择性动脉造影，在造影明确肠系膜上动脉栓塞部位后，同时进行血管内介入治疗，包括局部溶栓、抗凝、破碎血栓、抽吸血栓、球囊扩张、放置支架等。一般保留穿刺导管在梗死部位 24~48 小时，并通过此导管在局部持续给

笔记

予尿激酶泵入溶栓,常规在 24 小时后需要再次行血管造影,根据造影结果决定下一步介入治疗方案。除了放射介入治疗外,还可以选择剖腹行肠系膜上动脉取栓术、肠系膜上动脉搭桥术及肠系膜上动脉短路术等,但由于创伤大、疗效不确切,目前仅此类手术开展还不多。

根据发病时间、临床表现和强化 CT 检查等来间接判断有无肠坏死的发生,如怀疑肠坏死需要立即手术治疗。对于已经发生肠坏死的患者,切除坏死肠段是唯一可行的手术方式,困难在于判断坏死肠段边缘缺血肠段的活力。保留有活力的肠段,避免术后出现短肠综合征是此类手术的要点。除了观察肠管颜色、蠕动及肠系膜缘动脉搏动外,还可以用荧光法探测肠管局部有无血液循环以了解其活力,也可以术中行多普勒超声探测肠系膜血管血流情况等。当不能完全肯定肠管是否仍有活力时,还可以使用延迟关腹技术,将活力不明的肠管置于腹部切口下方,用透明膜临时关闭腹腔,通过透明膜密切观察该段肠道 24～48 小时,确定肠管存活后再行二期手术关腹;或者一期关腹,在 24～36 小时后行计划性二次手术观察肠管活力。再次剖腹应在第一次手术结束时就应决定,因为术后疼痛、麻醉后肠麻痹等都会掩盖肠坏死表现,所以计划好的二次手术必须如期进行,以确保能及时处理可能坏死的肠管,保证患者的安全。短肠综合征、再栓塞、肠外瘘、消化道出血、局限性肠纤维化狭窄等都是术后可能发生的并发症。

急性肠系膜上动脉闭塞术后的监测和治疗非常重要,除了要观察有无进一步肠坏死的发生外,还要动态监测患者内环境情况、心功能情况、凝血功能情况等。此类患者围术期需要给予抗凝治疗,并在围术期应用合适抗生素预防感染,术后宜较长时间服用华法林以减少再次发生栓子的可能。

二、非闭塞性急性肠缺血

在急性肠缺血患者中,有 20%～30% 的动脉或静脉主干上未发现有明显的阻塞,也有的报告比例数可达 50%。

（一）病因与病理

非闭塞性急性肠缺血的病因是一些间接引起广泛血管收缩的因素,如心肌梗死、充血性心力衰竭、心律不齐、主动脉瓣关闭不全,以及肝肾疾病、休克、利尿等引起的血液浓缩等都是潜在的诱因,可导致心排出量下降、低血容量、低血压,使肠管处于一种低灌流状态。临床上常见的是在心力衰竭等病理状态下应用洋地黄或呋塞米等药物后诱发非闭塞性急性肠缺血。

非闭塞性急性肠缺血的肉眼与显微镜所见与急性肠系膜动脉栓塞相似,但它的病变范围更广,可累及整个小肠与结肠,但也有小片的或节段样肠缺血。

（二）临床表现

这类患者几乎都有上述病因导致的低血流、低灌注状态,常有使用如利尿、洋地黄药物等加重低灌流状态的诱因。临床表现也会出现"症征不符",早期有严重腹部不适,但查体体征不重。随病情进展,当有肠坏死发生后体征逐渐加重,出现腹膜刺激征,伴有呕吐、休克等症状,常有腹泻和血便。

多数患者实验室检查有血液浓缩表现,白细胞计数升高。选择性腹腔动脉造影可见主干没有明显闭塞,在血管二、三级分支中可能有散在节段性狭窄,也可能只有动脉硬化存在,在除外急性肠系膜动脉闭塞后可诊断本病。

（三）治疗

本病常在合并有严重的基础疾病情况下发生,发生后常难以及时治疗,治疗后的并发症较多,所以患者总体死亡率较高。针对基础原发病的治疗对于本病同样有重要意义,如处理好充血性心力衰竭、心律失常等病因,可以使血管收缩的因素去除,还能改善肠道血供,缓解肠道低灌流状态。

对于有上述诱因的患者,若出现明显症状体征不符的腹痛表现,应在积极处理原发病基础上选择合适时机进行选择性肠系膜上动脉造影,一方面可以明确诊断,同时也是重要治疗手段,可以通过肠系膜上动脉造影导管局部应用血管扩张剂,如罂粟碱、妥拉唑啉、前列腺素等。若介入治疗未能取得良好疗效,不能除外有肠坏死可能时,仍需手术探查。

三、肠系膜上静脉血栓形成

肠系膜上静脉血栓形成约占急性肠缺血的 3% ~7%。

（一）病因病理

肠系膜上静脉血栓形成常继发于一些凝血功能异常疾病,如真性红细胞增多症、抗凝血酶Ⅲ缺乏等,这类患者常有其他部位的静脉血栓形成,易被诊断为"易栓症"。此外腹腔感染、门静脉高压、创伤或手术、肾移植及脾切除等也是可能诱因,也有因口服避孕药引起静脉血栓的报道,还有部分患者病因不明。

肠系膜上静脉血栓通常累及静脉分支并造成节段性肠缺血,但也有向上蔓延至整个门静脉系统的情况。其病理表现主要是肠壁及系膜水肿与充血,肠腔内及腹腔内有血性液体,但肠坏死的范围比较局限,且坏死进展速度较动脉栓塞慢。

（二）临床表现

静脉血栓形成的症状为逐渐加重的腹部不适,常见为腹胀与食欲缺乏,这些症状可持续 1~2 周,然后出现突发剧烈腹痛、呕吐,此类患者血便和血性腹水较动脉栓塞出现的要早,查体以腹胀为主要表现,早期肠鸣音活跃,后期肠鸣音减弱或消失。血象多表现为血液浓缩,白细胞计数在病程早期便可明显升高。腹部 X 线平片可见肠胀气表现,CT 血管成像和选择性肠系膜上动脉造影虽不如动脉栓塞那样意义重大,但仍有较高的临床价值,多数情况下在静脉期可以看见血管内的血栓。

（三）治疗

可以通过血管介入方法局部溶栓治疗,但多数情况下仍需及早手术治疗。因为静脉血栓形成常仅累及部分肠道坏死,所以预后较好,死亡率约 20% 左右。

四、慢性肠系膜血管闭塞缺血

本病高发年龄段为中老年人群,常伴有冠状动脉硬化、脑血管硬化、周围动脉闭塞等疾病。"进食痛"是本病的一个特征,疾病常呈慢性过程,先是进食后出现饱胀或钝痛,进行性加重,严重时进食后可出现弥漫性肠绞痛,可向背部放射,伴恶心呕吐,患者

笔记

可因此出现恐食症及营养不良,这主要是因为进食后胃肠道需要更多血供,而患者肠系膜血管因狭窄或闭塞无法提供更多血供,早期会造成一过性肠缺血、肠痉挛,晚期可能会出现肠坏死。除营养不良外,体检和化验检查并无特殊点。腹部增强 CT 检查和选择性动脉造影对本病有较高诊断价值。对于轻症患者可以试用非手术治疗,包括给予血管扩张药、少量多次进餐、给予肠外营养等,但对于血管狭窄部位明确的患者仍可以考虑早期行血管重建手术,以期取得更好的治疗效果。

学习小结

1. 学习内容

急腹症	概述	①急腹症:是一类以急性腹痛为主要表现的临床急症;②外科急腹症:是泛指常需要手术治疗的腹腔内非创伤性急性病变,包括急性阑尾炎、急性胆囊炎、急性胰腺炎、急性肠梗阻、溃疡病急性穿孔等
	急性腹膜炎	①按炎症范围分类:局限性腹膜炎,弥漫性腹膜炎;②按发病机制分类:原发性腹膜炎,继发性腹膜炎,第三类腹膜炎
	急性阑尾炎	①病理类型:急性单纯性阑尾炎,急性化脓性阑尾炎,急性坏疽性或穿孔性阑尾炎,阑尾周围脓肿;②体征:右下腹压痛、反跳痛、右下腹包块,结肠充气试验,腰大肌试验,闭孔内肌试验,直肠指检;③特殊类型阑尾炎:小儿急性阑尾炎,妊娠期急性阑尾炎,老年人急性阑尾炎,异位急性阑尾炎
	胃十二指肠溃疡穿孔	①临床表现:突发腹痛,腹部压痛,反跳痛,立位腹平片可见膈下游离气体;②治疗:非手术治疗,手术治疗
	胆道感染和胆石症	①解剖生理概要;②急性胆囊炎临床表现;③急性化脓性胆管炎临床表现:夏柯三联征,雷诺五联征;④胆石分类:胆固醇结石,胆色素结石,混合结石;⑤胆囊结石、肝外胆管结石、肝内胆管结石的临床表现和治疗
	急性胰腺炎	①病因:胰酶异常激活,乙醇中毒,高脂血症,其他;②诊断:临床诊断标准,严重度分级;③治疗:非手术治疗,手术治疗
	肠梗阻	①按病因分类:机械性,动力性,血运性;②按血运分类:单纯性,绞窄性;③按程度分类:完全性,不完全性;④临床表现:痛,吐,胀,闭;⑤诊断:有无肠梗阻存在,鉴别单纯性和绞窄性肠梗阻;⑥治疗:非手术治疗,手术治疗
	肠系膜血管缺血性疾病	①肠系膜血管缺血性疾病是指多种病因导致的肠系膜上动、静脉血供减少或中断进而引起肠道缺血、坏死并引起一系列全身症状的疾病;②急性肠系膜上动脉闭塞、非闭塞性急性肠缺血、肠系膜上静脉血栓形成和慢性肠系膜血管闭塞缺血的临床表现、诊断

2. 学习方法 通过对比常见急腹症的不同临床表现特点,掌握常见急腹症的诊断和治疗原则。

(高兆旺 李国逊 陈海龙)

复习思考题

1. 名词解释 外科急腹症。
2. 试述继发性腹膜炎的常见病因。
3. 试述阑尾炎的临床类型。
4. 试述胃十二指肠溃疡穿孔的临床表现和诊断要点。
5. 试述胆道感染的诊断和鉴别诊断。
6. 试述重症急性胰腺炎的诊断标准。
7. 如何鉴别单纯性肠梗阻和绞窄性肠梗阻?

笔记

第十七章

门静脉高压症

学习目的

熟悉门静脉高压症相关知识。

学习要点

门体静脉的交通支;病理分型;临床表现;诊断;外科治疗。

第一节　解剖生理概要

当门静脉系统的血流受阻、发生淤滞时,引起门静脉系统及其分支的压力增高,并在临床上出现脾肿大和脾功能亢进、食管胃底静脉曲张伴呕血及腹水等表现,即称为门静脉高压症。正常人,门静脉压力为 $13 \sim 24cmH_2O$,平均值为 $18cmH_2O$。门静脉高压症时,压力可高达 $30 \sim 50cmH_2O$。正常人全肝血流量每分钟约为1500ml,其中门静脉血流量每分钟约为1100ml,门静脉血占全肝血流量的 $60\% \sim 80\%$,平均为 75%。肝动脉血流量每分钟约为350ml,肝动脉血占全肝血流量的 $20\% \sim 40\%$,平均为 25%。由于肝动脉的压力大,血液含氧量高,故门静脉和肝动脉对肝的供氧比例几乎相等。

门静脉主干是由肠系膜上、下静脉和脾静脉汇合而成,其中约20%的血液来自脾脏。门静脉在肝门分为两支与肝动脉相伴分别进入左、右半肝后逐渐分支,其小分支和肝动脉小分支的血流汇合于肝小叶内的肝窦(肝的毛细血管网),经肝小叶的中央静脉,再汇入小叶下静脉、肝静脉,最后汇入下腔静脉。所以,门静脉系统位于两个毛细血管网之间,一端是胃、肠、脾、胰的毛细血管网,另一端是肝小叶内的肝窦。

需要指出,门静脉和肝动脉的小分支血流不但汇合于肝小叶内的肝窦,还在肝小叶间汇管区借以无数动静脉间的小交通支相互沟通。这种动静脉交通支一般仅在肝内血流量增加时才开放而被利用。所以,两种压力不同的血流(肝动脉压力为门静脉压力的 $8 \sim 10$ 倍)经过肝小叶内的肝窦和利用肝小叶间汇管区的动静脉交通支后,得到平衡,再汇入肝小叶的中央静脉,经肝静脉流入下腔静脉。

门静脉系统血管无瓣膜,其与腔静脉系统之间有4个交通支(图17-1)。

胃底、食管下段交通支:门静脉血流经胃冠状静脉、胃短静脉,通过食管胃底静脉与奇静脉、半奇静脉的分支吻合,流入上腔静脉。

直肠下端、肛管交通支:门静脉血流经肠系膜下静脉、直肠上静脉与直肠下静脉、

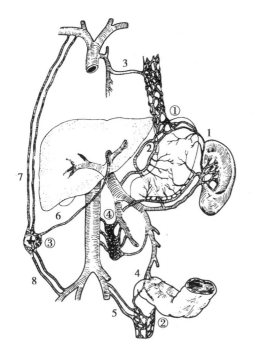

图 17-1　门静脉与腔静脉之间的交通支
1:胃短静脉;2:胃冠状静脉;3:奇静脉;
4:直肠上静脉;5:直肠下静脉、肛管静脉;6:脐旁静脉;7:腹上深静脉;8:腹下深静脉　①胃底、食管下段交通支②直肠下端、肛管交通支　③前腹壁交通支　④腹膜后交通支

肛管静脉吻合,流入下腔静脉。

前腹壁交通支:门静脉(左支)的血流经脐旁静脉与腹上深静脉、腹下深静脉吻合,分别流入上、下腔静脉。

腹膜后交通支:在腹膜后,有许多肠系膜上、下静脉分支与下腔静脉分支相互吻合。在这些交通支中,最主要的是胃底、食管下段交通支。这些交通支在正常情况下都很细小,血流量都很少。

门静脉无瓣膜,其压力通过流入的血量和流出阻力形成并维持。当门静脉血流阻力增加时,发生血液淤滞引起门静脉及其分支内压力增高,则是门静脉高压症的始动因素。按阻力增加的部位,可将门静脉高压症分为肝前、肝内和肝后三型。肝内型门静脉高压症又称肝硬化性门静脉高压症,最常见。可分为窦前、窦后和窦型。窦后和窦型为常见的肝炎后肝硬化;窦前型阻塞病因是血吸虫病性肝硬化。肝前型主要是肝外门静脉主干血栓形成。肝后型门静脉高压症是由先天性或后天性原因引起的肝静脉和(或)其开口以上的下腔静脉段狭窄或阻塞所致。

第二节　肝硬化性门静脉高压症

一、病理生理

在我国,肝硬化性门静脉高压症最常见,占95%以上。引起肝窦和窦后阻塞的常见病因是肝炎后肝硬化,近年来酒精性肝硬化也为渐增趋势。由于增生的纤维束和再生的肝细胞结节挤压肝小叶内的肝窦,使其变窄或闭塞导致门静脉血流受阻、压力增高,另外位于肝小叶间汇管区的肝动脉小分支和门静脉小分支之间,有许多平时不开放的动静脉交通支,在肝窦受压和阻塞时即可大量开放,以致压力高的肝动脉血流直

笔记

接反注入压力较低的门静脉小分支,使门静脉压力更为增加。血吸虫病性肝硬化,与之不同,是由于血吸虫卵沉积直接阻塞汇管区门静脉小分支,使管腔狭窄及周围组织发生肉芽肿性反应,以致血流受阻门静脉压力升高,多见于我国南方地区,患者一般肝功能尚好,主要表现为脾肿大脾功能亢进。

二、临床表现

肝硬化性门静脉高压症多见中年男子,病情发展缓慢,当门静脉压力增至 25 ~ 50cmH_2O 时,就会出现系列病理变化,主要表现有脾肿大、脾功能亢进、呕血或黑便、腹水及消化道功能异常。

1. 脾肿大、脾功能亢进 门静脉血流受阻后,首先出现充血性脾肿大,大者脾下极可抵达脐下或盆腔。出现外周血小板、红细胞、白细胞减少等脾功能亢进症状。

2. 交通支扩张 由于正常的肝内门静脉通路受阻,门静脉又无静脉瓣,其四个交通支大量开放、扩张、扭曲而形成静脉曲张。特别是胃冠状静脉、胃短静脉与奇静脉分支间的交通支,即食管下段胃底形成的曲张静脉,最有临床意义。它离门静脉主干和腔静脉最近,压力差最大,而经受门静脉高压的影响也最早最显著。肝硬化患者常有胃酸反流,腐蚀食管下段薄弱的黏膜引起反流性食管炎,或因坚硬粗糙食物的机械性损伤,特别在咳嗽、呕吐、用力排便、负重等使腹腔内压突然升高时,门静脉压力也随之升高,可引起曲张静脉突然破裂,可引起致命性的急性消化道大出血。临床表现为呕血或(和)黑便,半数患者有呕血或便柏油样便史。同时,因肝功能损害凝血酶原合成障碍,脾功能亢进血小板减少,出血不能自止,而导致出血性休克;大出血时肝组织严重缺氧可发生急性肝衰竭而死亡。部分患者常有复发出血。其他交通支也可以发生扩张,如直肠上、下静脉(直肠上、下静脉丛)交通支扩张可以引起继发性混合痔,表现为反复便血,可为大量暗红色血便。脐旁静脉与腹壁上、下深静脉交通支扩张,可以引起前腹壁、脐周静脉曲张,所谓海蛇头征。

3. 腹水 大约 1/3 患者有腹水,出血后常引起腹水形成加剧。有些"顽固性腹水"则难以消退。腹水形成的原因:①门静脉系统毛细血管床的滤过压增加,组织液回吸收减少;②肝硬化引起肝功受损白蛋白合成减少,血浆胶体渗透压下降;③肝窦和窦后阻塞淋巴液生成增加而输出不畅,促使液体从肝表面、肠浆膜表面漏入腹腔而形成腹水;④门静脉高压时虽然静脉内血流量增加,但中心血流量却是降低的,继发性刺激醛固酮分泌过多,导致钠、水潴留而加剧腹水形成。这些综合因素中低蛋白血症是腹水形成的主要原因。

4. 腹胀、食欲缺乏 约 20% 的患者并发所谓门静脉高压性胃病,因胃壁淤血、水肿,胃黏膜下层的动静脉交通支广泛开放,胃黏膜微循环障碍及黏膜屏障功能破坏所致。严重时可导致胃黏膜弥漫性出血。

5. 肝性脑病 门静脉高压症时由于自身的门体血流短路或手术分流,造成大量门静脉血流绕过肝细胞或因肝实质细胞功能严重受损,致使有毒物质(如氨、硫醇和 γ-羟基丁酸)不能代谢和解毒而直接进入体循环,从而对脑产生毒性作用并出现精神神经综合征,称为肝性脑病。此类患者约占 10%,常因胃肠道出血、感染、过量摄入蛋白质、镇静药、利尿剂而诱发。

三、实验室检查

1. 血象 脾功能亢进时,血细胞计数减少,白细胞计数可降至 $3\times10^9/L$ 以下;血小板计数减少至 $80\times10^9/L$ 以下;以及红细胞计数的减少,直至贫血。

2. 肝功能检查 血浆白蛋白降低而球蛋白增高,白/球蛋白比例倒置。凝血酶原时间延长。还应做乙型肝炎病原免疫学和甲胎蛋白等检查。肝功能分级仍以 Child-Pugh 分级为准(表 17-1)。

表 17-1 Child-Pugh 分级

项目	异常程度得分		
	1	2	3
血清胆红素(mmol/L)	<34.2	34.2~51.3	>51.3
血浆蛋白(g/L)	>35	28~35	<28
凝血酶原延长时间(s)	1~3	4~6	>6
(凝血酶原比率%)	(30)	(30~50)	(<30)
腹水	无	少量,易控制	中等量,难控制
肝性脑病	无	轻度	中度以上

注:总分 5~6 分者为肝功能良好(A 级),7~9 分者为中等(B 级),10 分以上者肝功差(C 级)

四、影像学检查

1. 腹部超声检查 可显示有无腹水、肝脏密度及质地异常,了解肝硬化程度、脾肿大情况及门静脉扩张或有无血栓等。多普勒超声可测定血流量,有无逆肝血流。门静脉高压症时,门静脉内径≥1.3cm。半数以上患者肠系膜上静脉和脾静脉内径≥1.0cm。但对诊断的精确性稍差。

2. 食管吞钡 X 线 食管钡剂充盈时,曲张静脉使食管的轮廓呈虫蚀状改变;排空时曲张静脉显示为蚯蚓样或串珠状负影。

3. 胃镜检查 能明确食管曲张的程度,以及有否黏膜病变或溃疡形成。

4. CT、MRI 检查 螺旋 CT 可测定肝脏的体积。MRI 可进行门静脉的重建、准确测定门静脉血流方向及其血流量,还可将门静脉高压症患者脑生化成分做出曲线进行分析,为制定手术方案提供依据。

5. 门静脉、肝静脉造影 可使门静脉系统和肝静脉显影,确定静脉受阻部位及其分支回流情况。①经皮肝穿门静脉造影:可确切了解门静脉及其分支和胃冠状静脉的形态学变化,可直接测定门静脉压力。②经颈内静脉或股静脉穿刺将导管插入肝静脉可测定肝静脉楔入压及下腔静脉压,并可计算肝静脉压力梯度。肝窦及门静脉均无瓣膜,因此,肝静脉楔入压可较准确地反映门静脉压。肝静脉压力梯度则反映门静脉灌注压。

五、诊断与鉴别诊断

一般诊断并不困难,主要依据:

1. 病史 有肝炎及慢性肝病或血吸虫病等病史。

2. 临床表现 脾肿大、脾功能亢进、呕血或黑便、腹水等。

3. 体征 门静脉高压严重时,可触及脾大,大者抵达脐下或盆腔(所谓巨脾),质地硬、边缘较钝而不规整。也可触及质硬而表面不光滑的肿大肝脏,但有时肝硬化肝缩小则难以触到。腹水征阳性;腹壁静脉逆流征或前腹壁静脉曲张呈海蛇头征,部分患者伴有黄疸及慢性肝病的其他征象,如蜘蛛痣、肝掌、男性乳房发育、睾丸萎缩等。

六、治疗

主要是防治食管胃底曲张静脉破裂出血,改善肝功能,控制腹水的形成。为提高治疗效果,应根据患者具体情况,采用药物、内镜、介入放射学和外科手术等综合性治疗措施。手术疗法应强调有效性、合理性和安全性,应正确把握手术适应证和手术时机。在抢救治疗大出血患者中必须不同情况区别对待。

(一)非手术治疗

1. 适应证 对于有黄疸、大量腹水、肝功能严重受损的患者(Child-Pugh C 级)发生大出血,如果进行外科手术,死亡率可高达 60% ～70%。应尽量采用非手术疗法。

2. 常用方法

(1)首先,建立有效的静脉通道,扩充血容量,但应避免过量扩容,防止门静脉压力增加,引起再出血。

(2)输血:监测患者生命体征,如收缩压低于 80mmHg,失血量大约 800ml 以上。应立即输血或备血。

(3)药物止血:选用血管加压素或生长抑素。生长抑素止血率(80% ～90%)高于血管加压素(40% ～50%),副作用小,应为首选止血药。

(4)内镜治疗:经内镜可采用电凝、激光、微波、套扎及注射硬化剂等疗法。

1)硬化剂疗法:出血期间或出血停止 2～3 天均可进行。将硬化剂(国内多选用鱼肝油酸钠)直接注射到曲张静脉腔内,使曲张静脉闭塞,其黏膜下组织硬化,一般止血成功率 80% ～90%,如疗效不满意在 24 小时内再注射一次。其并发症是食管溃疡、狭窄或穿孔,一旦发生死亡率高达 50%。

2)橡皮圈套扎术:比硬化剂疗法操作简单和安全,方法是经内镜下将食道曲张静脉团吸入结扎器中,用橡皮圈套扎曲张静脉基底部,是控制急性出血的首选方法,成功率达 80% ～100%。术后 7～15 日组织坏死脱痂,仍有大出血发生的危险。

(5)三腔二囊管压迫止血:原理是利用充气的气囊分别压迫胃底和食管下段的曲张静脉,以达止血目的。常用于对血管加压素或内镜治疗止血无效的患者。

(二)手术治疗

1. 手术适应证

(1)急诊手术的适应证:①患者以往有大出血的病史,或本次出血来势凶猛,出血量大,或经短期积极止血治疗仍有反复出血者,应考虑急诊手术止血;②经过严格的内科治疗 48 小时内仍不能控制出血,或短暂止血又复发出血,应积极行急诊手术止血;③急诊手术应以贲门周围血管离断术为首选;④Child C 级患者不宜行急诊手术。

(2)择期手术治疗适应证:①对于没有黄疸、无明显腹水的患者(Child A、B 级)未发生大出血者,进行择期手术;②对于 Child A、B 级发生大出血的患者,应争取即时

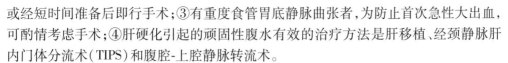

或经短时间准备后即行手术;③有重度食管胃底静脉曲张者,为防止首次急性大出血,可酌情考虑手术;④肝硬化引起的顽固性腹水有效的治疗方法是肝移植、经颈静脉肝内门体分流术(TIPS)和腹腔-上腔静脉转流术。

2. 手术方法　主要分为两类,一类是断流术,阻断门奇静脉间的反常血流,达到止血的目的;另一类是分流术,通过各种不同的分流手术,来降低门静脉压力。肝移植已成为外科治疗终末期肝病的理想方法,但存在供肝短缺、终生服用免疫抑制剂的危险,以及费用昂贵,限制了临床推广。

学习小结

1. 学习内容

门静脉高压症	解剖生理概要	门体静脉之间的吻合支:胃底、食管下段交通支,直肠下端、肛管交通支,前腹壁交通支,腹膜后交通支
	肝硬化性门静脉高压症	①临床表现:脾肿大、脾功能亢进,交通支扩张,腹水,腹胀、食欲缺乏,肝性脑病;②治疗:非手术治疗,手术治疗

2. **学习方法**　通过学习门静脉系统的解剖生理知识,熟悉门静脉高压症的诊断和治疗原则。

（周　军）

复习思考题

1. 试述门体静脉之间的吻合支。

第十八章

上消化道大出血的鉴别诊断和外科处理原则

学习目的
了解上消化道大出血的原因、诊断要点和处理。
学习要点
上消化道大出血的概念、原因、诊断要点及外科治疗。

上消化道大出血是消化道系统的常见病。上消化道指屈氏韧带(Treitz 韧带)以上的消化道,包括食管、胃、十二指肠、空肠上段和胆道。凡发生在屈氏韧带以上的出血称为上消化道出血。临床上主要表现为呕血和黑便,或仅有血便(柏油样便)。如果一次失血量超过总血量的 20%(达 800ml 以上)时,患者就会出现血压降低等休克的症状和体征(如视力模糊、头晕、手足发冷、冷汗、直立位昏厥等),收缩压<100mmHg,脉率>100 次/分钟,则称为上消化道大出血。

一、上消化道大出血的常见原因

(一)胃、十二指肠溃疡

约占上消化道大出血的 40%~50%。其中 3/4 是十二指肠溃疡出血,大出血的溃疡一般位于十二指肠球后壁或胃小弯,均为溃疡基底血管被侵蚀破裂所致,多为动脉出血。另外,应注意:①药物损伤引起的急性溃疡,如阿司匹林、消炎痛及其他解热镇痛药物等促进胃酸分泌增加类药物使胃黏膜屏障损害。②应激性溃疡(stressulcer),约占5%。患者多有酗酒,或有肾上腺皮质激素药物史;也可发生在休克、脓毒症、严重烧伤(Curling 溃疡)、大手术和中枢神经系统(严重脑外伤称 Cushing 溃疡)的损伤后,这种情况下,交感神经兴奋,肾上腺髓质分泌儿茶酚胺增多使胃黏膜血管发生痉挛性收缩,组织灌流量骤减致胃黏膜缺血坏死。表现为表浅的、大小不等的、多发的胃黏膜糜烂和溃疡,基底部常有活动性出血和血块,部分病例仅见弥漫性渗血导致大出血。

(二)门静脉高压症

约占上消化道大出血的 20%,占上消化道大出血的第二位。

(三)急性出血性胃炎

约占上消化道大出血的 20%。原因:①酗酒;②服用非甾体类抗炎药物如吲哚美辛、阿司匹林等,或肾上腺皮质激素药物史;③饮食不当,暴饮暴食;④少数可为误服农药等其他因素。

胃镜表现为表浅的、大小不等的、多发的胃黏膜糜烂,损伤不超过黏膜层,底部常有活动性出血和血凝块。

（四）胃癌

约占上消化道大出血的 2% ~4% 。癌组织缺血坏死,表面发生糜烂或溃疡,侵蚀血管引起大出血。胃癌引起的上消化道出血,柏油样便比呕血更常见。

（五）胆道出血

各种原因导致血管与胆道沟通,引起血液涌入胆道,再进入十二指肠,统称胆道出血。最常见的病因是胆道感染、肝外伤等。胆道出血有三联症:即胆绞痛、梗阻性黄疸和消化道出血。

二、临床分析

对于上消化道大出血的患者,除非发生休克时需紧急抢救外,一般应在尽量短时间内有目的有重点地完成病史询问、体格检查和检验项目等工作。同时,经分析及时确定出血的原因、部位和出血量的多少,从而判定所要采取的有效措施。

（一）出血的速度与量

消化道大出血的临床表现主要为呕血和便血。柏油样便通常表示出血来自上消化道,但也可见于结肠。以鲜血为主通常提示出血来自下消化道。

表现呕血还是便血取决于出血的速度和出血量的多少。如果出血很急、量很多,则既有呕血,也有便血;由于血液在胃肠内停滞的时间短,呕吐血多为鲜血;由于肠蠕动过速,便血也相当鲜红。反之,出血较慢,量较少,则常出现柏油样便,少数有呕血;由于血液在胃肠道停滞时间较长,在胃肠液作用下,呕血呈棕褐色(咖啡色),便血多为柏油样(或紫黑色)。

（二）出血的部位

一般来说,幽门以上的出血易为呕血,幽门以下的出血易为便血。

（三）病史

必须重视详细追问病史。消化性溃疡患者进食和服用制酸药可缓解上腹部疼痛,或曾经内镜或 X 线检查证明有胃十二指肠溃疡;肝硬化门静脉高压症患者常有大量嗜酒、肝炎或血吸虫病史;进行性体重下降和厌食应考虑消化道肿瘤;出血性胃炎常有服用破坏胃黏膜屏障和损伤胃黏膜的药物,如阿司匹林等非甾体类和固醇类药物史,也易发生在严重创伤、大手术、重度感染和休克等应激状态时。

（四）体检

体检时应包括仔细地检查鼻咽部,以排除来自鼻咽部咽下的血液。如果发现有蜘蛛痣、肝掌、腹壁皮下静脉曲张、肝脾肿大、腹水、巩膜黄染等,多可诊断为食管、胃底曲张静脉破裂出血。但在没有腹水、肝脾肿大也不很明显的患者,尤其在大出血后,门静脉系统内血量减少,脾可能暂时缩小、不易触及,常能增加诊断上的困难。肝内胆道出血多有类似胆绞痛的剧烈上腹部疼痛的前驱症状,右上腹多有不同程度的压痛,甚至可触及肿大的胆囊。感染性胆道出血,同时伴有寒战、高热,并出现黄疸,这些征象综合考虑,有助于明确诊断。

（五）实验室检查

①血红蛋白、红细胞计数、血细胞比容、嗜中性粒细胞计数;②肝功能(胆红素、碱

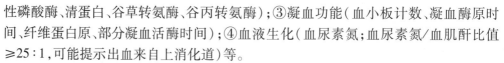

性磷酸酶、清蛋白、谷草转氨酶、谷丙转氨酶);③凝血功能(血小板计数、凝血酶原时间、纤维蛋白原、部分凝血活酶时间);④血液生化(血尿素氮;血尿素氮/血肌酐比值≥25:1,可能提示出血来自上消化道)等。

（六）辅助检查

1. 胃镜检查　应是首选的检查方法,在出血的任何时段都可进行,如果没有严重的伴发疾病,血流动力学相对稳定,患者收住院后,应立即行纤维胃十二指肠镜检查,检查距出血时间愈近,诊断阳性率愈高。

2. 选择性腹腔动脉或肠系膜上动脉造影　内镜检查如未能发现出血病因,尤其是胃内有大量积血和血块影响内镜视野时,可做选择性腹腔动脉或肠系膜上动脉造影。

3. X 线钡餐检查　对于没有内镜检查条件,或内镜检查未发现,或不能确定出血病变时,应在出血停止后 36~48 小时进行 X 线钡餐检查。气钡对比检查可发现较大的病变如食管静脉曲张、大的溃疡和肿瘤。

4. ^{99m}Tc 标记红细胞的腹部 γ-闪烁扫描　可发现出血量在 5ml 的部位的放射性浓集区。对确定胃肠道出血相当敏感,但定位的精确性有限,因此常作为选择性腹腔内脏动脉造影前的筛选手段。

5. B 超、CT 及 MRI 检查　有助于肝、胆和胰腺结石、肿瘤或脓肿的发现与诊断。MRI 对门静脉及胆道的重建,了解门静脉直径、有无血栓或癌栓以及胆道病变情况。

三、上消化道出血的处理原则

只要确定有呕血和黑便,都应视为紧急情况收住院或重症监护病房。不管出血的原因如何,应遵循下列基本处理原则:

1. 初期评估与处理

（1）临床表现有低血容量休克时,首先扩充血容量。应迅速建立两条静脉通道。

（2）先滴注平衡盐溶液及血浆代用品,同时进行全血细胞计数、凝血酶原时间、血清肌酐和肝酶学检查,以及血型鉴定、交叉配血,备足可能需要的全血或成分输血。

（3）放置导尿管观察每小时尿量。

（4）每 15~30 分钟测定血压、脉率,结合对出血量和出血特点以及尿量的观察和中心静脉压的监测,可作为补液、输血量和速度较可靠的指标。

2. 药物止血

（1）静脉用药:可用血管加压素、生长抑素等止血。质子泵抑制剂对防治上消化道出血亦有良好效果。

（2）胃管注入:①冰盐水 200ml 加正肾上腺素 4mg,4~6 小时胃管注入一次。②凝血酶原 1000U 加冰盐水 200ml,4~6 小时胃管注入一次;或两组交替应用。

（3）介入治疗是将导管尽可能选择性插入出血的动脉,持续滴注血管加压素,速度为每分钟 0.2~0.4U,持续 12~24 小时。

3. 内镜下止血　可应用消化内镜局部喷撒止血药物、电凝止血、套扎止血及止血夹止血。

4. 手术治疗　由于各种止血方法的不断改进,约 80% 的患者可经非手术疗法达到止血目的。对部位不明的不能得到有效控制的,且血压、脉率不稳定的,应及时进行剖腹探查。急诊手术首要目标是止血,若条件允许,可对原发病做治愈性手术。

5. 病因的处理

（1）胃十二指肠溃疡大出血的处理,药物治疗消化性溃疡出血均有效。如果规范用药仍然不能止血者,可采用胃大部切除术。

（2）对由于门静脉高压症引起的食管、胃底曲张静脉破裂的大出血,应根据情况来决定处理方法。

（3）绝大多数出血性胃炎可由非手术治疗止血,药物治疗与治疗消化性溃疡出血大致相同。冰盐水胃管注入或介入治疗均有效。由于胃癌引起的大出血,则应根据局部情况行根治性胃大部或全胃切除术。

（4）胆道出血的量一般不大,多经非手术疗法,包括抗感染和止血药物应用尚能停止。如出血不止,肝动脉造影明确出血病灶后,可行选择性肝动脉栓塞,约50%的病例有望止血成功。非手术治疗无效时须手术治疗。

学习小结

1. **学习要点**

上消化道大出血的鉴别诊断和外科处理原则	①凡发生在屈氏韧带以上的出血称为上消化道出血;②原因:胃、十二指肠溃疡,门静脉高压症,急性出血性胃炎,胃癌,胆道出血

2. **学习方法**　从上消化道出血的原因、部位和出血量入手,从而熟悉上消化大出血的外科治疗原则。

（周　军）

复习思考题

1. 试述上消化道大出血的常见原因。

第十九章

周围血管疾病

学习目的

通过周围血管疾病的学习,了解此类疾病的基本诊治原则。

学习要点

周围血管疾病的常见症状、体征;血栓闭塞性脉管炎、动脉硬化性闭塞症、下肢深静脉血栓形成、下肢静脉曲张的定义、临床表现、诊断、鉴别诊断和治疗。

第一节 概 述

周围血管疾病主要指发生在四肢的动脉、静脉和淋巴系统的疾病。包括动脉及静脉的狭窄、闭塞(栓塞)、扩张、损伤、畸形;淋巴系统的阻塞、炎症等改变。目前,大多数周围血管疾病的发病率呈上升趋势。

一、症状

(一)疼痛

是周围血管疾病的常见症状。一般可分为持续性疼痛和间歇性疼痛。肢体动脉闭塞类疾病因肢体缺血表现为"间歇性跛行"和静息痛。间歇性跛行是指患者步行到一定距离时出现小腿疼痛或不适,迫使其停止步行,稍息片刻,疼痛缓解后才能重新行走。这是因为在行走时肢体的血供不足所致。疼痛可反映患者血管闭塞程度的轻重。所谓静息痛是指患者在不运动状态时疼痛,通常夜间加重。要注意的另一个方面是往往因动脉而致的疼痛与所处环境温度有关,在热环境下可得缓解,反之加重;而因静脉致疼痛者多与体位有关,令患肢平放或抬高可能会减轻疼痛,立位时可加重症状。

(二)感觉异常

主要有肢体的沉重、麻木、针刺、蚁行、灼热、发凉感甚或无知觉等。当静脉病变时,如静脉瓣膜功能不全时可引起肢体沉重感、酸胀感,但当抬高患肢或平卧时,症状消失。动脉供血不足也可引起肢体的疲倦、沉重感及肢体发凉等感觉,稍加休息可缓解。

二、体征

（一）肿胀

当静脉回流障碍时可出现肿胀，这是由于下肢静脉高压而使血清蛋白渗入并积聚于组织间隙，引起水肿，其特点是水肿呈凹陷性，踝部与小腿最明显。慢性静脉疾病时除浅静脉曲张外，常伴有小腿胀痛、足靴区色素沉着和溃疡等。淋巴水肿的特点是皮肤毛孔粗糙，皮肤增厚样改变。

（二）皮温改变

皮肤的温度与血流有明显的关系。当肢体缺血时，肢体尤其是肢体远端皮肤温度明显低于健侧，但当静脉阻塞时由于血流淤积肢体皮温可高于正常。

（三）皮色改变

皮肤色泽能反映肢体循环情况和皮肤营养状况。皮肤颜色苍白或发绀伴皮温降低往往提示动脉供血不足；皮肤苍白甚或伴有瘀点、瘀斑时则提示失去血供；如果皮肤暗红皮温稍高则意味静脉淤血。指压试验可以反映其缺血情况：即用手指重压皮肤数秒后突然放开，此时若正常人则可见压迫后苍白区迅速恢复血流皮肤成正常颜色，而缺血者复原时间延缓，正常人恢复时间很迅速，而缺血者通常在十秒以上慢慢恢复原色。Buerger 试验可反映肢体缺血情况，即平卧时将患肢抬高 70°~80°，持续 1 分钟左右，观察足底，正常可见淡红色或微白，而见苍白或蜡白色者，提示肢体动脉供血不足；再将肢体下垂于床沿呈坐位，正常人足部颜色可于 10 秒内恢复，如恢复时间超过 45秒，也提示动脉供血障碍。另外，静脉反流性疾病患者在立位稍久时可见肢体皮肤颜色潮红或发绀。

（四）肿块

在静脉曲张时，其皮下肿块为静脉迂曲形成，外观为蚯蚓状、球状偶可触及静脉内结石，当肢体抬高时肿块即消失。

（五）营养障碍

主要表现为坏疽或溃疡。动脉缺血严重者可出现肢体坏疽，可为干性坏疽，如感染可呈湿性坏疽伴臭味，坏疽大多从趾（指）开始；静脉疾病也可发生营养障碍，静脉血瘀常发生于足靴区表现为色素沉着、皮炎、湿疹、溃疡，发生溃疡常在小腿下 1/3 处，其底部被湿润的肉芽覆盖、易出血，周围炎症浸润疼痛明显，愈合缓慢，容易复发。

第二节　血栓闭塞性脉管炎

一、概述

血栓闭塞性脉管炎（thrombo angiitis obliterans，TAO）也称 Buerger 病，是一种原因不明，以侵犯四肢中小动静脉为主的全身性非化脓性血管炎性疾病。具有慢性、节段性、周期性发作的特征。本病多见于男性青壮年，亚洲地区发病率明显高于欧美，我国各地均有发病，北方地区较多。

笔记

二、病因

目前本病病因虽尚未明确,但与下列因素有密切关联。

(一)吸烟和寒冻

吸烟与本病有着密切的关系,绝大多数血栓闭塞性脉管炎有吸烟史,烟草浸出液可使实验动物的动脉发生炎性病变,烟草可引起小血管痉挛、交感神经兴奋、肾上腺素、去甲肾上腺素和5-羟色胺等血管活性物质增多,引起血管痉挛及损伤内皮细胞。本病寒冷地区发病率高,而且许多血栓闭塞性脉管炎患者有过冻伤史,寒冷刺激下血管呈痉挛状态,致使血管中滋养血管炎性变性。机体对寒冷的适应能力差及其反应敏感者,易诱发本病。

(二)免疫紊乱

患者血清中有抗核抗体存在,并在罹患动脉中发现免疫球蛋白(IgM、IgA、IgG)及补体 C_{10}、C_3 的变化。本病的发生可能是体液和细胞免疫反应所形成的免疫复合物损害血管的结果。本病与免疫功能紊乱有关。

(三)激素紊乱

临床上本病几乎为青壮年男性,女性极少见,一方面雌激素对血管有保护作用,另一方面青壮年男性多发生前列腺功能紊乱,此时前列腺液丧失过多,可使体内具有扩张血管和抑制血小板聚集作用的前列腺素减少,从而使周围血管舒缩功能紊乱、血栓形成从而导致本病。

(四)其他

外伤、血管神经调节障碍、遗传因素、霉菌感染等也是有可能诱发本病的原因。总之,凡是能使周围血管长久地处于痉挛状态的因素都可能是血栓闭塞性脉管炎发病的原因。

三、病理

早期多侵犯中小动静脉,病情进展可波及腘、股、髂动脉和肱动脉,侵犯腹主动脉及内脏血管者罕见。病变呈节段性分布,两段之间血管比较正常。

可分为急性期和慢性期,在急性期为急性动静脉炎和其周围炎,并可波及伴行神经。血管全层有广泛的内皮细胞和成纤维细胞增生,并有淋巴细胞浸润,中性粒细胞浸润较少、还可见巨细胞、血管内皮增生和血栓形成。慢性期管腔内血栓机化,内有新生细小血管再通,含有大量成纤维细胞,并与增生的血管内膜融合粘连。动脉内弹力层显著增厚,动脉各层有广泛的成纤维细胞增生。动脉周围显著纤维化,呈炎症性粘连,使动脉、静脉、神经包裹在一起,形成坚硬的索条。

当血管闭塞时,都会有侧支循环建立,如果代偿不足血管炎症病变,使侧支血管痉挛,即可引起肢体循环障碍,而出现发凉、麻木、疼痛、溃疡和坏疽。

四、临床表现

(一)症状

1. 发凉　患肢发凉、肢冷、自觉凉感,是早期的常见症状。

2. 疼痛　疼痛是本病最突出的症状,大约有十分之一的患者在开始患病时就有疼痛,其原因为初期血管痉挛,血管壁和周围组织神经末梢感受刺激而产生。当远端血管闭塞严重时可出现"间歇性跛行"及静息痛。

3. 感觉异常　患肢(趾、指)可出现发痒、针刺、麻木、灼热、酸胀感等,甚或在足部或小腿有部分感觉丧失区,此为末端神经因缺血而致。

(二) 体征

1. 皮肤颜色改变　初发病时患肢因缺血皮肤苍白,当抬高患肢时此苍白变得更为明显,进一步可呈紫绀色,接近坏疽或坏疽时呈紫暗或潮红色。

2. 游走性血栓性浅静脉炎　约有半数患者早期或整个病程中反复出现此症。具体表现为浅静脉走行处可见红肿的硬索条,伴有压痛及疼痛,以足部及小腿处多见。病变呈迁移性发作,可单处亦可数处同时发病。

3. 营养障碍　病变部位由于缺血、营养不良而致皮肤干燥、皲裂、脱屑、少汗或无汗,趾背、足背及小腿汗毛脱落,趾(指)甲变厚、变形,生长缓慢,小腿肌肉萎缩等。

4. 动脉搏动减弱或消失　足背动脉及胫后动脉通常触及不到或减弱,腘动脉及股动脉常减弱或消失,有时可累及上肢的桡、尺动脉,其搏动不能触及。

5. 雷诺氏现象　患者早期受情绪或受寒冷刺激呈现指(趾)由苍白、潮红,继而紫绀的颜色变化。

6. 坏疽和溃疡　局部缺血可因加温、药物刺激或损伤等,诱发局部坏疽或溃疡。部位可位于甲旁、趾间或足的侧面,或趾(指)关节,并可波及整个趾(指)甚或整个足(手)部。大多为干性坏疽,待部分组织坏死后脱落即形成溃疡,如继发感染即变为湿性坏疽。

(三) 实验室和物理检查

1. 超声多普勒肢体血流检查　是肢体缺血的首选无创检查,可直接显示血管的闭塞程度和管径大小及血流速度等相关指标。激光多普勒血管诊断仪目前已应用于临床。

2. 踝肱指数(ankle-branchial index,ABI)测定　踝部动脉收缩压与同侧肱动脉压之比。踝肱指数正常在0.9和1.3之间。

3. 肢体光电容积描记　通过光电血流探头测定肢体的血流情况,肢体血流量少时可出现缺血样波形改变。

4. 动脉造影　可进一步判定阻塞部位及情况,侧支循环情况等。可以通过计算机数字减影仪下进行直接造影,也可以通过磁共振血管造影;由于体内金属物者不宜做核磁检查,可应用CT血管成像来检查。

(四) 临床分期

根据病理变化,可分为三期:

第一期(缺血期)　表现为患肢麻木、发凉、怕冷、酸胀、沉重及轻度间歇性跛行、皮肤温度低、皮色苍白、足背动脉或胫后动脉搏动减弱,可有游走性浅静脉炎的表现。

第二期(营养障碍期)　此期除麻木、发凉、肢冷、酸胀沉重加重外,间歇性跛行明显,并出现静息痛,以夜间尤甚,皮温下降,皮肤出现紫斑潮红,趾(指)甲变厚,汗毛脱落。足背及胫后动脉消失,腘动脉及股动脉可减弱。

第三期(坏死期)　患者诸症加重,由于严重缺血可出现趾(指)端发黑、干瘪坏死、溃疡、疼痛加剧,抱膝而坐、彻夜不眠,消瘦、贫血可出现感染中毒症状。

五、诊断

1. 年龄 45 岁以下青壮年男性,多有吸烟史。

2. 患肢发凉、怕冷、麻木、疼痛、间歇性跛行、静息痛或发生溃疡及坏疽。

3. 患肢皮肤苍白、潮红、紫红或青紫。

4. 游走性浅静脉炎表现。

5. 患肢足背动脉、胫后动脉搏动减弱或消失,甚至腘动脉、股动脉搏动减弱或消失。侵犯上肢者,尺动脉、桡动脉搏动减弱或消失。

6. 除外动脉硬化闭塞症、大动脉炎等疾病。

7. 实验室及其他检查支持。

六、鉴别诊断

1. 肢体动脉硬化闭塞症　①本病一般年龄 45 岁以上,男女均可发生;②常伴有高血压、动脉硬化或糖尿病;③发病部分可以是髂动脉等大血管,其次为腘及其他部位动脉血管;④同时可伴血脂升高,X 线中显示动脉有钙化斑点。病理检查可证实。

2. 痛风　本身为一种代谢性疾病,男女均可发病,但其疼痛往往为关节疼痛,血尿酸值升高,肢体无缺血表现,抗痛风药(如秋水仙碱)等治疗有效。

3. 糖尿病性坏疽　具有糖尿病的特征,血糖升高坏疽疮面常呈湿性。

4. 动脉栓塞　①发病急、进展快;②常见血压下降,甚或休克;③合并有心脏病、心脏手术、心房纤颤等血栓来源的发病基础,阻塞段面也较高;④肢体 5P 征:疼痛(pain)、苍白(pallor)、麻木(paralysis)、感觉异常(paresthesia)、无脉(palsesseness)。

 病案举例

患者,男,34 岁,有长期的吸烟史,每日两盒。1 年前右下肢开始怕凉、麻木疼痛,有间歇性跛行,遇寒增剧。近 4 个月来疼痛持续,夜间痛剧,抱膝而坐。近半个月来疼痛,行走困难,间歇性跛行距离为 200 米左右。右下肢足部发凉,足背皮肤紫暗,足大趾末端有一干性坏疽处,0.4cm×0.6cm,足背及胫后动脉搏动消失,皮肤发凉。下肢多普勒超声:右下肢腘动脉以下狭窄样改变,内膜增厚,足背动脉段近闭塞。动脉造影:患肢胫前、胫后狭窄、腘动脉以下近闭塞。诊断:血栓闭塞性脉管炎(三期)。

七、治疗

(一)治疗原则

由于本病原因不明,故缺乏根治方法。临床上中西医结合治疗的方法的应用,在临床上疗效是确切的。

1. 严格戒烟、患肢保暖、防止外伤、避免情绪激动或紧张,适当锻炼改善体质。

2. 本病治疗上中西医结合方法取得良好评价,其目的主要是建立侧支循环,以改善病变区供血。

3. 治疗原则为扩血管、抗凝、祛聚、对症治疗,或通过手术方法解决和改善侧支循环。

（二）药物治疗

1. 扩血管改善微循环药物　烟酸占替诺、贝前列素钠等口服剂,还有前列地尔注射液、丁咯地尔注射液、己酮可可碱等。

2. 抗血小板药　阿司匹林、潘生丁、西洛他唑等。

3. 降纤药　常用的有降纤酶、蕲蛇酶、纤溶酶等,但要注意纤维蛋白原和血小板的变化。

4. 中药制剂　注射剂常用的有川芎嗪、参芎注射液、银杏叶制剂、苦碟子注射液、脉络宁注射液、丹参多酚、红花黄色素等,口服制剂有脉血康胶囊、通塞脉片等活血化瘀通络药物。

5. 止痛剂　可选用非甾体类的抗炎止痛作用药物和麻醉剂止痛剂等。

6. 抗生素　在并发坏疽、或肢体末端坏死但有发黑变色时,可适当选用抗生素。

（三）手术治疗

1. 腰交感神经节切除术　交感神经切除或化学性交感神经灭活术对一些患者有效或缓解病情,交感神经兴奋引起血管痉挛,切除腰交感神经节第 2 ~ 4 个及神经链,可使下肢血管扩张及开放更多的侧支循环,改善下肢血液供应。

2. 血管重建术　包括动脉血栓内膜剥脱术和经皮腔内血管成形术,后者是通过介入的方法,利用球囊扩张来改善局部的狭窄。如患肢流出道通畅,可采用自体大隐静脉或人工血管旁路转流术改善供血。

3. 截肢(趾、指)术　当患者采取多种手段未见明显效果,发生坏疽、溃疡,适合截肢(趾、脂)条件时,予以截肢(趾、指)术。

4. 干细胞移植　自体骨髓或外周血干细胞移植,可能取得一定疗效。

第三节　动脉硬化性闭塞症

一、概述

动脉硬化性闭塞症(arteriosclerosis obliterans,ASO),是一种由于大、中动脉硬化、内膜出现斑块,从而引发动脉狭窄、闭塞而导致下肢慢性缺血改变的周围血管常见疾病,它是全身性疾病。临床特点为:45 岁以上,下肢发凉、麻木、间歇性跛行、皮色苍白或潮红紫暗、肢端营养不良等。

二、病因

目前本病的病因和发病机制尚未完全清楚,但是高血压、高脂血症、吸烟、糖尿病、肥胖等是其高危因素。

三、病理

其发病机制目前有如下三种学说:其一、血管内膜损伤及平滑肌细胞增殖学说,这一理论认为高血压、血流动力学改变、血栓形成、激素或化学物质刺激、免疫复合物、细菌病毒、糖尿病及低氧血症等可损伤动脉内膜,继而刺激平滑肌细胞向内膜移行,随后发生增殖。增殖时细胞生长因子释放,导致内膜增厚及细胞外基质和脂质积聚。其

二、脂质浸润学说,脂质增多和代谢紊乱与动脉硬化有十分密切的关系,它导致脂质浸润并在动脉壁沉积而发生动脉狭窄或闭塞。其三、血流动力剪切力损伤学说:血流冲击在动脉分叉部位形成切力,或某些特殊的解剖部位,由于切力影响引起血管内皮细胞破坏,脱屑及平滑肌增殖,对动脉壁形成慢性损伤同时还可引起血流分层和淤滞,促使脉斑块形成,动脉中膜变性或钙化,使腔内继发血栓导致管腔狭窄、闭塞。严重者引发肢端坏死。

四、临床表现

动脉硬化性闭塞症的表现与动脉硬化闭塞的程度、部位和侧支循环的多少有密切关系。

（一）症状

1. 早期的症状主要为肢体发凉、沉重无力。

2. 病情进一步加重则出现肢体酸痛麻木、间歇性跛行、刺痛、烧灼感。继而出现静息痛。

（二）体征

1. 皮肤温度下降　根据病变闭塞部位的不同,其皮肤温度由大腿股部至足部均可降低,但通常在远端足趾处其皮温明显下降。

2. 皮肤颜色变化　初期一般皮肤苍白,如时间久者可出现潮红、青紫、发绀等改变。

3. 肢体失营养　主要表现肌萎缩、皮肤萎缩变薄、骨质疏松、汗毛脱落、趾甲增厚变形、坏疽或溃疡。坏疽以足趾远端为最常见。

4. 动脉搏动减弱或消失　根据闭塞部位,可触及胫后动脉,足背动脉及腘动脉、股动脉搏动减弱或消失。

（三）实验室及物理检查

1. 一般检查　心电图、心功能及眼底检查、血脂、血糖检查。通过一般检查可判定患者的动脉硬化和高脂血症的情况以及是否患有糖尿病等。

2. 无创伤性血管检查　超声多普勒肢体血流检查或光电容积描记的检查。特别是双功彩色超声多普勒,可以清晰地显示血管腔形态及血流状态。还可测定节段动脉压,以了解病变部位和缺血严重程度。

3. 踝肱指数(ABI)　即踝压(踝部胫前或胫后动脉收缩压)与同侧肱压相比,踝肱指数正常在0.9和1.3之间。

4. 影像学检查　数字减影动脉造影和磁共振血管造影检查能提供周围血管的形态观察及侧支循环、腔内斑块等情况,因而更加直接地做出病情判断。有金属物于体内者,可以行CT血管成像检查。

五、诊断

1. 发病年龄多在45岁以上,男性多见,常伴有高血压病,冠心病,糖尿病或脑血管硬化疾病等。

2. 超声多普勒肢体血流检查提示动脉内管腔狭窄或闭塞,动脉腔内有硬化斑块形成。

笔记

3. 磁共振血管造影或数字减影仪下动脉造影直接直观地显示动脉闭塞改变。

4. 肢体远端缺血改变,如皮肤色苍白、潮红,皮温降低;足背及胫后动脉搏动减弱或消失等。

5. 按 Fontaine 法分为四期　Ⅰ期临床无症状或轻度发凉麻木,ABI 指数<0.9,患者已有动脉局限狭窄。Ⅱ期出现间歇性跛行,Ⅱa>200m,Ⅱb<200m。皮肤营养不良,足背或胫后动脉减弱。Ⅲ期静息痛出现,即将坏溃。Ⅳ期出现坏死溃疡,如继发感染可有全身症状,ABI<0.4。

六、鉴别诊断

1. 血栓闭塞性脉管炎　发病年龄多见于小于 45 岁青壮年;一般不伴有冠心病、高血压、高脂血症、糖尿病和其他动脉病变;受累血管为中小动静脉;可见游走性浅静脉炎表现;受累动脉无钙化改变,且在动脉造影中呈节段性闭塞,病变段的近、远侧血管壁光滑。

2. 大动脉炎　好发年龄多为 10~20 岁女性;病变主要累及主动脉弓头臂动脉起始部,其次是腹主动脉和主要分支。髂、股动脉闭塞或狭窄少见;起病缓慢,多伴风湿症状。

 病案举例

　　患者,男,72 岁,自述有家族性高脂血症,于 2 月前无明显诱因,双足开始发凉,麻木,遇暖时症状略减轻,受凉后加重。近日,发凉麻木症状逐渐加重,遇暖症状无减轻,足趾疼痛,以静息痛为主,有间歇性跛行,双下肢皮色苍白,双小腿肌肉萎缩,汗毛稀疏,皮肤干燥,双足趾甲增厚,足部发凉,双足背及胫后动脉搏动消失。心电检查:有冠状动脉粥样硬化的表现。X 线平片检查:腹主动脉和下肢动脉有钙化影。多普勒超声:双下肢动脉多发硬化斑块、双下肢胫前及胫后动脉近闭塞。诊断:动脉硬化闭塞症。

七、治疗

（一）治疗原则

药物治疗原则是降血脂、改善血压、改善血液高凝状态、促进侧支循环形成。手术原则是建立旁路血流、动脉内膜剥脱和截肢术。随着现代科技及腔内血管技术发展,动脉球囊扩张术、支架置入等已经运用于临床。糖尿病患者要注意基础血糖、血压及血脂的调整。

目前,随着中西医结合治疗动脉硬化性闭塞症的广泛开展,在手术、药物、介入等治疗手段外、合理选择和辨证使用中医的疗法是目前较为理想的治疗方法。

（二）药物治疗

1. 调整血脂　根据不同的情况选用他汀类及烟酸等药物。

2. 扩血管　可选用丁咯地尔、前列地尔（PGE_1）、贝前列素钠、占替诺等药物。上述药物可扩张血管,促进侧支循环形成。

3. 抗血小板药物　阿司匹林、潘生丁、安步乐克（沙格雷酯）、华法林等药物,以上药物可防止血小板聚集。同时在治疗本病的手术后也常规应用抗凝药物,如肝素皮下或静脉给药。

4. 降纤溶栓 溶栓药有尿激酶为代表、降纤药有降纤酶、蕲蛇酶等根据纤维蛋白原和优球蛋白溶解时间调节用量或停药。

5. 凝血酶抑制剂 如阿加曲班也可用于本病的治疗。

6. 中药及其他 如抗生素应用,中成药及针剂、体液补充等对症治疗。

（三）手术疗法

1. 经皮腔内血管成形术（PTA） 适用于单处或多处短段狭窄者,其原理是以球囊导管在管腔内应用球囊之张力扩大病变管腔恢复血流,如有可能与血管内支架应用则提高其远期通畅率。

2. 动脉旁路转流术 根据病变不同的部位,以人工血管及自身大隐静脉于闭塞段的远近端做搭桥转流,可选择术式有:主髂或股动脉旁路术、腋腹动脉旁路术、双侧股动脉旁路术、股-腘（胫）动脉旁路术。

3. 动脉内膜剥膜术 主要适用于短段的主-髂动脉闭塞。手术直接剥除病变部位动脉增厚的内膜、斑块和血栓。

4. 清创或截肢术 局部坏疽严重时可行清创或截肢（趾）术。

第四节 下肢深静脉血栓形成

一、概述

下肢深静脉血栓形成是指血液在髂静脉及以远的管腔内不正常凝结,阻塞静脉腔,导致下肢静脉回流障碍。本病为较常见的周围血管疾病,发病率较高,临床上以下肢肿胀、疼痛为其特点,急性期可并发肺栓塞。多有长期卧床、产后、腹部手术等病史,如果未予及时治疗,将导致慢性下肢静脉功能不全,严重的影响生活和工作。

二、病因

静脉血栓形成 Virchow 提出三大因素:静脉损伤,血流缓慢和血液高凝状态。

三、病理

（一）血管损伤

手术、外伤、骨折、化学药物等一些因素可以直接导致血管壁损伤,当静脉损伤时内膜下层及胶原裸露,使静脉壁电荷改变,易致血小板黏附;创伤时内皮细胞功能损害,可释放生物活性物质,启动内源性凝血系统,易于形成血栓;这样血小板由于静脉壁电荷改变缘故或由于内皮细胞损害时的凝血系统启动而黏附、聚集形成血栓。

（二）血流缓慢

久病卧床、手术中生理性反应,术后肢体制动、久坐状态或血管受压狭窄等情况均可引起肢体血流缓慢。由于血流缓慢导致其在瓣膜窦内形成涡流,瓣膜局部缺氧,引起白细胞黏附因子表达,白细胞黏附促成血栓形成。另外,血液正常的轴流受破坏,使血小板和白细胞向血管壁边流动,增加了血小板和白细胞的聚集及黏附机会而形成血栓。

（三）血液高凝

妊娠、产后、长期服用避孕药、肿瘤组织裂解产物、大面积烧伤等因素均可使血液呈高凝状态。此时,血小板数增高,凝血因子含量增加而抗凝血因子活性降低而形成血栓。

（四）血栓形态

典型的血栓包括头颈尾三部分。头为白血栓(包括纤维素、成层的血小板和白细胞,极少的红细胞);颈为混合血栓(白血栓和红血栓混合体);尾部为红血栓(血小板和白细胞散在分布于红细胞和纤维素的网状块内)。

四、转归、并发症及后遗症

（一）转归

血栓可向远、近端滋长和蔓延。其后可在纤维蛋白原溶解酶的作用下,血栓可溶解消散,有时裂解的小栓子会随血入肺,引发肺栓塞。当血栓形成后不能完全溶解和消散时,在静脉内可形成裂隙称不完全再通。同时静脉瓣膜可受到破坏,引发倒流性疾病,继发下肢深静脉瓣膜功能不全。

（二）并发症及后遗症

1. 并发症　下肢深静脉血栓形成可向其远近端蔓延,进一步加重回流障碍。如血栓波及下腔静脉则可引发双侧下肢回流障碍。血栓脱落,随血流回流至肺动脉处,可引发肺栓塞,因肺栓塞可致死亡。

2. 后遗症　下肢静脉血栓形成后,可破坏静脉瓣膜,而遗留下深静脉瓣膜功能不全的综合征。本病早期管腔闭塞;而中期可出现部分再通;后期可全部再通;也可再次形成血栓。

五、临床表现

根据血栓发生部位分成以下三种类型。

（一）中央型

中央型血栓即发生于髂-股静脉部位的血栓形成。

1. 症状　患肢沉重,肿胀、胀痛或酸痛,可有股三角区疼痛。

2. 体征　起病急,全下肢肿胀明显,患侧髂窝股三角区有疼痛和压痛;胫前可有压陷痕,患侧浅静脉怒张,可伴发热,肢体皮肤温度可增高。左侧发病多于右侧。

（二）周围型

周围型血栓即在股-腘静脉以及小腿端深静脉处血栓形成。

1. 症状　大腿或小腿肿痛,沉重,酸胀发生在小腿深静脉者疼痛明显,不能踏平行走。

2. 体征　股静脉为主的大腿肿胀,但程度不是很重,皮温升高不明显,皮肤颜色正常或稍红。局限于小腿深静脉者(有的只是局限在腓肠肌静脉丛),小腿剧痛,不能行走,行走则疼痛加重,往往呈跛行,腓肠肌压痛明显,Homans 征阳性(即仰卧时,双下肢伸直,将踝关节过度背屈,会引发腓肠肌紧张性疼痛)。

（三）混合型

混合型血栓即全下肢深静脉血栓形成。

笔记

1. 症状　全下肢沉重、酸胀、疼痛、股三角及腘窝和小腿肌肉疼痛。

2. 体征　下肢肿胀,股三角、腘窝、腓肠肌处压痛明显。如果体温升高和脉率加速不明显,皮肤颜色变化不显著者称股白肿。如果病情严重,肢体肿胀明显,影响了动脉供血时,则足背及胫后动脉搏动减弱或消失;肢体皮肤青紫,皮温升高,称股青肿。后者可发生肢体坏疽。

（四）实验室及物理检查

1. 超声多普勒血流检查　彩色多普勒超声可从影像、声音来对下肢深静脉血栓形成进行诊断,可看到管腔内血栓回声、管径大小、形态、血流情况、静脉最大流出率等,是无创检查中较理想的方法。

2. 放射性核素检查　其原理是放射性物质被新鲜血栓所大量摄取,比较正常血流即可判断有否血栓形成,可用于高危人群检查。

3. 下肢静脉造影检查　这是一种有创检查方法,可分为逆行和顺行静脉造影。本法可直接看到静脉的中断、充盈缺损和侧支循环或再通的情况。临床多采用顺行造影。

4. 凝血系列指标检查　包括出凝血时间、凝血酶原时间及纤维蛋白原等测定。在溶栓治疗期间,应注意凝血指标的测定。其中D-二聚体的测定有十分重要的意义。

六、诊断

1. 发病急骤,患肢胀痛,股三角区或小腿有明显压痛,Homans 征可呈阳性。

2. 患肢广泛性肿胀,可有广泛性浅静脉怒张。

3. 患肢皮肤可呈暗红色、温度可升高。

4. 慢性期具有下肢回流障碍和静脉逆流征,即活动后肢体凹陷性肿胀,浅静脉怒张或曲张,出现营养障碍表现、色素沉着、淤积性皮炎、溃疡等。

5. 多普勒肢体血流检查或静脉造影显现静脉回流障碍。

6. 排除动脉栓塞、淋巴管炎、盆腔肿瘤、淋巴水肿、肾病性、心源性水肿等疾病。

七、鉴别诊断

1. 心源性水肿　具有心力衰竭征象或肺心病史;心源水肿呈双侧对称表现。

2. 淋巴水肿　有感染、手术、外伤、肿瘤等疾病史;发病多自足踝部向上逐渐发展;皮肤增厚,毛孔变粗、指压凹陷不明显。

3. 营养不良性和低蛋白水肿　往往此类患者有饮食不佳、肝病病史及一些消耗性疾病的过程,要结合检查判断。

病案举例

　　患者,男,42 岁。2 个月前行左人工股骨头置换手术,术后 1 个月出现左下肢轻微肿胀,4 天前左下肢突然出现肿胀加重、疼痛,症状明显加重,查体见左下肢肿胀,皮温略高,皮色暗红,腓肠肌挤压试验(+),股三角区压痛(+)。下肢静脉多普勒彩超报告:左股、腘静脉内可探及等强回声区域,充满管腔,回声不均匀,股总、股静脉管腔内未探及血流信号,腘静脉周边可探及细窄血流绕行。D-二聚体(+)。诊断:左下肢深静脉血栓形成。

八、治疗

（一）治疗原则

血液高凝,血流缓慢和血管损伤是本病的原因,所以抗凝、祛聚和溶栓是治疗本病的三大原则。中医主要以活血化瘀、清热利湿为主要治则。治疗上,要求早期治疗、原则上除非有股青肿者需要手术外,通常是药物治疗。

（二）药物治疗

1. 一般处理　卧床,抬高患肢,适当活动,病情允许时离床活动应着医用弹力袜或弹力绷带保护患肢。

2. 溶栓疗法　病程不超过 72 小时的患者,可给予尿激酶静脉滴注,还有链激酶、奥扎格雷钠等药物。治疗间要需监测凝血系列指标。

3. 抗凝疗法　是治疗本病的一种重要方法。一般认为,错过早期溶栓机会,后期抗凝将是重要的方法。常用药物有肝素和华法令(香豆素衍化物类)。肝素的给药途径采用静脉和皮下或肌内注射。华法令为口服制剂。应用时务必监测凝血指标,注意个体差异。

4. 祛聚疗法　常用的药物有阿司匹林,双嘧达莫等,作用为稀释血液,降低血液黏稠度,防止血小板凝聚。

5. 祛纤疗法　目的在于祛纤、降低血黏度。常用药物有蕲蛇酶、巴曲酶、降纤酶等。

6. 中药　川芎嗪、红花黄色素、桉丙酯、丹参多酚等中药提取制剂静脉给药,水蛭素、蚓激酶及其他活血化瘀的中药可以应用。

（三）手术疗法

1. 主要采取 Fogarty 导管取栓术,髂-股静脉血栓形成,病程不超过 48 小时者;或出现股青肿时,应选择手术疗法。术后要辅用抗凝、祛聚疗法。

2. 静脉切开取栓　当股青肿影响下肢动脉供血者,或者患病时间短(72 小时之内)者;必要时可以采用此方法。

3. 下腔静脉滤器植入　对已有肺栓塞发生史、血栓头端跨入下腔静脉及需行静脉操作可能造成血栓脱落的情况下,为了预防肺栓塞,必要时可以考虑。

4. 耻骨上大隐静脉交叉转流术　深静脉血栓形成后,髂、股静脉闭塞而股静脉通畅者适于此。

5. 同侧大隐静脉-腘(胫)静脉旁路术　深静脉血栓形成后,局限于股静脉阻塞者适于此。

九、预防

1. 术后或卧床的患者,可在床上垫高下肢,适当床上做下肢活动,或早期长下床活动以促进肢体循环。

2. 患病后,前 2 周应卧床休息,患肢略屈曲抬高,发病 1 个月内不做剧烈活动,防止血栓脱落,引发并发症。

3. 血栓恢复后期可续用弹力袜或弹力绷带,促进下肢回流。

第五节　单纯性下肢静脉曲张

一、概述

单纯性下肢静脉曲张(LVV)指下肢大隐或小隐静脉系统处于过伸态,以蜿蜒、迂曲为主要病变的一类疾病。在长期站立或负重人群中发病率较高,如营业员、教师、体力工作者等。临床上以大隐静脉系统发病为主,临床特点为:下肢沉重感、酸胀疼痛感、肢体可见曲张突出的静脉团、后期足靴区色素沉着、溃疡。

二、病因

本病病因主要是先天性浅静脉壁薄弱或瓣膜关闭不全,以及静脉内压力持久升高导致静脉扩张。往往患者静脉壁中层肌纤维及胶原纤维及弹性纤维缺乏,致静脉壁强度减弱,以致管腔扩大,加上瓣膜的缺损,出现血液反流,静脉迂曲扩张。其诱因常见为习惯性便秘、重体力劳动、慢性咳嗽等。特别指出的是遗传因素是重要的基础,寒冷的因素是重要的诱因之一。

三、病理

其病理为,在小腿肌肉收缩时,血流动力学发生改变,由于保护血液单向流动的静脉瓣膜遭到破坏,深静脉血液逆流入浅静脉,此时浅静脉缺乏肌肉筋膜支持,仅为皮下疏松结缔组织包绕,再加上静脉壁薄弱,因此导致静脉增长、变粗、曲张,进一步导致静脉血淤积,渗透活性的粒子,尤其是纤维蛋白原的漏出、5-羟色胺及儿茶酚胺等增多,阻碍了毛细血管与周围正常组织间氧气与养分的交换,于是在皮肤和皮下组织出现了营养不良性变化。

四、临床表现

(一)症状

患肢浅静脉迂曲,下肢沉重感,酸胀感,时有疼痛、肿胀。尤其当患者行走久之,由于血液倒流而致静脉淤积加重,回流受影响而出现诸症状。伴有浅静脉血栓时,可感到疼痛。

(二)体征

1. 患肢浅静脉隆起,扩张,迂曲,状如蚯蚓甚者成大团块,站立时明显,少数人在卧位时,由于静脉倒流不明显曲张静脉空虚亦不明显;严重者,可于静脉迂曲处触及"静脉结石"。可有患肢小腿下段、足踝部或足背部肿胀,并可有压陷痕。

2. 皮肤营养变化　可出现皮肤变薄,色素沉着(多在足靴区),湿疹样皮炎和溃疡形成。

3. 血栓性浅静脉炎　由于血液淤积,缓慢,在曲张静脉处形成血栓而出现局部索条状红肿处,并有压痛。

4. 出血　由于外伤或小静脉自发破裂继发出血。

（三）下肢静脉功能试验

1. 深静脉通畅试验（Perthes 试验）　用来测定深静脉通畅情况。站立时,用止血带结扎大腿根部以阻断大隐静脉回流,此时嘱患者快速踢腿十余次,若深静脉通畅,由于小腿肌肉运动而使静脉血经深静脉回流,此时曲张之浅静脉空虚而萎陷。否则会出现肢体沉重,曲张静脉更突出等。

2. 隐股静脉瓣膜功能试验（Brodie-Trendelenburg 试验）　仰卧,抬高下肢,将曲张静脉内血液排空,用止血带缠缚于腹股沟下方（阻断浅在的大隐静脉隐股静脉瓣膜）,以拇指压迫腘窝小隐静脉入口处（阻断小隐静脉）,嘱患者站立,放开止血带（不松拇指）时,曲张静脉顿时充盈,则表示大隐静脉瓣膜关闭不全;如只放开拇指（不松止血带）时,曲张静脉顿时充盈,说明小隐静脉瓣膜功能不全;如两者都不松,此时曲张静脉顿时充盈,说明深浅静脉交通支瓣膜功能不全。

3. 交通静脉瓣膜功能试验（Pratt 试验）　仰卧,抬高患肢,在大腿根部缠缚止血带以阻断大隐静脉,先从足趾向上至腘窝逐次缠缚第一根弹力绷带,再自大腿根部止血带向下,缠缚第二根弹力绷带,此时患者应站立,一边自止血带向下缠第二根弹力绷带,一边向下放开第一根弹力绷带,二根弹力绷带间任何一处出现曲张静脉,即意味着此处有功能不全的交通支静脉。

（四）实验室及物理检查

1. 静脉造影　是目前最直观最可靠的诊断下肢静脉曲张的方法。通过静脉造影可以显示深静脉瓣膜功能及隐股静脉瓣膜功能和深浅静脉交通支、静脉曲张的走行,同时对手术起到一个良好的指导作用。

2. 多普勒超声肢体血流图　可以反映曲张静脉的回流迂曲程度,同时针对静脉瓣膜进行测定。

五、诊断

1. 肢体有曲张的或呈团块样静脉,可有家族史或长期站立、寒冷刺激等病史。

2. 病久者足靴区可出现营养不良情况,如色素沉着、溃疡等。

3. 大隐静脉瓣膜功能试验,深静脉通畅试验及深浅静脉交通支试验提示大隐静脉或小隐静脉瓣膜功能不全、并可有交通支瓣膜功能不全。

六、鉴别诊断

1. 先天性静脉畸形骨肥大综合征　肢体增长、增粗,皮肤血管瘤三联征。下肢静脉造影或多普勒超声证实下肢深静脉畸形或部分缺如。

病案举例

患者,女,36 岁。5 年前左下肢青筋暴露,自觉行走沉重,略肿胀,症状逐渐加重;查体见左下肢大隐静脉走行区可见静脉迂曲扩张,左小腿、胫前皮肤轻度色素沉着,大隐静脉瓣膜功能试验（Trendelenburg 试验）提示隐股静脉瓣膜功能不全。下肢静脉彩超示:左下肢隐-股静脉瓣返流;双下肢浅静脉曲张。深静脉通畅、瓣膜功能无异常。诊断:左下肢大隐静脉曲张。

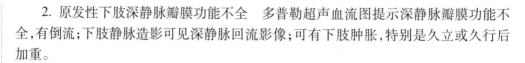

2. 原发性下肢深静脉瓣膜功能不全　多普勒超声血流图提示深静脉瓣膜功能不全,有倒流;下肢静脉造影可见深静脉回流影像;可有下肢肿胀,特别是久立或久行后加重。

七、治疗

（一）治疗原则

单纯性下肢静脉曲张的根治方法是手术治疗,但是中医药对下肢静脉曲张引发的疼痛、肿胀、溃疡、淤积性皮炎等症状在治疗上有比较显著的疗效。

（二）药物治疗

1. 口服药物　七叶皂苷类药、羟苯磺酸钙等可以在一定范围内缓解症状。

2. 硬化剂注射和压迫疗法　本方法适用于少量、局限的病变以及手术的辅助治疗,处理残留的曲张静脉。

（三）弹力袜治疗

如果没有手术的指征,可以穿医用弹力袜来减轻症状,控制住曲张静脉的发展和并发症的出现。站立时加穿弹力袜保护,以减轻对浅静脉血管的压力同时保护浅静脉过度伸张。

（四）手术治疗

当患者排除深静脉不通畅、深静脉瓣膜功能严重不全及其他可能疾病外,排除年老体弱和手术耐受力很差者,均可考虑手术治疗。术式选择大隐静脉高位结扎剥脱术。已有足靴区溃疡者,根据造影决定是否结扎交通支。另外,还要注意小隐静脉的情况。

随着现代医学的发展,腔内激光、射频及内镜旋切的方法也取得良好疗效。

（五）并发症处理

1. 血栓性浅静脉炎　可给予局部外用肝素钠乳膏或局部热敷治疗,抗生素对感染性静脉炎有效。

2. 溃疡形成　局部湿敷如依沙吖啶等外用药物,如面积大也可考虑清创后植皮。

3. 曲张静脉破裂出血　抬高患肢和加压包扎后即可止血,无需特殊用药。

学习小结

1. 学习内容

周围血管疾病	概述	①症状:疼痛,感觉异常;②体征:肿胀,皮温改变,皮色改变,肿块,营养障碍
	血栓闭塞性脉管炎	①定义:是一种原因不明,以侵犯四肢中小动静脉为主的全身性非化脓性血管炎性疾病。具有慢性、节段性、周期性发作的特征;②症状:发凉、疼痛、感觉异常;③临床分期:缺血期,营养障碍期,坏死期;④治疗:药物治疗,手术治疗
	动脉硬化性闭塞症	①定义:是一种由于大、中动脉硬化、内膜出现斑块,从而引发动脉狭窄、闭塞而导致下肢慢性缺血改变的周围血管常见疾病;②临床表现:发凉、肢体麻木、疼痛;③治疗:药物治疗,手术治疗

续表

周围血管疾病	下肢深静脉血栓形成	①定义:是指血液在髂静脉及以远的管腔内不正常凝结,阻塞静脉腔,导致下肢静脉回流障碍;②临床表现:中央型,周围型,混合型;③治疗:药物治疗,手术治疗
	下肢静脉曲张	①定义:指下肢大隐或小隐静脉系统处于过伸态,以蜿蜒、迂曲为主要病变的一类疾病。②临床表现:患肢浅静脉扩张迂曲,站立时明显,患肢肿胀,并可有压陷痕。③下肢静脉功能试验:深静脉通畅试验,隐股静脉瓣膜功能试验,交通静脉瓣膜功能试验。④治疗:非手术治疗,手术治疗

2. **学习方法**　采用对比法,掌握动脉性疾病和静脉性疾病的临床表现及处理原则。

(郭伟光)

复习思考题

1. 周围血管疾病的常见症状有哪些?

2. 血栓闭塞性脉管炎和动脉硬化闭塞症的诊断及鉴别诊断?

3. 下肢深静脉血栓形成的临床表现特点后遗症和并发症是什么?

第二十章

泌尿系统疾病

学习目的

通过对泌尿系统疾病的学习,了解泌尿系统疾病的症状、体征及检查诊断方法,掌握泌尿系统感染、良性前列腺增生、尿石症的临床表现、诊断和治疗。

学习要点

泌尿系统外科疾病的主要症状和外科检查;泌尿系统感染的致病菌、诱发因素、感染途径、诊断和治疗;良性前列腺增生的病因病理、临床表现、诊断、鉴别诊断和治疗;尿路结石的成分、临床表现、诊断和治疗。

第一节　概　　述

泌尿外科学是外科学的分支之一,它是一门对人体泌尿系统、男性生殖系统以及肾上腺的外科疾病等进行研究和防治的一门专业学科。全面了解和掌握泌尿系统外科疾病的症状、体征,综合分析症状与体征之间关系,正确运用各种检查手段和诊断方法,对泌尿系统外科疾病的诊断、治疗和预防具有重要意义。

一、泌尿系统外科疾病的主要症状

（一）排尿异常

1. 尿频　正常膀胱容量男性约400ml,女性约500ml。一般白天排尿5～6次,夜间0～2次。尿频是指患者感到有尿意的次数明显增加,严重者甚至几分钟即需排尿一次,但每次尿量仅几毫升。引起尿频的原因有:①膀胱容量正常:其排尿次数的增加是由于摄入液体量增加,从而导致尿量增多,可能为生理性,如饮水量大、食用利尿食物;或为病理性,如糖尿病、尿崩症或肾浓缩功能障碍等引起。②功能性膀胱容量减小:膀胱容量在全身或局部麻醉下是正常的,但每次排尿量均低于30ml,可见于逼尿肌过度活跃、残余尿过多(膀胱出口梗阻)、膀胱炎症,想藉此避免尿潴留,尤其是老年患者由于膀胱充盈会加重尿等待,便以增加排尿次数来减轻该症状。③膀胱结构性容量减小:在全身和局部麻醉下膀胱的容量仍低于正常,导致每次排尿量的减少,可见于感染后继发的膀胱纤维化(结核)、非感染性膀胱炎(间质性膀胱炎)、盆腔放疗后的纤维化、手术后(膀胱部分切除术)等。有时精神因素(如焦虑)亦可引起尿频。夜间尿频又称夜尿症(nocturia),常因膀胱出口梗阻和(或)膀胱顺应性下降引起。良性前列腺增生最常见的早期症状是尿频,且以夜尿更明显。

2. 尿急 是一种突发的、强烈的且很难被主观抑制的排尿欲望。尿急往往与尿频、尿痛同时存在,多见于膀胱炎症。膀胱过度活动症(overactive bladder,OAB)是一种以尿急为特征的症候群,常伴有尿频和夜尿症状,伴或不伴有急迫性尿失禁,没有尿路感染或其他明确的病理改变。良性前列腺增生的 OAB 症状,既是继发性的,也可能是原发病并存的症状。

3. 尿痛 排尿过程中感到尿道疼痛,可发生在排尿初、中、末或排尿后。疼痛程度由烧灼感到刺痛不等,多见于炎症或结石。若尿频、尿急、尿痛同时存在,三者合称为膀胱刺激征。

4. 尿不尽感 指排尿后仍有尿意,常见于膀胱炎症、慢性前列腺炎、膀胱逼尿肌不稳定。

5. 尿流中断 指排尿过程中尿流突然中断,体位改变后又可以继续排尿,如此反复出现的症状。多见于膀胱结石在膀胱颈部形成球状活塞,阻断排尿过程而引起。也可见于良性前列腺增生,因侧叶增大引起间歇性尿道梗阻。

6. 排尿困难 指尿液排出受阻引起的一系列症状,表现为排尿踌躇、费力、尿线无力、尿分叉、尿线变细、尿滴沥等,多由膀胱出口梗阻(bladder outlet obstruction,BOO)引起。

7. 尿失禁 尿液不能控制而自行流出,可分为四种类型:①真性尿失禁:又称持续性尿失禁,通常呈持续性漏尿,膀胱呈空虚状态,多见于前列腺手术引起的尿道括约肌损伤,先天性或获得性神经源性疾病。②假性尿失禁:又称充溢性尿失禁,指膀胱过度充盈引起尿液不随意流出。多见于良性前列腺增生、神经源性膀胱引起的慢性尿潴留,由于膀胱内压力超过尿道阻力致尿液溢出。夜间多见。③压力性尿失禁:当腹压增加时(咳嗽、喷嚏、大笑等)引起尿液不随意流出。主要见于女性,由于多次分娩或产伤所致之膀胱支持组织和盆底松弛所致。④急迫性尿失禁:指严重尿频、尿急而不能控制尿液流出致尿失禁者,多见于神经系统疾病致膀胱逼尿肌无抑制收缩或急性膀胱炎的强烈尿意感引起的症状。

8. 尿潴留 指膀胱胀满而尿排不出者,可分为急性和慢性两类。急性尿潴留即大量尿液潴留于膀胱内,突然不能排尿,常见于膀胱颈部以下梗阻(如前列腺增生症和尿道狭窄)突然加重或腰部、会阴部手术后切口疼痛而不敢用力排尿者。慢性尿潴留是由于膀胱出口以下尿路不完全性梗阻或神经源性膀胱所致。主要表现为排尿困难,膀胱充盈,可出现充溢性尿失禁。

(二)尿液异常

1. 血尿 指尿中有过多的红细胞。根据血液含量可分为镜下和肉眼血尿两类。镜下血尿指新鲜离心尿液在显微镜每个高倍视野中红细胞数≥3 个。若尿液内含血量多,达到每 1000ml 尿液中含血量≥1.0ml,即肉眼血尿。但并不是所有红色尿液都是血尿,有些食物及药物能使尿液呈红色、黄红色或褐色,如胡萝卜、大黄、酚酞、利福平、四环素族、酚红、嘌呤类药物等。由于错误输血、严重创伤等引起的大量红细胞或组织破坏所致之血红蛋白或肌红蛋白尿;由前尿道病变出血,血液自尿道口滴出所致之尿道滴血,并非血尿。应注意与邻近器官出血混入尿中使尿液染色鉴别。根据出血部位与血尿出现阶段的不同,肉眼血尿可分为①初始血尿:血尿见于排尿初期。提示出血部位在尿道或膀胱颈部。②终末血尿:血尿见于排尿终末。提示病变在后尿道、膀胱颈部或膀胱三角区。③全程血尿:血尿见于尿液全程。提示病变在膀胱或其以上部位。血尿是泌尿系统疾病重要的症状之一,往往是疾病的一个危险信号,但血尿程度与疾病严重性并没有肯定的相关性。血尿伴有或无疼痛是区别良恶性泌尿系疾病的重要因素,血尿伴排尿疼痛大多与膀胱炎或尿石症有关,而无痛性血尿除非另有其他的证据,否则提示泌尿系肿瘤,尤其在中老年人。血尿色泽因含血量、尿 pH 及出血部位而异。来自肾、输尿管的血尿或酸性尿,色泽较暗;来自膀胱的血尿或碱性尿,色泽较鲜红。严重的血尿可呈不同形状的凝血块,蚯蚓状血块常来自肾、输尿管的血尿,而来自膀胱的血尿可有大小不等的凝血块。膀胱病变引起的血尿,当凝血块通过尿道时,尿痛不会加重;而上尿路病变引起的血尿,当凝血块通过输尿管时,会产生胁腹部的绞痛,类似于尿结石引起的肾绞痛。

2. 脓尿 离心尿每高倍视野白细胞超过 5 个以上为脓尿,提示有尿路感染或炎症。根据排尿过程中脓尿出现的时间及伴发症状,可对病变进行初步定位。初始脓尿为尿道炎;全程脓尿伴膀胱刺激征、腰痛和发热提示肾盂肾炎;脓尿伴膀胱刺激征而无发热多为膀胱炎。

3. 乳糜尿 尿呈乳白色或米汤样,尿液中含有乳糜或淋巴液。如尿中伴有血,则尿呈粉红色,称乳糜血尿,最常见于丝虫病感染。乙醚可使乳白色尿液变清,可通过乙醚试验确诊乳糜尿。

4. 气尿 排尿时同时有气体排出。提示有泌尿道-胃肠道瘘存在,或由产气细菌感染所致。常见的原因有憩室炎、乙状结肠癌、肠炎和 Crohn 病等。亦见于泌尿系器械检查或留置导尿管所致肠道损伤。

5. 晶体尿 在各种条件影响下,尿中有机或无机物质沉淀、结晶,形成晶体尿。常见于尿液中盐类呈过饱和状态时。

6. 少尿或无尿 正常人 24 小时尿量为 1000～2000ml。少尿和无尿是由肾排出量减少引起的,而导致尿量减少可有肾前性、肾性和肾后性因素。每日尿量少于400ml 为少尿,少于 l00ml 为无尿。多由急性肾衰竭所致。尿闭是指完全性无尿,多见于孤立肾结石引起的完全性上尿路梗阻,可在肾绞痛后突然发生。

（三）尿道分泌物

尿道口血性分泌液提示尿道损伤、尿道肿瘤或精囊炎。黄色、黏稠脓性尿道分泌液多见于淋菌性尿道炎。白色、稀薄尿道分泌液多见于非特异性尿道炎。清晨排尿前或大便后尿道口滴白多见于慢性前列腺炎。

（四）疼痛

1. 肾和输尿管疼痛 包括肾区钝痛和绞痛。钝痛由肾脏炎症或肾肿胀所致,多由肾积水、结石、感染引起。肾绞痛由输尿管平滑肌痉挛导致肾盂压力急剧增加所致,常见于肾输尿管结石,疼痛部位在肋脊角、腰部或上腹部。肾绞痛多为阵发性发作,剧烈难忍,辗转不安,伴大汗、恶心呕吐,可沿输尿管径路放射到下腹部、睾丸、外阴或大腿内侧,间歇期间可无任何症状。

2. 膀胱疼痛 局部疼痛位于耻骨上区域。急性尿潴留可引起疼痛,但慢性尿潴留即使膀胱平脐,可不引起疼痛,或仅感轻微不适。当膀胱颈部或三角区受激惹时,疼痛常放射至阴茎头部及远端尿道。

3. 前列腺痛 直接由前列腺引起之疼痛并不常见。由于炎症等可引起会阴、直肠、腰骶部、耻骨上区、腹股沟区及睾丸的疼痛和不适。

4. 睾丸痛 睾丸疾病除局部不适、坠胀或疼痛外,可放射至下腹部。睾丸痛亦可由于肾绞痛或前列腺炎症放射引起。睾丸扭转和急性附睾炎时,可引起阴囊剧烈疼痛。

（五）肿块

上腹部肿块应区别是正常肾脏还是肾脏病变;下腹部肿块常见两种情况,一是膀胱潴留,二是肿瘤,包括膀胱肿瘤、盆腔恶性肿瘤及隐睾恶变;腹股沟肿物以疝最常见,隐睾患者在腹股沟部位摸到睾丸者较多;阴囊内包块以斜疝、睾丸鞘膜积液、交通性鞘膜积液及精索静脉曲张为多见,还有附睾结核、精液囊肿、睾丸肿瘤可在阴囊内触及包块;阴茎头肿块是阴茎癌的主要特征,阴茎海绵体肿块多为阴茎硬结症,尿道摸到肿块应排除尿道狭窄、结石或肿瘤。

二、泌尿系统外科检查

（一）体格检查

1. 肾区的检查

（1）望诊:注意肋脊角、腰部或上腹部有无隆起。

（2）触诊:患者仰卧,下肢屈曲,使腹肌放松。检查者站在患者右侧,左手于脊肋角将肾脏托起,右手放在前腹壁肋缘下,两手合拢,嘱患者深吸气,在吸气时肾脏下移,于肋缘下深处触诊肾脏,肾脏因深在,一般不易触及。

（3）叩诊:左手平放于背部肾区,右手握拳轻叩,有叩击痛时表示该侧肾脏或肾周围有炎症现象。

（4）听诊:疑为肾动脉狭窄所致之高血压患者,应在上腹部两侧和腰部听诊,有无杂音。

2. 输尿管的检查 沿输尿管走行有压痛表示炎症。输尿管结石可有局部压痛。输尿管下端的结石及肿瘤可经阴道或直肠触诊。

3. 膀胱的检查 若膀胱容量超过 500 毫升左右时,即可在下腹部发现膨胀的膀胱,呈椭圆形肿块,触诊表面光滑,有囊性感。

4. 尿道检查 注意观察尿道外口的大小及位置,有些尿道外口狭窄呈针尖样大小。尿道下裂的尿道外口位于阴茎腹侧或会阴处。尿道触诊应从阴茎根部尿道依次触摸到尿道外口,如有结石可在局部触及硬物。

5. 前列腺和精囊的检查 检查前应排空膀胱,取侧卧位、胸膝位、平卧位或站立弯腰体位做直肠指检(digital rectal examination,DRE)。检查顺序:前列腺、精囊,然后手指旋转 360 度,最后为直肠、肛门。注意大小,质地,有无结节,压痛,中间沟是否变浅或消失。正常前列腺约栗子大小、中等硬度,有弹性,能触及中间沟,表面光滑。精囊一般不能触及。前列腺按摩方法,自前列腺两侧向中间沟,自上而下纵向按摩 2～3 次,再按摩中间沟一次,将前列腺液挤入尿道,并由尿道口滴出,收集前列腺液送检。急性前列腺炎时禁忌按摩。

（二）实验室检查

1. 尿常规检查 应收集新鲜尿液。男性包皮过长者,应翻开包皮后收集。女性宜留取中段尿,月经期间应避免收集尿液。显微镜检查应包括尿中红细胞、白细胞、上皮细胞及相应的管型,各种结晶和各种微生物(细菌、真菌和寄生虫)。由耻骨上膀胱穿刺获取的尿标本是无污染的膀胱尿标本。新生儿及婴幼儿尿液收集采用无菌塑料袋。

2. 尿三杯试验　以最初 10 ~ 15ml 尿为第一杯,以排尿最后 10ml 为第三杯,中间部分为第二杯。应在一次不停顿排尿过程中收集尿。根据红细胞或白细胞异常在尿中不同段的出现来判断病灶部位,如第一杯尿液异常而且程度最重,提示病变在前尿道;第三杯尿液异常而且程度最重,说明病变在后尿道或膀胱颈部;若三杯均异常提示病变在膀胱颈以上的尿路系统。

3. 尿细菌学检查　包括尿涂片和细菌培养。尿沉淀物直接涂片染色显微镜检查是一种快速初步提供细菌种类的方法,但检出率低于细菌培养。当检查结核菌时应做抗酸染色。尿细菌培养和细菌计数应取新鲜中段尿,特殊情况下可穿刺膀胱抽取尿液。在做细菌培养同时一般应加做细菌敏感试验。若尿液内细菌数超过 10^5/ml 即为尿路感染。对于有尿路症状的患者,致病菌菌落数超过 10^2/ml 就有意义。

4. 尿脱落细胞检查　取新鲜尿液检查。阳性结果提示可能有泌尿系移行细胞肿瘤。膀胱原位癌阳性率高。用以作为筛选手段或膀胱肿瘤术后随访手段。冲洗后收集尿液检查可提高阳性率。

5. 前列腺液检查　正常前列腺液呈淡乳白色,较稀薄。涂片镜检可见多量磷脂小体;白细胞数不超过 10 个/高倍视野。前列腺按摩前应做尿常规检查。若未获前列腺液,可于按摩后收集 10 ~ 15ml 初段尿液送检,比较按摩的后白细胞数,为间接检查。

6. 肾功能检查

(1) 尿比重测定:是简单的肾功能测定方法,但不够精确、可靠。肾功能受损时,肾浓缩功能进行性减弱。尿比重固定或接近于 1.010,提示肾浓缩功能严重受损。

(2) 血肌酐和血尿素氮测定:当正常肾组织不少于双侧肾总量的 1/3 时,血肌酐值仍保持正常水平。血尿素氮受分解代谢、饮食和消化道出血等多种因素影响,不如肌酐精确。

(3) 内生肌酐清除率:肌酐由肾小球滤过,内生肌酐清除率接近于用菊糖测定的肾小球滤过率。该项检查是测定肾小球滤过率最佳指标。

7. 血清前列腺特异性抗原(prostatespecificantigen,PSA)检测　PSA 存在于血液和精浆内,由前列腺腺泡和导管的上皮细胞产生,是一种含有 237 个氨基酸的单链糖蛋白。具有器官特异性。血清 PSA 正常值是 0 ~ 4ng/ml。若血清 PSA>10ng/ml 应高度怀疑前列腺癌。目前,是作为前列腺癌筛选中首选的标记物。直肠指诊、经尿道超声检查、前列腺按摩和穿刺、经尿道前列腺电切术及前列腺炎发作时,血清 PSA 均有不同程度升高,宜间隔 2 周或以上再检查血清 PSA。血清 PSA 可随年龄增长而增高。测定 PSA 密度及游离 PSA 与 PSA 复合物或总 PSA 的比值,对良性前列腺增生症与前列腺癌的鉴别有帮助。

8. 膀胱肿瘤抗原(bladder tumor antigen,BTA)检测　方法简单,诊断膀胱癌的正确率在 70% 左右。

9. 流式细胞测定　流式细胞术(flow cytometry,FCM)是利用流式细胞仪进行细胞全自动分析的高新技术,综合了单克隆技术、计算机技术、细胞化学和免疫化学技术,能快速、精确地定量分析细胞大小、形态、DNA 含量、细胞表面标志、细胞内抗原和酶活性等。流式细胞仪检查对泌尿、男性生殖系统肿瘤的早期诊断及预后判断提供较敏感和可靠的信息。

（三）影像学检查

1. B 型超声检查　系无创伤性检查,已用作为诊断泌尿系疾病的筛选方法。对肿块性质的确定、结石和肾积水的诊断、肾移植术后并发症的鉴别、残余尿测定及前列腺测量等,能提供正确信息。特殊探头在膀胱或直肠内做 360°旋转,有助于对膀胱和前列腺疾病的诊断和对肿瘤的分期。

2. X 线检查

（1）尿路平片（kidney-ureter-bladder,KUB）:不但能显示不透光的结石或钙化,而且能显示肾轮廓,腰大肌阴影及骨骼的变化。腰大肌阴影消失,提示腹膜后炎症或肾周感染。摄片前应做充分的肠道准备。

（2）静脉尿路造影（intra venous urography,IVU）:是诊断上尿路疾病的基本方法。在限制饮水 12 小时及肠道充分准备下,静脉注射有机碘造影剂 20ml,分别于注射后5、15、30、45 分摄片。必要时可延长摄片时间,以了解分肾功能和显示尿路的形态,了解肾盂、输尿管有无扩张、压迫和充盈缺损等变化。

（3）逆行肾盂造影:经膀胱镜向输尿管插入输尿管导管,通过导管向肾盂或输尿管注入造影剂,亦可注入气体,以显示上尿路形态。该方法十分有助于尿路上皮肿瘤、输尿管狭窄范围和 X 线透光性结石的诊断。

（4）顺行肾盂造影:在超声指引下经皮穿刺入肾盂,注入造影剂以显示上尿路情况。适用于上述造影方法失败或有禁忌而怀疑梗阻性病变存在者。

（4）膀胱造影和排泄性膀胱尿道造影:经导尿管注入 6% 碘化钠或有机碘造影剂150～200ml。较大之膀胱肿瘤显示充填缺损。膀胱憩室能被发现。排尿造影可显示尿道病变及膀胱输尿管回流。

（5）肾动脉造影:经股动脉穿刺插管至肾动脉开口上方,注入造影剂,显示双肾动脉,腹主动脉及其分支。适用于肾血管性高血压和肾血管畸形、肾肿瘤的诊断。

3. CT 检查　对肾实质性和囊性疾病的鉴别诊断,确定肾损伤范围和程度,肾、膀胱、前列腺癌的分期及肾上腺肿瘤的诊断,提供可靠依据。能鉴别肾错构瘤和肾癌。能显示腹部和盆腔转移而长大之淋巴结。由于 CT 尿路成像的开展,临床上 CT 尿路成像的应用越来越多,而传统的 IVU 等 X 线造影有被取代的趋势。

4. 磁共振成像（MRI）　通过三个切面观察图像,组织分辨力更高,不需要造影剂,无放射损伤。对泌尿男性生殖系肿瘤的诊断和分期、肾囊肿内容性质鉴别、肾上腺肿瘤的诊断等,能提供较 CT 更为可靠的依据。磁共振血管造影是一种血管三维成像技术,能清晰显示血管,对肾癌的血供情况,肾静脉癌栓的范围,肾血管畸形的诊断很有价值。

5. 放射性核素显像　特点是核素用量小,几乎无放射损害,但能在不影响机体正常生理过程的情况下显示体内器官的形态和功能。可测定分肾功能及帮助了解尿路梗阻情况。

（四）诊断性器械检查

1. 导尿管　目前常用的导尿管是气囊或 Foley 导尿管,以法制（F）为计量单位,以 21F 为例,其周径为 21mm,直径为 7mm。导尿主要用于:①了解尿道有无狭窄或梗阻;②监测尿量,测定膀胱残余尿,了解膀胱容量及进行尿动力学检查;③膀胱尿道造影;④解除尿潴留或膀胱引流等。残余尿测定应在患者排尽尿后立即插入导尿管进行,正常时无残余尿。

2. 尿道探条　由金属硬探条或塑料软探条两种类型以及其引导的丝状探子组成。用于了解尿道是否有狭窄及尿道狭窄的部位和程度,同时还可用来扩张狭窄尿道。首先选用 18 ~20F 探条,以免过细探条之尖锐头部损伤或穿破尿道。

3. 膀胱尿道镜　是最早用以观察体内器官的手段,也是做得最多、效果最为满意的内腔镜技术。

(1) 适应证:经过一般检查、B 型超声扫描及 X 线检查等手段仍不能明确诊断的膀胱、尿道及上尿路疾患,或欲了解泌尿系统以外疾病对泌尿系统的影响时均可做膀胱尿道镜检查。

(2) 禁忌证:①尿道狭窄;②膀胱容量小于 50ml;③一周内不做重复检查;④急性炎症期原则上不做该检查;⑤全身出血性疾病患者应避免做此项检查及治疗。

4. 肾镜和输尿管镜　肾镜通过经皮肾造瘘进入肾盏、肾盂,可直接窥查输尿管、肾盂内有无病变,亦可直视下取石、碎石,切除或电灼肿瘤,取活体组织病理学检查标本。输尿管镜有硬性、软性两种类型,一般经尿道、膀胱置入输尿管及肾盂。适用于尿石症、原因不明肉眼血尿或细胞学检查阳性、上尿路充盈缺损等。

5. 尿流动力学测定　尿流动力学是借助流体力学及电生理学方法研究和测定尿路输送、储存、排出尿液的功能,为排尿障碍原因分析、治疗方法选择及疗效评定提供客观依据。上尿路动力学检查可了解上尿路输送尿液的功能,有助于上尿路扩张和梗阻的病因诊断。下尿路动力学检查有助于下尿路排尿功能异常和梗阻的病因诊断。

第二节　泌尿系统感染

泌尿系统感染是致病菌侵入泌尿系统内繁殖而引起的炎症,又称尿路感染。致病菌大多为革兰阴性杆菌。肾盂肾炎、输尿管炎为上尿路感染;膀胱炎、尿道炎为下尿路感染。上尿路感染常并发下尿路感染,后者可以单独存在。尿路感染的发病率很高,在感染性疾病中的发病率仅次于呼吸道感染,在不同的性别和年龄中均可发病,其临床表现和结局变化很大。

一、概述

(一) 致病菌

绝大多数的致病菌为革兰阴性杆菌,主要是大肠埃希菌(占 60% ~80%),其他为副大肠埃希菌、克雷伯杆菌、变形杆菌、产碱杆菌、铜绿假单胞菌等。革兰阳性菌引起的感染约 20%,包括葡萄球菌、链球菌、粪链球菌等。还有结核分枝杆菌、淋病奈瑟菌、衣原体、支原体、厌氧菌、真菌、病毒等。其他的病原体如滴虫、原虫导致的感染较少。

(二) 发病机制

绝大多数致病的革兰阴性杆菌都有菌毛,菌毛的尖端为糖被膜,能产生黏附素,黏附素能与尿路黏膜上皮细胞受体结合。细菌一旦黏附于尿路黏膜后,即可定居、繁殖,继而侵袭组织而形成感染。此外女性雌激素能刺激阴道黏膜生长和增殖,增殖的上皮可与黏附的细菌一同脱落有利于清除细菌,雌激素还可使糖原储存于细胞内,有利于乳酸杆菌在阴道内生长,降低阴道内 pH,抑制阴道内细菌繁殖。而性交和杀精子避孕药物作用或老年雌激素水平降低均可影响上述保护因素,而增加尿路感染的机会。目前,有研究认为细菌的毒力也有重要作用。大肠埃希菌表面包裹着一层酸性的多聚糖抗原,称为 K 抗原。表达特殊的 K 抗原的大肠埃希菌菌株毒力强,易引起尿路感染。

（三）感染的诱发因素

1. 解剖因素　女性尿道较短,容易招致上行感染,经期、更年期、性交时更易发生。

2. 梗阻因素　包括先天性异常、肿瘤、结石、狭窄、前列腺增生等,引起尿液滞留,引流不畅会促使病原菌在局部繁殖,降低尿路及生殖道上皮防御细菌的能力。

3. 机体免疫功能下降　多种疾病会引起全身免疫功能下降,使机体局部防御功能减退或破坏,容易诱发泌尿系统感染。

4. 医源性因素　如尿道扩张、留置导尿、前列腺穿刺活检、尿道膀胱镜或输尿管镜检查等操作,由于黏膜擦伤或忽视无菌观念,易引入致病菌而诱发或扩散感染。

（四）感染途径

感染途径主要有四种,最常见为上行感染和血行感染。

1. 上行感染　病原菌从尿道外口进入膀胱,上达肾盂及肾实质。多见于女性患者。细菌从后尿道经前列腺导管、精囊、输精管逆行可引起男性生殖系统感染。

2. 血行感染　菌血症及局部感染的病原菌通过血液循环系统进入泌尿生殖系统。多见于肾皮质感染。

3. 淋巴感染　致病菌从邻近器官的病灶经淋巴管传播至泌尿生殖系器官,如肠道的严重感染或腹膜后脓肿等,是更少见的一种感染途径。

4. 直接蔓延感染　由于邻近器官的感染直接蔓延所致,如阑尾脓肿、盆腔化脓性炎症,或外来的感染,致病菌经肾区瘘管和异物的感染等。

（五）诊断

尿频、尿急、尿痛是泌尿系统感染的典型临床表现。但应通过尿液镜检、尿培养及菌落计数等来肯定诊断。

（1）尿标本的采集有三种方式:①分段收集尿液,一般采用中段尿;②导尿,常用于女性患者;③耻骨上膀胱穿刺,最适用于新生儿和截瘫患者,用此法留取的尿标本最为可靠。尿培养常采用清洁中段尿或耻骨上膀胱穿刺标本。尿标本采集后应在 2 小时内处理,避免污染和杂菌生长。

（2）尿液镜检:每个高倍视野白细胞超过 5 个则为脓尿,说明可能存在泌尿系统感染。

（3）细菌培养和菌落计数:这是诊断尿路感染的主要依据。如菌落计数多于 $10^5/ml$ 应认为有感染,少于 $10^4/ml$ 可能为污染,应重复培养,$10^4 \sim 10^5/ml$ 之间可疑。同时可进行药物敏感试验,根据药物敏感结果给予有效抗菌药物。

确定尿路感染后应进一步确定是上尿路感染还是下尿路感染。而对泌尿系统感染治疗效果不佳或反复发作的患者应进一步应用尿路平片、静脉尿路造影、尿道造影、

B超、尿动力学检查或内腔镜检查,以了解有无泌尿系梗阻或畸形等病因。

（六）治疗原则

临床上出现泌尿系感染症状时,必须明确其性质和病原菌,依据尿细菌培养和药敏试验结果,有针对性地用药,这是治疗的关键,但尚无尿细菌培养结果时,可先根据尿沉淀涂片革兰染色来初步估计致病菌,选择恰当的药物。原则上对上尿路感染持续用药到患者体温正常,症状消失,细菌培养转阴后2周为止。宜用碱性药物,如碳酸氢钠等,使尿液碱性化以抑制病菌生长。对诱发感染的病因,如结石、尿路梗阻等病因也要及时处理。

二、急性肾盂肾炎

（一）病因

急性肾盂肾炎是肾盂和肾实质的急性细菌性炎症。病原菌大多经膀胱上行感染肾盂,再经肾盂感染肾实质,也有经血液直接播散到肾盂和肾实质。上行感染主要是 G^- 细菌,其中主要是大肠埃希菌;血行感染病原菌以 G^+ 细菌为主,常见葡萄球菌和肠球菌。尿路梗阻和尿流停滞是急性肾盂肾炎最常见的诱因。尿路在梗阻以上部位扩张和积液,有利于细菌繁殖,引起肾盂肾炎。

（二）病理

主要是肾小管和肾间质的病变。肾脏因周围脂肪水肿而增大,肾被膜薄而透明,或有脓性物质浸润,切面上看不清皮质与髓质的分界,可见许多微小的脓肿。肾盂肾盏扩大,壁增厚,黏膜充血,有炎症性或溃疡性病变。镜下可见肾实质内有白细胞浸润的弥漫性或点状炎症、水肿和小出血区域,当炎症严重时肾小管上皮剥落。因肾脏急性炎症时,伴有肾血管收缩和局部缺血,急性肾盂肾炎最后导致肾皮质瘢痕。如病原菌或感染诱因未被彻底清除,则急性肾盂肾炎会反复发作而转为慢性肾盂肾炎。

（三）临床表现

1. 发热 起病快而急,有畏寒、高热、体温升高达 39～40℃,伴有头痛、全身痛以及恶心、呕吐等。热型类似脓毒症,大汗淋漓后体温下降,以后又可上升,持续1周左右。

2. 腰痛 单侧或双侧腰痛,有明显的肾区压痛、肋脊角叩痛。

3. 膀胱刺激症状 由上行感染所致的急性肾盂肾炎起病时即出现尿频、尿急、尿痛、血尿,以后出现全身症状。血行感染者常由高热开始,而膀胱刺激症状随后出现,有时不明显。

（四）诊断

主要根据病史和体征进行诊断,有典型的临床表现,血液中白细胞总数和分叶核粒细胞升高,血沉较快。尿液中有少量蛋白,若干红细胞,大量脓细胞,偶见颗粒管型。但老年人症状常不典型。尿沉渣涂片染色可找到致病细菌,细菌培养阳性。为了临床选用合适的抗菌药物,同时需做抗生素敏感试验和菌落计数,当患者有脓毒性症状时,需做血液细菌培养。当出现并发症,如肾脓肿或要了解有无尿路梗阻或畸形时要借助于尿路平片、静脉尿路造影、B超或CT来协助诊断。

（五）鉴别诊断

急性肾盂肾炎需和下列疾病区别:

1. 急性膀胱炎时患者无发热,全身状态良好,疼痛不在腰部而在下腹部。

2. 急性肾盂肾炎与肾皮质化脓性感染或肾周围炎的区别在于后两种情况虽都有全身症状和肾区肿胀或疼痛,但无膀胱刺激症状,尿中也不含脓细胞;肾周围炎或脓肿,出现患侧髋关节屈曲。

3. 胰腺炎引起的腰部疼痛可与急性肾盂肾炎混淆,但胰腺炎患者,血清淀粉酶升高,尿中不含脓细胞。

4. 急性阑尾炎和急性胆囊炎时疼痛在腹部,伴有右上或右下腹部肌肉紧张和反跳痛,尿中无脓细胞。

（六）治疗

1. 支持治疗　急性肾盂肾炎患者有高热,需卧床休息,大量饮水,给予足够营养,补充液体,保持体内水电解质平衡,应维持尿量每日在1500ml以上,以促进内毒素排出,若患者有恶心、呕吐时,则可采用静脉输入液体,加强护理。

2. 抗菌药物治疗　应根据细菌培养和药物敏感试验使用有效抗生素。在未得细菌培养和药物敏感结果前,可根据尿沉渣涂片革兰染色结果选用抗生素。抗菌药物的使用,应持续到体温正常,全身症状消失,细菌培养阴性后2周。因为约有50%的患者,菌尿复发,又需要进行4~6周治疗,方可治愈。可选用药物有:①复方磺胺甲基异噁唑(SMZ-TMP)对除铜绿假单胞菌外的革兰阳性及阴性菌有效。②喹诺酮类药物抗菌谱广、作用强、毒性少,除不宜用于儿童及孕妇外,临床已广泛使用。③青霉素类药物。④第一、二代头孢菌素可用于产酶葡萄球菌感染。第二、第三代头孢菌素对严重革兰阴性杆菌感染作用显著,与氨基糖苷类合用有协同作用。哌拉西林、头孢哌酮、头孢他啶、阿米卡星、妥布霉素等对铜绿假单胞菌及其他假单胞菌等感染有效。⑤去甲万古霉素适用于耐甲氧西林的葡萄球菌、多重耐药的肠球菌感染及对青霉素过敏患者的革兰阳性球菌感染。亚胺培南-西拉司丁纳(泰能)抗菌谱广,对革兰阴性杆菌杀菌活性好。这两种尤适用于难治性院内感染及免疫缺陷者的肾盂肾炎。

3. 症状治疗　应用碱性药物如碳酸氢钠可降低酸性尿液对膀胱的刺激症状。钙离子通道拮抗剂维拉帕米或盐酸黄酮酯可解除膀胱痉挛。

三、急性细菌性膀胱炎

（一）病因

急性细菌性膀胱炎女性多见,其发病率明显高于男性,因女性尿道短而直,尿道外口畸形常见,如处女膜伞、尿道口处女膜融合;会阴部常有大量细菌存在;只要有感染的诱因存在,如性交、导尿,个人卫生不洁及个体对细菌抵抗力降低,都可导致上行感染。男性发病多继发于下尿路梗阻性疾病,如膀胱结石、前列腺增生、神经源性膀胱、尿道狭窄等。此外泌尿腔内检查和治疗有可能造成医源性感染。致病菌多数为大肠埃希菌。

（二）病理

病变多累及膀胱黏膜和黏膜下层,黏膜出现充血、水肿,多发点状或片状出血或淤血,严重时可见浅表溃疡或脓苔覆盖。炎症以尿道内口及膀胱三角最明显。炎症有自愈倾向,愈合后不遗留痕迹。若治疗不彻底或有异物、残余尿、上尿路感染等情况,炎症可转为慢性。

（三）临床表现

发病突然，有尿痛、尿频、尿急，严重者数分钟排尿一次，且不分昼夜。排空后仍感到尿未排尽。常见终末血尿，有时为全血尿，甚至有血块排出。可有急迫性尿失禁。耻骨上膀胱区可有轻度压痛。体温正常或有低热，当并发急性肾盂肾炎或前列腺炎、附睾炎时才有高热。

（四）诊断

急性细菌性膀胱炎除了尿道烧灼感和尿频、尿急的典型症状外，尿中白细胞和红细胞增多。在中段尿培养、菌落计数可获得阳性结果。耻骨上膀胱区可有压痛，但无腰部压痛。在男性应注意有无尿道炎、附睾炎、前列腺炎或良性前列腺增生。在女性应注意有无阴道炎、尿道炎、膀胱脱垂或憩室，检查有无处女膜及尿道口畸形，尿道旁腺感染积脓。

（五）鉴别诊断

1. 急性肾盂肾炎　急性肾盂肾炎与急性膀胱炎临床表现相似，两者均有尿路刺激症状，尿内有脓细胞和红细胞，尿培养可有细菌生长，但急性膀胱炎尿路刺激症状表现更为显著，膀胱区有压痛，肾区无叩压痛，一般无全身感染症状，而急性肾盂肾炎常有全身感染症状及腰痛、肾区有叩压痛。

2. 下尿路梗阻性病变　主要指膀胱颈和尿道的梗阻病变，如严重包茎、尿道外口狭窄或后尿道瓣膜、前列腺增生、前列腺纤维性变或癌变等，初期表现尿频伴尿急尿痛，与急性膀胱炎表现相似。但下尿路梗阻性病变多见于男性，随着梗阻程度的发展，则出现排尿时间延长、尿流变细、尿意不尽等不同程度的排尿困难。如继发感染或结石时，尿频症状更为明显。应用探杆或导尿管做尿道探查及尿道、膀胱造影可明确梗阻部位、原因和程度。

3. 腺性膀胱炎　临床表现为尿频、尿急、尿痛、排尿困难和血尿等与急性膀胱炎症状相似，但其为少见的膀胱上皮增生性病变，B 型超声检查可显示为膀胱内占位性病变或膀胱壁增厚等非特异性征象，膀胱镜检查和黏膜活组织检查可资鉴别。

（六）治疗

根据致病菌种类和药物敏感试验结果选用抗生素治疗。在得到药物敏感结果之前，可选用复方磺胺甲𫫇唑，头孢菌素类或喹诺酮类药物。应尽量采用短程 3 日疗法。同时应用盐酸黄酮哌酯、阿托品等以减轻膀胱刺激症状。若症状不消失，尿内白细胞持续增高，应考虑调整更合适抗菌药物及延长抗菌时间。同时要寻找和去除尿感诱因。多饮水，口服碳酸氢钠碱化尿液，减少对尿路的刺激。绝经期后妇女经常会发生尿路感染，雌激素的缺乏引起阴道内乳酸杆菌减少和致病菌的繁殖增加常是感染的重要因素。雌激素替代疗法以维持正常的阴道内环境，增加乳酸杆菌并清除致病菌，可以减少尿路感染的发生。

四、尿道炎

尿道炎包括了由大肠埃希菌、链球菌或菌葡球菌等所引起的非特异性尿道炎。另有由淋病双球菌、结核杆菌、滴虫、真菌、衣原体、支原体、病毒等引起的尿道炎，称为特异性尿道炎。

（一）病因

尿道炎多系逆行感染，即病原菌直接侵入尿道所致。在女性，常与性生活有关。亦可有其诱因，常见者有：①尿道先天性异常，致尿道或尿道口梗阻合并感染，如：尿道瓣膜、尿道憩室、包茎、尿道口狭窄等；②邻近器官感染蔓延到尿道，如：前列腺炎、精囊炎、宫颈炎、阴道炎等；③机械或化学性因素致尿道继发感染，如尿道损伤、结石、肿瘤、异物、尿道内器械检查、留置导尿管或应用化学药物等所致。

（二）病理

急性尿道炎时，尿道黏膜充血、水肿，或有糜烂、溃疡形成，表面有浆液性或脓性分泌物，尿道外口红肿。慢性尿道炎，往往因尿道黏膜下组织受累，由结缔组织修复，而产生尿道狭窄，致尿路梗阻。

（三）临床表现

急性尿道炎在男性患者中的主要症状是有较多尿道分泌物，开始为黏液性，逐渐变为脓性，在女性病人中尿道分泌物少见。无论男女，排尿时尿道均有烧灼痛、尿频和尿急，尿液检查有脓细胞和红细胞。慢性尿道炎尿道分泌物逐渐减少，或者仅在清晨第一次排尿时，可见在尿道口附有少量浆液性分泌物。排尿刺激症状已不像急性期显著，部分患者可无症状。

（四）诊断

以女性多见。尿频、尿急、排尿时有尿道烧灼痛。尿道口红肿，有黏液性或脓性分泌物。尿常规检查可有白细胞。尿道分泌物涂片检查或细菌培养可明确致病菌。急性期忌用器械检查；慢性期可行尿道膀胱镜检查，以便明确发病原因。慢性尿道炎后期可形成尿道狭窄，有排尿困难，尿流变细，排尿无力，可引起急性或慢性尿潴留。

（五）鉴别诊断

1. 肾结核　以尿频，尿急，尿痛为其主要症状。但较尿道炎严重，且呈进行性加重，尿频可达一日数十次，甚至近似尿失禁，以夜间为甚；伴终末血尿或米汤样脓尿；尿呈酸性，有红细胞、白细胞，24 小时尿浓缩 70%～80% 可查见抗酸杆菌；膀胱镜检查可见膀胱黏膜充血、水肿、结核结节或溃疡；X 线检查可见肾小盏虫蚀状边缘不整、变形、缩小、消失或肾空洞形成，甚至一侧肾不显影。

2. 急性膀胱炎　可有尿频、尿急、尿痛等症状，但尿痛往往于排尿末加重，可伴会阴部或耻骨上区疼痛与压痛，尿液检查呈血尿或脓尿，中段尿培养有细菌生长。

3. 慢性前列腺炎　亦可有尿频、尿急与尿痛症状，但以会阴部不适、疼痛症状为主，肛门指诊检查前列腺肿大、压痛。

4. 膀胱过度活动症　主要表现为尿急、尿频，一般无尿痛，尿常规检查阴性，中段尿培养阴性。

（六）治疗

根据致病的微生物选用相应的抗生素。急性尿道炎采用抗生素与化学药物联合应用，疗效较好。应注意休息，补充足够液体。在急性期，短期内应避免性生活，否则会延长病程；慢性期，若尿道外口或尿道内有狭窄，应行尿道扩张术。

患者若有尿路刺激征，经常规抗菌治疗无效，且除外有复杂因素存在时，应考虑为支原体、衣原体或病毒感染，可首先使用四环素类或大环内酯类药物治疗。若经上述治疗仍无效，则可能为尿道综合征。

第三节　良性前列腺增生

良性前列腺增生(benign prostate hyperplasia,BPH)简称前列腺增生,亦称良性前列腺肥大,是一种复杂的、由多种因素导致的不同程度的腺体和(或)纤维、肌组织增生而造成前列腺体积增大、正常结构破坏并引起一系列功能障碍的老年男性常见病。本病的发病率随年龄递增,近年呈明显上升趋势。

一、病因

病因尚不完全清楚,但目前公认的是老龄和有功能的睾丸是发病的基础,两者缺一不可。年龄是前列腺增生一个不可缺少的重要因素,因为 BPH 多发生在 50 岁以后的男性。男性随着年龄逐渐增长,前列腺也随之增大。虽然雄激素不直接引起 BPH,但在前列腺发生、成熟和老化过程中,需要睾丸雄激素的存在。在青春期前被阉割的患者、因染色体疾病而损害雄激素产生或发挥作用的患者则不发生 BPH。尽管外周组织中睾酮水平随着年龄的增长有所降低,但前列腺中双氢睾酮(DHT)和雄激素受体(AR)的水平在老化过程中仍很高。研究较多的致病因素还为:雌激素、生长因子、上皮与基质的相互作用、细胞凋亡的控制、遗传与家族性因素等。

二、病理

良性前列腺增生开始于围绕尿道精阜部位的腺体,这部分腺体称为移行带,未增生前仅占前列腺组织的 5%,是前列腺增生的起始部位。其余 95% 腺体由外周带(占 3/4)、中央带(占 1/4)组成。前列腺癌多数起源于外周带。

前列腺增生的病理主要是移行带的增生,向中央带及外周带腺体组织挤压,最终使外周带压缩成包膜状,称之为"外科包膜"。"外科包膜"由平滑肌腺体及胶原纤维组织组成,含有丰富的肾上腺素能神经及胆碱能神经,用仅肾上腺素能拮抗剂可以减低后尿道阻力。前列腺增生产生尿流梗阻的程度与增生部位直接有关,而与前列腺增生的程度不一定成比例。前列腺增生后首先是尿道内阻力增加,随之膀胱逼尿肌收缩力加强,肌肉肥厚,其中一部分发生逼尿肌不稳定,这是一种代偿性的改变,希望能够克服梗阻造成的影响。由于梗阻继续存在,膀胱代偿功能逐步减弱,失代偿,肌肉无力(收缩力减弱),膀胱扩张,残尿产生。在膀胱出现改变的同时或以后,可出现输尿管内压增加,输尿管扩张,输尿管反流,逐步波及肾脏,肾盂内压力增加(尿流阻力增大),肾积水,肾血流量减少,肾实质变薄(纤维化),直至肾功能丧失。

三、临床表现

1. 尿频　排尿次数较多是 BPH 早期最常见的症状。开始时为夜尿次数增多,每次尿量不多。随之白天也出现尿频。尿频主要因残余尿致膀胱有效容量减少,以及膀胱颈部充血刺激引起。当合并膀胱炎症或结石时,尿频更为明显,并伴有尿急、尿痛。

2. 排尿困难　进行性排尿困难是前列腺增生最重要的症状,发展常很缓慢。如初期有尿意时,不能及时排出,一般需等待片刻才逐渐用力才能排出,称为排尿踌躇。随着病程的进展,梗阻症状不断加重,继而出现尿线变细,无力,射程变短,甚至出现尿不成线和尿呈滴沥状。下尿路梗阻的程度,并不完全取决于增生腺体的大小,而决定于增生的部位,以及前列腺包膜、平滑肌、纤维基质的张力。由于尿道阻力的增加,膀胱逼尿肌必须加强膀胱收缩的力度,才能克服尿道阻力,使排尿得以维持,因此患者排尿起始缓慢,排尿时间延长,尿程短而无力。如果梗阻进一步加重,则患者必须增加腹压,以助排尿。如果排尿过程中需要换气时,随着腹压降低,即出现尿流中断及尿后滴沥。

3. 尿潴留 梗阻加重达一定程度,排尿时不能排尽膀胱内全部尿液,出现膀胱残余尿。梗阻程度愈重,残余尿量愈大。过多的残余尿可使膀胱失去收缩能力,逐渐发生尿潴留,并可出现尿失禁,是由于膀胱过度充胀而使少量尿从尿道口溢出,称为充溢性尿失禁。在急性尿潴留发生之前,多数患者均有明显的排尿困难症状,在这基础上如遇有气候突变、过度疲劳、饮酒、房事或上呼吸道感染等,均可引起前列腺腺体和膀胱颈部充血、水肿,为导致急性尿潴留的常见诱因。

4. 梗阻后并发症 前列腺增生合并感染时,亦可有尿频、尿急、尿痛等膀胱炎现象。有结石时症状更为明显,并可伴有血尿;前列腺增生因局部充血可以发生无痛血尿。晚期可出现肾积水和肾功能不全病象。长期排尿困难导致腹压增高,发生腹股沟疝、脱肛或内痔等,偶尔可掩盖前列腺增生的症状,造成诊断和治疗上的错误。

四、诊断

凡 50 岁以上的男性有进行性排尿困难,须考虑有前列腺增生的可能。以下检查可帮助诊断:

1. 国际前列腺症状(I-PSS 评分表) I-PSS 评分是量化 BPH 下尿路症状的方法,是目前国际公认的判断 BPH 患者症状严重程度的最佳手段(表 20-1)。

表 20-1 国际前列腺症状(I-PSS)评分表

在最近的 1 个月中,您是否有以下症状	无	在 5 次中					症状评分
		少于 1/5	少于 1/2	约 1/2	多于 1/2	几乎总是	
1. 是否经常有尿不尽感	0	1	2	3	4	5	
2. 两次排尿间隔是否经常小于 2 小时	0	1	2	3	4	5	
3. 是否曾经有间断性排尿	0	1	2	3	4	5	
4. 是否有排尿不能等待现象	0	1	2	3	4	5	
5. 是否有尿线变细现象	0	1	2	3	4	5	
6. 是否需要用力及使劲才能开始排尿	0	1	2	3	4	5	
7. 从入睡到早起一般需要起来排尿几次	0	1	2	3	4	5	
症状评分(总分)=							

轻度症状 0~7 分 中度症状 8~19 分 重度症状 20~35 分

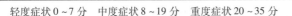

2. 直肠指检 是最重要的检查方法,前列腺增生患者均需做此项检查。多数患者可触到增大的前列腺,表面光滑、质韧、有弹性,边缘清楚,中间沟变浅或消失,即可做出初步诊断。指检时应注意肛门括约肌张力是否正常,前列腺有无硬结,这些是鉴别神经性膀胱功能障碍及前列腺癌的重要体征。

3. 超声检查 可以直接测定前列腺大小、内部结构、是否突入膀胱,经直肠超声(transrectal ultrasonography,TRUS)扫描更为精确,可以测定前列腺体积(计算公式为0.52(前后径(左右径(上下径)。经腹壁超声检查可测定膀胱残余尿量,了解膀胱内是否合并结石或肿瘤。

4. 血清前列腺特异性抗原(PSA)测定 在前列腺体积较大,有结节或较硬时,应测定血清PSA,以排除合并前列腺癌的可能性。

5. 泌尿系造影检查 当BPH患者合并有血尿,上尿路结石,怀疑膀胱出口梗阻已累及上尿路或病史不典型时,可考虑行静脉尿路造影检查。前列腺增生时,膀胱底部可抬高、增宽,静脉尿路造影片上可见两侧输尿管口间距增大,输尿管下段呈钩形弯曲,如有肾积水和输尿管扩张多为双侧性。尿道膀胱造影时,可见后尿道延长、变窄,可出现前倾;当前列腺突入膀胱时,膀胱底部见有光滑的负影。

6. 尿流动力学检查 对前列腺增生症的诊断非常重要,其意义在于:可量化评估排尿状况,确定是否有尿道梗阻、梗阻的程度及膀胱的功能;对尿道梗阻的定位诊断提供依据并可预测上尿路是否会发生损害;可分析前列腺症候群是因梗阻还是刺激所致,了解是否存在逼尿肌不稳定、逼尿肌收缩功能受损和膀胱顺应性改变。

7. 膀胱镜检查 不仅可直接观察前列腺是否增大、何叶增生及其增大程度,而且可发现膀胱继发改变如小梁、憩室或感染等,以及并发结石、肿瘤等。

五、鉴别诊断

1. 前列腺癌 两者发病年龄相似,且可同时存在。但前列腺癌多发生于前列腺外周区,远离尿道,故早期患者很少引起症状。前列腺癌若侵及尿道或膀胱颈可引起梗阻症状,如排尿慢、尿线细、排尿困难等。症状一旦出现,表示局部已属晚期或已有转移。直肠指诊前列腺多不对称,表面不光滑、可触及不规则、无弹性的硬结。前列腺癌常伴血清PSA升高,有淋巴结转移或骨转移时血清PSA水平增高更明显。经直肠超声可以显示前列腺内低回声病灶及其大小与侵及范围。盆腔CT、MRI及全身核素骨显像可早期发现有无转移病灶。前列腺癌的确诊依靠经直肠超声引导下前列腺系统性穿刺活检。

2. 神经源性膀胱功能障碍 本病可引起排尿困难、尿潴留,也可继发泌尿系感染、结石和肾积水,临床表现与BPH相似,但神经源性膀胱功能障碍常有明显神经系统损害的病史和体征,如下肢感觉和运动障碍、便秘、会阴部感觉减退或丧失、肛门括约肌松弛等,应用尿流动力学检查可明确诊断。但应注意两者同时存在的可能。

3. 尿道狭窄 尿道狭窄时出现排尿困难,患者多数有尿道炎症、外伤或尿道器械检查损伤病史。用尿道扩张器探查,尿道口径缩小,尿道造影可见狭窄段尿道僵直变细。查前列腺体不见增大。

4. 膀胱颈纤维化增生(膀胱颈挛缩) 多由慢性炎症引起,膀胱颈部平滑肌为结缔组织所代替。发病年龄较轻,一般在40~50岁出现症状,临床表现与前列腺增生相似,但检查前列腺不增大。膀胱镜检查是最可靠的鉴别诊断方法。

 病案分析

> 患者,男性,72岁。3年前无明显诱因逐渐出现排尿困难,有尿频、尿急、尿流变细、尿无力、尿分叉、尿后滴沥、间断尿中断。夜尿4次,每次尿量少,排尿需等待。3年来上述症状进行性加重,近5天着凉后,症状更加明显。查体:双肾区无叩痛,双侧输尿管走行区无明显压痛,膀胱区无明显隆起,叩诊无浊音。直肠指诊:直肠前方可触及约鸭蛋大小的前列腺,上极不能触及,中央沟消失,质地较硬,无压痛,未触及包块及结节。指套无血染。血清PSA:10ng/ml。泌尿系B超提示:前列腺大小为5cm×4cm×6cm。诊断为良性前列腺增生症。

六、治疗

前列腺增生未引起明显梗阻者一般不需处理,可观察等待。梗阻较轻或不能耐受手术者可采用药物治疗或非手术微创治疗。当排尿梗阻症状严重、残余尿量>50ml,或出现BPH导致的并发症如反复尿潴留、反复泌尿系感染、膀胱结石、继发上尿路积水,药物治疗疗效不佳而全身状况能够耐受手术者,具有外科治疗适应证,应采用外科手术治疗。对前列腺增生的治疗可分为:

1. 观察等待 前列腺增生的症状有时长时间内变化不大。因此症状较轻的患者可以等待观察,不予治疗,但必须定期随访,如症状加重,则采取适宜的治疗方法。

2. 药物治疗

(1) α_1-受体阻滞剂:可以降低膀胱颈部平滑肌张力,减少尿道阻力,改善排尿功能。可用盐酸坦索罗辛或盐酸特拉唑嗪口服,用药过程中须注意防止体位性低血压。

(2) 5α-还原酶抑制剂:通过抑制体内睾酮向双氢睾酮的转变,进而降低前列腺内双氢睾酮的含量,达到缩小前列腺体积、改善排尿困难的治疗目的。常用非那雄胺片。

(3) M受体拮抗剂:M受体拮抗剂通过阻断膀胱毒蕈碱(M)受体(主要是M_2和M_3亚型),缓解逼尿肌过度收缩,降低膀胱敏感性,从而改善BPH患者的潴尿期症状。托特罗定、索利那新是目前临床常用药物。

(4) 中药:目前应用于BPH临床治疗的中药种类较多,并取得了一定的临床疗效。

3. 手术治疗

(1) 手术指征:当前列腺增生导致以下并发症时,建议采用外科治疗:①反复尿潴留(至少在一次拔管后不能排尿或两次尿潴留);②反复血尿,5α-还原酶抑制剂治疗无效;③反复泌尿系感染;④膀胱结石;⑤继发性上尿路积水(伴或不伴肾功能损害)。对肾功能不全者,应先导尿或膀胱造瘘引流,对有尿路感染和心、肺、肝疾患者应待全身情况改善后再手术。

(2) 手术方式:①开放性手术:耻骨上前列腺切除术、耻骨后前列腺切除术、经会阴前列腺切除术。②经尿道手术:经尿道前列腺电切术、经尿道等离子前列腺切除术经尿道钬激光前列腺切除术等。其中,经尿道前列腺电切术为手术治疗前列腺增生的金标准。

4. 其他疗法 经尿道微波热疗可部分缓解 BPH 患者的尿流率和下尿路症状;前列腺尿道网状支架以及经直肠高强度聚焦超声等对缓解前列腺增生引起的梗阻症状均有一定疗效,适用于不能耐受手术的患者。

第四节 尿 石 症

尿石症是泌尿外科的常见病之一。尿路结石可分为肾和输尿管的上尿路结石和膀胱及尿道的下尿路结石。结石发病男性多于女性(约 3:1),上尿路结石男女比例相近,下尿路结石男性明显多于女性。南方地区发病率高于北方地区。原发性结石多于继发性结石,复发率高。欧美国家的流行病学资料显示,5% ~ 10% 的人在其一生中至少发生过 1 次尿路结石。

在中医学的著作中,诸如《黄帝内经》和华佗的《中藏经》对尿石症也有很多精辟的论述,从其发病及临床特征分析,本病属中医的石淋、血淋、腰痛等范畴,其辨证施治方剂至今仍用于临床。

一、概述

(一)影响尿路结石形成的因素

影响尿路结石的原因不是单一因素,而是多因素综合作用的结果。尿中形成结石晶体的盐类呈超饱和状态,尿中抑制晶体形成物质不足和核基质的存在,是形成结石的主要因素。

1. 外界因素 ①自然环境:地理位置处在热带、亚热带,气候湿热、干旱,其发病率较高。与饮水有一定关系;②社会环境:发达国家上尿路结石不断增加,而经济落后地区下尿路结石仍占一定比重。

2. 内在因素 ①种族遗传因素:黑色人种低,胱氨酸尿症和原发性高草酸尿症为常染色体隐性遗传;②营养因素:高动物蛋白、乳制品消费低下、蔗糖摄入增加、维生素 A 低、过量摄入钙等其发病率增加;③代谢异常:甲状旁腺功能亢进致钙、磷代谢异常,尿钙磷排出增加,因而增加尿内晶体浓度,容易形成结石;家族性遗传胱氨酸代谢异常,可引起胱氨酸结石;④后天疾病:甲状旁腺功能亢进、制动综合征(长期卧床)、类肉瘤病、皮质醇症、各种伴有骨脱钙的疾病、肠大部切除、肠吻合短路及慢性消化道疾病、增加肠钙吸收的疾病、痛风、恶性肿瘤、白血病等与结石形成有关;⑤药物性因素:维生素 D 中毒、大量小苏打、长期用皮质类固醇激素、乙酰唑胺、磺胺类药物。

3. 尿液因素 ①形成结石物质排出过多:尿液中钙、草酸、尿酸排出量增加;②尿 pH 改变:尿酸结石和胱氨酸结石在酸性尿中形成,磷酸镁铵及磷酸钙结石在碱性尿中形成;③尿量减少,使盐类和有机物质的浓度增高;④尿中抑制晶体形成和聚集物质含量减少,如枸橼酸、镁、焦磷酸盐、酸性黏多糖、肾钙素、微量元素等。

4. 局部因素 ①尿路感染:尿内大量细菌和组织坏死物可积聚成结石核心;②尿路梗阻:尿流滞缓,尿内有形成分易于沉淀析出,形成结晶;③异物:尿路异物可成为晶体沉积的核心。

（二）尿路结石成分及特性

草酸钙结石最常见，磷酸盐、尿酸盐、碳酸盐次之，胱氨酸结石罕见。通常尿结石以多种盐类混合形成。草酸钙结石质硬，粗糙，不规则，常呈桑椹样，棕褐色。磷酸钙、磷酸镁铵结石易碎，灰白色、黄色或棕色，表面粗糙，不规则，在 X 线片中可见分层现象，常与梗阻及感染有关，易形成鹿角形结石。尿酸结石质硬，光滑或不规则，常为多发，淡黄色，纯尿酸结石 X 光不显影。胱氨酸结石光滑，淡黄至黄棕色，蜡样外观，与遗传因素有关，X 线不显影。

（三）病理生理

尿路结石引起的病理生理改变与结石部位、大小、数目、继发感染和梗阻程度有关。尿路结石可引起泌尿系统直接损伤、梗阻、感染和恶性变。肾盏内静止结石，不会引起梗阻及症状。肾盏结石可增大向肾盂发展，如导致肾盏颈部梗阻能引起肾盏积液或积脓，进而引起肾实质感染或导致肾周感染。较小的肾盏结石可以经肾盂、输尿管排出体外，也可能停留在输尿管三个生理狭窄点，引起急性完全性梗阻或慢性不完全梗阻，前者在及时解除梗阻后，可无肾损害，而慢性不完全性梗阻导致肾积水，使肾实质逐渐受损而影响肾功能。充满肾盂及部分或全部肾盏的结石称鹿角形结石。结石可损伤尿路黏膜导致出血，感染，而感染与梗阻又可促进结石的快速增大或形成新结石，结石、梗阻与感染互为因果，造成恶性循环，最终损害肾功能。

（四）预防

尿路结石复发率高，肾结石治疗后在 5 年内约 1/3 患者会复发。因而预防或延迟结石复发十分重要。

1. 增加饮水量　使成人每天尿量达 2000ml 以上，以稀释尿液，减少尿盐沉淀。建议夜间加饮水 1 次，保持夜间尿液呈稀释状态，可以减少晶体形成。

2. 调节饮食　磷酸钙结石者，少食肉和蛋黄，可用维生素 C 酸化尿液。草酸盐结石患者少饮食菠菜、土豆、浓茶。尿酸盐结石和黄嘌呤结石者少食肝、肾等富含嘌呤的食物，服用小苏打片碱化尿液。胱氨酸结石者，碱化尿液有一定预防效果。

3. 解除同时存在的尿路梗阻、感染、异物等因素，对预防结石复发具有十分重要的意义。

4. 特殊性预防　在进行了完整的代谢状态检查后可采用以下预防方法。①草酸盐结石患者可口服维生素 B_6，以减少草酸盐排除；口服氧化镁可增加尿中草酸溶解度。②尿酸结石患者可口服别嘌醇和碳酸氢钠，以抑制结石形成。③有尿路梗阻、尿路异物、尿路感染或长期卧床等，应及时去除诱因。

二、上尿路结石

（一）临床表现

1. 疼痛　疼痛程度与结石部位、大小、是否活动等因素有关。肾盂及肾盏内大结石可无疼痛，若结石引起肾盏颈部梗阻，或肾盂结石移动不大时，可引起上腹或腰部钝痛。结石引起肾盂输尿管连接处或输尿管完全性梗阻时，出现肾绞痛。疼痛剧烈难忍，为阵发性，患者辗转不安，大汗，恶心呕吐。如梗阻在肾盂输尿管连接处或上段输尿管,疼痛常位于腰部或上腹部,并沿输尿管放射到会阴部或大腿内侧。如结石梗阻在输尿管中段,疼痛会放射到中下腹部,右侧极易与急性阑尾炎混淆。当结石位于输尿管末端时常有排尿终末痛及尿频、尿急的症状及尿道和阴茎头部放射痛。

2. **血尿**　由于结石活动引起黏膜损伤所致,血尿程度不同,多为镜下血尿,亦可以出现肉眼血尿。

3. **其他症状**　梗阻可导致肾盂积水,双侧上尿路梗阻可以发生无尿。结石伴感染时,可有尿频、尿痛等症状。继发急性肾盂肾炎或肾积脓时,可有发热、畏寒、寒战等全身症状。大多数儿童的上尿路结石则以尿路感染为主要表现。

（二）诊断

1. **病史和体检**　与活动有关的血尿和疼痛,应首先考虑为上尿路结石。有排石史更有利于诊断。体检主要是排除其他可引起腹部疼痛的疾病如急性阑尾炎、异位妊娠、卵巢囊肿扭转、急性胆囊炎、胆石症、肾盂肾炎等。疼痛发作时常伴有肾区叩击痛。

2. **实验室检查**　①尿常规检查。②伴感染时有脓尿,感染性尿路结石患者应行尿液细菌培养。③酌情测定血钙、磷、肌酐、碱性磷酸酶、尿酸和蛋白以及 24 小时尿的尿钙、尿酸、肌酐、草酸含量。④肾功能测定。⑤结石成分分析是确定结石性质的方法,也是制订结石预防措施和选用溶石疗法的重要依据。结石分析方法包括物理方法和化学方法两种。物理分析法比化学分析法精确,常用的物理分析法是红外光谱法等。

3. **影像学诊断**　①超声检查:简便有效,经济实用,属于无创检查,应作为首选筛查方法。结石显示为特殊声影,亦能评价肾积水引起的肾包块或肾实质萎缩等,可发现泌尿系平片不能显示的小结石和透 X 线结石。对造影剂过敏、孕妇、无尿或肾功能不全者,不能做排泄性尿路造影,而 B 超可作为诊断方法。②泌尿系平片:95% 以上结石能在平片中发现。应做正侧位摄片,以除外腹内其他钙化阴影如胆囊结石、肠系膜淋巴结钙化、静脉石等。③静脉尿路造影(IVU):IVU 应该在尿路平片的基础上进行,其价值在于了解尿路的解剖,确定结石在尿路的位置,发现尿路平片上不能显示的 X 线阴性结石,鉴别平片上可疑的钙化灶。此外,还可以了解分侧肾脏的功能,确定肾积水程度。④CT 检查:CT 检查分辨率较 KUB 高,可发现 1mm 的结石,解决了 KUB 成像的组织重叠问题,不易受肠道内气体干扰,不受结石成分、肾功能和呼吸运动的影响,而且螺旋 CT 能够同时对所获得的图像进行二维或三维重建,将横切面图像转换成类似 IVU 图像,可以清楚地显示包括阴性结石在内的结石的形态和大小。⑤逆行肾盂造影:仅适用于其他方法不能确定时。

4. **输尿管肾镜检查**　当腹部平片未显示结石,排泄性尿路造影有充盈缺损而不能确定诊断时,做此检查能明确诊断并可进行治疗。

> **病案举例**
>
> 　　患者,男性,38 岁。9 小时前无明显诱因突然出现右腰部绞痛,伴恶心、呕吐,呈间断性发作。伴血尿,无发热。右肾区叩击痛,右侧输尿管走行区有明显深压痛,膀胱区无明显隆起,无压痛。彩超提示右肾集合系统分离 2.0cm,右肾内有 0.5cm×0.8cm 的强回声光团,后方有声影,右侧肾盂输尿管连接部有 1.2cm×1.5cm 的强回声光团,后方有声影。尿常规提示红细胞 20/HP。诊断为右肾盂输尿管连接部结石。

笔记

（三）治疗

应根据全身情况,结石大小、成分、数目、位置、形状,肾功能(患侧及对侧)情况,有无确定病因,有无代谢异常,有无梗阻和感染及其程度确定治疗方案。

1. 非手术治疗　结石直径小于0.6cm,表面光滑、无明显尿路梗阻、无感染者可试用多饮水、调节饮食、调节尿pH等方法,以期待结石排出。如发生肾绞痛,通过阿托品、黄体酮、哌替啶等药物可以缓解肾绞痛。此外,针灸对结石排石有促进作用,常用针刺穴位是肾俞、膀胱俞、三阴交、阿是穴等。中药治疗以清热利湿,通淋排石为主,佐以理气活血、软坚散结。

2. 体外冲击波碎石(extracorporealshockwavelithotripsy,ESWL)　利用体外产生巨大能量的冲击波聚集击碎体内的结石,通过泌尿道随尿液排出体外。大多数上尿路结石均适用此法,最适宜于<2.0cm的结石。但结石远端尿路梗阻、妊娠、出血性疾病、严重心脑血管病、安置心脏起搏器患者,肾功能受损、急性尿路感染、育龄妇女下段输尿管结石等不宜使用。更大的结石碎石后清除时间长。碎石效果与结石部位、大小、性质、是否嵌顿等因素有关。碎石排出过程中,可引起肾绞痛。若击碎之结石堆积于输尿管内,可引起"石街",有时会继发感染。需重复治疗时,间隔时间不得少于1周,以避免冲击波对肾组织的损伤。

3. 手术治疗

（1）腔内手术:输尿管肾镜取石或碎石术及经皮肾镜取石术。对于复杂性肾结石,可与体外冲击波碎石术联合应用。

（2）开放手术:常用的方法有输尿管切开取石、肾盂切开取石、肾窦内肾盂切开取石、肾实质切开取石、肾部分切除及肾切除术。

选择手术方法的原则:①双侧输尿管结石:先处理梗阻严重侧;条件许可,可同时取出双侧结石;②一侧输尿管结石、对侧肾结石:先处理输尿管结石;③双侧肾结石:根据结石情况及肾功能决定,原则上应尽可能保留肾脏。先处理易于取出和安全的一侧。若肾功能极坏,梗阻严重,全身情况差,宜先行经皮肾造瘘。待情况改善后再处理结石;④易于取出的肾盏单个结石可做肾盂切开或肾实质切开取石;对肾盏内不易取出的结石、肾一极多枚结石、或存在局部复发因素时,可做肾部分切除;⑤双侧尿路结石或孤立肾结石梗阻引起无尿者,若全身情况好,应急诊手术取石;若病情不允许,可先行输尿管插管或经皮肾造瘘引流。

4. 总攻疗法　是指在短时间里采用一系列的中西医结合手段,增加尿流量、扩张输尿管、增强输尿管蠕动,促使肾、输尿管结石排出的方法。适用于直径<0.4cm的肾结石或输尿管结石。主要包括以下方法:①每日口服排石药物;②快速饮水2000~3000ml或静脉内快速滴注10%葡萄糖液1000~2000ml,以增加体内的水分;③饮水或补液后立即肌内注射呋塞米(速尿)20mg或静脉注射甘露醇250ml,以增加尿量;④同时肌内注射阿托品0.5mg,以使输尿管平滑肌松弛、输尿管扩张;⑤针刺三阴交、肾俞、膀胱俞、曲骨、中极、关元、阿是等穴位,也可贴耳穴,通过穴位刺激,增强输尿管蠕动,促使结石排出;⑥输液结束后即嘱患者多活动,如跳绳、跑步、跳楼梯等,促使结石排出。以上方法每3~5天为1个疗程。

三、膀胱结石

（一）临床表现

典型症状为排尿突然中断，并感疼痛，终末血尿。因为排尿时膀胱内的结石会随尿液的流动而移至膀胱颈口，堵住尿流通道，可引起排尿中断，患者必须改变体位后才能继续排尿。此时会出现剧痛，并放射至阴茎、阴茎头和会阴部，甚至发生急性尿潴留。小儿膀胱结石患者，当结石嵌顿时，常疼痛难忍，大汗淋漓，大声哭叫，用手牵拉或搓揉阴茎或用手抓会阴部，并变换各种体位以减轻痛苦。前列腺增生患者继发膀胱结石时排尿困难加重或伴感染症状。结石位于膀胱憩室内时，常无上述症状，表现为尿路感染。由于排尿时结石对膀胱颈口的反复撞击，会导致局部黏膜损伤、炎症和恶变。结石和感染的长期刺激还可能使膀胱上皮增生而形成囊性或腺性膀胱炎。

（二）诊断

1. 根据典型症状常可初步做出诊断。

2. X 线平片能显示绝大多数结石。

3. B 超检查能显示结石声影，可同时发现前列腺增生症等。

4. 在上述方法不能确诊时使用膀胱镜检，能直接见到结石，有时可发现病因。

5. 对 50 岁以上并伴有膀胱出口梗阻的男性患者的膀胱结石，还应考虑其他与引起尿滞留有关的因素，如尿道狭窄、前列腺增生症、膀胱憩室、神经源性膀胱等。

（三）治疗

在手术治疗膀胱结石时应同时治疗引起膀胱结石的原因。膀胱感染严重者，应用抗菌药物治疗。

1. 经尿道膀胱结石的腔内治疗方法是目前治疗膀胱结石的主要方法，可以同时处理下尿路梗阻病变，例如尿道狭窄、前列腺增生等。经尿道激光碎石术是有效的方法，目前使用较多的事钬激光碎石。此外，亦有经尿道气压弹道碎石术、经尿道机械碎石术等。经尿道膀胱超声碎石术和经尿道液电碎石术由于碎石效果不如激光碎石和气压弹道碎石术，现已经较少使用。

2. 耻骨上膀胱切开取石术 适合于巨大膀胱结石或膀胱结石合并膀胱颈梗阻或膀胱肿瘤者，在膀胱切开取石时可同期手术纠正膀胱颈梗阻或切除膀胱肿瘤。

四、尿道结石

尿道结石比较少见，多以男性为主。常见于膀胱结石排出时停留嵌顿于尿道，好发部位为前列腺部尿道、球部尿道、舟状窝及尿道外口。少数发生于尿道狭窄处、尿道憩室中的原发性尿道结石。

（一）临床表现

常表现为排尿困难，常有排尿滴沥和排尿中断的症状，因不能排空膀胱而出现尿潴留。排尿时有明显的疼痛,疼痛可相当剧烈并放射到阴茎头。前尿道结石时,疼痛可局限于局部。可在阴茎表面触及一个疼痛性的肿块,并逐渐增大、变硬。后尿道结石有会阴和阴囊部疼痛,疼痛可放射到会阴或直肠。阴茎部结石可在疼痛部位摸到肿块,用力排尿有时可将结石排出。并发感染者尿道有脓性分泌物。男性尿道中结石除尿道有分泌物及疼痛外,在阴茎的下方可出现一逐渐增大且较硬的肿块,有明显压痛但无排尿梗阻症状。女性尿道结石的症状主要为下尿路感染。

（二）诊断

前尿道结石可通过仔细触诊而发现。后尿道结石经直肠指诊可触及。金属探条插入尿道有触石感及声响,B型超声和X线检查能确定诊断。

（三）治疗

应根据结石的大小、形态、位置以及尿道的情况来决定治疗的方式。前尿道结石可在良好麻醉下,压迫结石近端尿道后,注入无菌石蜡油,再轻轻向远端挤出结石,切忌粗暴。若不能挤出,可钩取或钳出结石,或应用腔内器械碎石,尽量不做尿道切开取石。后尿道结石,在麻醉下用尿道探条将结石轻轻推入膀胱,再按膀胱结石处理。对于体积较大的尿道结石无法将结石推回膀胱或造成排尿困难时,可行尿道切开取石术或经会阴部切口或耻骨上切口取出结石。

学习小结

1. 学习内容

泌尿系统疾病	概述	①泌尿系统外科疾病的主要症状:排尿异常、尿的异常、尿道分泌物、疼痛、肿块等;②泌尿系统外科检查:体格检查、实验室检查、影像学检查、器械检查
	泌尿系统感染	①诱发因素:解剖因素、梗阻因素、机体免疫功能下降、医源性因素;②感染途径:上行感染,血运感染,淋巴感染,直接感染;③急性肾盂肾炎、急性细菌性膀胱炎、尿道炎的临床表现、诊断和治疗
	良性前列腺增生	①病因:年龄,有功能的睾丸;②临床表现:尿频,排尿困难,尿潴留,梗阻后并发症;③专科检查:B超、泌尿系造影检查、血清前列腺特异性抗原测定、尿流动力学检查、膀胱镜检查等;④治疗:药物治疗,手术治疗
	尿石症	①尿路结石成分:磷酸钙、磷酸镁铵结石,草酸钙结石,尿酸结石,胱氨酸结石;②尿路结石的危害:可引起泌尿系统直接损伤、梗阻、感染和恶性变;③上尿路结石、膀胱结石、尿道结石的临床表现、诊断和治疗

2. **学习方法**　从学习泌尿外科疾病的常见症状、体征及检查方法入手,系统掌握常见泌尿外科疾病的诊断和治疗。

（张春和）

复习思考题

1. 引起血尿的常见原因是什么?
2. 影响泌尿系统感染的因素有哪些?
3. 急性肾盂肾炎如何治疗?
4. 通常采用哪些方法诊断良性前列腺增生?
5. 良性前列腺增生症的手术适应证是什么?
6. 上尿路结石的诊断方法有哪些?
7. 对上尿路结石采用手术治疗时应掌握哪些原则?

主要参考书目

1. 吴孟超,吴在德.黄家驷外科学[M].第7版.北京:人民卫生出版社,2008.

2. 王广.西医外科学[M].北京:人民卫生出版社,2012.

3. 陈孝平,汪建平.外科学[M].第8版.北京:人民卫生出版社,2013.

4. 陈孝平.外科学[M].第2版.北京:人民卫生出版社,2010.

全国中医药高等教育教学辅导用书推荐书目

一、中医经典白话解系列

黄帝内经素问白话解（第 2 版）	王洪图　贺娟
黄帝内经灵枢白话解（第 2 版）	王洪图　贺娟
汤头歌诀白话解（第 6 版）	李庆业　高琳等
药性歌括四百味白话解（第 7 版）	高学敏等
药性赋白话解（第 4 版）	高学敏等
长沙方歌括白话解（第 3 版）	聂惠民　傅延龄等
医学三字经白话解（第 4 版）	高学敏等
濒湖脉学白话解（第 5 版）	刘文龙等
金匮方歌括白话解（第 3 版）	尉中民等
针灸经络腧穴歌诀白话解（第 3 版）	谷世喆等
温病条辨白话解	浙江中医药大学
医宗金鉴·外科心法要诀白话解	陈培丰
医宗金鉴·杂病心法要诀白话解	史亦谦
医宗金鉴·妇科心法要诀白话解	钱俊华
医宗金鉴·四诊心法要诀白话解	何任等
医宗金鉴·幼科心法要诀白话解	刘弼臣
医宗金鉴·伤寒心法要诀白话解	郝万山

二、中医基础临床学科图表解丛书

中医基础理论图表解（第 3 版）	周学胜
中医诊断学图表解（第 2 版）	陈家旭
中药学图表解（第 2 版）	钟赣生
方剂学图表解（第 2 版）	李庆业等
针灸学图表解（第 2 版）	赵吉平
伤寒论图表解（第 2 版）	李心机
温病学图表解（第 2 版）	杨进
内经选读图表解（第 2 版）	孙桐等
中医儿科学图表解	郁晓微
中医伤科学图表解	周临东
中医妇科学图表解	谈勇
中医内科学图表解	汪悦

三、中医名家名师讲稿系列

张伯讷中医学基础讲稿	李其忠
印会河中医学基础讲稿	印会河
李德新中医基础理论讲稿	李德新
程士德中医基础学讲稿	郭霞珍
刘燕池中医基础理论讲稿	刘燕池
任应秋《内经》研习拓导讲稿	任廷革
王洪图内经讲稿	王洪图
凌耀星内经讲稿	凌耀星
孟景春内经讲稿	吴颢昕
王庆其内经讲稿	王庆其
刘渡舟伤寒论讲稿	王庆国
陈亦人伤寒论讲稿	王兴华等
李培生伤寒论讲稿	李家庚
郝万山伤寒论讲稿	郝万山
张家礼金匮要略讲稿	张家礼
连建伟金匮要略方论讲稿	连建伟

李今庸金匮要略讲稿	李今庸
金寿山温病学讲稿	李其忠
孟澍江温病学讲稿	杨进
张之文温病学讲稿	张之文
王灿晖温病学讲稿	王灿晖
刘景源温病学讲稿	刘景源
颜正华中药学讲稿	颜正华　张济中
张廷模临床中药学讲稿	张廷模
常章富临床中药学讲稿	常章富
邓中甲方剂学讲稿	邓中甲
费兆馥中医诊断学讲稿	费兆馥
杨长森针灸学讲稿	杨长森
罗元恺妇科学讲稿	罗颂平
任应秋中医各家学说讲稿	任廷革

四、中医药学高级丛书

中医药学高级丛书——中药学（上下）（第 2 版）	高学敏　钟赣生
中医药学高级丛书——中医急诊学	姜良铎
中医药学高级丛书——金匮要略（第 2 版）	陈纪藩
中医药学高级丛书——医古文（第 2 版）	段逸山
中医药学高级丛书——针灸治疗学（第 2 版）	石学敏
中医药学高级丛书——温病学（第 2 版）	彭胜权等
中医药学高级丛书——中医妇产科学（上下）（第 2 版）	刘敏如等
中医药学高级丛书——伤寒论（第 2 版）	熊曼琪
中医药学高级丛书——针灸学（第 2 版）	孙国杰
中医药学高级丛书——中医外科学（第 2 版）	谭新华
中医药学高级丛书——内经（第 2 版）	王洪图
中医药学高级丛书——方剂学（上下）（第 2 版）	李飞
中医药学高级丛书——中医基础理论（第 2 版）	李德新　刘燕池
中医药学高级丛书——中医眼科学（第 2 版）	李传课
中医药学高级丛书——中医诊断学（第 2 版）	朱文锋等
中医药学高级丛书——中医儿科学（第 2 版）	汪受传
中医药学高级丛书——中药炮制学（第 2 版）	叶定江等
中医药学高级丛书——中药药理学（第 2 版）	沈映君
中医药学高级丛书——中医耳鼻咽喉口腔科学（第 2 版）	王永钦
中医药学高级丛书——中医内科学（第 2 版）	王永炎等